Paulsen, Waschke

Sobotta

Atlas der Anatomie des Menschen

Allgemeine Anatomie
Rumpf

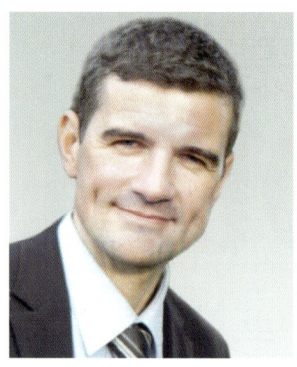

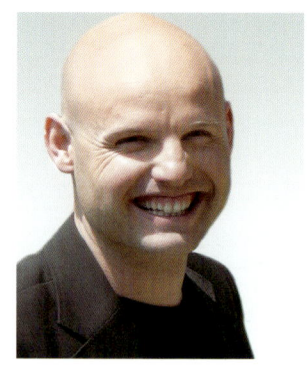

Prof. Dr. Friedrich Paulsen

Präparierkurse für Studenten

In der Lehre legt Friedrich Paulsen größten Wert darauf, dass die Studierenden im Präparierkurs tatsächlich an Körperspendern arbeiten können. „Das eigene Präparieren ist nicht nur außerordentlich wichtig für das dreidimensionale Verständnis der Anatomie und bildet die Basis für praktisch jedes medizinische Fach, im Präparierkurs setzt man sich in den meisten Fällen auch zum ersten Mal intensiv mit dem Thema Tod und Sterben auseinander und lernt im Team nicht nur Anatomie, sondern auch den Umgang mit einer besonderen Situation. So einen engen Kontakt hat man später nie wieder zu seinen Kommilitonen und zu seinen Lehrern."

Professor Friedrich Paulsen (geb. 1965) wurde in Kiel geboren und absolvierte nach dem Abitur in Braunschweig zunächst eine Ausbildung als Krankenpfleger. Nach dem Studium der Humanmedizin in Kiel war er als wissenschaftlicher Angestellter am Anatomischen Institut der Klinik für Mund-, Kiefer- und Gesichtschirurgie und der Klinik für Hals-Nasen-Ohrenheilkunde, Kopf- und Halschirurgie der Christian-Albrechts-Universität Kiel tätig. 2002 wurde er mit seinen Kollegen mit dem Lehrpreis für herausragenden Unterricht im Fach Anatomie von der Medizinischen Fakultät der Universität Kiel ausgezeichnet. Auslandserfahrung sammelte er bei mehrmonatigen Aufenthalten in der wissenschaftlichen Abteilung der Augenklinik der Universität Bristol, England. Von 2004 bis 2010 leitete er als Universitätsprofessor am Institut für Anatomie und Zellbiologie der Martin-Luther-Universität Halle die Makroskopie und Prosektur. Zum April 2010 hat Professor Paulsen den Lehrstuhl II am Institut für Anatomie der Friedrich-Alexander-Universität Erlangen übernommen. Professor Paulsen ist seit 2006 Vorstandsmitglied der Anatomischen Gesellschaft und seit 2009 Generalsekretär der International Federation of Associations of Anatomy (IFAA).

Sein Hauptarbeitsgebiet ist das angeborene Immunsystem. Dabei geht es um antimikrobielle Peptide, Kleeblattpeptide, Surfactantproteine, Muzine, korneale Wundheilung sowie Tränendrüsenstammzellen und Erkrankungen wie Augeninfektionen, trockenes Auge oder Arthrose.

Prof. Dr. Jens Waschke

Mehr Klinisches in der Lehre

Sein Lehrstuhl für Anatomie und Zellbiologie ist neu gegründet worden. „Mit dieser Neugründung sollte betont werden, dass es wichtig ist, die Lehre in der Anatomie stärker klinisch auszurichten", sagt Jens Waschke, Professor am Institut für Anatomie und Zellbiologie in Würzburg.
„Die klinischen Aspekte im Atlas führen den Studenten in den ersten Semestern zur Anatomie hin und zeigen gleichzeitig wie wichtig dieses Fach für den späteren klinischen Alltag ist, dass Sie die menschliche Anatomie verstehen können, statt nur Strukturen auswendig zu lernen."

Professor Jens Waschke (geb. 1974) hat sich – nach Medizinstudium und Promotion an der Universität Würzburg – 2007 habilitiert. Zwischen 2003 und 2004 verbrachte er einen neunmonatigen Forschungsaufenthalt an der University of California in Davis bei Professor Fitz-Roy Curry. Seit Juni 2008 ist er Inhaber des Lehrstuhls III an der Universität Würzburg. Professor Waschke wurde 2005 zusammen mit seinen Kollegen mit dem Albert-Koelliker-Lehrpreis der Würzburger Medizinischen Fakultät ausgezeichnet. 2006 erhielt er den Wolfgang-Bargmann-Preis der Anatomischen Gesellschaft.

In seiner Forschung untersucht er vor allem zellbiologische Mechanismen, die die Haftung zwischen Zellen und die Schrankenfunktionen an den äußeren und inneren Barrieren des menschlichen Körpers kontrollieren. Hier stehen zum einen die Regulation der Endothelbarriere bei der Entzündung und daneben die Mechanismen, die bei der Autoimmunerkrankung Pemphigus zur Bildung der z.T. tödlichen Hautblasen führen, im Zentrum des Interesses. Ziel ist es, die Zellhaftung besser zu verstehen und neue Therapieansätze zu entdecken.

Sobotta

Atlas der Anatomie des Menschen

Allgemeine Anatomie
Rumpf

23. Auflage herausgegeben von
F. Paulsen und J. Waschke

204 farbige Tafelbilder
mit 253 Einzelabbildungen

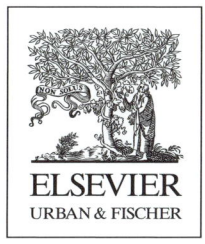

ELSEVIER
URBAN & FISCHER

URBAN & FISCHER
München

Zuschriften und Kritik an:
Elsevier GmbH, Urban & Fischer Verlag, Hackerbrücke 6, 80335 München, E-Mail: medizinstudium@elsevier.de

Anschriften der Herausgeber:
Professor Dr. med. Friedrich Paulsen
Institut für Anatomie II (Vorstand)
Universität Erlangen-Nürnberg
Universitätsstraße 19
91054 Erlangen

Professor Dr. med. Jens Waschke
Institut für Anatomie
Ludwig-Maximilians-Universität
Pettenkoferstraße 11
80333 München

Bibliografische Information der Deutschen Nationalbibliothek
Die Deutsche Nationalbibliothek verzeichnet diese Publikation in der Deutschen Nationalbibliografie; detaillierte bibliografische Daten sind im Internet über http://dnb.d-nb.de abrufbar.

Diese Ausgabe ist inhaltlich identisch mit den entsprechenden Kapiteln der 23. Auflage in 3 Bänden.

Um den Textfluss nicht zu stören, wurde bei Patienten und Berufs-bezeichnungen die grammatikalisch maskuline Form gewählt. Selbstverständlich sind in diesen Fällen immer Frauen und Männer gemeint.

Planung: Alexandra Frntic; Dr. Katja Weimann
Lektorat: Dr. Andrea Beilmann; Susanne Szczepanek
Redaktion: Julia Baier, München; Amelie Gutsmiedl, München; Martin Kortenhaus, Illertissen; Ulrike Kriegel, buchundmehr, München; Renate Putz, München; Susanne Szczepanek; Janin Schroth, München
Herstellung: Sibylle Hartl; Renate Hausdorf, buchundmehr, Gräfelfing
Layout: Nicola Neubauer, Puchheim
Satz: Mitterweger & Partner, Plankstadt; Nicola Neubauer, Puchheim; Michael Wiedorn, München; abavo GmbH, Buchloe
Bildbearbeitung: Claudia Adam, Darmstadt; Nicola Neubauer, Puchheim; Michael Wiedorn, München
Gesamtherstellung: Firmengruppe appl, Wemding
Zeichnungen: Dr. Katja Dalkowski, Buckenhof; Sonja Klebe, Aying-Großhelfendorf; Jörg Mair, München; Stephan Winkler, München
Umschlaggestaltung: Michael Keller und Jan Riemer, München; SpieszDesign, Neu-Ulm

ISBN Print 978-3-437-44111-0

Der Begründer dieses Atlaswerkes, Professor Dr. med. Johannes Sobotta †, war zuletzt o. ö. Professor der Anatomie und Direktor des Anatomischen Instituts der Universität Bonn.

Deutsche Ausgaben mit Erscheinungsjahr:
1. Auflage: 1904–1907 J. F. Lehmanns Verlag, München
2.–11. Auflage: 1913–1944 J. F. Lehmanns Verlag, München
12. Auflage: 1948 und folgende Auflagen
          Urban & Schwarzenberg, München
13. Auflage: 1953, Hrsg. H. Becher
14. Auflage: 1956, Hrsg. H. Becher
15. Auflage: 1957, Hrsg. H. Becher
16. Auflage: 1967, Hrsg. H. Becher
17. Auflage: 1972, Hrsg. H. Ferner und J. Staubesand
18. Auflage: 1982, Hrsg. H. Ferner und J. Staubesand
19. Auflage: 1988, Hrsg. J. Staubesand
20. Auflage: 1993, Hrsg. R. Putz und R. Pabst
          Urban & Schwarzenberg, München
21. Auflage: 2000, Hrsg. R. Putz und R. Pabst
          Urban & Fischer, München
22. Auflage: 2006, Hrsg. R. Putz und R. Pabst
          Urban & Fischer, München

Hinweise zur Benutzung

Einstiegsseiten:
- Einstiegsseiten bieten zu jedem Kapitel alle relevanten anatomischen Informationen zu diesem Thema auf einen Blick. Leicht verständlich sind hier wichtige Details und Zusammenhänge aufbereitet.
- IMPP-Checklisten beinhalten alle Stichwörter zu möglichen Fragen in Testaten und im Physikum.

Atlasseiten:
- Die Menüleiste auf jeder Doppelseite gibt die Themenbereiche des jeweiligen Kapitels an, der Fettdruck zeigt den aktuellen Themenbereich.
- Wichtige Strukturen sind in den Abbildungen fett hervorgehoben.
- Orientierungsskizzen sorgen bei komplexen Ansichten für eine bessere Vorstellung.
- Ausführliche Bildlegenden erklären Zusammenhänge der anatomischen Strukturen.
- Aufzählungen im Text sowie Tabellen erleichtern den Überblick und strukturieren komplexe Inhalte.
- Abbildungen, Tabellen und Textkästen sind durch Querverweise vernetzt.
- Verweise zum separaten Tabellenheft mit Tabellen zu Muskeln, Gelenken und Nerven verbinden Abbildung mit prüfungsrelevanten Wissen zu diesen anatomischen Strukturen.
- Klinikkästen stellen klinische Bezüge zu den auf der Seite dargestellten anatomischen Strukturen her.

Weiteres:
Ein → Abkürzungsverzeichnis und die → Richtungs- und Lagebezeichnungen finden Sie zu Beginn des Buchs sowie ein → Glossar am Ende des Buchs.

Perfekt zurechtfinden – das neue Navigationssystem

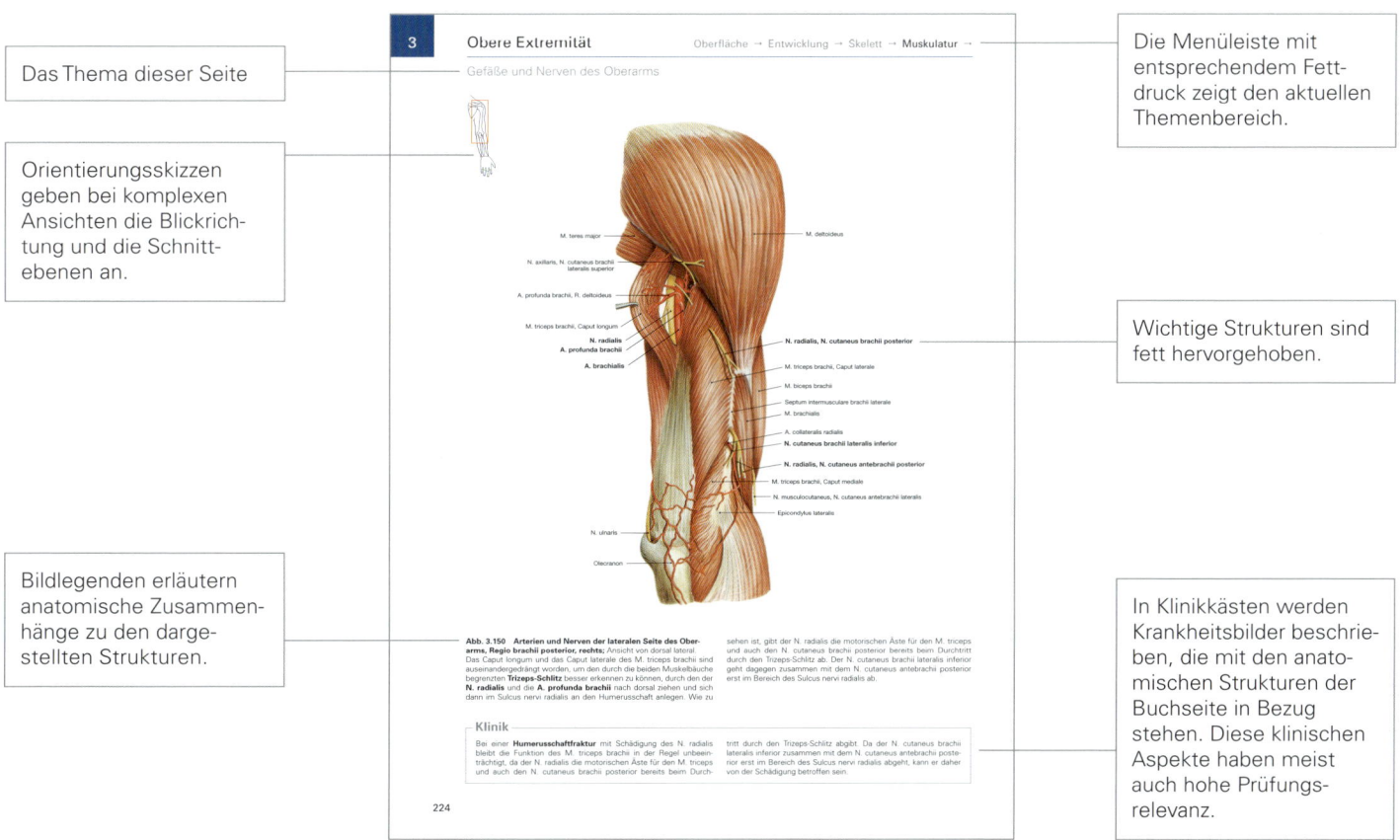

Das Thema dieser Seite

Orientierungsskizzen geben bei komplexen Ansichten die Blickrichtung und die Schnittebenen an.

Bildlegenden erläutern anatomische Zusammenhänge zu den dargestellten Strukturen.

Die Menüleiste mit entsprechendem Fettdruck zeigt den aktuellen Themenbereich.

Wichtige Strukturen sind fett hervorgehoben.

In Klinikkästen werden Krankheitsbilder beschrieben, die mit den anatomischen Strukturen der Buchseite in Bezug stehen. Diese klinischen Aspekte haben meist auch hohe Prüfungsrelevanz.

Abkürzungsverzeichnis

Singular:
A. = Arteria
Lig. = Ligamentum
M. = Musculus
N. = Nervus
Proc. = Processus
R. = Ramus
V. = Vena
Var. = Variation

Plural:
Aa. = Arteriae
Ligg. = Ligamenta
Mm. = Musculi
Nn. = Nervi
Procc. = Processus
Rr. = Rami
Vv. = Venae

♀ = weiblich
♂ = männlich

Prozentangaben:
Angesichts der großen Streubreite individueller Körpermaße sind die prozentualen Größenangaben nur als grobe Richtwerte aufzufassen.

Allgemeine Richtungs- und Lagebezeichnungen des Körpers

Die folgenden Termini bezeichnen die gegenseitige Lage von Organen und Teilen des Körpers zueinander, z.T. ohne Rücksicht auf die Stellung des Körpers im Raum, sowie Lage und Richtung an den Extremitäten. Diese Begriffe werden nicht nur der menschlichen Anatomie, sondern auch der praktischen Medizin und der vergleichenden Anatomie gerecht.

Allgemeine Bezeichnungen

anterior – posterior = vorne – hinten (z.B. Arteriae tibiales anterior et posterior)
ventralis – dorsalis = bauchwärts – rückenwärts gelegen
superior – inferior = oben – unten (z.B. Conchae nasales superior et inferior)
cranialis – caudalis = kopfwärts – schwanzwärts gelegen
dexter – sinister = rechts – links (z.B. Arteriae iliacae communes dextra et sinistra)
internus – externus = innen liegend – außen liegend
superficialis – profundus = oberflächlich gelegen – tief gelegen (z.B. Musculi flexores digitorum superficialis et profundus)
medius, intermedius = in der Mitte zwischen zwei anderen Gebilden liegend (Die Concha nasalis media z.B. liegt in der Mitte zwischen Concha nasalis superior und inferior)
medianus = in der Mittellinie gelegen (Fissura mediana anterior des Rückenmarks). Durch einen „medianen Sagittalschnitt" wird der Körper in zwei spiegelbildlich gleiche Teile zerlegt.
medialis – lateralis = gegen die Mitte des Körpers gelegen, gegen die Seite zu gelegen (z.B. Fossae inguinales medialis et lateralis)
frontalis = in der Stirnebene (Frontalebene) liegend, auch zur Stirn ziehend (z.B. Processus frontalis der Maxilla)

longitudinalis = längs verlaufend (z.B. Musculus longitudinalis superior der Zunge)
sagittalis = in einer Sagittalebene liegend
transversalis = in einer Transversalebene liegend
transversus = quer verlaufend (z.B. Processus transversus des Brustwirbels)

Richtungs- und Lagebezeichnungen für die Extremitäten

proximalis – distalis = gegen die Extremitätenwurzel zu gelegen – gegen das Extremitätenende zu gelegen (z.B. Articulationes radioulnares proximalis et distalis)

für die Brustgliedmaße:
radialis – ulnaris = auf der Radialseite – auf der Ulnarseite gelegen (z.B. Arteriae radialis et ulnaris)

für die Hand:
palmaris – dorsalis = hohlhandwärts – handrückenwärts gelegen (z.B. Aponeurosis palmaris, Musculus interosseus dorsalis)

für die Beckengliedmaße:
tibialis – fibularis = auf der Tibial-, auf der Fibularseite gelegen (z.B. Arteria tibialis anterior)

für den Fuß:
plantaris – dorsalis = fußsohlenwärts – fußrückenwärts gelegen (z.B. Arteriae plantares lateralis et medialis, Arteria dorsalis pedis)

Verwendung von Klammern

[ ]: In eckige Klammern gesetzte lateinische Namen sind Alternativbegriffe, wie sie in der Terminologia Anatomica (1998) angegeben sind, z.B.: Ren [Nephros]. Um aber die Bildlegenden nicht zu sehr zu überladen, sind im Wesentlichen nur solche Alternativbegriffe aufgenommen, die Abweichungen in den Wortstämmen beinhalten und auch international zum Verständnis notwendig erscheinen. Ihre Verwendung wurde weitgehend auf die Abbildungen beschränkt, in denen sie Hauptinhalte bezeichnen.

( ): Runde Klammern wurden mit unterschiedlicher Zielsetzung verwendet:
– Für Fachbegriffe, die auch in der Terminologia Anatomica in runden Klammern aufgeführt sind, z.B.: (M. psoas minor).
– Für Fachbegriffe, die zwar nicht in der offiziell gültigen Auflistung der Nomenklatur enthalten sind, die von den Herausgebern aber als praktisch notwendige und hilfreiche lateinische Begriffe betrachtet werden, z.B.: (Crista zygomatico-alveolaris).
– Für Angaben zur näheren Beschreibung des übergeordneten Bezugs, z.B.: R. spinalis (A. vertebralis).

Inhalt

Allgemeine Anatomie

Rumpf

Vorwort

Im Vorwort zur 1. Auflage seines Atlas schreibt Johannes Sobotta im Mai 1904: „Langjährige Erfahrungen bei den anatomischen Präparierübungen haben den Verfasser veranlasst, bei der Darstellung des peripherischen Nervensystems und der Blutgefäße so zu verfahren, dass der Student auf den Abbildungen des Buches die betreffenden Teile derart vorgeführt erhält, wie er sie am Präparate zu sehen gewohnt ist, d. h. Gefäße und Nerven derselben Region gleichzeitig. Außerdem enthält der Atlas abwechselnd Text und Tafelblätter. Letztere enthalten die hauptsächlichen Figuren des Atlas, erstere außer Hilfs- und schematischen Zeichnungen und den Tafelerklärungen einen kurzen, in knapper Darstellung gehaltenen Text zur schnellen Orientierung beim Gebrauche des Buches im Präpariersaal."

Wie die Mode, so ändern sich auch die Lese- und Lerngewohnheiten der Studenten regelmäßig. Die multimediale Präsenz und die Verfügbarkeit von Informationen und Reizen sind sicherlich die Hauptgründe dafür, warum dies in einem viel schnelleren Ausmaß als jemals zuvor geschieht. Diesen Entwicklungen und damit auch den z.T. veränderten Anforderungen von Studierenden an Lehrbücher und Atlanten, die sie verwenden möchten, sowie die digitale Verfügbarkeit deren Inhalte, ist von Seiten der Herausgeber und Verlage Rechnung zu tragen. Außer Gesprächen und systematischen Befragungen von Studenten ist auch der Lehrbuchmarkt bisweilen ein Indikator, um die Erwartungen der Studenten einschätzen zu können. Detaillierte Lehrbücher mit dem absoluten Anspruch auf Vollständigkeit werden zu Gunsten von Lernbüchern, die auf die didaktischen Bedürfnisse der Studierenden und die Inhalte des Studiums der Human-, Zahn- und Biomedizin, sowie deren Prüfungen abgestimmt sind, zunehmend verlassen. Ebenso werden Abbildungen in Atlanten wie dem Sobotta, dessen exakte naturalistische Darstellung echter Präparate viele Generationen von Ärzten und medizinassoziierten Berufen auf der gesamten Welt fasziniert hat, von den Studenten als teilweise zu kompliziert und detailliert empfunden. Diese Einsicht verlangt nach der Überlegung, wie die Stärken eines Atlas, der in seiner über hundertjährigen Tradition mit 22 Auflagen zu einer Referenz an Exaktheit und Qualität gereift ist, an moderne didaktische Konzepte angepasst werden kann, ohne dass das Gesamtwerk dabei sein Alleinstellungsmerkmal und seine Originalität verliert. Der Elsevier-Verlag und die Herausgeber Professor Reinhard Putz und Professor Reinhard Pabst, die den Atlas bis zur 22. Auflage betreut haben, sind nach reiflichen Überlegungen zu dem Schluss gekommen, dass durch ein neues Herausgeberteam, das sich wie die Kollegen Putz und Pabst durch eine große Begeisterung für Anatomie und den Anatomieunterricht auszeichnet, den neuen Anforderungen am besten begegnet werden könnte. Daher freuen wir uns außerordentlich, dass uns diese Aufgabe, die 23. Auflage des Sobotta zusammen mit dem Elsevier-Verlag zu gestalten, übertragen wurde.

Bei der Neugestaltung wurde besonders einer übersichtlichen Gliederung der Inhalte und einer didaktischen Heranführung an die Abbildungen Rechnung getragen. Nun ist nicht jede Mode etwas ganz Neues. Unter didaktischen Gesichtspunkten haben wir das alte Konzept eines dreibändigen Atlas, wie Sobotta es schon in der ersten Auflage verwendet hat, wieder aufgegriffen mit den Bänden Bewegungsapparat (1), Eingeweide (2) sowie Kopf, Hals und Nervensystem (3). Auch das eingangs im Vorwort zur ersten Auflage erwähnte Konzept der Verknüpfung von Atlasbild mit einem erklärenden Text ist eine alte Mode, die aktuell wieder im Trend liegt, und die wir in modifizierter Weise aufgegriffen haben. So ist jedes Bild mit einem kurzen erklärenden Text versehen, der dazu dient, den Studenten an die Abbildung heranzuführen und zu erläutern, warum die jeweilige Präparation und Darstellung einer Region gewählt wurde. Die einzelnen Kapitel wurden systematisch im Hinblick auf den derzeitigen Gegenstandskatalog und die aktuellen Lerngewohnheiten gegliedert, fehlende Abbildungen – besonders zur Systematik der Leitungsbahnen – oder verbesserungswürdige Abbildungen ergänzt und ersetzt. Ein Großteil dieser neuen Abbildungen ist so konzipiert, dass das Lernen besonders relevanter Versorgungs- und Innervationswege unter didaktischen Gesichtspunkten erleichtert wird. Ferner haben wir zahlreiche bestehende Abbildungen überarbeitet, die Beschriftungen reduziert und durch Fettungen gewichtet, um den Zugang zu den anatomischen Inhalten zu vereinfachen. Zahlreiche Hinweise zur Klinik sollen aus der manchmal „trockenen Anatomie" eine klinische und lebendige Anatomie machen, die dem Anfänger die Relevanz der Anatomie für die spätere berufliche Tätigkeit vor Augen führt und einen Vorgeschmack auf die Klinik gibt. Konzeptionell neu sind Einstiegsseiten zu den einzelnen Kapiteln, die in aller Kürze einen Überblick über den Inhalt, die zugehörige Klinik und die für die besprochene Region relevanten Präparationsschritte geben und eine Checkliste umfassen, die sich an den Vorgaben des Instituts für Medizinische und Pharmazeutische Prüfungsfragen (IMPP) sowie am mündlichen Physikum orientiert. Neu sind auch kurze Einführungen in die Embryologie zu jedem Thema.

Zwei Dinge möchten wir aber ganz klar herausstellen:
1. Der „neue" Sobotta in der 23. Auflage ist kein Lernatlas, der mit dem Anspruch an Vollständigkeit des gesamten Wissens die Intention vermitteln könnte, ein begleitendes Lehrbuch ersetzen zu wollen oder zu können.
2. Egal, wie gut ein didaktisches Konzept ist, es kann dem Studenten das Lernen nicht abnehmen, es aber zumindest anschaulicher machen. Anatomie zu lernen ist nicht schwer, benötigt jedoch viel Zeit. Zeit, die zu opfern sich lohnt, denn sowohl Arzt als auch Patienten werden später davon profitieren. Die 23. Auflage des Sobotta hat nicht nur zum Ziel, das Lernen zu erleichtern, sondern auch, diese Zeit des Lernens spannend und interessant zu gestalten, so dass man den Atlas während des Studiums, aber auch im Laufe der beruflichen Tätigkeit immer wieder gerne in die Hand nimmt.

Erlangen und Würzburg im Sommer 2010, genau 106 Jahre nach Erscheinen der ersten Auflage

Friedrich Paulsen und Jens Waschke

Danksagung

Als Erstes möchten wir gerne zum Ausdruck bringen, dass uns die Arbeit am Sobotta sehr viel Spaß gemacht hat und eine echte Herausforderung war. In den Momenten, in denen man mit ein wenig Abstand den Fortschritt der einzelnen Kapitel und die neu entwickelten Abbildungen beobachten konnte, hat man viel Genugtuung und auch Stolz empfunden und sich immer mehr mit dem Sobotta identifiziert.

Die Neugestaltung des Sobotta ist natürlich nicht das alleinige Werk zweier unerfahrener Herausgeber, sondern erfordert heute mehr denn je ein eingespieltes Team unter der Koordination des Verlags. Ohne die langjährigen Erfahrungen von Frau Dr. Andrea Beilmann, die schon mehrere Auflagen des Sobotta betreut hat und die den ruhenden Pol des Sobotta-Teams bildete, wäre Vieles nicht möglich gewesen. Für all ihre Hilfe und Unterstützung danken wir ihr sehr. Für Frau Alexandra Frntic, ebenfalls Teil des vierköpfigen Sobotta-Teams, war es das erste Großprojekt ihrer Karriere, das sie mit Herzblut angepackt und mit Enthusiasmus vorangetrieben hat. Ihre Lebhaftigkeit und Ihre Art, Motivation zu verbreiten, haben die Herausgeber immer wieder aufgeheitert und angetrieben. Dafür danken wir Ihr ganz herzlich. Wir denken gerne an die Sobotta-Einstiegswoche in Parsberg und die wöchentlichen Telefonkonferenzen zurück, in denen uns Frau Dr. Beilmann und Frau Frntic bei der Gestaltung zur Seite standen und es auf bemerkenswerte Weise verstanden haben, zwei von ihrer Persönlichkeit verschiedene Köpfe zu einem einheitlichen Arbeitsstil zu erziehen. Ohne die Durchsetzungskraft, die Durchhalteparolen und die schützende Hand von Frau Dr. Dorothea Hennessen, die die Oberleitung des Projektes „23. Auflage Sobotta" inne hatte und immer fest an ihr Sobotta-Team und den engen Zeitplan geglaubt hat, wäre diese Auflage nicht erschienen. Die gute Reproduktion des Atlas lag wie viele Produktionen zuvor in den Händen des Routiniers Renate Hausdorf. Weitere Personen, die an der Bearbeitung und dem Gelingen der 23. Auflage des Sobotta beteiligt waren und denen wir ganz herzlich danken sind Frau Susanne Szczepanek (Manuskriptbearbeitung), Frau Julia Baier, Herrn Martin Kortenhaus und Frau Ulrike Kriegel (redaktionelle Bearbeitung), Frau Amelie Gutsmiedl (formale Textbearbeitung), Frau Sibylle Hartl (interne Herstellung), Frau Claudia Adam und Herrn Michael Wiedorn (formale Bildbearbeitung und Satz), Frau Nicola Neubauer (Layoutentwicklung und Verfeinern der Satzdaten) sowie den Studierenden Doris Bindl, Derkje Hockertz, Lisa Link, Sophia Poppe, Cornelia Rippl und Katharina und Florian Stumpfe. Für die Erstellung des Registers danken wir Frau Dr. Ursula Osterkamp-Baust vielmals.

Besonderer Dank gilt unseren Zeichnern Frau Dr. Katja Dalkowski, Frau Sonja Klebe, Herrn Jörg Mair und Herrn Stephan Winkler, die außer der Überarbeitung bestehender Abbildungen mit uns auch eine Vielzahl ausgezeichneter Abbildungen neu entwickelt haben.

Herr Priv.-Doz. Dr. rer. nat. Helmut Wicht, Dr. Senkenbergische Anatomie, Goethe-Universität Frankfurt am Main, hat die von den beiden Herausgebern verfassten Texte der Kapiteleinstiegsseiten vereinheitlicht und durch seinen, ihm ganz eigenen Schreibstil zum Leben erweckt. Hierfür danken wir ihm ganz herzlich.

Eine große Hilfe war für uns das Beratungsgremium, in dem uns außer den früheren Herausgebern Prof. Dr. med. Dr. h. c. Reinhard Putz, Ludwig-Maximilians-Universität München, und Prof. Dr. med. Reinhard Pabst, Medizinische Hochschule Hannover, auch die Kollegen Prof. Dr. med. Peter Kugler, Julius-Maximilians-Universität Würzburg, und Prof. Dr. rer. nat. Gottfried Bogusch, Charité Berlin, mit Ratschlägen und kritischen Anregungen intensiv unterstützt haben. Ganz besonders hervorheben möchten wir den Einsatz von Frau Renate Putz, die das Manuskript äußerst sorgfältig korrigiert hat und deren Anmerkungen für die Konsistenz des Werks in sich und mit den früheren Auflagen von entscheidender Bedeutung war.

Für die Hilfe bei Korrekturen und Überarbeitungen möchten wir Frau Stephanie Beilicke, Herrn Dr. rer. nat. Lars Bräuer, Frau Anett Diker, Herrn Fabian Garreis, Frau Elisabeth George, Frau Patrizia Maake, Frau Susann Möschter, Herrn Jörg Pekarsky und Herrn Martin Schicht danken.

Für die Hilfe bei der Erstellung klinischer Bilder sei herzlich Herrn Priv.-Doz. Dr. med. Hannes Kutta, Klinik und Poliklinik für Hals-Nasen-Ohrenheilkunde, Universitätsklinikum Hamburg-Eppendorf, Herrn Prof. Dr. med. Norbert Kleinsasser, Universitätsklinik für Hals-Nasen-Ohrenkrankheiten, Julius-Maximilians-Universität Würzburg, Herrn Prof. Dr. med. Andreas Dietz, Direktor der Klinik und Poliklinik für Hals-Nasen-Ohrenheilkunde, Universität Leipzig, Herrn Dr. med. Dietrich Stövesandt, Klinik für Diagnostische Radiologie, Martin-Luther-Universität Halle-Wittenberg, Herrn Prof. Dr. med. Stephan Zierz, Direktor der Universitätsklinik und Poliklinik für Neurologie, Martin-Luther-Universität Halle-Wittenberg, Frau Dr. med. Berit Jordan, Universitätsklinik und Poliklinik für Neurologie, Martin-Luther-Universität Halle-Wittenberg, Herrn Dr. med. Saadettin Sel, Universitätsaugenklinik, Martin-Luther-Universität Halle-Wittenberg, Herrn cand. med. Christian Schröder, Eckernförde und Herrn Denis Hiller, Bad Lauchstädt, gedankt.

Herzlich danken möchten wir auch unseren Anatomischen Mentoren Prof. Dr. med. Bernhard Tillmann, Christian-Albrechts-Universität Kiel, und Prof. Dr. med. Detlev Drenckhahn, Julius-Maximilians-Universität Würzburg, denen wir nicht nur unsere Anatomieausbildung, die Motivation für das Fach und das Sendungsbewusstsein verdanken, sondern die uns auch im Hinblick auf die Gestaltung von Lehrbüchern und Atlanten sowie eine ausgezeichnete Lehre immer ein großes Vorbild waren und sind.

Unser tiefster Dank gilt unseren Eltern Dr. med. Ursula Paulsen und Prof. Dr. med. Karsten Paulsen sowie Annelies Waschke und Dr. med. Dieter Waschke, die das Projekt Sobotta intensiv begleitet und unterstützt haben. Karsten Paulsen hat als Medizinstudent aus der 4. Auflage des Sobotta Anatomie gelernt, er ist im Mai 2010 gestorben. Dieter Waschke hat die 16. Auflage des Sobotta verwendet und bildet sich auch im Ruhestand mit medizinischer Fachliteratur fort. Unseren Vätern ist die 23. Auflage gewidmet.

Nicht zuletzt danken wir unseren Frauen Dr. med. Dana Paulsen und Susanne Waschke, die uns im letzten Jahr nicht nur mit dem Sobotta teilen mussten, sondern uns auch bei vielen Fragen mit Ratschlägen zur Seite standen und uns intensiv unterstützt haben.

Bildernachweis

Den nachstehend benannten klinischen Kollegen sind die Herausgeber für die Bereitstellung von Ultraschall-, Computertomographie- und Magnetresonanztomographiebildern sowie von endoskopischen Aufnahmen und Farbfotos von Operationssiten und Patienten zu sehr großem Dank verpflichtet.

Prof. Altaras, Zentrum Radiologie, Universität Gießen
(Abb. 2.18; 2.39; 2.40)
Prof. Brückmann und Dr. Linn, Neuroradiologie, Institut für radiologische Diagnostik, Universität München (Abb. 4.148)
Prof. Daniel, Abteilung Kardiologie, Universität Erlangen (Abb. 10.39)
Prof. Galanski und Dr. Schäfer, Abteilung Diagnostische Radiologie, Med. Hochschule Hannover (Abb. 2.97; 5.3; 5.103; 6.31; 6.129)
Prof. Gebel, Abteilung Gastroenterologie und Hepatologie, Med. Hochschule Hannover
(Abb. 6.73; 6.75; 6.76; 6.94; 6.95; 7.25)
Dr. Greeven, St.-Elisabeth-Krankenhaus, Neuwied (Abb. 4.96; 8.96)
Prof. Hoffmann und Dr. Bektas, Klinik für Viszeral- und Transplantationschirurgie, Med. Hochschule Hannover (Abb. 4.41)
Prof. Hohlfeld, Klinik für Pneumologie, Med. Hochschule Hannover (Abb. 5.71)
Prof. Jonas, Urologie, Med. Hochschule Hannover (Abb. 7.33)
Prof. Kampik und Prof. Müller, Augenklinik, Universität München (Abb. 9.66)
Dr. Kirchhoff und Dr. Weidemann, Abteilung Diagnostische Radiologie, Med. Hochschule Hannover (Abb. 6.131; 6.133; 7.26)
Prof. Kleinsasser, Klinik und Poliklinik für Hals-, Nasen- und Ohrenkrankheiten, plastische und ästhetische Operationen, Universitätsklinikum Würzburg (Abb. 11.41; 11.42; 11.43)
PD Dr. Kutta, Klinik und Poliklinik für Hals-, Nasen- und Ohrenheilkunde, Universitätsklinikum Hamburg-Eppendorf
(Abb. 8.101; 10.16; 11.16)
Dr. Meyer, Abteilung Gastroenterologie und Hepatologie, Med. Hochschule Hannover (Abb. 6.22; 6.32; 7.104)
Prof. Pfeifer, Radiologie Innenstadt, Institut für radiologische Diagnostik, Universität München (Abb. 2.63–2.65; 2.67–2.70; 3.52; 3.54; 3.55; 4.97; 4.99; 4.100; 4.105; 4.106)
Prof. Possinger und Prof. Bick, Medizinische Klinik und Poliklinik II mit Schwerpunkt Onkologie und Hämatologie, Charité Campus Mitte, Berlin (Abb. 2.141)
Prof. Ravelli †, ehem. Institut für Anatomie, Universität Innsbruck (Abb. 2.62)
Prof. Reich, Klinik für Mund-Kiefer-Gesichtschirurgie, Universität Bonn (Abb. 8.60; 8.61)
Prof. Reiser und Dr. Wagner, Institut für radiologische Diagnostik, Universität München (Abb. 2.71; 12.105; 12.106; 12.110; 12.111)
Dr. Scheibe, Chirurgische Abteilung, Rosman-Krankenhaus Breisach (Abb. 4.79)
Prof. Scheumann, Klinik für Viszeral- und Transplantationschirurgie, Med. Hochschule Hannover (Abb. 11.58)
Prof. Schillinger, Frauenklinik, Universität Freiburg (Abb. 1.49)
Prof. Schliephake, Mund-Kiefer-Gesichtschirurgie, Universität Göttingen (Abb. 8.156; 8.157)
Prof. Schlösser, Zentrum Frauenheilkunde, Med. Hochschule Hannover (Abb. 7.79)
cand. med. Carsten Schröder, Kronshagen (Abb. 9.27)
Prof. Schumacher, Neuroradiologie, Abteilung Radiologie, Universität Freiburg (Abb. 12.5)
Dr. Sel, Universitätsklinik und Poliklinik für Augenheilkunde, Universitätsklinikum Halle (Saale) (Abb. 9.64)
Dr. Sommer und PD Dr. Bauer, Ärzte für Radiologie, München (Abb. 4.101; 4.102)
PD Dr. Vogl, Radiologische Poliklinik, Universität München (Abb. 9.69; 9.70)
Prof. Witt, Klinik für Neurochirurgie, Universität München (Abb. 3.116)
Prof. Zierz und Dr. Jordan, Universitätsklinik und Poliklinik für Neurologie, Universitätsklinikum Halle (Saale) (Abb. 8.82; 12.151)

Weitere Bilder wurden aus folgenden Büchern übernommen:
1 Benninghoff-Drenckhahn: Anatomie, Band 1 (Drenckhahn D., Hrsg.), 17. Aufl., Urban & Fischer 2008
2 Benninghoff-Drenckhahn: Anatomie, Band 2 (Drenckhahn D., Hrsg.), 16. Aufl., Urban & Fischer 2004
3 Benninghoff-Drenckhahn: Taschenbuch Anatomie (Drenckhahn D., Waschke, J., Hrsg.), Urban & Fischer 2007
4 Berchtold, R., Bruch, H.-P., Trentz, O. (Hrsg.): Chirurgie, 6. Aufl., Urban & Fischer 2008
5 Böcker, W., Denk, H., Heitz, P. U., Moch, H. (Hrsg.): Pathologie, 4. Aufl., Urban & Fischer 2008
6 Classen, M., Diehl, V., Kochsiek, K., Berdel, W.E., Böhm, M., Schmiegel, W. (Hrsg.): Innere Medizin, 5. Aufl., Urban & Fischer 2003
7 Classen, M., Diehl, V., Kochsiek, K., Hallek, M., Böhm, M. (Hrsg.): Innere Medizin, 6. Aufl., Urban & Fischer 2009
8 Drake, R. L., Vogl, A. W., Mitchell, A., Paulsen, F. (Hrsg.): Gray's Anatomie für Studenten, 1. Aufl., Urban & Fischer 2007
9 Drake, R. L., Vogl, A. W., Mitchell, A.: Gray's Anatomy for Students, 2nd ed., Churchill Livingstone 2010
10 Drake, R. L., Vogl, A. W., Mitchell, A.: Gray's Atlas der Anatomie, Urban & Fischer 2009
11 Fleckenstein, P., Tranum-Jensen, J.: Röntgenanatomie, Urban & Fischer 2004
12 Forbes, A. Misiewicz, J., Compton, C., Quraishy, M., Rubesin, S., Thuluvath, P.: Atlas of Clinical Gastroenterology, 3rd ed., Mosby 2004
13 Franzen, A.: Kurzlehrbuch Hals-Nasen-Ohren-Heilkunde, 3. Aufl., Urban & Fischer 2007
14 Garzorz, N.: BASICS Neuroanatomie, Urban & Fischer 2008
15 Kanski, J. J.: Klinische Ophthalmologie, 5. Aufl., Urban & Fischer 2003
16 Kanski, J. J.: Klinische Ophthalmologie, 6. Aufl., Urban & Fischer 2008
17 Kauffmann, G. W., Moser, E., Sauer, R. (Hrsg.): Radiologie, 3. Aufl., Urban & Fischer 2006
18 Lippert, H.: Lehrbuch Anatomie, 7. Aufl., Urban & Fischer 2006
19 Mettler, F. A. (Hrsg.): Klinische Radiologie, Urban & Fischer 2005
20 Moore, K., Persaud, T.V.N., Viebahn, C. (Hrsg.): Embryologie, 5. Aufl., Urban & Fischer 2007
21 Schulze, S.: Kurzlehrbuch Embryologie, Urban & Fischer 2006
22 Speckmann, E.-J., Hescheler, J., Köhling, R. (Hrsg.): Physiologie, 5. Aufl., Urban & Fischer 2008
23 Trepel, M.: Neuroanatomie, 4. Aufl., Urban & Fischer 2008
24 Welsch, U.: Sobotta Lehrbuch Histologie, 2. Aufl., Urban & Fischer 2005
25 Welsch, U., Deller, T.: Sobotta Lehrbuch Histologie, 3. Aufl., Urban & Fischer 2010
26 Welsch, U.: Atlas Histologie, 7. Aufl., Urban & Fischer 2005
27 Wicke, L.: Atlas der Röntgenanatomie, 7. Aufl., Urban & Fischer 2005
28 Rengier, F.: BASICS Leitungsbahnen, Urban & Fischer 2009

Nachstehende Zeichner sind verantwortlich für die neu entwickelten Zeichnungen:
Dr. Katja Dalkowski: Abb. 1.22, 1.25, 1.26, 1.30, 1.31, 1.35, 2.94, 2.95, 2.134, 3.10, 3.33, 3.39, 3.48, 3.51, 3.57, 3.58, 3.59, 3.100, 4.4, 4.55, 4.68, 4.70, 4.90, 4.91, 4.107

Jörg Mair: Abb. 1.38, 1.39, 1.40, 1.41, 2.111, 2.112, 2.135, 2.136, 2.137, 2.151, 3.40, 3.108, 3.109, 3.110, 3.111, 3.112, 3.113, 3.132, 3.134, 4.114, 4.115, 4.116, 4.117, 4.122, 4.123, 4.124, 4.131, 4.132, 4.133, 4.158, 4.160, 4.164, 4.165, 4.166, 4.170, 4.173, 4.174

Stephan Winkler: Abb. 1.15, 1.16, 2.10, 2.11, 2.104, 2.105, 2.106, 2.107, 3.66, 3.67, 4.57, 4.58

Allgemeine Anatomie

1

Anatomie –
Verborgenes offenlegen

Was Anatomie ist

„ανατομη" (anatome) heißt „Aufschnitt", „ανατεμνειν" (anatemnein) heißt „aufschneiden". Demnach ist Anatomie Aufschnitt und Anatomen sind Aufschneider. Der Schnitt, der Verborgenes offenlegt, und der der Wissenschaft ihren Namen gab, ist ihre Methode: offenbaren, darstellen, abgrenzen, zerteilen, sortieren, benennen. Die Teile erkennen, um das Ganze zu verstehen.

„Die Anatomie [...] zerlegt die Organismen in ihre [...] Bestandtheile [...], untersucht ihre äusseren, sinnlich wahrnehmbaren Eigenschaften und ihre innere Structur, und lernt aus dem Todten, was das Lebendige war. [...] Sie zerstört mit den Händen einen vollendeten Bau, um ihn im Geiste wieder aufzuführen, und den Menschen gleichsam nachzuerschaffen. Eine herrlichere Aufgabe kann sich der menschliche Geist nicht stellen."
Joseph Hyrtl (Anatom, 1811–1894)

Anatomie hat mit toten Menschen zu tun, sie ist aber dem Leben zugewandt. Es geht nicht um den Tod, es geht um das Verständnis des lebendigen, gesunden Menschen – die Körperspender stehen nur Modell.

Es gibt noch zwei andere medizinische Disziplinen, die mit toten Körpern zu tun haben: die Rechtsmedizin (forensische Medizin) und die Pathologie. Den Pathologen interessieren die Krankheitsursachen, den Forensiker die – vor allem unklaren – Todesursachen. Den Anatomen aber interessiert der lebende Körper in seiner ganzen Lebensspanne vom Embryo bis ins Alter.

Die wichtigsten **Werkzeuge des Anatomen** sind seine Augen und seine Hände. Das, was Hände, Pinzetten, Scheren und Skalpelle offenzulegen und Augen zu sehen vermögen, nennt man makroskopische Anatomie. Das, was sich dahinter noch verbirgt – was Dünnschnittgeräte (Mikrotome), Licht- und Elektronenmikroskope sichtbar machen können, nennt man mikroskopische Anatomie.

Systematische Anatomie ist der gliedernde, klassifizierende Teil der Anatomie. Sie gliedert den Körper sauber nach Sachgebieten: auf der einen Seite das System der Knochen, mit allen seinen Teilen und deren Teilbezeichnungen, auf der anderen Seite das System der Gewebe, mit allen seinen Typen und Untertypen. **Topographische Anatomie** ist die Lehre vom Nebeneinander der Strukturen an einem gegebenen Ort des Körpers. Für den Arzt ist dies die Königsdisziplin der Anatomie, denn zusammen mit der **funktionellen Anatomie,** die die Beziehungen zwischen Form und Funktionen untersucht, führt von hier der Weg zur **klinischen Anatomie,** also der diagnostischen und therapeutischen (Chirurgie) Nutzanwendung des Wissens. Schließlich gibt es noch die **vergleichende Anatomie,** die oft von Biologen betrieben wird, die sich für die evolutionäre Stammesgeschichte (Phylogenese) der Körper und ihrer Teile interessieren.

Die **Histologie** ist ein Teilgebiet der mikroskopischen Anatomie, das sich mit dem Bau der Organgewebe, also vielzelliger Strukturen, beschäftigt. Bau und Funktion der Einzelzellen sind Gegenstand der **Zytologie,** der Zellenlehre. Die **Embryologie** – deren Werkzeug aufgrund der Winzigkeit der Embryonen meist das Mikroskop ist – beschreibt die Entstehung (Individualentwicklung, Ontogenese) des Körpers.

Zergliedern und analysieren, das ist das Handwerk der Anatomie – aber im Geiste die Teile wieder zu einem funktionierenden Ganzen zusammenzusetzen, das ist ihr eigentliches Ziel. Wo sie diesem Ziel zustrebt, also zu synthetisieren sucht, nennt sie sich auch gerne **Morphologie,** also die Lehre von der Gestalt, zu der sich die Teile fügen.

Linguae anatomiae

Die Sprachen der Anatomie (Linguae anatomiae) sind – weil sie ein altehrwürdiges Fach ist – überwiegend Latein und (latinisiertes) Griechisch. In den vergangenen 50 Jahren ist noch einiges an Englisch hinzugekommen. Die anatomischen Termini technici (Fachausdrücke) sind meist wunderbar plakativ, konkret und anschaulich. Selbst ein vermeintliches Wortungeheuer wie „Cartilago arytenoidea" bedeutet nichts weiter als „der Knorpel, der aussieht wie eine Sauciere". Und dieser Knorpel (er sitzt übrigens im Kehlkopf) sieht wirklich ein wenig aus wie ein Soßenbehälter mit einem Schnabel zum Ausgießen der Soße – mit ein wenig visueller Phantasie, und die haben die Anatomen. Die Terminologie braucht man also bestimmt nicht zu fürchten – eher sollte man sie genießen. Das gelingt jedoch nur, wenn man sie in die eigene Sprache und in die eigenen Bildwelten zu übersetzen lernt.

Körperspende – ein Vermächtnis

Zur Durchführung von Präparierkursen benötigt man tote menschliche Körper. Diese werden in Form von Körperspenden zur Verfügung gestellt. Der Körperspender vermacht seinen Körper einem anatomischen Institut. Das muss er höchstpersönlich, testamentarisch und damit noch zu Lebzeiten tun. Angehörige sind dazu nicht berechtigt. Jeder Körperspender hat also irgendwann einmal in seinem Leben zu einem anatomischen Institut Kontakt aufgenommen und seinen Körper testamentarisch dem Institut nach seinem Ableben für Lehre und Forschung vermacht.

Der Körperspender erhält meist einen Spenderausweis, den er ständig bei sich trägt. Verstirbt er, wird sein Körper in das anatomische Institut gebracht und dort im Präparierkurs, in klinischen Präparations-, Demonstrations- oder Operationskursen oder im Rahmen wissenschaftlicher Untersuchungen eingesetzt. Im Anschluss an die Kurse und Untersuchungen werden die sterblichen Überreste in den meisten Fällen eingeäschert und auf dem Ehrengrab der jeweiligen Universität häufig im Rahmen einer Gedenk- oder Trauerfeier im Beisein der Angehörigen, der Studierenden und des Lehrkörpers beigesetzt.

Je nach Institut und Länderhoheit (Deutschland) gibt es hier allerdings verschiedene Spezifika. So können Körperspender oder Organe der Körperspender auch als Anschauungs- und Lehrobjekte in anatomischen Sammlungen verbleiben, wenn dies vom Körperspender testamentarisch so festgelegt wurde.

Die Gründe für eine Körperspende sind sehr unterschiedlich und die Körperspender kommen aus allen Gesellschaftsschichten. Die häufig geäußerte Vermutung, jemand spende, weil er dadurch eine kostengünstige Beerdigung erhält, ist falsch. In über der Hälfte aller deutschen Universitäten kostet die Körperspende mittlerweile etwas. Dies hat allerdings nicht zu einer Verringerung des Spendenaufkommens geführt.

Die Anatomie des Menschen ist die Grundlage für die Ausbildung von Human- und Zahnmedizinern sowie aller medizinischen Assistenzberufe. Die Anatomiekenntnisse müssen im Alltag ständig auf den Patienten übertragen werden und daher immer präsent sein. Die Lehrpläne der biomedizinischen Studiengänge und Ausbildungen müssen in immer weniger Stunden immer mehr wissenschaftliche Kenntnisse abdecken, weil konkurrierende Fachbereiche und neue Technologien einen größeren Anteil der begrenzten Lehrplanstunden beanspruchen. Um kompetente Kliniker und Klinikerinnen sowie Fachpersonal der medizinischen Assistenzberufe auszubilden, bietet es sich an, die häufig doch recht trockene Anatomie durch Anreicherung mit klinischen Beispielen interessant zu machen. Dies führt auch zu einem anwendungsorientierten Lernen und steigert dadurch die Motivation des Lernenden. Allerdings sollte man dabei nie das umfangreiche und zeitintensive Lernen der Anatomie aus dem Auge verlieren. Denn nur das, was man gelernt hat und sicher weiß, kann man später auch auf den Patienten übertragen und zu dessen Wohl einsetzen.

→ *präplink*

Bei der Präparation werden Skalpell (keine Einmalskalpelle!), anatomische Pinzette und die eigene Hand eingesetzt. Mittels dieser Werkzeuge werden Strukturen und Organe sowie deren topographische Lagebeziehungen dargestellt.

Die Beschaffenheit der Gewebe ist regional sehr unterschiedlich: Bereiche mit viel Fettgewebe, das mit der Hand stumpf abgetragen werden kann, wechseln sich ab mit Bindegewebe, das nur unter Zuhilfenahme des Skalpells gelöst werden kann. Im Rahmen der Präparation werden verschiedene Hohlräume eröffnet, die mit Luft, Flüssigkeit oder festen Bestandteilen gefüllt sind. Das Eigengewebe der Organe (Parenchym) kann – teilweise bedingt durch die Fixierung – hart, weich, schwammartig, bröselig, gummiartig etc. beschaffen sein. In verschiedenen Körperschichten verlaufen zu schonende Leitungsbahnen (Nerven und Gefäße), die freizulegen unterschiedlich schwierig ist. An manchen Stellen sind sie leicht von der Umgebung ablösbar, andernorts können sie mit benachbarten Geweben fest verbunden sein. Zur Darstellung der Muskeln müssen diese vorher mobilisiert, d.h., von den sie umgebenden straffen Bindegewebhüllen (Muskelfaszien) befreit werden. Dabei muss darauf geachtet werden, dass Leitungsbahnen, die in die Muskeln ein- und austreten nicht verletzt werden. Zur Eröffnung von Gelenken muss der sie umgebende Bandapparat teilweise durchtrennt werden. Einige Strukturen wiederum, wie z.B. das Innenohr, können nur mit Hammer und Meißel oder mithilfe von Sägen oder Fräsen dargestellt werden.

Die Präparation erfordert viel Geduld, manuelles Geschick sowie räumliches Vorstellungsvermögen und vermittelt zahlreiche Erfahrungen und Einsichten, die kein Anatomielehrbuch oder Atlas – auch nicht der vorliegende – bieten kann. Zu diesen gehören u.a. das dreidimensionale Verständnis der Strukturen des menschlichen Körpers, die Auseinandersetzung mit Tod und Sterben, aber auch das Arbeiten in der Gruppe.

IMPP-CHECKLISTE

• Hauptachsen • Hauptebenen • Richtungsbezeichnungen und Lage der Körperteile • Bewegungsrichtungen • radiologische Bezeichnungen der Schichtebenen • allgemeine embryonale Entwicklung • allgemeine Oberflächenanatomie • Teile des Körpers • Regionen des Körpers • Oberflächenprojektion innerer Organe • Skelettübersicht • Aufbau von Knochen • Knochenentwicklung • Knochenverbindungen • Gelenktypen • Gelenkuntersuchung • Muskeltypen • Muskelmechanik • Herz-Kreislauf-System • großer und kleiner Blutkreislauf • Pfortaderkreislauf • Übersicht Lymphsystem • Spinalnerv • Übersicht: zentrales, peripheres und autonomes (vegetatives) Nervensystem • Haut und Fingernägel • bildgebende Verfahren: Röntgen, Sonographie, MRT, CT und Szintigraphie

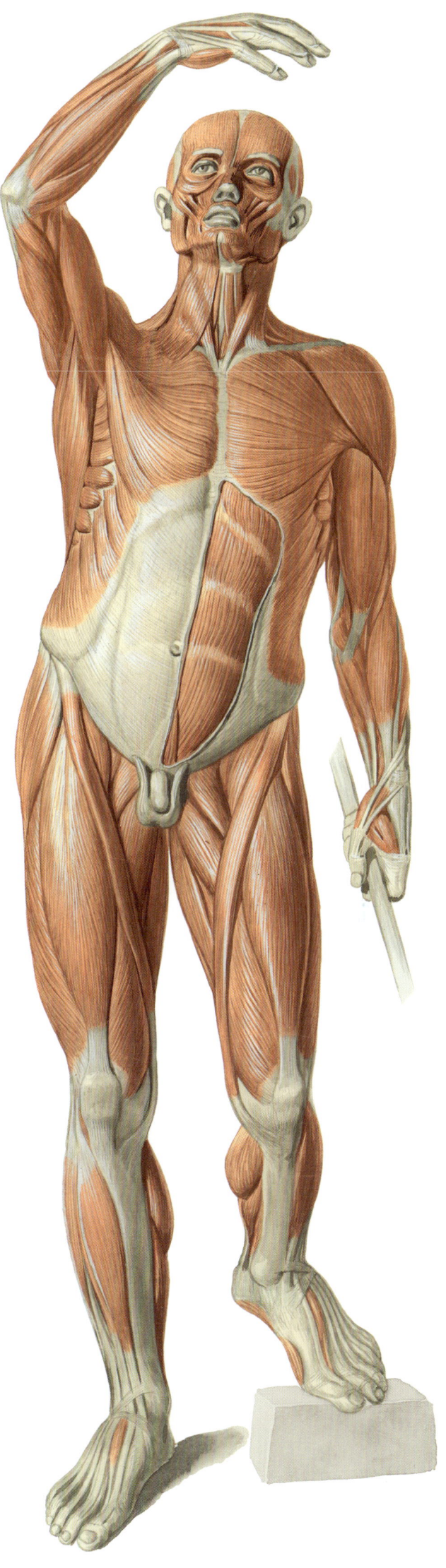

Achsen und Ebenen

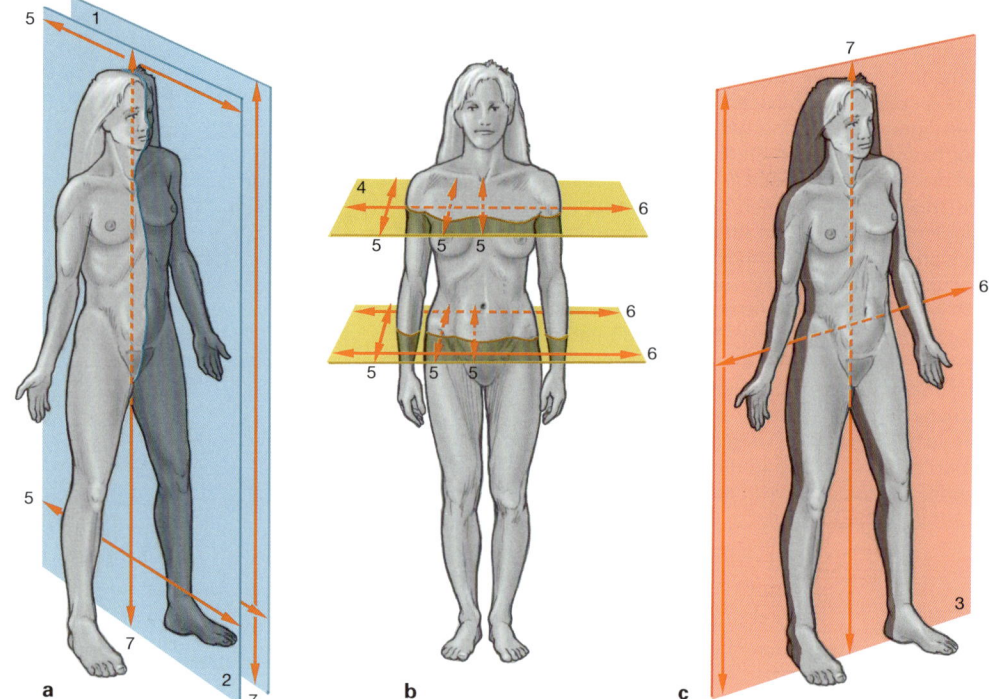

1 Sagittalebene
2 Mediansagittalebene
3 Frontalebene
4 Transversalebene
5 Sagittalachse
6 Transversalachse
7 Longitudinalachse

a   b   c

Abb. 1.1a bis c   Ebenen und Achsen.
a Sagittalebene (Planum sagittale), in ihr verlaufen sagittale und longitudinale Achsen
b Transversalebene = Horizontalebene (Planum transversale), in ihr verlaufen transversale und sagittale Achsen
c Frontalebene = Koronarebene (Planum frontale), in ihr verlaufen longitudinale und transversale Achsen

Hauptachsen	
Sagittalachse	verläuft senkrecht zu Transversal- und Longitudinalachse
Transversalachse	verläuft senkrecht zu Longitudinal- und Sagittalachse
Longitudinal- oder Vertikalachse	verläuft senkrecht zu Sagittal- und Transversalachse

Hauptebenen	
Median(sagittal)ebene	Symmetrieebene, teilt den Körper in zwei gleiche Hälften
Sagittalebene	verläuft parallel zur Median(sagittal)-ebene
Transversalebene	alle Querschnittsebenen des Körpers
Frontalebene	paralell zur Stirn

Bewegungsrichtungen	
Extension	Streckung des Rumpfes oder der Extremitäten
Flexion	Beugung des Rumpfes oder der Extremitäten
Abduktion	Wegführen der Extremitäten vom Rumpf
Adduktion	Heranführen der Extremitäten zum Rumpf
Elevation	Heben des Arms über die Horizontale
Rotation	Innen- und Außendrehung der Extremitäten um die Längsachse
Zirkumduktion	Kreiselbewegung

Radiologische Schnittbildebenen	
Radiologische Bezeichnung	**Anatomische Bezeichnung**
sagittale Schicht	Sagittalebene
koronare Schicht	Frontalebene
axiale Schicht	Transversalebene

In der Radiologie werden im Rahmen der bildgebenden Verfahren (Computertomographie und Magnetresonanztomographie) die drei anatomischen Hauptebenen als Schichten mit einer eigenen Nomenklatur definiert.

Richtungs- und Lagebezeichnungen

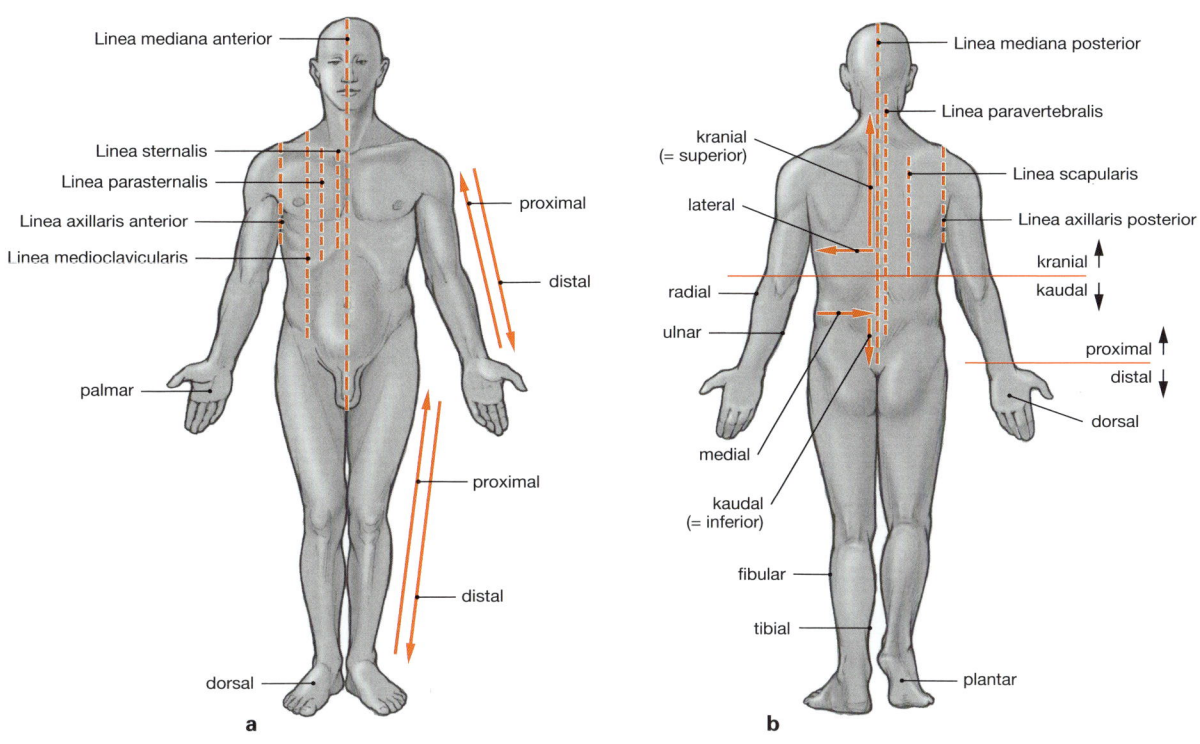

Abb. 1.2a und b Orientierungslinien sowie Richtungs- und Lagebezeichnungen.
a Ansicht von ventral
b Ansicht von dorsal

Richtungsbezeichnungen und Lage der Körperteile			
kranial oder superior	zum Kopfende hin	apikal	zur Spitze gerichtet oder gehörend
kaudal oder inferior	zum Steißende hin	basal	zur Basis gerichtet, basalwärts
anterior oder ventral	nach vorne oder bauchwärts	dexter	rechts
posterior oder dorsal	nach hinten oder rückenwärts	sinister	links
lateral	seitlich, von der Mitte weg	proximal	zum Rumpf hin
medial	mittig, auf die Mitte zu	distal	zum Ende der Gliedmaßen hin
median oder medianus	innerhalb der Medianebene	ulnar	zur Ulna hin
intermedius	dazwischen liegend	radial	zum Radius hin
zentral	zum Inneren des Körpers hin	tibial	zur Tibia hin
peripher	zur Oberfläche des Körpers hin	fibular	zur Fibula hin
profundus	tief liegend	volar oder palmar	zur Hohlhand hin
superficialis	oberflächlich liegend	plantar	zur Fußsohle hin
externus	außen liegend	dorsal	(Extremitäten) zum Handrücken oder zum Fußrücken hin
internus	innen liegend	frontal	stirnwärts
		rostral	(wörtlich übersetzt „schnabelwärts") zum Mund oder zur Nasenspitze hin (nur für Bezeichnungen am Kopf)

Teile des Körpers

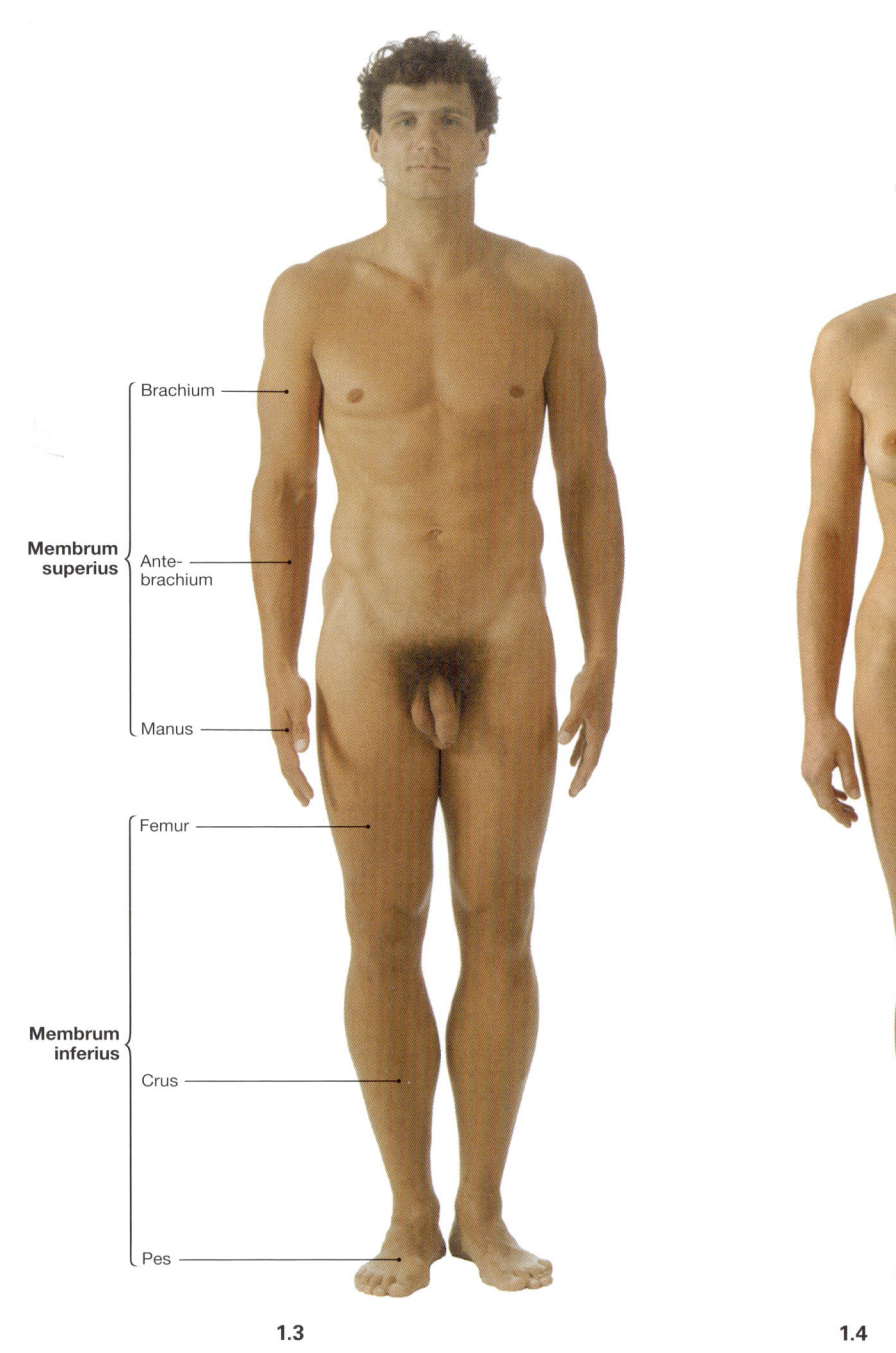

1.3

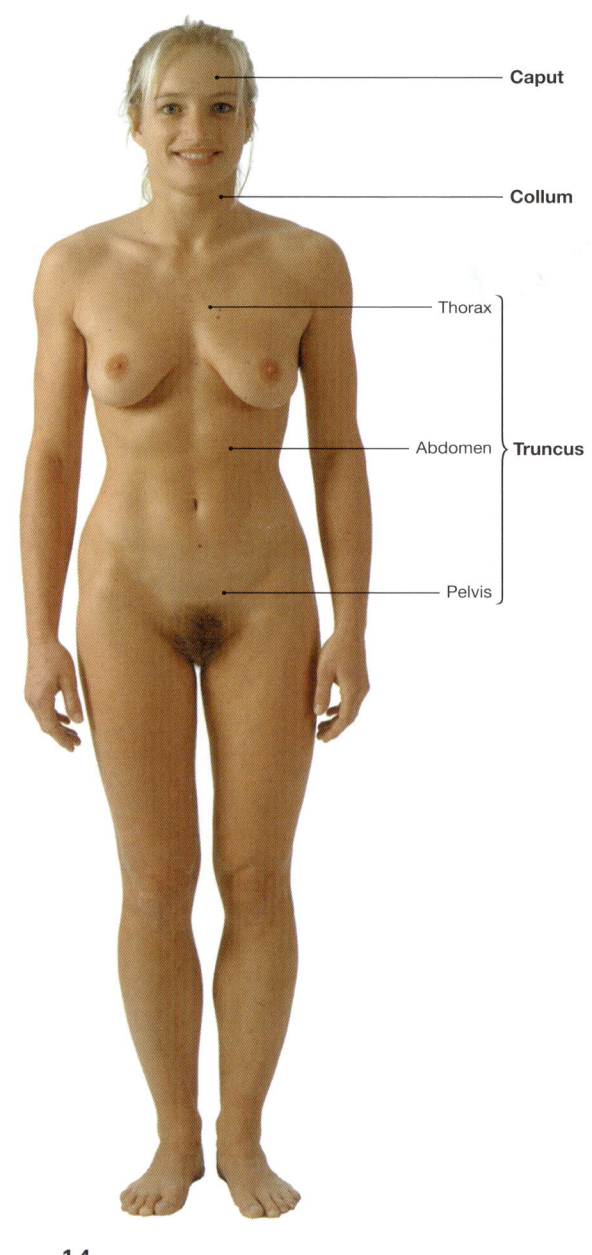

1.4

Abb. 1.3 und Abb. 1.4   Oberflächenanatomie des Mannes (→ Abb. 1.3) und der Frau (→ Abb. 1.4); Ansicht von ventral. Anatomische Beschreibungen beziehen sich üblicherweise auf eine aufrecht stehende Position, das Gesicht ist nach vorne gerichtet, die Arme hängen seitlich herab, die Handinnenflächen sind zum Körper oder nach vorne gerichtet, die Beine stehen nebeneinander; die Füße zeigen nach vorne.

Der Körper wird in Kopf (Caput), Hals (Collum), Stamm (Truncus) mit Brust (Thorax), Bauch (Abdomen), Becken (Pelvis) und Rücken (Dorsum) sowie obere (Membrum superius) und untere (Membrum inferius) Extremität eingeteilt. Die Extremitäten untergliedern sich in Oberarm (Brachium), Unterarm (Antebrachium) und Hand (Manus) sowie in Oberschenkel (Femur), Unterschenkel (Crus) und Fuß (Pes).

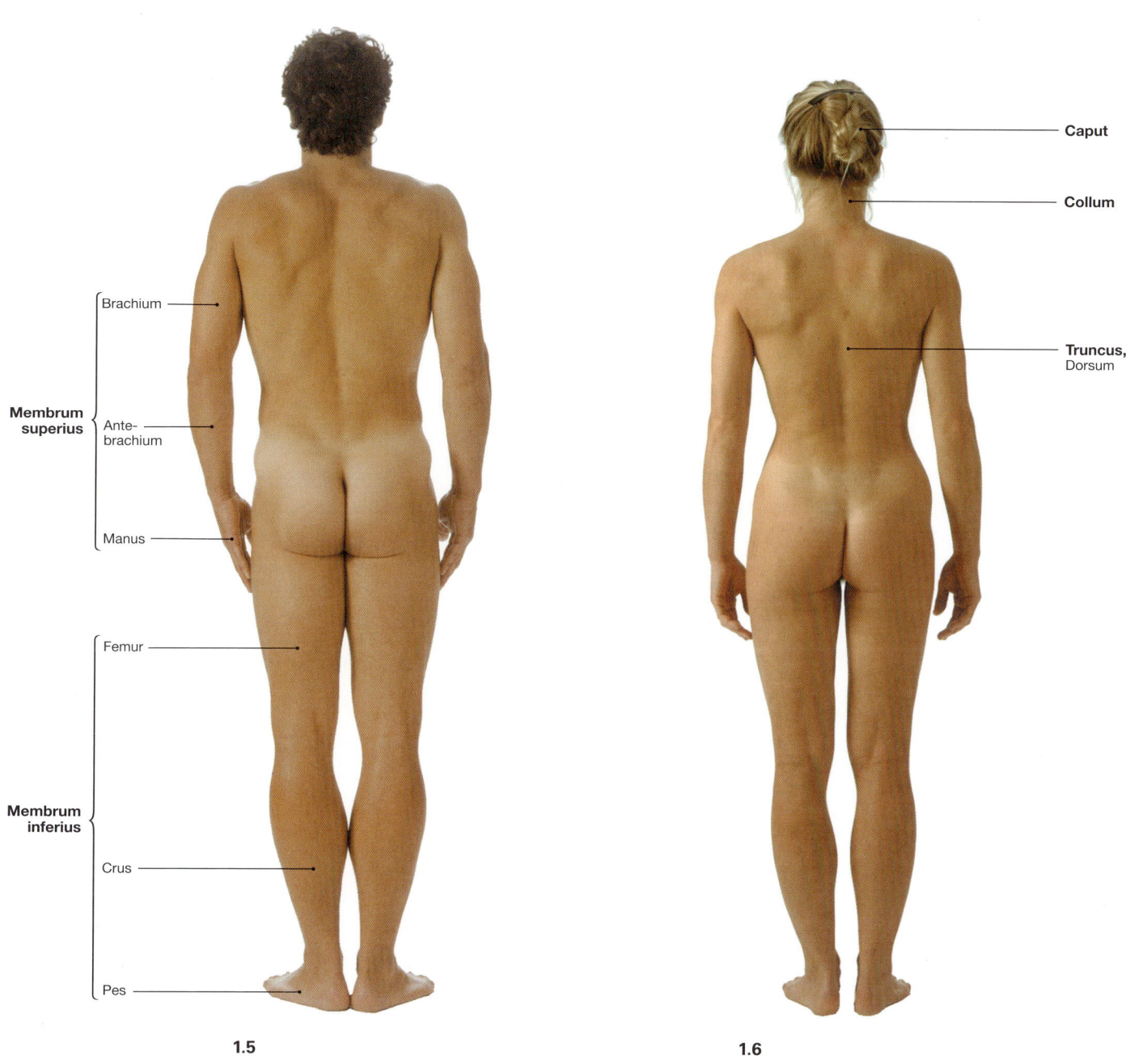

Brachium

Membrum
superius

Ante-
brachium

Manus

Femur

Membrum
inferius

Crus

Pes

1.5

Caput

Collum

Truncus,
Dorsum

1.6

Abb. 1.5 und Abb. 1.6   Oberflächenanatomie des Mannes
(→ Abb. 1.5) und der Frau (→ Abb. 1.6); Ansicht von dorsal.

Klinik

Im Rahmen der **Anamnese** (von altgriech. αναμνησις, *anámnesis* = Erinnerung) wird die Vorgeschichte eines Patienten in Bezug auf seine aktuellen Beschwerden erhoben. Eine sorgfältige Anamneseerhebung schließt biologische, psychische und soziale Aspekte mit ein. Die dabei erhaltenen Einzelinformationen erlauben oftmals Rückschlüsse auf Risikofaktoren und kausale Zusammenhänge. Ein therapeutisches Anliegen ist damit nicht direkt verbunden, wenngleich bereits allein das Reden über die Probleme eine heilsame und klärende Wirkung haben kann. Die Anamnese wird normalerweise vor der medizinischen Untersuchung erhoben, muss aber in Notfällen, die eine sofortige Behandlung verlangen, auf einen späteren Zeitpunkt verschoben werden. Ziel der Anamnese ist die größtmögliche Einschränkung der in Frage kommenden Differenzialdiagnosen, vorzugsweise anhand von Leitsymptomen und Ausschlusskriterien. Um eine definitive Diagnose stellen zu können, sind im Anschluss an die Anamnese meist noch weiterführende Untersuchungen notwendig.

Regionen des Körpers

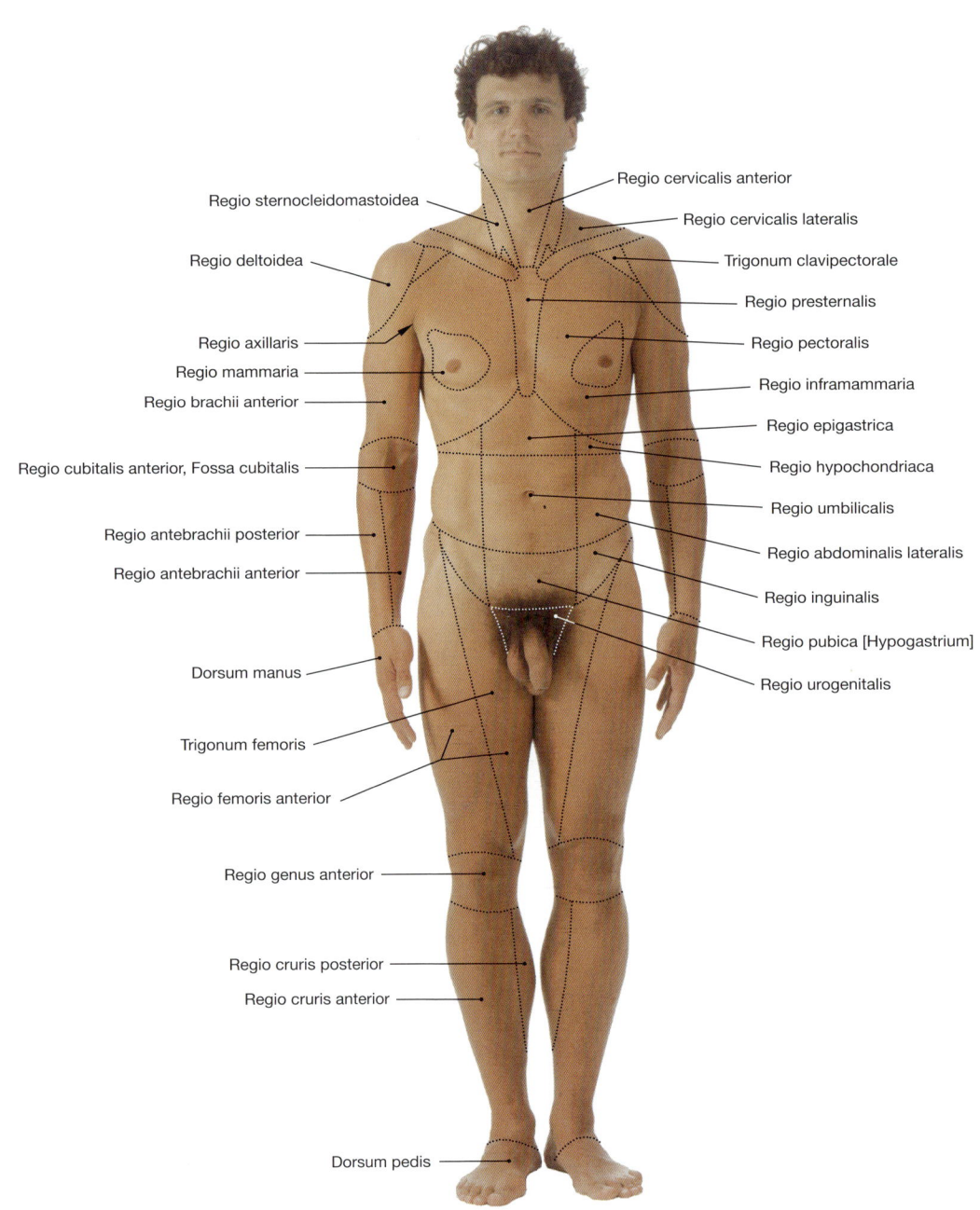

Regio sternocleidomastoidea

Regio cervicalis anterior

Regio cervicalis lateralis

Regio deltoidea

Trigonum clavipectorale

Regio presternalis

Regio axillaris

Regio pectoralis

Regio mammaria

Regio inframammaria

Regio brachii anterior

Regio epigastrica

Regio cubitalis anterior, Fossa cubitalis

Regio hypochondriaca

Regio umbilicalis

Regio antebrachii posterior

Regio abdominalis lateralis

Regio antebrachii anterior

Regio inguinalis

Regio pubica [Hypogastrium]

Dorsum manus

Regio urogenitalis

Trigonum femoris

Regio femoris anterior

Regio genus anterior

Regio cruris posterior

Regio cruris anterior

Dorsum pedis

Abb. 1.7   Regionen des Körpers; Ansicht von ventral.
Zur Beschreibung und zur Erleichterung der Orientierung wird die
Körperoberfläche in Regionen unterteilt.
Regio: Region; Trigonum: Dreieck.

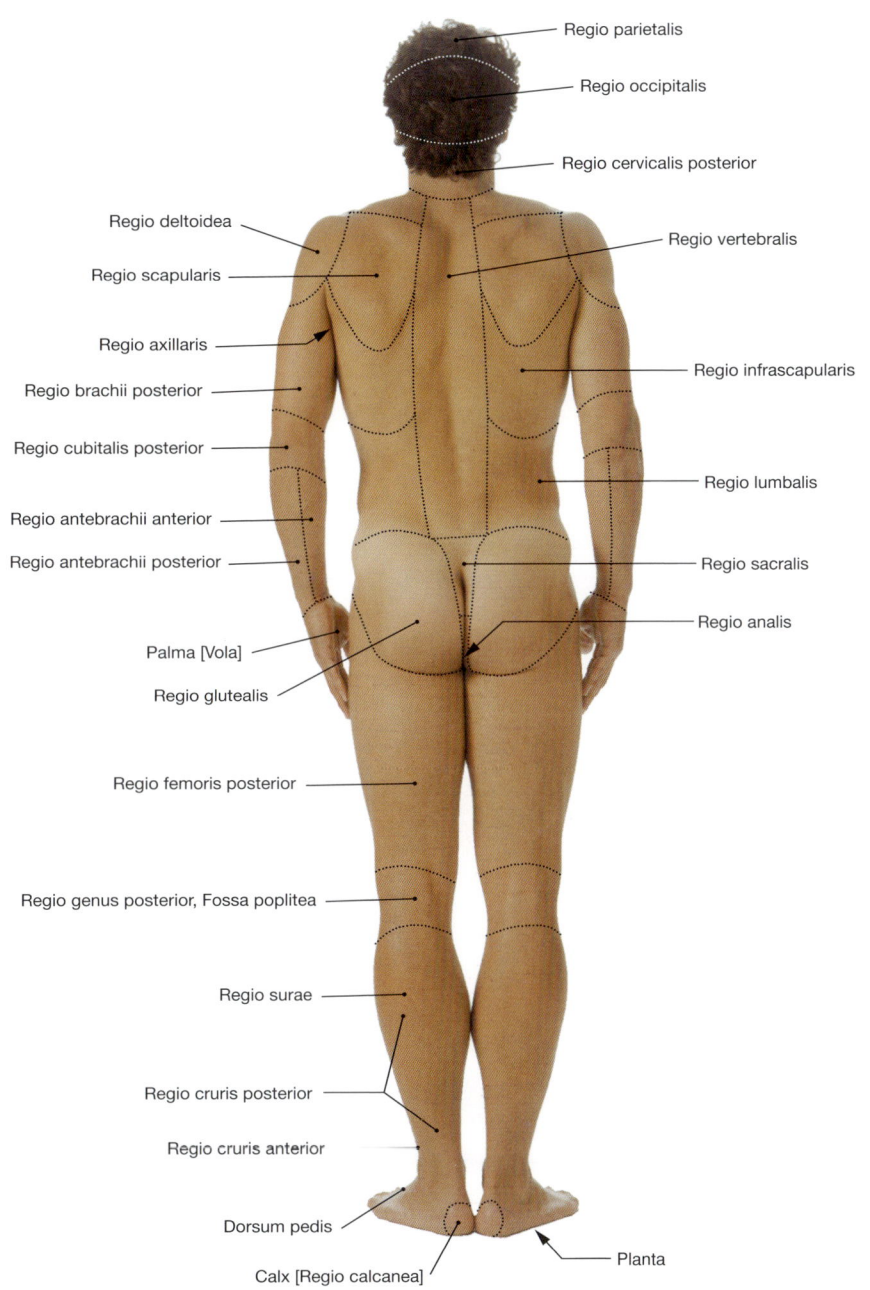

Regio parietalis

Regio occipitalis

Regio cervicalis posterior

Regio deltoidea

Regio vertebralis

Regio scapularis

Regio axillaris

Regio infrascapularis

Regio brachii posterior

Regio cubitalis posterior

Regio lumbalis

Regio antebrachii anterior

Regio antebrachii posterior

Regio sacralis

Regio analis

Palma [Vola]

Regio glutealis

Regio femoris posterior

Regio genus posterior, Fossa poplitea

Regio surae

Regio cruris posterior

Regio cruris anterior

Dorsum pedis

Planta

Calx [Regio calcanea]

Abb. 1.8   Regionen des Körpers; Ansicht von dorsal.
Zur Beschreibung und zur Erleichterung der Orientierung wird die Körperoberfläche in Regionen unterteilt.
Regio: Region; Trigonum: Dreieck.

Innere Organe, Oberflächenprojektion

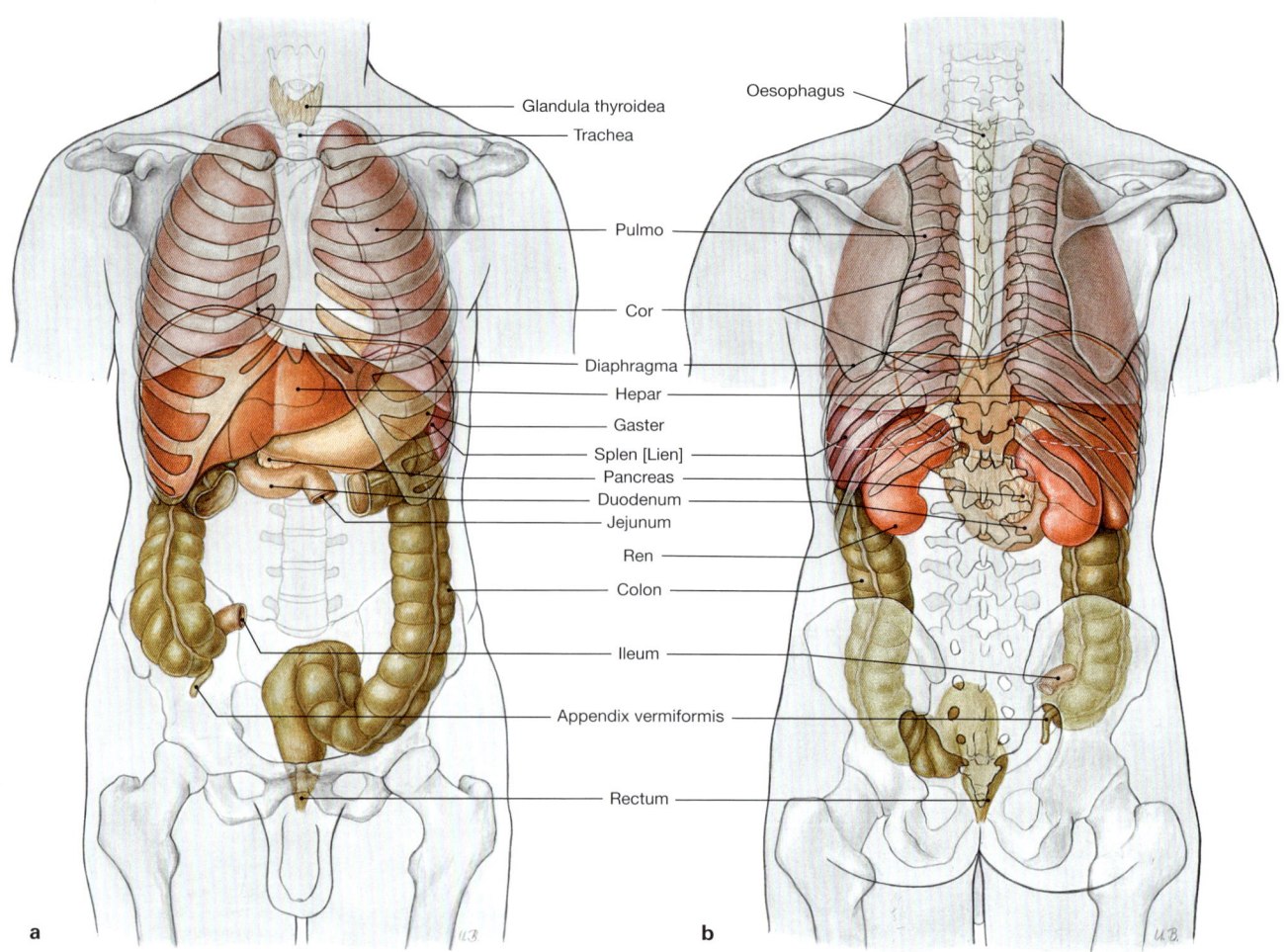

Abb. 1.9a und b   **Projektion der inneren Organe auf die Körper-oberfläche.**
Projektion der inneren Organe auf die ventrale Rumpfwand (**a**) und auf die dorsale Rumpfwand (**b**): Speiseröhre (Oesophagus), Schilddrüse (Glandula thyroidea), Luftröhre (Trachea), Lunge (Pulmo), Herz (Cor), Zwerchfell (Diaphragma), Leber (Hepar), Magen (Gaster), Milz (Splen [Lien]), Bauchspeicheldrüse (Pancreas), Zwölffingerdarm (Duodenum), Leerdarm (Jejunum), Niere (Ren), Dickdarm (Colon), Krummdarm (Ileum), Wurmfortsatz (Appendix vermiformis) und Mastdarm (Rectum).

┌─ **Klinik** ──

Auch ohne technische Hilfsmittel gelingt es mit etwas Übung, sich Orientierung über einige Organe und ihre individuelle Projektion auf die Körperoberfläche des Patienten zu verschaffen. Unter **Auskultation** (auskultieren; von lat. auscultare = horchen) versteht man das Abhören des Körpers, typischerweise mit einem Stethoskop. Die Auskultation ist Bestandteil der körperlichen Untersuchung des Patienten. **Perkussion** (perkutieren, von lat. percutere = heftig schlagen, erschüttern) ist das zu diagnostischen Zwecken durchgeführte Abklopfen der Körperoberfläche des Patienten. Dabei wird das unter der Körperoberfläche liegende Gewebe in Schwingungen versetzt. Die daraus resultierenden Schallqualitäten geben Aufschluss über den Zustand des Gewebes. So kann die Größe und Lage eines Organs (z. B. Leber) oder der Luftgehalt des Gewebes (z. B. Lunge) beurteilt werden.

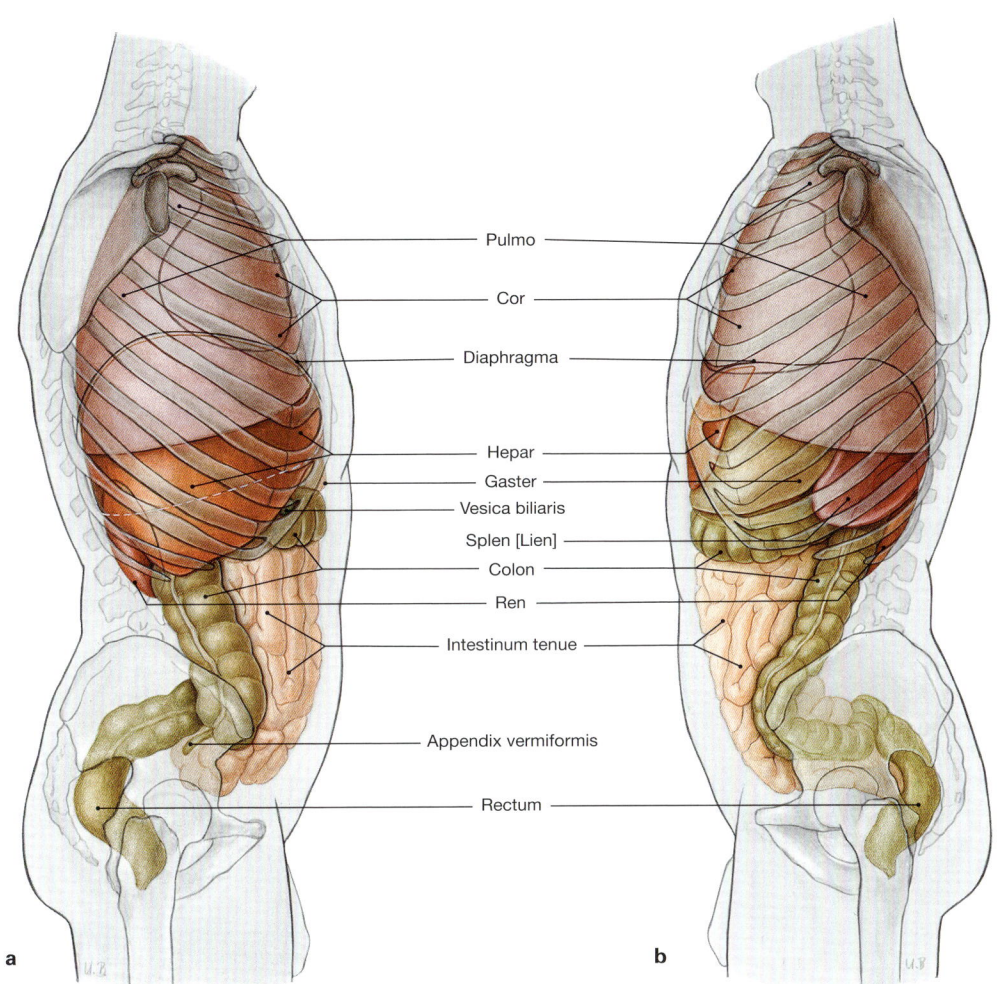

Pulmo
Cor
Diaphragma
Hepar
Gaster
Vesica biliaris
Splen [Lien]
Colon
Ren
Intestinum tenue
Appendix vermiformis
Rectum

a   b

**Abb. 1.10a und b   Projektion der inneren Organe auf die Körper-
oberfläche.**
Projektion der inneren Organe auf die rechte Rumpfwand (**a**) und auf
die linke Rumpfwand (**b**): Lunge (Pulmo), Herz (Cor), Zwerchfell (Diaphragma), Leber (Hepar), Magen (Gaster), Gallenblase (Vesica biliaris),
Milz (Splen [Lien]), Dickdarm (Colon), Niere (Ren), Dünndarm (Intestinum tenue), Wurmfortsatz (Appendix vermiformis) und Mastdarm
(Rectum).

Klinik

Durch die Kenntnis der **Projektion** der inneren Organe auf die Körperoberfläche können bereits bei der körperlichen Untersuchung
Krankheitssymptome bestimmten Organen zugeordnet werden und
außer der Anamnese erste Hinweise auf das oder die erkrankten
Organe gewonnen werden. So geht beispielsweise eine Appendi-
zitis (Entzündung des Wurmfortsatzes [Appendix vermiformis], im
Volksmund Blinddarmentzündung) meistens mit Beschwerden im
rechten Unterbauch einher.

Entwicklung

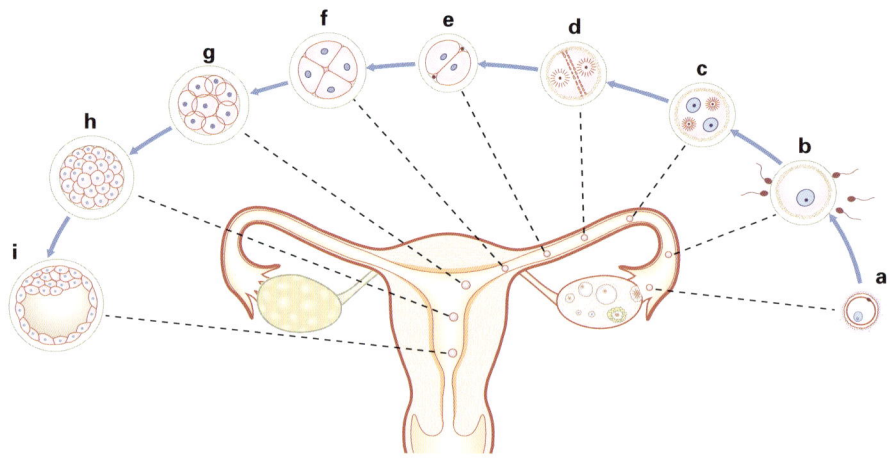

Abb. 1.11a bis i   Erste Woche der Embryonalentwicklung: Befruchtung und Implantation. [21]

Normalerweise kommt es innerhalb von 24 Stunden nach dem Eisprung **(Ovulation, a)** in der Ampulle des Eileiters zur **Befruchtung (b)**. Nach Vereinigung der Kerne von Eizelle und Spermium spricht man von **Zygote (c)**. Durch anschließende Zellteilung **(2-, 4-, 8- und 16-Zell-**

Stadium; d–h) entsteht ein Zellhaufen (Maulbeere, Morula), der in die Gebärmutterhöhle transportiert wird. Etwa am 5. Tag nach der Befruchtung entwickelt sich in der Morula eine flüssigkeitsgefüllte Zyste **(Blastozyste, i),** die sich am 5.–6. Tag in der vorbereiteten Gebärmutterschleimhaut implantiert.

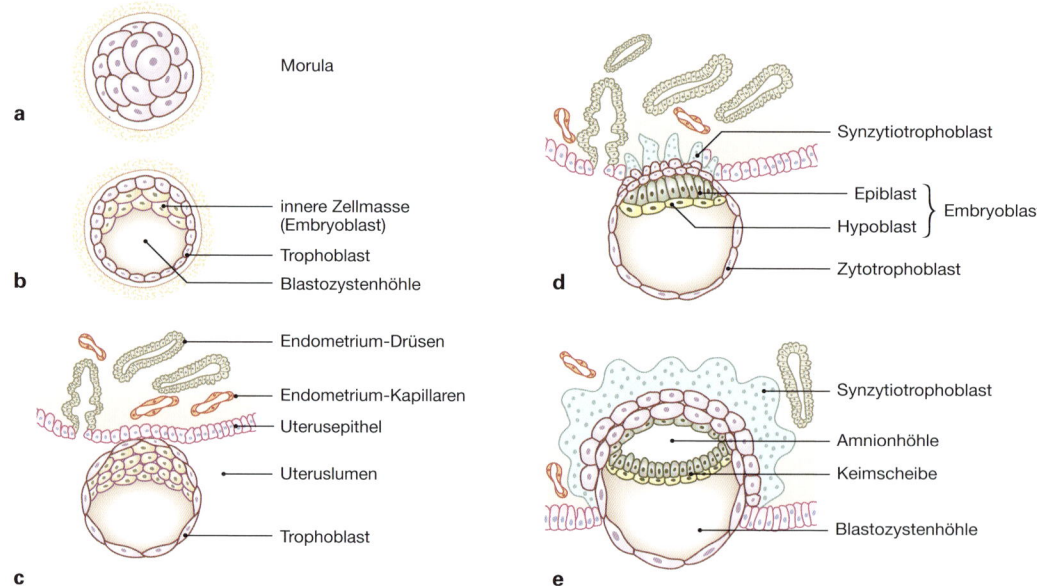

Abb. 1.12a bis e   Erste und zweite Woche der Embryonalentwicklung: zweiblättrige Keim(Embryonal)scheibe. [21]

Nach Differenzierung der Morula (**a**) zur Blastozyste gehen aus dieser eine innere Zellmasse **(Embryoblast)** und eine größere flüssigkeitsgefüllte (Blastozystenhöhle) äußere Zellschicht **(Trophoblast)** hervor (**b**). Der Trophoblast differenziert sich in Interaktion mit dem mütterlichen Gewebe zum **uteroplazentaren Kreislauf (c–e)**. Der Embryoblast wird zur zweiblättrigen **Keimscheibe** mit Ektoderm (säulenförmige Zellen an

der dorsalen Oberfläche des Embryoblasten) und Entoderm (kuboide Zellen an der ventralen Oberfläche). Das Ektoderm bildet dorsal einen Hohlraum, der zur **Amnionhöhle** wird. Die vorne gelegene Blastozystenhöhle wird zum primären Dottersack, der von Entoderm ausgekleidet wird. Am 12. Tag bildet sich aus dem Ektoderm der eigentliche Dottersack; die ursprüngliche Blastozystenhöhle wird von extraembryonalem Mesoderm ausgekleidet.

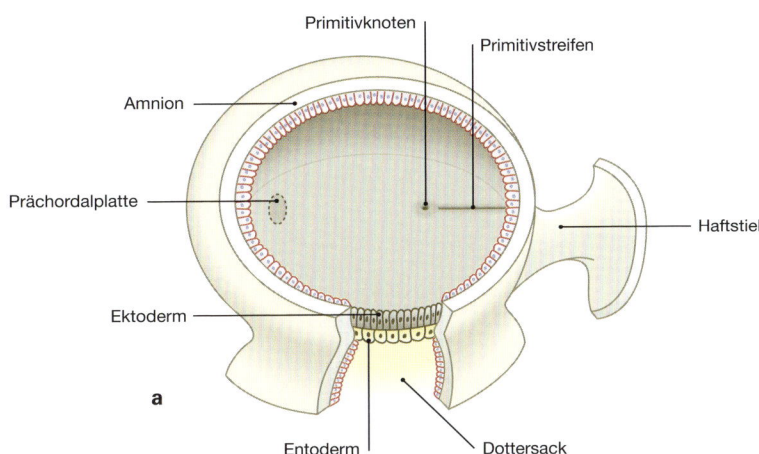

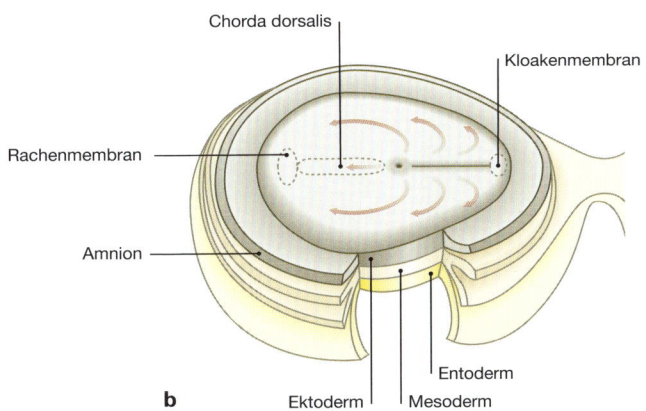

Abb. 1.13a und b   Dritte Woche der Embryonalentwicklung: Gastrulation. [21]

Die Entwicklung der dreiblättrigen Keimscheibe beginnt mit Erscheinen des Primitivstreifens an der dorsalen Oberfläche des Ektoderms. Am Kopfende wird der Primitivstreifen durch den Primitivknoten begrenzt (**a**). Aus dem Primitivstreifen migrieren Zellen und bilden das **intra-embryonale Mesoderm** zwischen der Kuppel des Dottersacks und dem Ektoderm der Amnionhöhle (Gastrulation). Ein Teil der Zellen wächst als **Chordafortsatz** im Inneren des Embryos nach kranial vor. Dort ist im Ektoderm die **Prächordalplatte** entstanden (Verwachsungs-

fläche zwischen Ektoderm und Entoderm – hier liegt kein Mesoderm zwischen den beiden Blättern). Der Chordafortsatz bekommt ein Lumen und wird zur **Chorda dorsalis** (primitives Stützskelett des Embryos), die sich später zurückbildet (**b**). Nur die Nuclei pulposi der Zwischenwirbel-scheiben bleiben als Relikte der Chorda dorsalis übrig. Einige Zellen des Mesoderms wandern kranial an der Prächordalplatte vorbei und bilden dort die Herzanlage. Die **drei Keimblätter** (Ektoderm, Mesoderm, Ento-derm) bilden das Ausgangsmaterial für die **Entstehung sämtlicher Or-gane.** Für weitere Hinweise, welche Organe aus welchem Keimblatt hervorgehen, siehe Lehrbücher der Embryologie.

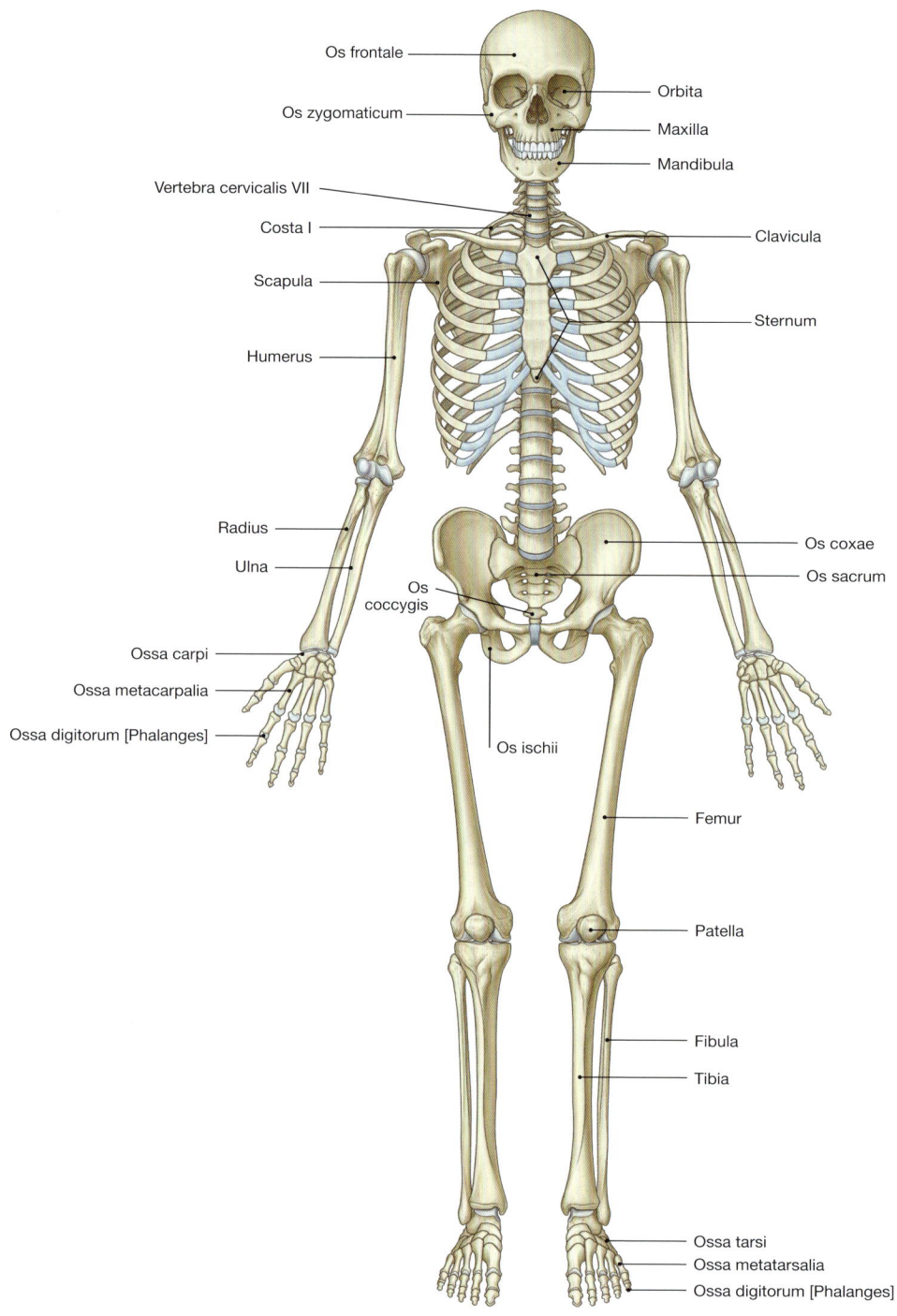

Os frontale

Os zygomaticum

Vertebra cervicalis VII

Costa I

Scapula

Humerus

Radius

Ulna

Os coccygis

Ossa carpi

Ossa metacarpalia

Ossa digitorum [Phalanges]

Os ischii

Orbita

Maxilla

Mandibula

Clavicula

Sternum

Os coxae

Os sacrum

Femur

Patella

Fibula

Tibia

Ossa tarsi

Ossa metatarsalia

Ossa digitorum [Phalanges]

Abb. 1.14 Skelett, Systema sceletale; Ansicht von ventral. [10]
Die Knochen des Skeletts werden nach ihrer Form und ihrer Struktur eingeteilt in:

- **lange Knochen** (Ossa longa), z. B. Röhrenknochen der Extremitäten, wie Oberschenkel- und Oberarmknochen
- **kurze Knochen** (Ossa brevia), z. B. Handwurzel- und Fußwurzelknochen
- **flache Knochen** (Ossa plana), z. B. Rippen, Brustbein, Schulterblatt, Darmbein, Knochen des Schädeldachs

- **lufthaltige Knochen** (Ossa pneumatica), z. B. Stirnbein, Siebbein, Keilbein, Oberkiefer, Felsenbein
- **unregelmäßige Knochen** (Ossa irregularia, lassen sich den anderen Knochen nicht zuordnen), z. B. Wirbel, Unterkiefer
- **Sesambeine** (Ossa sesamoidea, in Sehnen eingelagerte Knochen), z. B. Kniescheibe, Erbsenbein
- **akzessorische Knochen** (Ossa accessoria, zusätzliche, nicht bei jedem Menschen vorkommende Knochen), z. B. Nahtknochen am Schädel, Halsrippe

Aufbau der Knochen

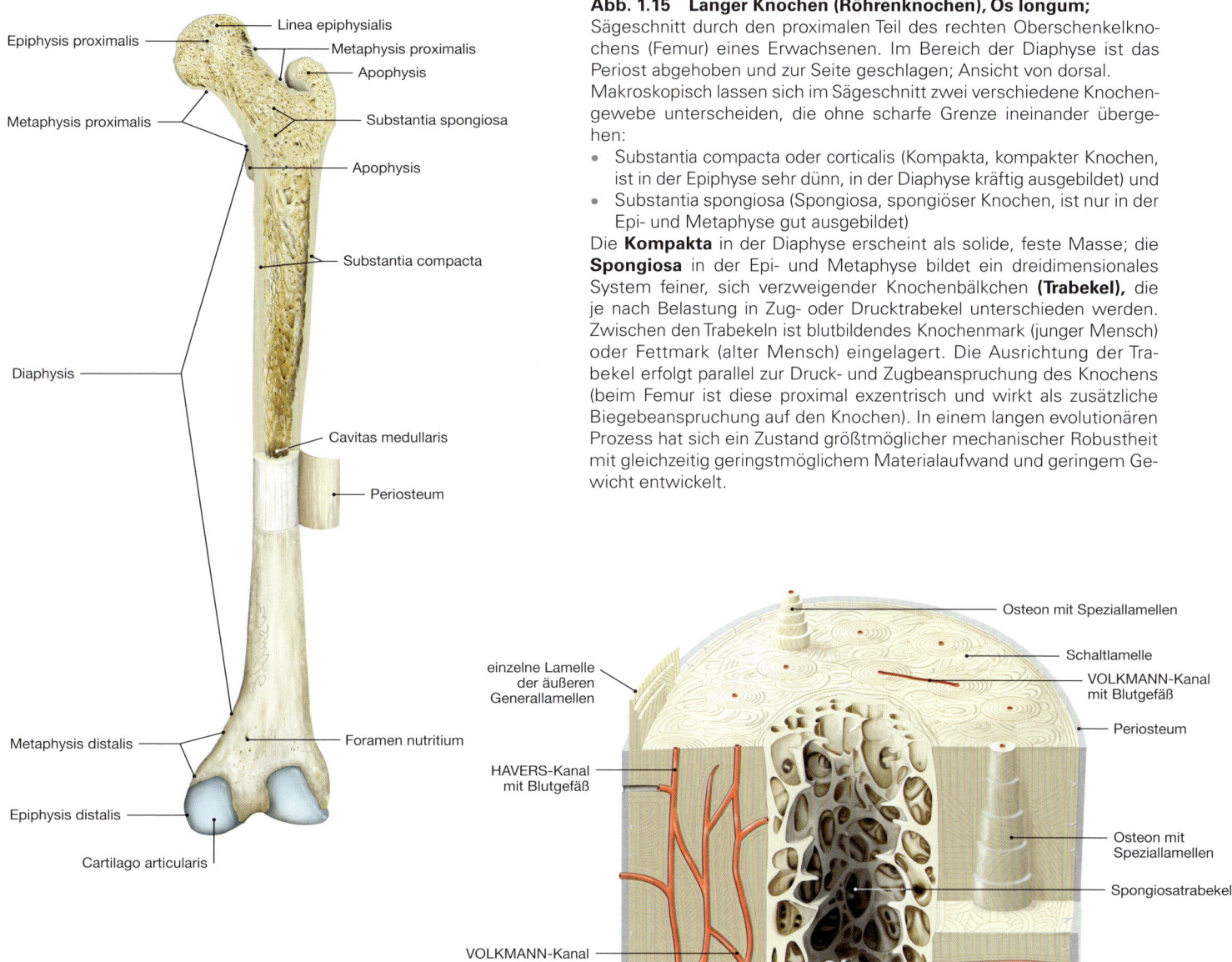

Abb. 1.15 Langer Knochen (Röhrenknochen), Os longum;
Sägeschnitt durch den proximalen Teil des rechten Oberschenkelknochens (Femur) eines Erwachsenen. Im Bereich der Diaphyse ist das Periost abgehoben und zur Seite geschlagen; Ansicht von dorsal.
Makroskopisch lassen sich im Sägeschnitt zwei verschiedene Knochengewebe unterscheiden, die ohne scharfe Grenze ineinander übergehen:
- Substantia compacta oder corticalis (Kompakta, kompakter Knochen, ist in der Epiphyse sehr dünn, in der Diaphyse kräftig ausgebildet) und
- Substantia spongiosa (Spongiosa, spongiöser Knochen, ist nur in der Epi- und Metaphyse gut ausgebildet)

Die **Kompakta** in der Diaphyse erscheint als solide, feste Masse; die **Spongiosa** in der Epi- und Metaphyse bildet ein dreidimensionales System feiner, sich verzweigender Knochenbälkchen **(Trabekel),** die je nach Belastung in Zug- oder Drucktrabekel unterschieden werden. Zwischen den Trabekeln ist blutbildendes Knochenmark (junger Mensch) oder Fettmark (alter Mensch) eingelagert. Die Ausrichtung der Trabekel erfolgt parallel zur Druck- und Zugbeanspruchung des Knochens (beim Femur ist diese proximal exzentrisch und wirkt als zusätzliche Biegebeanspruchung auf den Knochen). In einem langen evolutionären Prozess hat sich ein Zustand größtmöglicher mechanischer Robustheit mit gleichzeitig geringstmöglichem Materialaufwand und geringem Gewicht entwickelt.

Abb. 1.16 Aufbau eines langen Röhrenknochens, Os longum.
Die histologische Grundstruktur des reifen Knochens ist bei Kompakta und Spongiosa gleich und wird als **Lamellenknochen** bezeichnet. Baueinheiten des reifen Knochens sind Knochenlamellen, die besonders in der Kompakta feine Röhrensysteme **(Osteone)** bilden. In der Spongiosa sind die Lamellen überwiegend parallel zur Trabekeloberfläche angeordnet. In der Kompakta bilden die Knochenlamellen mit Gefäßen Osteone, ein System (HAVERS-System) aus ca. fünf bis 20 Knochenlamellen **(Speziallamellen),** die konzentrisch um einen HAVERS-Kanal herum angeordnet sind und einige Zentimeter lang sein können. Die Kollagenfibrillen in den **Osteonlamellen** verlaufen in Schraubentouren, deren Drehrichtung von Lamelle zu Lamelle wechselt. Zwischen den Osteonen liegen Reste alter abgebauter Osteone, die den Raum zwischen den intakten Osteonen ausfüllen **(Schaltlamellen).** An der äußeren und der inneren Oberfläche ist die Kompakta durch Lamellen gekennzeichnet, die das ganze Knochenelement umgeben (äußere und innere **Generallamellen**).

Klinik

Bei einem Knochenbruch **(Fraktur)** kommt es zur Bildung zweier oder mehrerer Bruchstücke (Fragmente) mit oder ohne deren Verschiebung (Dislokation). Als sichere Zeichen gelten abgesehen vom Schmerz abnorme Beweglichkeit, Reibegeräusche bei Bewegung (Krepitation), Achsenfehlstellungen, ein anfänglicher Muskelstupor (fehlende Muskelaktivität) sowie die entsprechenden Röntgenbefunde. Eine **Frakturheilung** erfolgt idealerweise unter vollständiger Belastungs- und Bewegungsruhe. Dabei werden die Bruchstücke bis zur vollen Belastungsfähigkeit, bei Röhrenknochen unter Wiederherstellung der Markhöhle, verfestigt. Es gibt eine **primäre** Frakturheilung, die nur bei schmalem, irritationsfreiem Frakturspalt erfolgen kann und dann ohne Kallusbildung abläuft (nach operativer Osteosynthese mittels Platten und Schrauben bei optimaler Adaptation der Frakturenden). Im Rahmen der primären Frakturheilung wird der Spalt von Kapillaren aus eröffneten HAVERS-Kanälen überbrückt, um die sich Osteone bilden, die den Spalt durchspannen. Bei der **sekundären** Frakturheilung bildet sich oft etwas dickerer **Kallus,** der allmählich wieder funktionell umgebaut wird.

Knochenentwicklung

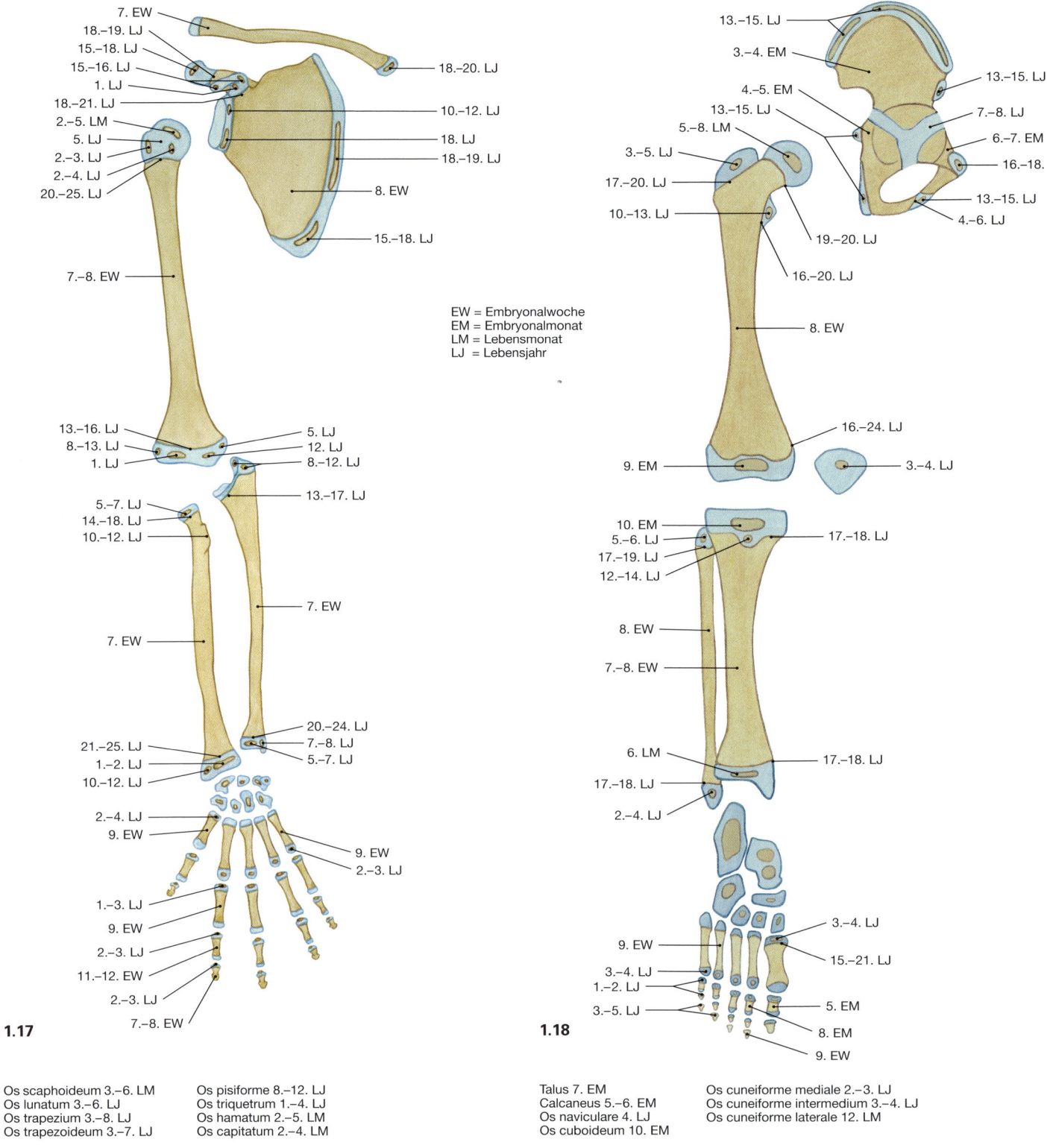

EW = Embryonalwoche
EM = Embryonalmonat
LM = Lebensmonat
LJ = Lebensjahr

1.17

1.18

Os scaphoideum 3.–6. LM	Os pisiforme 8.–12. LJ
Os lunatum 3.–6. LJ	Os triquetrum 1.–4. LJ
Os trapezium 3.–8. LJ	Os hamatum 2.–5. LM
Os trapezoideum 3.–7. LJ	Os capitatum 2.–4. LM

Talus 7. EM	Os cuneiforme mediale 2.–3. LJ
Calcaneus 5.–6. EM	Os cuneiforme intermedium 3.–4. LJ
Os naviculare 4. LJ	Os cuneiforme laterale 12. LM
Os cuboideum 10. EM	

Abb. 1.17 und Abb. 1.18 Ossifikation des Skeletts der oberen (→ Abb. 1.17) und der unteren Extremität (→ Abb. 1.18); Lage der epi- und apophysären Knochenkerne und zeitliche Abfolge der Knochenkernbildung.

Aus dem zeitlichen Auftreten der **Knochenkerne** (Ossifikationszentren der Knochen) lassen sich Rückschlüsse auf das jeweilige Stadium der Skelettentwicklung und damit auf das individuelle Skelett- und Knochenalter ziehen. Man unterscheidet Knochenkerne, die während der

Fetalperiode im Bereich der Diaphysen entstehen **(diaphysäre Ossifikation)**, und Knochenkerne, die sich z.T. in der zweiten Hälfte der Fetalzeit und z.T. in den ersten Lebensjahren innerhalb der knorpelig angelegten Epi- und Apophysen bilden **(epi- und apophysäre Ossifikation)**. Mit dem Schluss der Epiphysenfugen (Synostosierung) ist das Längenwachstum abgeschlossen. Danach sind im Röntgenbild keine isolierten Knochenkerne mehr sichtbar.

> **Klinik**
>
> Für die Therapieplanung und Prognose im Rahmen von orthopädischen Erkrankungen und Fehlentwicklungen im Kindesalter ist die Bestimmung des Skelettalters und der gegebenenfalls vorhandenen Wachstumsreserve von großer Bedeutung.

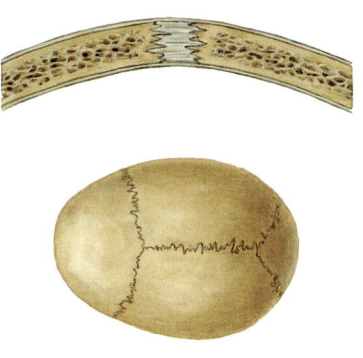

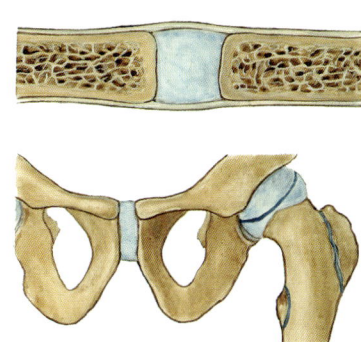

Abb. 1.19   Bandhaft, Junctura fibrosa [Syndesmosis].
Verbindungen von Knochen durch Bindegewebe werden als **Bandhaften** bezeichnet. Hierzu gehören Suturen (Schädelnähte), Syndesmosen (z. B. Verbindung zwischen Tibia und Fibula oder zwischen Radius und Ulna) und Gomphosen (z. B. Verankerung der Zähne in den Zahnalveolen von Maxilla und Mandibula).

Abb. 1.20   Knorpelhaft, Junctura cartilaginea [Synchondrosis].
In Knorpelhaften sind die Knochen durch **hyalinen** (Synchondrose, z. B. Verbindung der I. Rippe mit dem Brustbein) oder **Faserknorpel** (Symphyse, z. B. Schambeinfuge) verbunden.

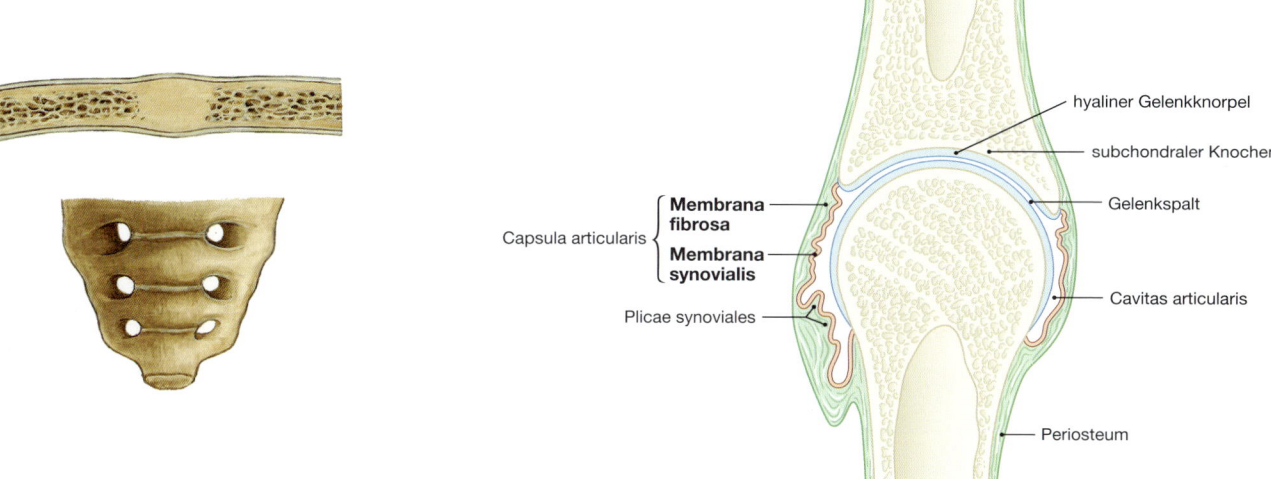

Abb. 1.21   Knochenhaft, Junctura ossea [Synostosis].
In Knochenhaften sind die Knochen miteinander **verschmolzen,** z. B. am Kreuzbein.

Abb. 1.22   Echtes Gelenk, Junctura synovialis [Articulatio, Diarthrosis]; schematischer Schnitt. (nach [1])
Die Knochenenden sind von hyalinem Gelenkknorpel überzogen, darunter liegt der subchondrale Knochen. Die Gelenkkapsel umschließt den Gelenkspalt und besteht aus einer äußeren Membrana fibrosa und einer inneren Membrana synovialis. Die Membrana synovialis sezerniert die Gelenkschmiere (Synovia) in die Gelenkhöhle. Gelenke, die aufgrund einer besonders straffen Gelenkkapsel eine sehr eingeschränkte Beweglichkeit besitzen, nennt man Amphiarthrosen (z. B. kleine Gelenke von Handwurzel und Fußwurzel; Articulatio sacroiliaca).

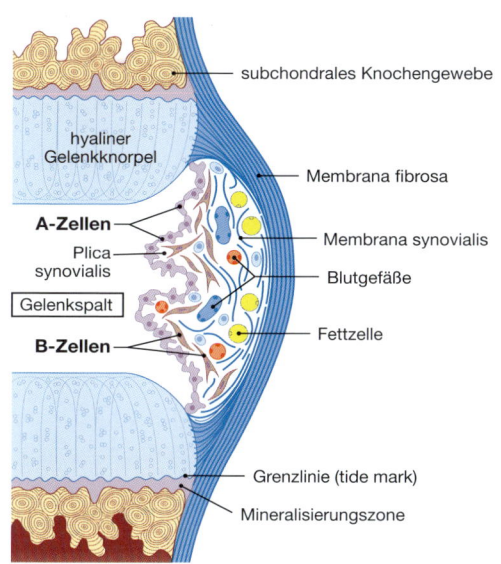

Abb. 1.23   Aufbau der Gelenkkapsel. [24]
Membrana fibrosa und Membrana synovialis bilden die Gelenkkapsel. Die **Membrana fibrosa** besteht aus straffem Bindegewebe. Die **Membrana synovialis** setzt sich aus folgenden Schichten zusammen: einer oberflächlichen lockeren Schicht aus A-Zellen (Typ-A-Synovialozyten oder M-Zellen, spezialisierten Makrophagen, die Stoffwechselprodukte des Gelenkknorpels aufnehmen), B-Zellen (Typ-B-Synovialozyten oder F-Zellen, aktiven Fibroblasten, die außer Kollagen und Proteoglykanen u. a. auch die Hyaluronsäure der Synovia bilden) sowie dem subsynovialen Bindegewebe, das reichlich Kapillaren, Fibroblasten und Fettzellen enthält. Im Gelenkknorpel sind die Kollagenfibrillen ausgerichtet und bilden Arkaden (BENNINGHOFF-Arkadenschema).

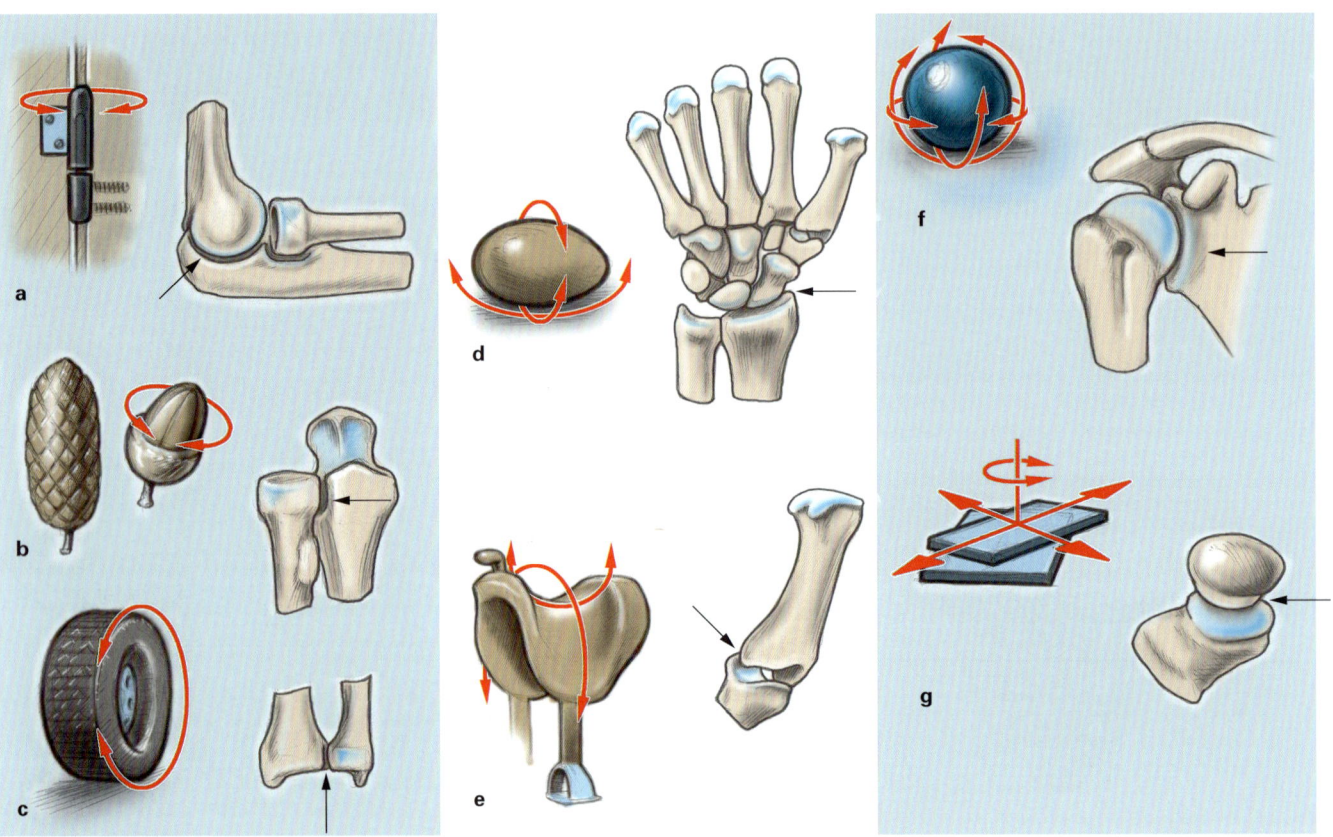

Abb. 1.24a bis g Gelenke, Juncturae synoviales [Articulationes, Diarthroses].
Gelenke besitzen normalerweise einen erheblichen Bewegungsumfang. Sie werden entsprechend ihrer Form und den möglichen Bewegungen unterteilt. Man unterscheidet nach der Zahl ihrer (den Körperachsen entsprechenden) Hauptachsen einachsige, zweiachsige und mehrachsige Gelenke.

a Scharniergelenk, Articulatio cylindrica (Ginglymus): einachsiges Gelenk mit dem Flexion und Extension möglich sind

b Zapfengelenk, Articulatio conoidea: einachsiges Gelenk, in dem Rotationsbewegungen möglich sind

c Radgelenk, Articulatio trochoidea: einachsiges Gelenk, in dem Rotationsbewegungen möglich sind

d Eigelenk, Articulatio ovoidea, Articulatio ellipsoidea: zweiachsiges Gelenk, in dem Flexion, Extension, Abduktion, Adduktion und leichte Kreiselbewegungen möglich sind

e Sattelgelenk, Articulatio sellaris: zweiachsiges Gelenk, in dem Flexion, Extension, Abduktion, Adduktion und leichte Kreiselbewegungen möglich sind

f Kugelgelenk, Articulatio spheroidea: mehrachsiges Gelenk, in dem Flexion, Extension, Abduktion, Adduktion, Innenrotation, Außenrotation und Kreiselbewegungen möglich sind

g planes Gelenk, Articulatio plana: Gelenk, in dem einfache Gleitbewegungen in verschiedene Richtungen möglich sind

Bewegungsumfang der Gelenke

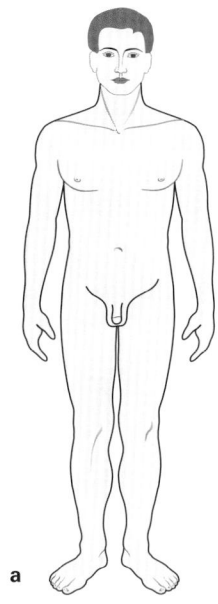
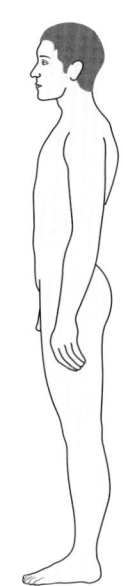

Abb. 1.25a und b   Dokumentation des Bewegungsumfangs der Gelenke: Neutral-Null-Methode.
Zur standardisierten Dokumentation des Bewegungsumfangs im Rahmen der Gelenkuntersuchung wird die Neutral-Null-Methode verwendet. Dabei werden die Gelenkstellungen eines aufrecht stehenden Men-schen mit herabhängenden Armen als Null-Grad-Ausgangsstellung angegeben (**a** in der Ansicht von vorne und **b** von der Seite). Das erreichbare Bewegungsausmaß aus der Null-Stellung heraus wird in Winkelgraden gemessen. Man bestimmt zunächst das Ausmaß der Bewegung, die vom Körper wegführt und danach die Bewegung zum Körper hin.

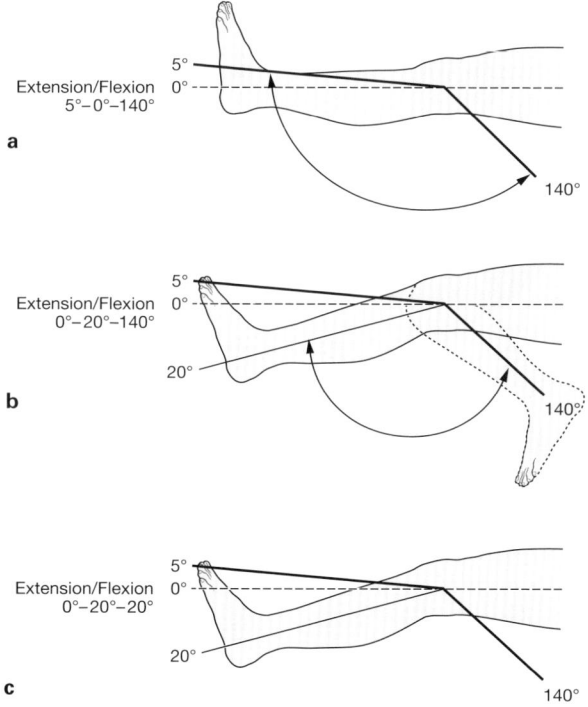

Abb. 1.26a bis c   Dokumentation des Bewegungsumfangs der Gelenke: Beispiele.
a Als Bewegungsausmaß eines normalen gesunden Kniegelenks ergeben sich 5° Extension und 140° Flexion. Für das Sprunggelenk, das in einem rechten Winkel zum Fuß steht (90°), gilt diese Position als Null-Stellung. Hier sind daher 20° Extension und 40° Flexion möglich (nicht dargestellt). Der Normalumfang der Kniegelenkbeweglichkeit wird dementsprechend mit 5°–0°–140° (Knie strecken, Durchlaufen der Null-Stellung, Knie beugen), der des Sprunggelenks mit 20°–0°–40° (Dorsalextension, Durchlaufen der Null-Stellung, Plantarflexion) angegeben.
b Kniestreckung nicht möglich (Text → Klinikkasten)
c Vollständige Knieversteifung (Text → Klinikkasten)

Klinik

Einschränkungen der Gelenkbeweglichkeit gehen mit einer Verminderung des Bewegungsumfangs einher. Ist die Gelenkbeweglichkeit eingeschränkt, oder wird die Null-Stellung eines Gelenks nicht erreicht und liegt eine Kontraktur vor, so kann diese mit der Neutral-Null-Methode exakt wiedergegeben werden.
Für eine **eingeschränkte Beweglichkeit nach Flexionskontraktur** lautet die Bewegungsformel z. B. 0°–20°–140° (→ Abb. 1.26b: Knie-streckung nicht möglich, Null-Stellung wird nicht durchlaufen, Knie befindet sich in 20°-Beugestellung und kann bis 140° weiter gebeugt werden). Bei einer **vollständigen Knieversteifung** durch Verknöcherung (Ankylose) ist das komplette Knie in 20°-Beugestellung fixiert. Die Bewegungsformel lautet 0°–20°–20° (→ Abb. 1.26c: Kniestreckung nicht möglich, Null-Stellung wird nicht durchlaufen, Knie befindet sich in 20°-Beugestellung und kann nicht weiter gebeugt werden).

Muskeltypen

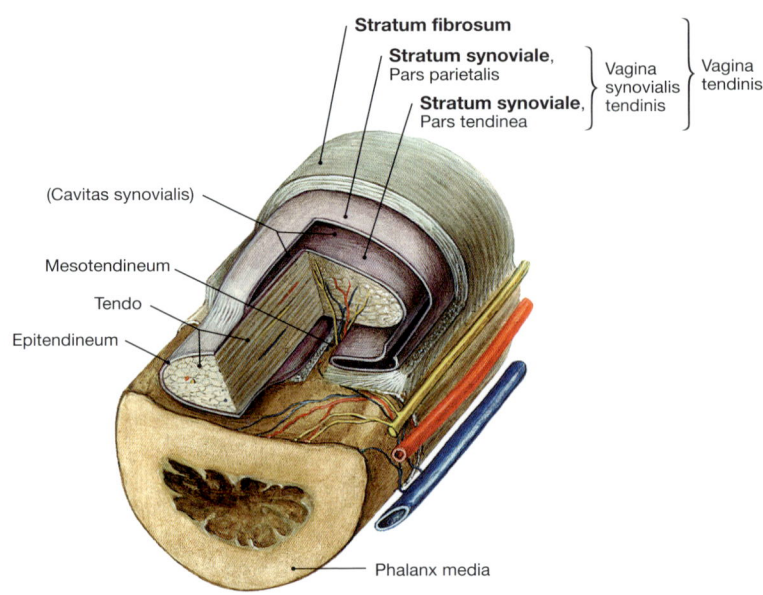

1 Wirkungslinie des Muskels
2 virtueller Hebelarm des Muskels
3 Drehachse des Gelenks

(Origo)
Fascia
Caput
1
Venter
Tendo
(Insertio)
3
2

Stratum fibrosum
Stratum synoviale, Pars parietalis
Stratum synoviale, Pars tendinea
Vagina synovialis tendinis
Vagina tendinis
(Cavitas synovialis)
Mesotendineum
Tendo
Epitendineum
Phalanx media

Abb. 1.27 Gliederungsprinzip des Skelettmuskels am Beispiel des M. brachialis.
Skelettmuskeln bewegen Knochen in ihren Gelenken und besitzen einen Ursprung (fixer Haftpunkt; Origo) und einen Ansatz (beweglicher Haftpunkt; Insertio). Sie werden von einer Faszie eingehüllt (Fascia). Der Muskelbauch (Venter, Gaster) inseriert über eine Sehne (Tendo) am Knochen. Wie viel Kraft ein Muskel auf ein Gelenk übertragen kann, hängt von der Länge des jeweiligen Hebelarms ab (senkrechter Abstand der Wirkungslinie des Muskels zur Drehachse des Gelenks = Kraftarm). Der Hebelarm ist, je nach Gelenkstellung, unterschiedlich lang und wird als virtueller Hebelarm bezeichnet.

Abb. 1.28 Bauprinzip der Sehnenscheide, Vagina tendinis, Vagina synovialis, am Beispiel eines Fingers.
Sehnenscheiden dienen der besseren Gleitfähigkeit und dem Schutz von Sehnen, die durch Knochen oder Bänder umgelenkt werden. Sie sind in ihrem Aufbau mit Gelenkkapseln vergleichbar. Das innere Sehnenscheidenblatt (Stratum synoviale, Pars tendinea) ist mit der Sehne, das äußere (Stratum synoviale, Pars parietale) mit dem Stratum fibrosum der Sehnenscheide verwachsen. In den Gleitspalt (Cavitas synovialis) wird Gelenkschmiere (Synovia) abgegeben. Über Vincula brevia und longa (kleine Bänder des Mesotendineums) erreichen Gefäße die Sehne.

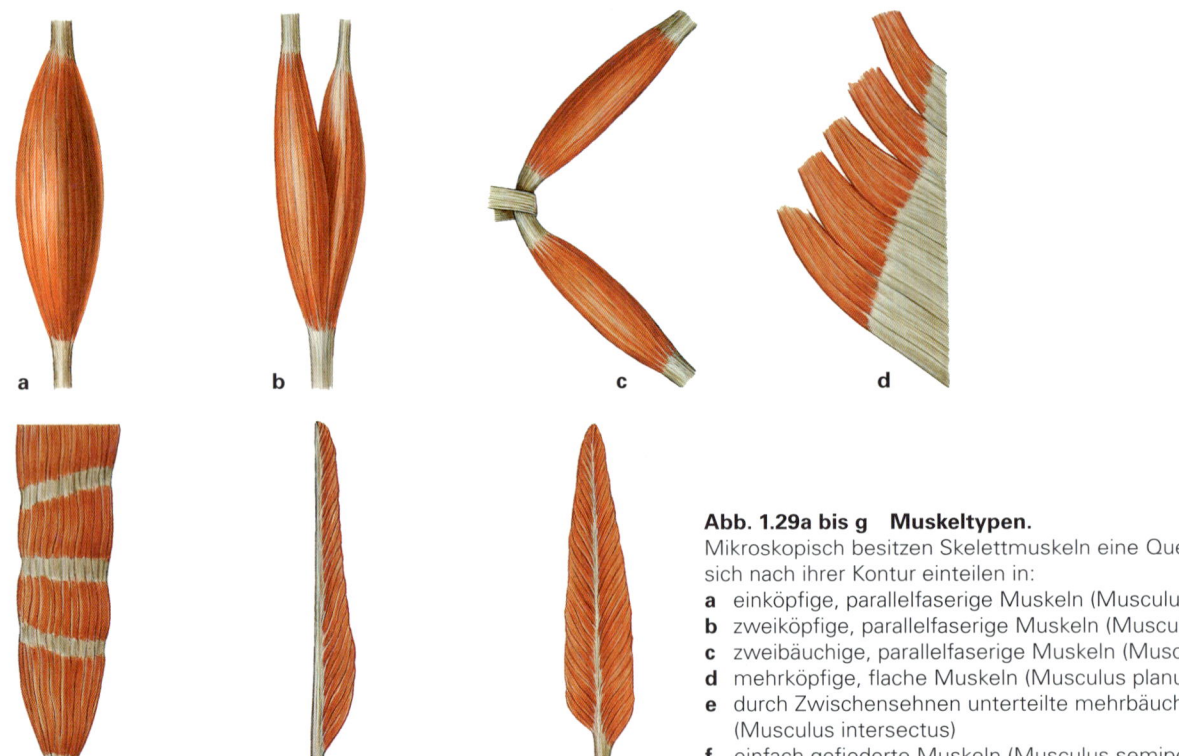

a
b
c
d
e
f
g

Abb. 1.29a bis g Muskeltypen.
Mikroskopisch besitzen Skelettmuskeln eine Querstreifung und lassen sich nach ihrer Kontur einteilen in:
a einköpfige, parallelfaserige Muskeln (Musculus fusiformis)
b zweiköpfige, parallelfaserige Muskeln (Musculus biceps)
c zweibäuchige, parallelfaserige Muskeln (Musculus biventer)
d mehrköpfige, flache Muskeln (Musculus planus)
e durch Zwischensehnen unterteilte mehrbäuchige Muskeln (Musculus intersectus)
f einfach gefiederte Muskeln (Musculus semipennatus)
g mehrfach gefiederte Muskeln (Musculus pennatus)

┌─ **Definition** ───

Funktionell wird zwischen passivem und aktivem Bewegungsapparat unterschieden:
• Der **passive Bewegungsapparat** umfasst Knochen, Gelenke und Bänder. Das Skelett gibt dem Körper seine Form, dient den Muskeln als Ansatzpunkt und formt die Körperhöhlen, in denen die Eingeweide geschützt liegen. Gelenke verbinden die Knochen beweglich miteinander.
• Der **aktive Bewegungsapparat** besteht aus den Skelettmuskeln, die die Knochen in den Gelenken bewegen können und die willkürlich gesteuert werden.

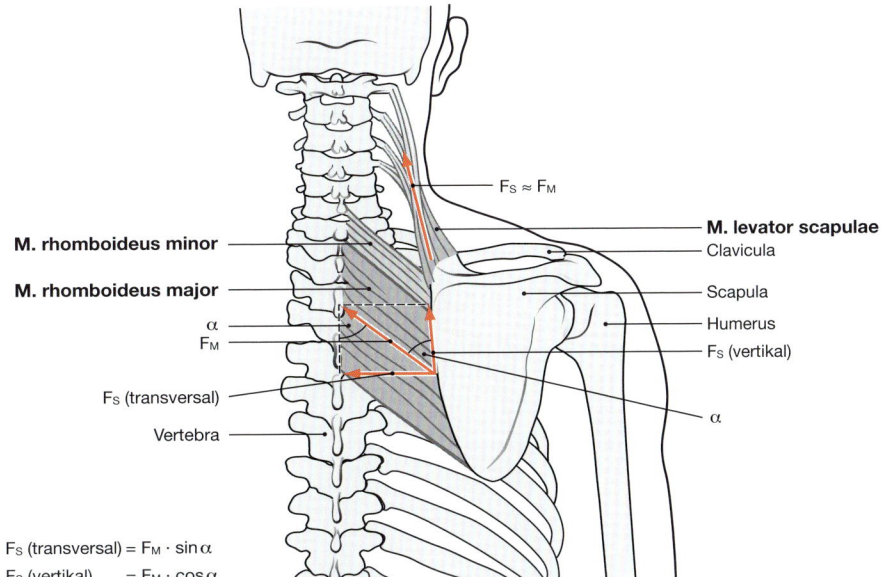

$$F_S \text{ (transversal)} = F_M \cdot \sin\alpha$$
$$F_S \text{ (vertikal)} \quad = F_M \cdot \cos\alpha$$

Abb. 1.30 Muskel- und Sehnenkraft; Vektoren der Muskel- und Sehnenkraft am Beispiel der Mm. levator scapulae und rhomboidei. (nach [1])
Muskelkraft und physiologischer Querschnitt (Hubkraft eines Muskels in Abhängigkeit vom Querschnitt aller Muskelfasern rechtwinklig zu ihrer Faserrichtung) des Muskels verhalten sich direkt proportional. Verläuft die Sehne des Muskels in seiner Zugrichtung (z. B. M. levator scapulae),

wird die komplette erzeugte Kraft auf die Sehne übertragen. In diesem Fall sind Muskelkraft (F_M) und Sehnenkraft (F_S) nahezu gleich groß. Setzen die Muskelfasern schräg zur Zugrichtung der Sehne an (z. B. Mm. rhomboidei major und minor), wird nur ein Teil ihrer Kontraktionskraft auf die Sehne übertragen. Hier ist die vertikale Sehnenkraft (F_S [vertikal]) gegenüber der Muskelkraft (F_M) um den Faktor $\cos\alpha$ und die transversale Sehnenkraft (F_S [transversal]) um den Faktor $\sin\alpha$ reduziert.

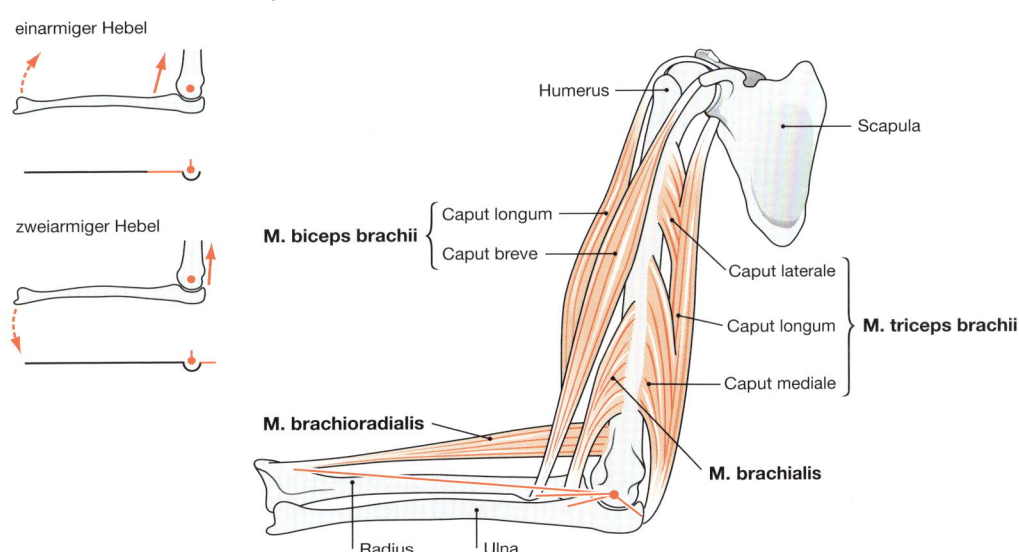

Abb. 1.31 Hebelarm und Muskelwirkung; Hauptmuskeln des Ellenbogengelenks und ihre anatomischen Hebelarme (rote Linien). (nach [1])
Der Hebelarm ist der Teil eines Hebels zwischen dem Drehpunkt und der Stelle, an der die Kraft einwirkt. Damit Skelettelemente um die Drehachse eines Gelenks bewegt werden können, muss ein Muskel über einen anatomischen (= tatsächlichen) Hebelarm angreifen und so ein Drehmoment erzeugen. Die Länge des Hebelarms hängt dabei von der Entfernung des Muskelansatzes von der Drehachse des Gelenks ab.

So hat beispielsweise der M. brachioradialis einen langen, der M. brachialis einen kurzen anatomischen Hebelarm, wenn der Arm zum Körper bewegt wird. Greift ein Muskel über einen einarmigen Hebel an, wird das Skelettelement in Zugrichtung des Muskels bewegt (z. B. Mm. brachioradialis, biceps brachii, brachialis). Bei zweiarmigen Hebeln wird der muskuläre Ansatzpunkt in Richtung auf den Muskelzug bewegt, der Hauptteil des Skelettelements wird dabei in entgegengesetzter Richtung verlagert (z. B. M. triceps brachii; vergleiche → Abb. 1.27).

Herz-Kreislauf-System

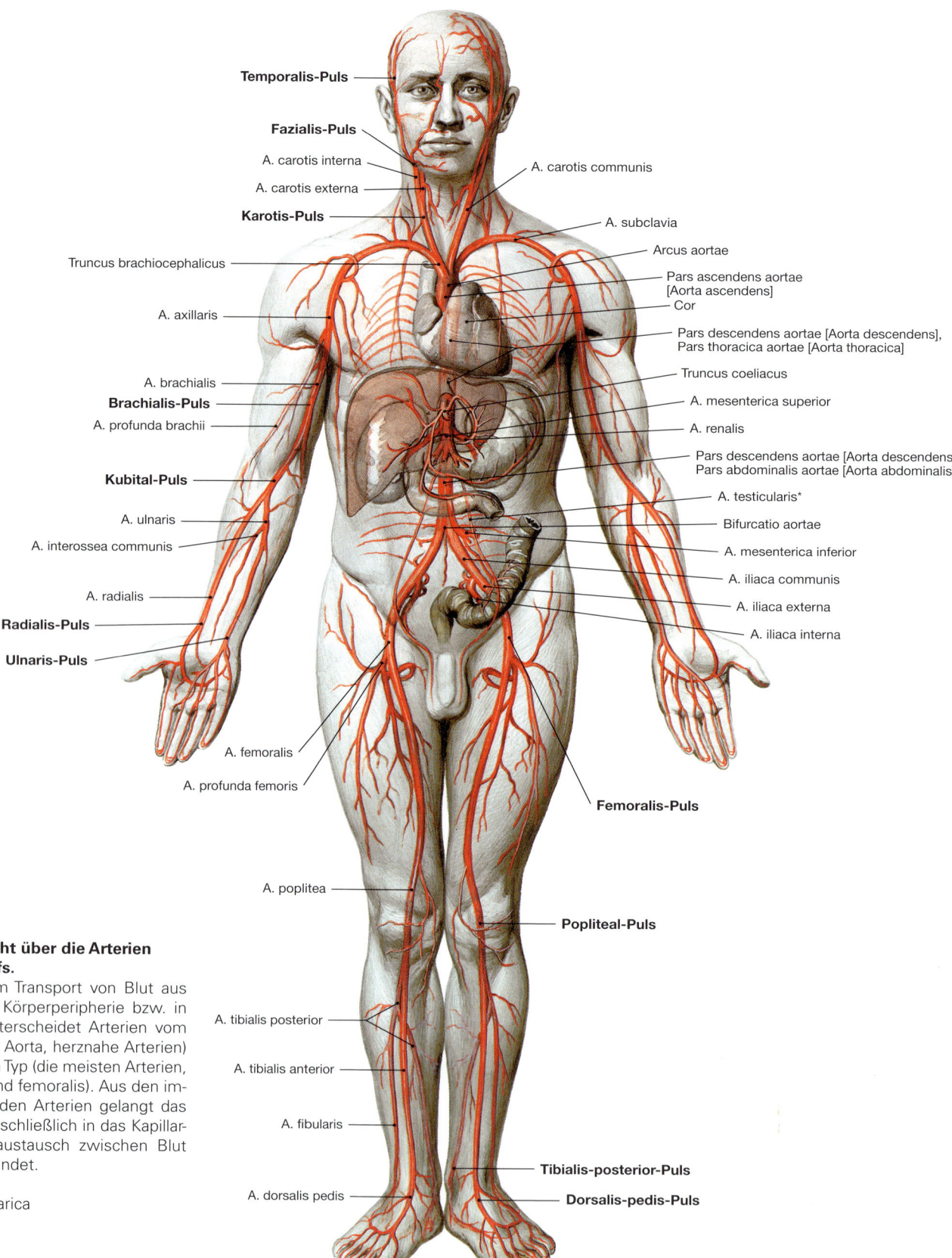

Temporalis-Puls

Fazialis-Puls

A. carotis interna

A. carotis externa

Karotis-Puls

Truncus brachiocephalicus

A. axillaris

A. brachialis

Brachialis-Puls

A. profunda brachii

Kubital-Puls

A. ulnaris

A. interossea communis

A. radialis

Radialis-Puls

Ulnaris-Puls

A. femoralis

A. profunda femoris

A. poplitea

A. tibialis posterior

A. tibialis anterior

A. fibularis

A. dorsalis pedis

A. carotis communis

A. subclavia

Arcus aortae

Pars ascendens aortae [Aorta ascendens]

Cor

Pars descendens aortae [Aorta descendens], Pars thoracica aortae [Aorta thoracica]

Truncus coeliacus

A. mesenterica superior

A. renalis

Pars descendens aortae [Aorta descendens], Pars abdominalis aortae [Aorta abdominalis]

A. testicularis*

Bifurcatio aortae

A. mesenterica inferior

A. iliaca communis

A. iliaca externa

A. iliaca interna

Femoralis-Puls

Popliteal-Puls

Tibialis-posterior-Puls

Dorsalis-pedis-Puls

Abb. 1.32 Übersicht über die Arterien des Körperkreislaufs.
Arterien dienen dem Transport von Blut aus dem Herzen in die Körperperipherie bzw. in die Lunge. Man unterscheidet Arterien vom elastischen Typ (z. B. Aorta, herznahe Arterien) und vom muskulären Typ (die meisten Arterien, z. B. Aa. brachialis und femoralis). Aus den immer kleiner werdenden Arterien gelangt das Blut über Arteriolen schließlich in das Kapillarnetz, wo der Stoffaustausch zwischen Blut und Geweben stattfindet.

* bei der Frau: A. ovarica

Klinik

An zahlreichen Stellen des Körpers verlaufen große und mittlere Arterien nahe der Körperoberfläche. Ihr **Puls** kann getastet werden, indem die Arterie gegen eine darunter liegende härtere Struktur gedrückt wird. Der am weitesten distal und damit am weitesten vom Herzen entfernt tastbare Puls ist der Puls der A. dorsalis pedis auf dem Fußrücken. Die Untersuchung des Arterienpulses gibt zahlreiche Aufschlüsse, z. B. über die Schlagfrequenz des Herzens, über eine Differenz der Durchblutung von oberer und unterer Extremität oder ganz allgemein über den Durchblutungszustand eines Körperabschnitts.

Herz-Kreislauf-System

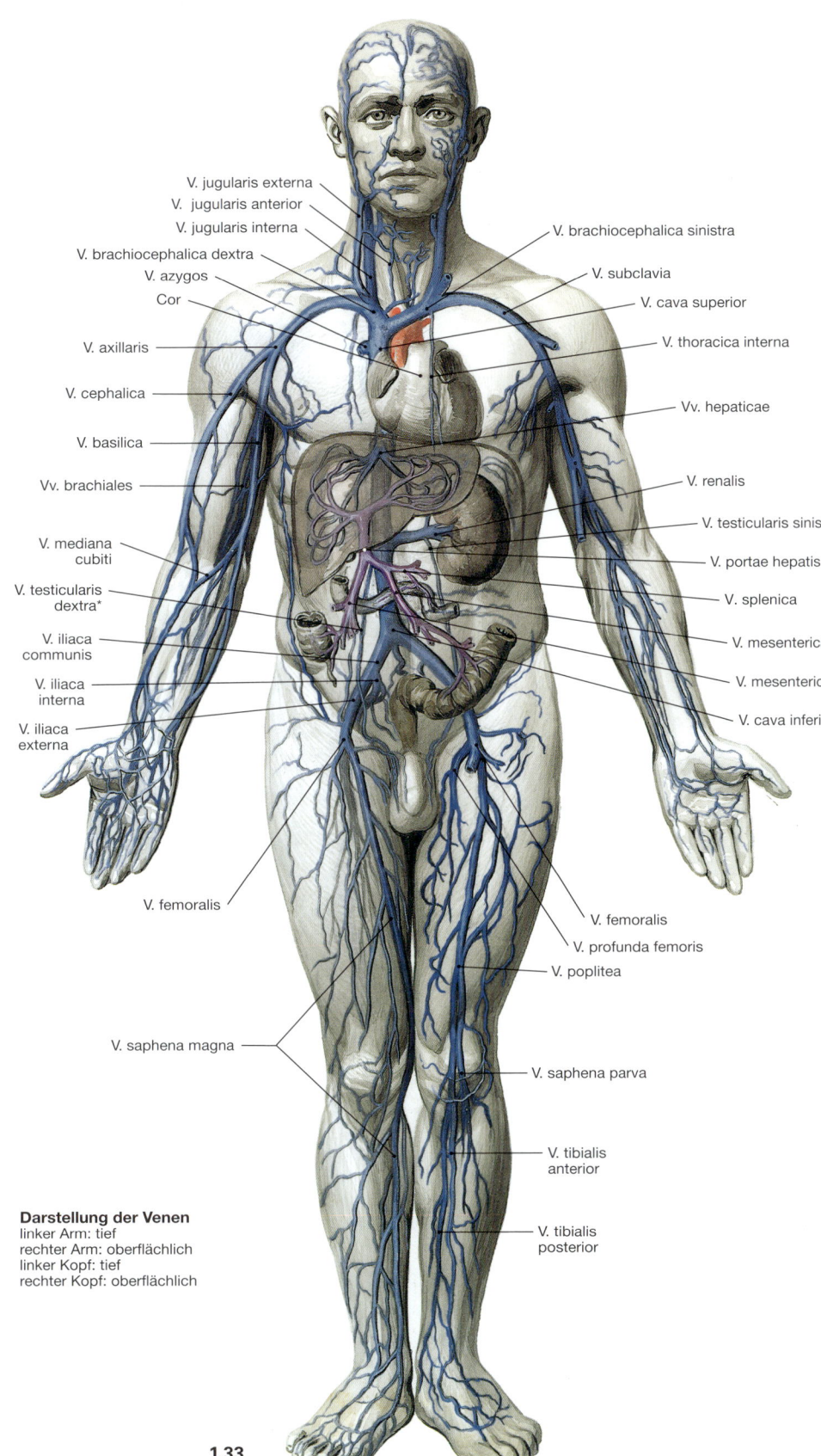

V. jugularis externa
V. jugularis anterior
V. jugularis interna
V. brachiocephalica dextra
V. azygos
Cor
V. axillaris
V. cephalica
V. basilica
Vv. brachiales
V. mediana cubiti
V. testicularis dextra*
V. iliaca communis
V. iliaca interna
V. iliaca externa
V. femoralis
V. saphena magna

V. brachiocephalica sinistra
V. subclavia
V. cava superior
V. thoracica interna
Vv. hepaticae
V. renalis
V. testicularis sinistra*
V. portae hepatis
V. splenica
V. mesenterica inferior
V. mesenterica superior
V. cava inferior

V. femoralis
V. profunda femoris
V. poplitea
V. saphena parva
V. tibialis anterior
V. tibialis posterior

Darstellung der Venen
linker Arm: tief
rechter Arm: oberflächlich
linker Kopf: tief
rechter Kopf: oberflächlich

1.33

(Sinus valvulae)   (Sinus valvulae)

Valvulae venosae

1.34

Abb. 1.33 und Abb. 1.34   Übersicht über die Venen des Körperkreislaufs (→Abb. 1.33) und Venenklappen (→Abb. 1.34).
Venen transportieren Blut aus der Körperperipherie zum Herzen. Sie sind leicht erweiterbar und haben Reservoirfunktion. Die Venen des Körperkreislaufs transportieren sauerstoffarmes Blut, die des Lungenkreislaufs sauerstoffreiches Blut. Die meisten Venen sind Begleitvenen, d. h., sie verlaufen parallel zu entsprechenden Arterien. Im Vergleich zu den Arterien ist ihr Verlauf variabler und der Blutdruck deutlich niedriger. Venen gehören mit Kapillaren und Venolen zum **Niedrigdrucksystem** des Blutkreislaufs. Da Venen Blut meist gegen die Schwerkraft transportieren müssen, besitzen die größeren Venen der Extremitäten und der unteren Halsregion Klappen (Venenklappen), die den venösen Rückfluss unterstützen. Außer den Klappen wirken die Muskeln und der Arterienpuls (nur wenn Venenklappen vorhanden sind) auf den venösen Blutfluss.
Die nach oben gerichteten Pfeile weisen auf die Strömungsrichtung des Blutes hin. Bei Rückstau (nach unten gerichtete Pfeile) kommt es zum Klappenschluss.
In den meisten Körperabschnitten kommt ein **oberflächliches** venöses System im Unterhautfettgewebe vor, das mit einem **tiefer gelegenen,** meist parallel zu den Arterien verlaufenden System in Verbindung steht (beide Systeme sind durch Venenklappen so getrennt, dass Blut nur von oberflächlich nach tief fließen kann).

* bei der Frau: V. ovarica

Großer, kleiner und fetaler Blutkreislauf

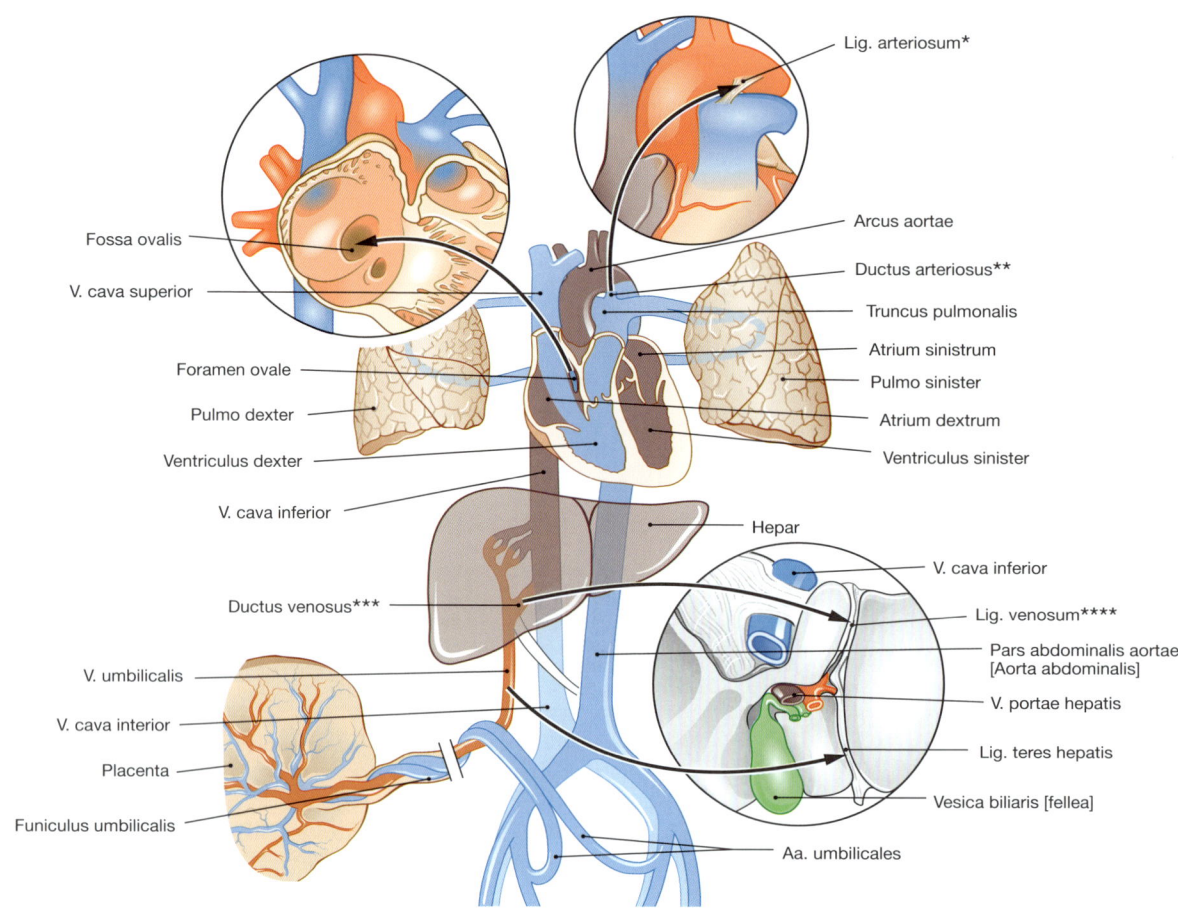

Fossa ovalis

V. cava superior

Foramen ovale

Pulmo dexter

Ventriculus dexter

V. cava inferior

Ductus venosus***

V. umbilicalis

V. cava interior

Placenta

Funiculus umbilicalis

Lig. arteriosum*

Arcus aortae

Ductus arteriosus**

Truncus pulmonalis

Atrium sinistrum

Pulmo sinister

Atrium dextrum

Ventriculus sinister

Hepar

V. cava inferior

Lig. venosum****

Pars abdominalis aortae [Aorta abdominalis]

V. portae hepatis

Lig. teres hepatis

Vesica biliaris [fellea]

Aa. umbilicales

Abb. 1.35 Organisation des pränatalen Herz-Kreislauf-Systems; schematische Darstellung. (nach [1])
Die Pfeile geben die Richtung des Blutstroms an. Der vorgeburtliche Kreislauf unterscheidet sich vom Kreislauf nach der Geburt.
Sauerstoffreiches Blut gelangt von der Placenta über die Nabelvene zur Leber und wird hier über den Ductus venosus (ARANTII) größtenteils direkt in die V. cava inferior geleitet. Aus der V. cava inferior fließt der Hauptblutstrom über den rechten Vorhof durch das offene Foramen ovale in der Vorhofscheidewand direkt in den linken Vorhof und von hier in die linke Kammer, um über die Aorta im großen Kreislauf verteilt zu werden.
Venöses Blut aus der oberen Körperhälfte gelangt über die V. cava superior in den rechten Vorhof und wird größtenteils in den rechten Herzventrikel geleitet. Bei der Herzkontraktion wird das Blut von hier zum Großteil über den Ductus arteriosus (BOTALLI) direkt der Aorta descendens zugeführt. Die beiden Herzkurzschlüsse (offenes Foramen ovale und offener Ductus arteriosus [BOTALLI]) sind notwendig, da die Lunge beim Fetus noch nicht entfaltet ist. Aus dem großen Kreislauf des Fetus gelangt das Blut zu einem großen Teil via Iliakalgefäße in die beiden Nabelarterien (Aa. umbilicales) und von hier über die Nabelschnur wieder zur Placenta. Die Unterbrechung des Plazentakreislaufs kurz nach der Geburt führt mit der Entfaltung der Lungen und dem Einsetzen der Atmung zum

Verschluss von:
- Ductus venosus (ARANTII)
- Foramen ovale
- Ductus arteriosus (BOTALLI) zwischen Truncus pulmonalis und Arcus aortae
- Aa. umbilicales und V. umbilicalis

Das Herz-Kreislauf-System besteht nun nur noch aus dem Herzen sowie dem großen (Körperkreislauf; Versorgung der Körpergewebe) und dem kleinen Kreislauf (Lungenkreislauf; Gasaustausch). Beim Erwachsenen beträgt die Auswurfleistung des Herzens in Ruhe 70 ml. Etwa 64 % des Bluts befinden sich ständig im venösen System, dieser Wert kann bis ca. 80 % gesteigert werden (Blutspeicher).
Der Gefäßwiderstand basiert hauptsächlich auf den kleinen Arterien und Arteriolen der Muskulatur. Im arteriellen System (Hochdrucksystem) herrscht ein mittlerer Blutdruck von ca. 100 mmHg (= mm Quecksilbersäule), im venösen System liegt dieser bei ca. 20 mmHg. Zwischen beiden Systemen liegt das Kapillargebiet, in dem der Stoffaustausch stattfindet.

*   BOTALLO-Ligament
**   BOTALLO-Ductus
***   ARANTIUS-Ductus
****   ARANTIUS-Ligament

Pfortaderkreislauf

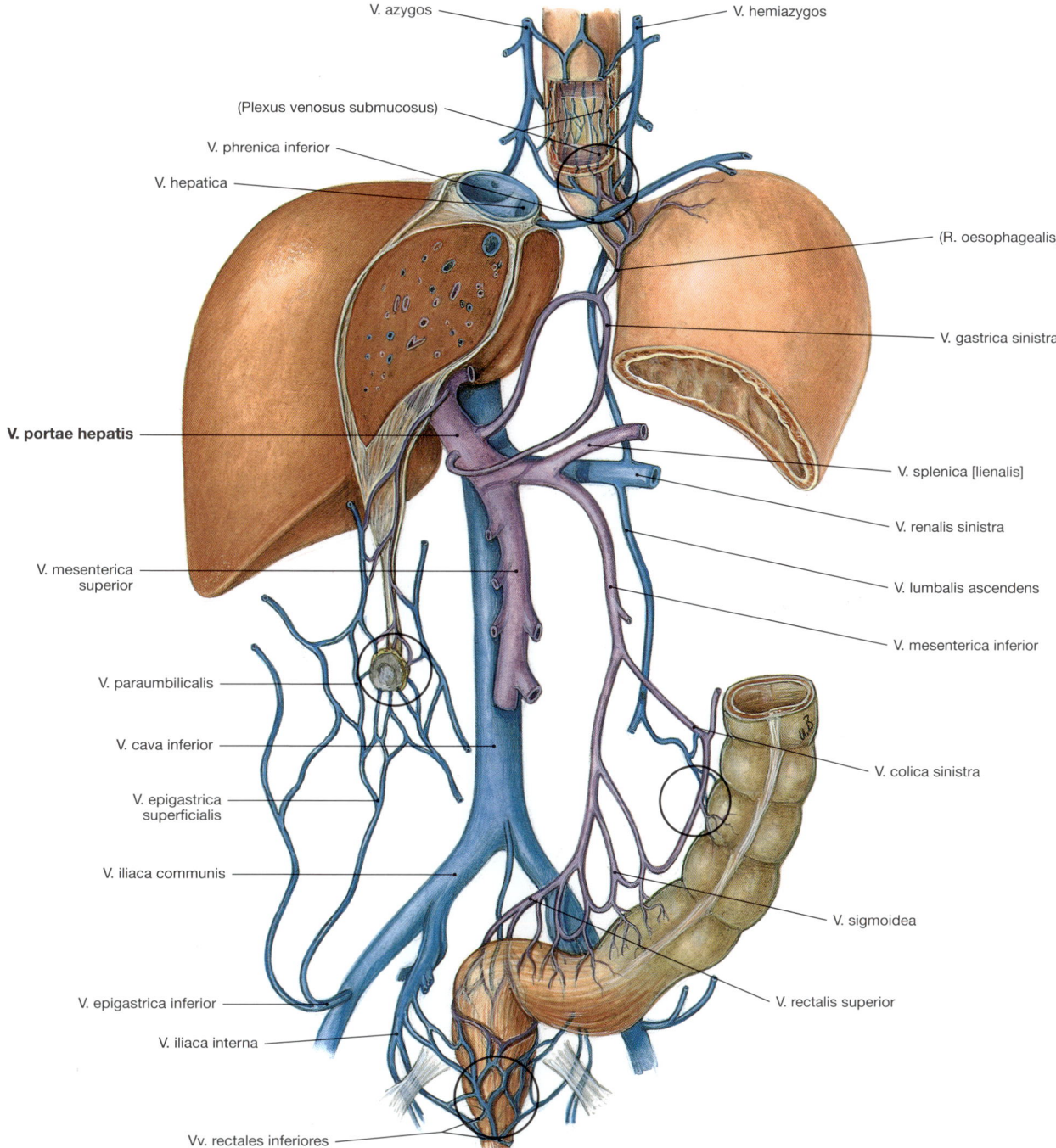

V. azygos

V. hemiazygos

(Plexus venosus submucosus)

V. phrenica inferior

V. hepatica

(R. oesophagealis)

V. gastrica sinistra

V. portae hepatis

V. splenica [lienalis]

V. renalis sinistra

V. mesenterica
superior

V. lumbalis ascendens

V. mesenterica inferior

V. paraumbilicalis

V. cava inferior

V. colica sinistra

V. epigastrica
superficialis

V. iliaca communis

V. sigmoidea

V. rectalis superior

V. epigastrica inferior

V. iliaca interna

Vv. rectales inferiores

**Abb. 1.36 Pfortader, V. portae hepatis, und untere Hohlvene,
V. cava inferior;** halbschematische Darstellung; Zuflüsse zur V. cava
inferior in Blau; Zuflüsse zur V. portae hepatis in Violett. Mögliche portokavale Anastomosen sind durch schwarze Kreise hervorgehoben.
Der Pfortaderkreislauf nimmt innerhalb des großen Kreislaufs (Körperkreislauf) eine Sonderstellung ein. Hier sind zwei Kapillargebiete (Darm,
Leber) hintereinandergeschaltet. Das venöse Blut aus den Kapillaren

der meisten unpaaren Bauchorgane (Magen, Teile des Darms, Bauchspeicheldrüse, Milz) gelangt in die Pfortader und wird so der Leber
zugeführt, bevor es den großen Kreislauf erreicht. Auf diese Weise gelangen viele in den abdominellen Verdauungsorganen resorbierte Nähr-
stoffe zunächst in die Leber und werden hier verstoffwechselt. Erst
nach Passage der Leber gelangt das Blut über die Lebervenen (Vv. hepaticae) in die V. cava inferior und damit in den großen Kreislauf.

Klinik

Ist bei Patienten, z. B. aufgrund einer Leberzirrhose, der Widerstand
in der Leber und damit der **Pfortaderdruck erhöht,** fließt bedeu-
tend weniger Blut durch die Leber. Der Rest des Blutes gelangt über
portokavale Anastomosen an der Leber vorbei direkt in den großen
Kreislauf. Die im Anastomosengebiet vorkommenden Venen sind
allerdings nicht auf den vermehrten Blutfluss eingerichtet und können
sich varikös erweitern (Ausbildung von **Varizen**). So können Öso-

phagusvarizen im Bereich des gastroösophagealen Übergangs entstehen, es kann sich ein sog. Caput medusae (Medusenhaupt) im
Bereich der paraumbilikalen Venen ausbilden (selten) oder es kann
zur Varizenbildung im Analkanal kommen. Besonders **Ösophagus-
varizen** können bei der Nahrungsaufnahme leicht verletzt werden
und zu lebensbedrohlichen Blutungen führen.

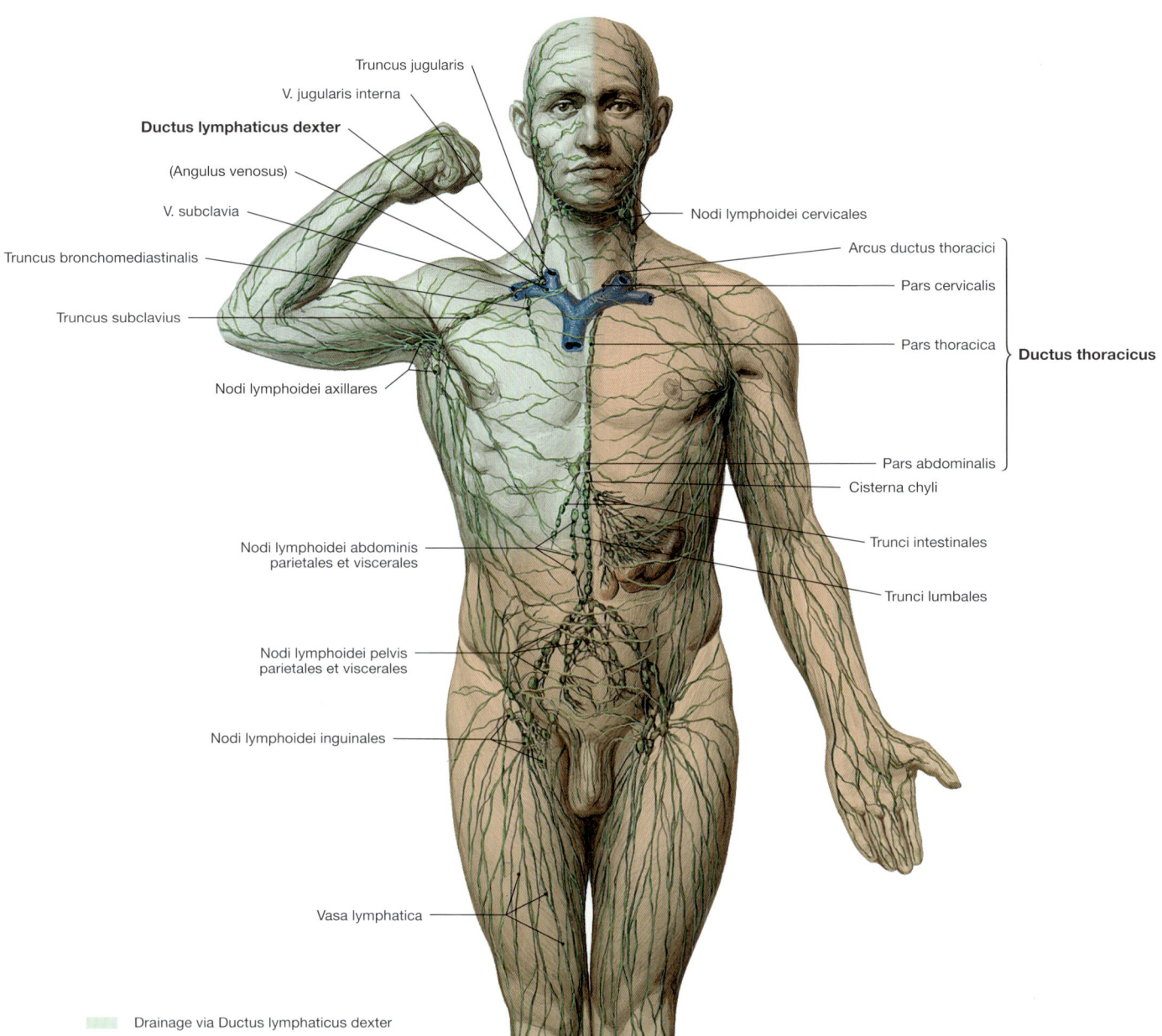

Truncus jugularis

V. jugularis interna

Ductus lymphaticus dexter

(Angulus venosus)

V. subclavia

Truncus bronchomediastinalis

Truncus subclavius

Nodi lymphoidei axillares

Nodi lymphoidei abdominis
parietales et viscerales

Nodi lymphoidei pelvis
parietales et viscerales

Nodi lymphoidei inguinales

Vasa lymphatica

Nodi lymphoidei cervicales

Arcus ductus thoracici

Pars cervicalis

Pars thoracica } **Ductus thoracicus**

Pars abdominalis

Cisterna chyli

Trunci intestinales

Trunci lumbales

Drainage via Ductus lymphaticus dexter

Drainage via Ductus thoracius

Abb. 1.37 Übersicht über das Lymphgefäßsystem.
Die in der Peripherie beginnenden **Lymphkapillaren** nehmen die Flüssigkeit (Lymphe) aus dem Interstitium auf und führen sie über Lymphkollektoren den **Lymphgefäßen** und den zwischengeschalteten **Lymphknoten** zu. Lymphknoten, die für die Aufnahme und Filtration einer Körperregion zuständig sind, werden regionäre Lymphknoten genannt. Lymphknoten, die Lymphe von verschiedenen anderen Lymphknoten zugeleitet bekommen, heißen Sammellymphknoten.
Schließlich gelangt die Lymphe zu den großen **Lymphstämmen** (Ductus thoracicus und Ductus lymphaticus dexter) und wird über sie in das venöse Blutgefäßsystem des großen Kreislaufs zurückgeführt. Der größte Teil der Lymphe wird über den **Ductus thoracicus** in den linken Venenwinkel (zwischen Vv. jugularis interna sinistra und subclavia sinistra) drainiert, nur der rechte obere Quadrant des Körpers über den **Ductus lymphaticus dexter** in den rechten Venenwinkel (zwischen Vv. jugularis interna dextra und subclavia dextra).
Außer dem Lymphgefäßsystem mit den Lymphknoten gehören die **lymphatischen Organe** (Thymus, Knochenmark, Milz, Tonsillen, mukosaassoziiertes lymphatisches Gewebe) zum Lymphsystem. Funktionell dient es der Immunabwehr und der Fettresorption.

Lymphknoten

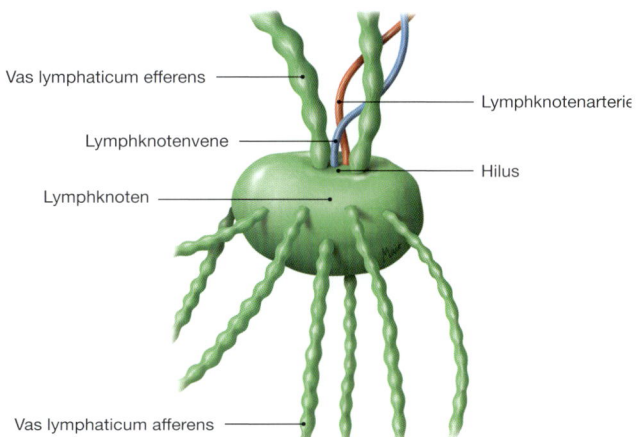

Abb. 1.38 Lymphknoten mit zu- und abführenden Lymphgefäßen; halbschematische Darstellung
Die Lymphknoten sind **sekundäre lymphatische Organe** und gehören zum lymphatischen System des Körpers. Sie sind in ihrer Form sehr variabel (meist linsen- bis bohnenförmig mit einem Durchmesser von etwa 5–20 mm). Von den ca. 1000 Lymphknoten des Körpers liegen allein 200 bis 300 im Hals. Funktionell sind sie Teil des Immunsystems und übernehmen eine wichtige Rolle bei der Abwehr von Infektionen.

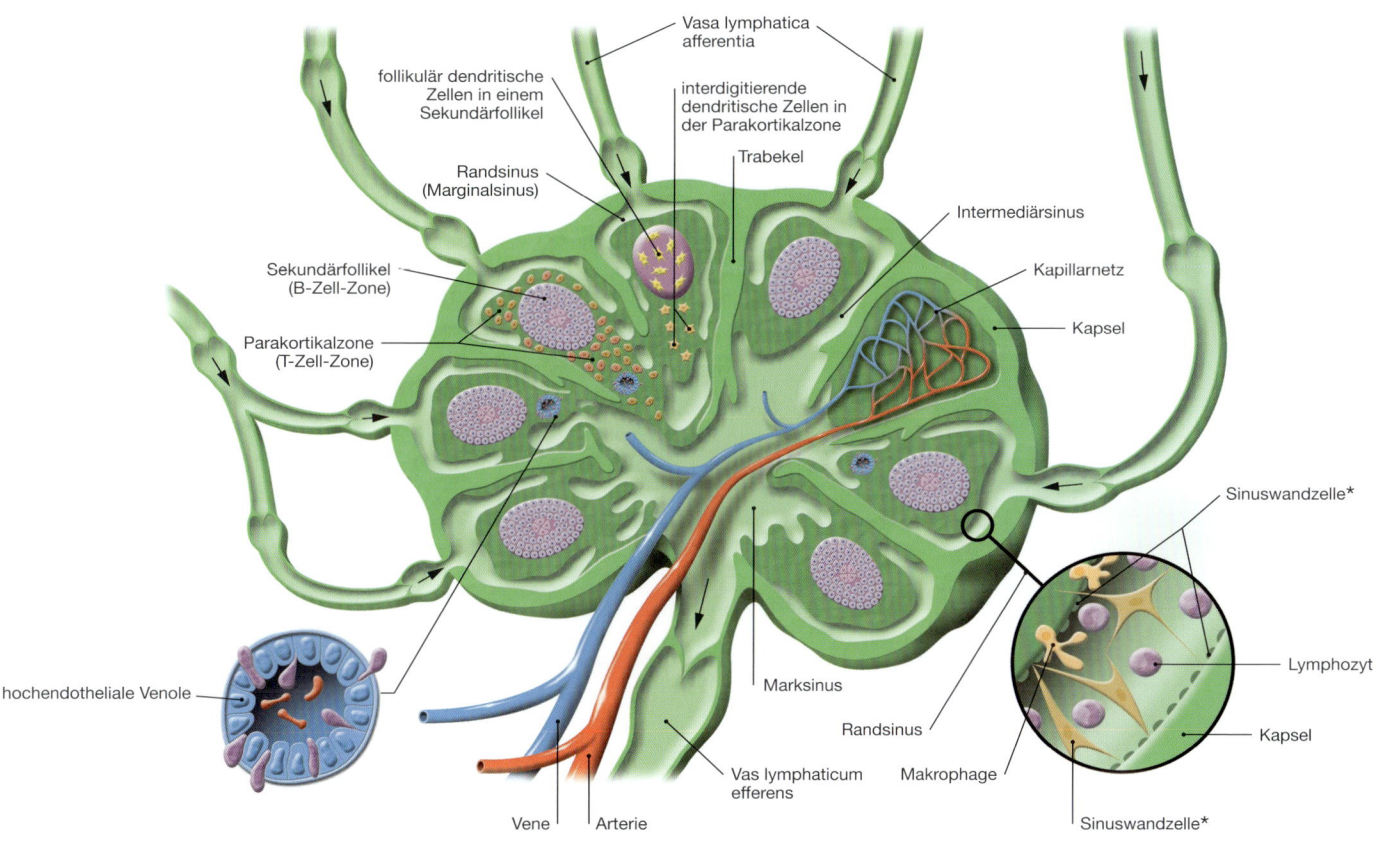

Abb. 1.39 Lymphknoten; schematischer Schnitt. (nach [2])
Außer den zu- und den abführenden Lymphgefäßen (Vasa afferentia und Vasa efferentia) sind die Blutgefäßversorgung und die Kompartimentierung innerhalb des Lymphknotens mit B-Region (Sekundärfollikel), T-Region (parakortikale Zone) mit hochendothelialen Venolen, follikuläre und interdigitierende dendritische Zellen, Marksinus, Intermediärsinus und Randsinus (mit zellulärem Aufbau) dargestellt.

* Sinuswandzellen (Retikulumzellen), kleiden nicht nur den Sinus aus, sondern durchziehen ihn auch

⌐ Klinik ────────────────────────────────

Die **Untersuchung der Lymphknoten** ist ein wichtiger Bestandteil der körperlichen Untersuchung eines Patienten. Dabei werden die tastbaren Lymphknotenregionen am Hals, in der Axilla und in der Leiste palpiert. Lymphknotenvergrößerungen können ein Hinweis auf Entzündungsprozesse (Lymphadenitis) oder maligne Erkrankungen sein (z.B. die Metastase eines malignen Tumors oder eine generalisierte Erkrankung des lymphatischen Systems wie Morbus HODGKIN).

Nervensystem

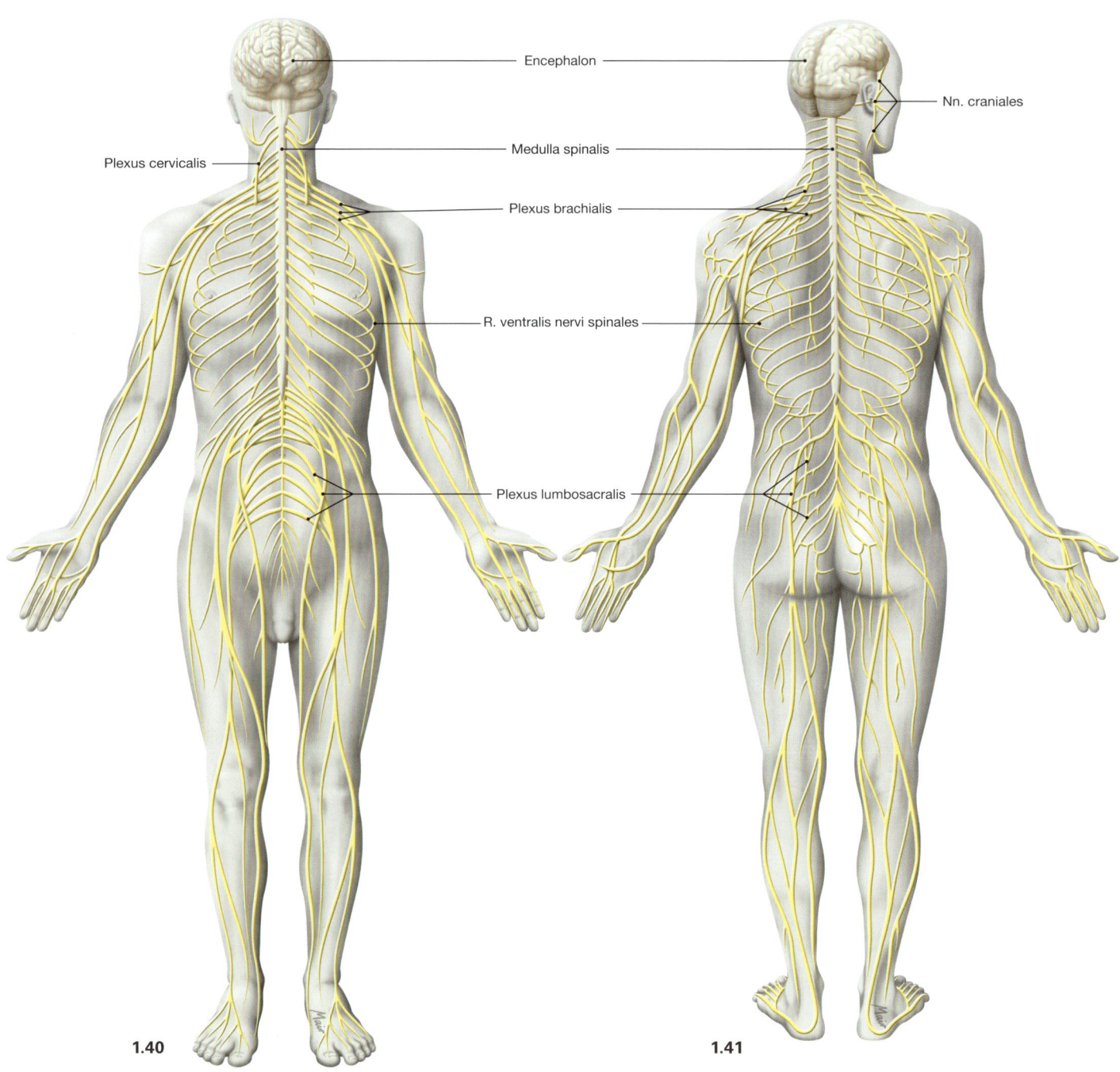

Encephalon

Nn. craniales

Plexus cervicalis

Medulla spinalis

Plexus brachialis

R. ventralis nervi spinales

Plexus lumbosacralis

1.40

1.41

Abb. 1.40 und Abb. 1.41   Gliederung des Nervensystems; Ansicht von ventral (→ Abb. 1.40) und von dorsal (→ Abb. 1.41). (nach [2])
Das Nervensystem umfasst zentrales (**ZNS;** Gehirn, Rückenmark) und peripheres Nervensystem **(PNS).** Das PNS setzt sich vor allem aus Spinalnerven (mit Verbindung zum Rückenmark) und Hirnnerven (mit Verbindung zum Gehirn) zusammen.
Das Nervensystem steuert die Tätigkeit von Muskulatur und Eingeweiden, dient der Kommunikation mit der Umwelt und dem Körperinneren und erfüllt komplexe Funktionen, wie Speicherung von Erfahrung (Gedächtnis), Entwicklung von Vorstellungen (Denken) sowie Emotionen und dient der schnellen Anpassung des Gesamtorganismus an Veränderungen der Außenwelt und des Körperinneren. Man unterscheidet das **autonome** (vegetatives, viszerales, zur Steuerung der Eingeweidetätigkeit, weitgehend unbewusst) und das **somatische** (animalisches, Innervation von Skelettmuskulatur, bewusste Wahrnehmung von Sinneseindrücken, Kommunikation mit der Umwelt) **Nervensystem.** Beide Systeme sind miteinander verflochten und beeinflussen sich gegenseitig. Außer dem Nervensystem ist auch das endokrine System an der Steuerung des Gesamtorganismus beteiligt.

Spinalnerv

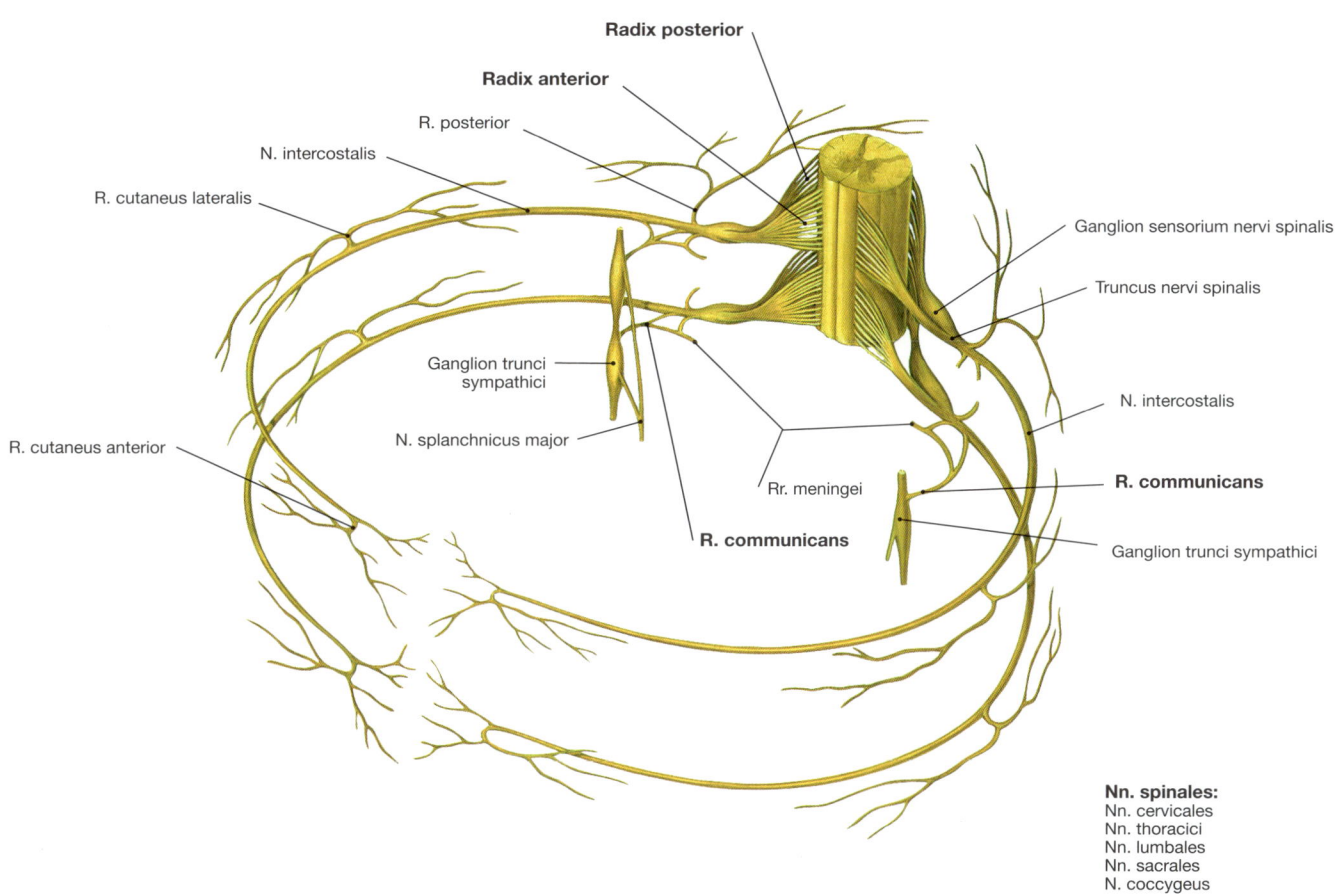

Radix posterior

Radix anterior

R. posterior

N. intercostalis

R. cutaneus lateralis

Ganglion sensorium nervi spinalis

Truncus nervi spinalis

Ganglion trunci
sympathici

N. splanchnicus major

N. intercostalis

R. cutaneus anterior

Rr. meningei

R. communicans

R. communicans

Ganglion trunci sympathici

Nn. spinales:
Nn. cervicales
Nn. thoracici
Nn. lumbales
Nn. sacrales
N. coccygeus

Abb. 1.42 Schema des Spinalnervs (Rückenmarksegment) am Beispiel zweier Thorakalnerven; Ansicht von schräg seitlich oben. Der Mensch besitzt 31 Spinalnervenpaare (acht zervikale, zwölf thorakale, fünf lumbale, fünf sakrale und ein kokzygeales Paar). Jeder Spinalnerv besteht aus einer Vorderwurzel (Radix anterior) und einer Hinterwurzel (Radix posterior). Die Zellkörper (Perikarya) motorischer Nerven liegen in der grauen Substanz des Rückenmarks und verlassen es über die Vorderwurzel; die Perikarya sensibler Nervenzellen liegen im dorsalen Wurzelganglion (Ganglion sensorium nervi spinalis). Ihre Fortsätze treten über die Hinterwurzel in das Rückenmark ein. Über Rr. communicantes bestehen Verbindungen vom Rückenmark zum Grenzstrang des Truncus sympathicus (Ganglia trunci sympathici). Alle dorsalen Spinalnervenäste sind segmental angeordnet, ebenso die ventralen Äste der thorakalen Spinalnerven T2 bis T11. Die übrigen ventralen Äste schließen sich meist zu Plexus zusammen (Plexus cervicalis, brachialis, lumbosacralis).

Klinik

Übermäßiger Alkoholkonsum, Diabetes mellitus, Vitamin-B-Mangel, Schwermetall- und Arzneimittelvergiftungen sowie Durchblutungsstörungen können zu Störungen peripherer Nerven führen. Dabei kommt es zum Ausfall sowie zur Übererregbarkeit von Nervenzellen (Neuronen). Wenn viele Nerven betroffen sind, spricht man von einer **Polyneuropathie.**

Autonomes Nervensystem

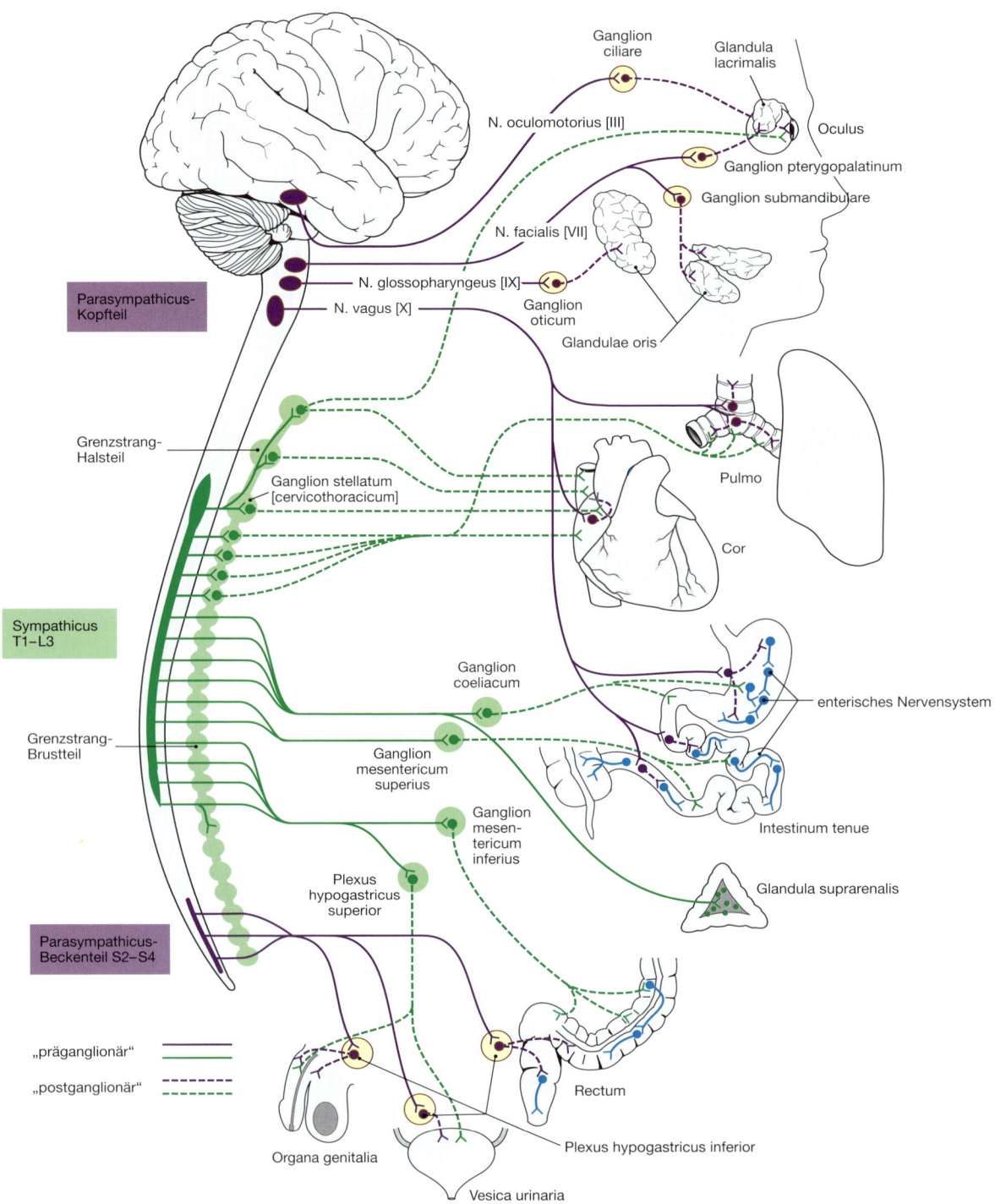

Abb. 1.43 Autonomes (vegetatives) Nervensystem. [22]
Das autonome Nervensystem setzt sich aus Sympathicus, Parasympathicus und enterischem Nervensystem zusammen.
Die Nervenzellen des **Sympathicus** sind im Seitenhorn des Thorakolumbalmarks lokalisiert. Ihre Axone projizieren zu den Grenzstrangganglien und zu den Ganglien des Magen-Darm-Trakts. Hier erfolgt die Umschaltung auf postganglionäre Neurone, die zu den Erfolgsorganen projizieren. Sympathikuserregung erfolgt zur Mobilisierung des Körpers bei Aktivität sowie in Notfallsituationen. Zum Sympathicus gehört auch das Nebennierenmark, das Adrenalin und Noradrenalin freisetzen kann.

Kerngebiete des **Parasympathicus** liegen im Hirnstamm und im Sakralmark. Ihre Axone erreichen Ganglien in der Nähe der Erfolgsorgane, die sich im Kopf, im Thorax und in der Bauchhöhle befinden. Hier wird auf postganglionäre Neurone umgeschaltet, die über kurze Axone die Erfolgsorgane erreichen. Der Parasympathicus steht im Dienst der Nahrungsaufnahme und -verarbeitung sowie der sexuellen Erregung und ist Gegenspieler des Sympathicus.
Das **enterische Nervensystem** reguliert die Darmaktivität und steht unter dem Einfluss von Sympathicus und Parasympathicus.

Klinik

Störungen des autonomen Nervensystems spielen für nahezu alle medizinischen Disziplinen eine Rolle. Sie können als eigenständige Erkrankungen (z. B. erbliche autonome Neuropathie), als Folge anderer Erkrankungen (z. B. autonome Neuropathie bei Diabetes mellitus oder Morbus PARKINSON) oder als Reaktion auf äußere

Einflüsse oder andere Störungen (z. B. **vegetative Dysregulation** bei Stress, starken Schmerzen oder psychiatrischen Erkrankungen) auftreten. Je nach betroffenem Anteil des autonomen Nervensystems können Störungen der Kreislauforgane, der Verdauung, der Sexualfunktion oder anderer Funktionen im Vordergrund stehen.

Autonomes Nervensystem

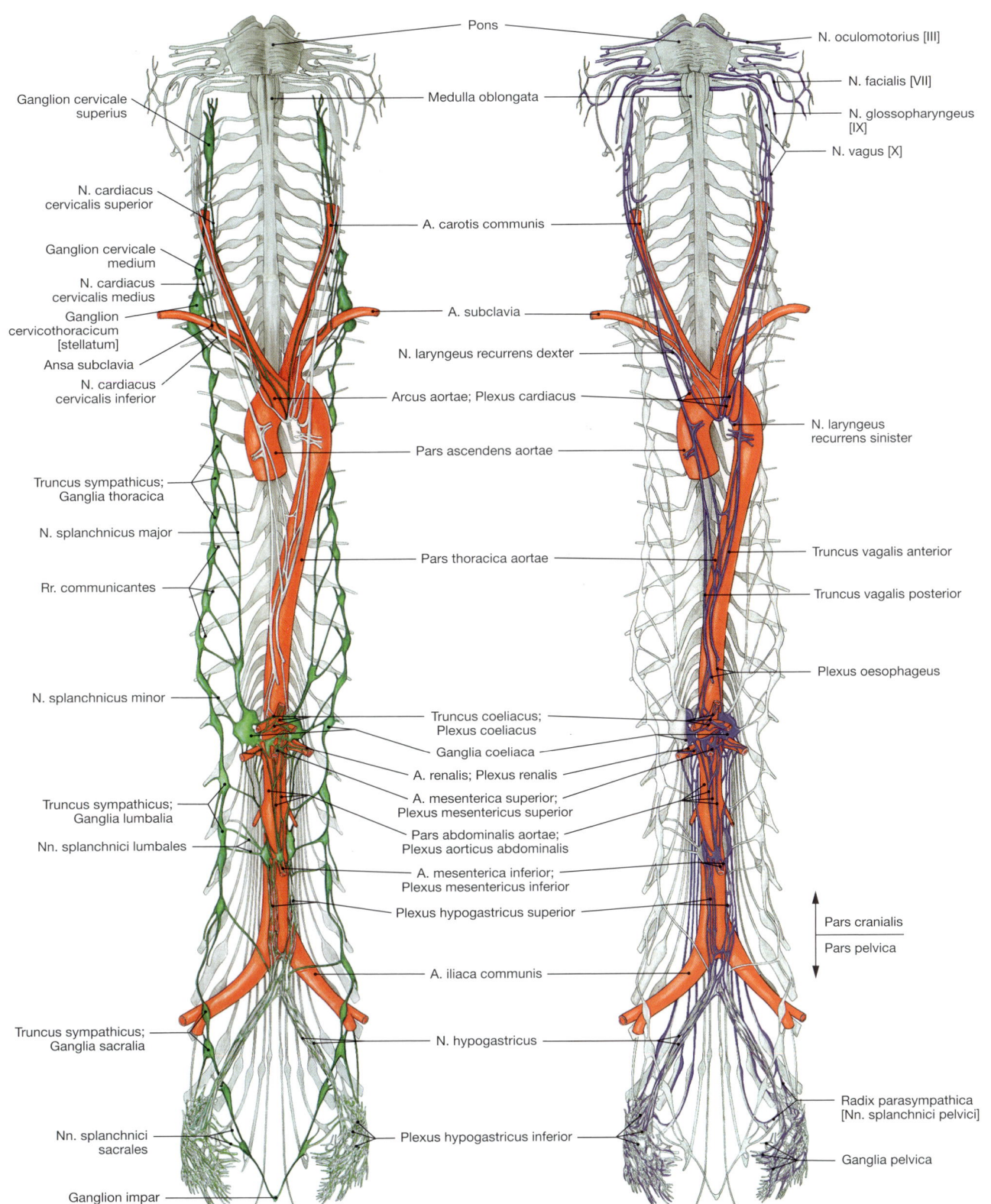

Pons

Ganglion cervicale superius

N. cardiacus cervicalis superior

Ganglion cervicale medium

N. cardiacus cervicalis medius

Ganglion cervicothoracicum [stellatum]

Ansa subclavia

N. cardiacus cervicalis inferior

Truncus sympathicus; Ganglia thoracica

N. splanchnicus major

Rr. communicantes

N. splanchnicus minor

Truncus sympathicus; Ganglia lumbalia

Nn. splanchnici lumbales

Truncus sympathicus; Ganglia sacralia

Nn. splanchnici sacrales

Ganglion impar

Medulla oblongata

A. carotis communis

A. subclavia

N. laryngeus recurrens dexter

Arcus aortae; Plexus cardiacus

Pars ascendens aortae

Pars thoracica aortae

Truncus coeliacus; Plexus coeliacus

Ganglia coeliaca

A. renalis; Plexus renalis

A. mesenterica superior; Plexus mesentericus superior

Pars abdominalis aortae; Plexus aorticus abdominalis

A. mesenterica inferior; Plexus mesentericus inferior

Plexus hypogastricus superior

A. iliaca communis

N. hypogastricus

Plexus hypogastricus inferior

N. oculomotorius [III]

N. facialis [VII]

N. glossopharyngeus [IX]

N. vagus [X]

N. laryngeus recurrens sinister

Truncus vagalis anterior

Truncus vagalis posterior

Plexus oesophageus

Pars cranialis

Pars pelvica

Radix parasympathica [Nn. splanchnici pelvici]

Ganglia pelvica

Abb. 1.44 Darstellung des Sympathicus, Pars sympathica.
Die Gesamtheit der neben der Wirbelsäule liegenden sympathischen Ganglien und ihrer Verbindungen untereinander wird als Grenzstrang (Truncus sympathicus) bezeichnet (grün).

Abb. 1.45 Darstellung des Parasympathicus, Pars parasympathica.
Die parasympathischen Fasern (violett) verlaufen im Allgemeinen gemeinsam mit anderen Nervenfasern.

Röntgen, Kontrastmitteldarstellung

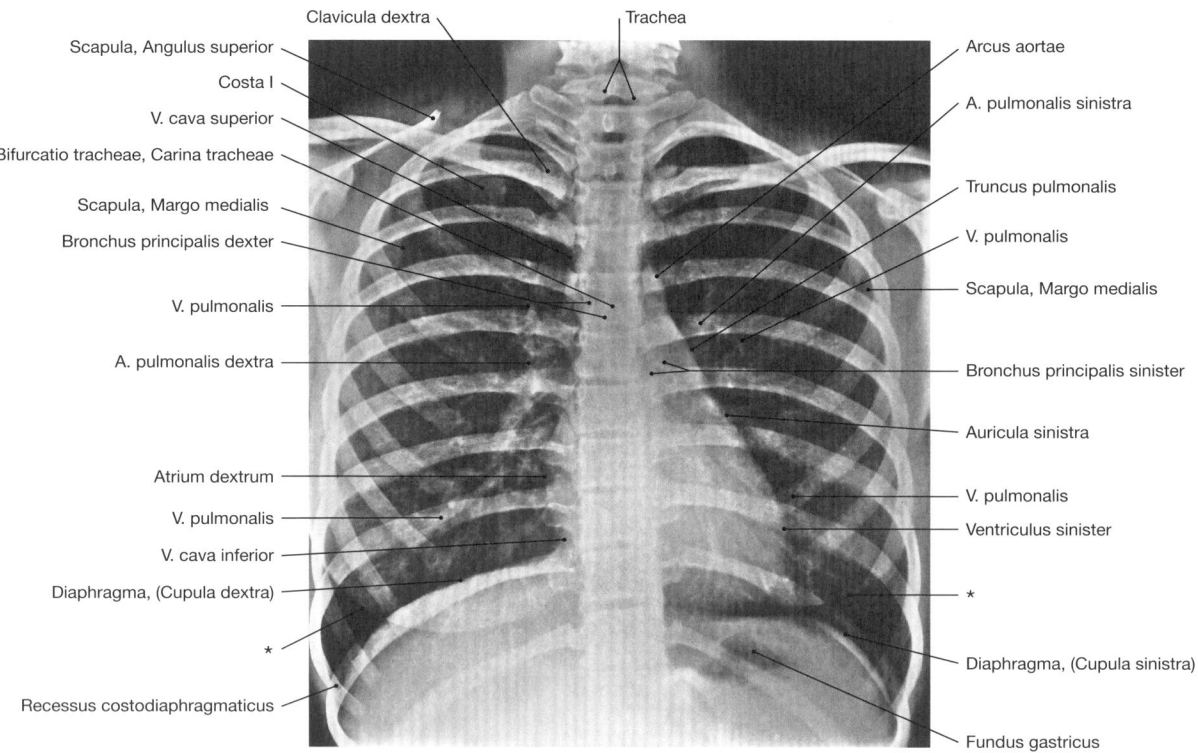

Clavicula dextra
Trachea
Scapula, Angulus superior
Arcus aortae
Costa I
A. pulmonalis sinistra
V. cava superior
Bifurcatio tracheae, Carina tracheae
Truncus pulmonalis
Scapula, Margo medialis
Bronchus principalis dexter
V. pulmonalis
V. pulmonalis
Scapula, Margo medialis
A. pulmonalis dextra
Bronchus principalis sinister
Auricula sinistra
Atrium dextrum
V. pulmonalis
V. pulmonalis
Ventriculus sinister
V. cava inferior
Diaphragma, (Cupula dextra)
*
*
Diaphragma, (Cupula sinistra)
Recessus costodiaphragmaticus
Fundus gastricus

Abb. 1.46   Konventionelles Röntgen, Thoraxübersichtsaufnahme. [27]
Normale Röntgenaufnahmen gehören zweifellos zu den in Krankenhaus und Praxis am häufigsten angefertigten Bildern. Vor der Auswertung sollte man sich darüber klarwerden, mit welcher Technik das Bild aufgenommen wurde und ob es sich um eine Standardaufnahme handelt. Das Thorax-Röntgen ist die am häufigsten angeforderte Röntgenaufnahme. Die Aufnahme wird in stehender Position im postero-anteri-

oren (pa) Strahlengang angefertigt (der Patient blickt mit dem Gesicht auf den Röntgenfilm). Beim liegenden Patienten erfolgt die Aufnahme im antero-posterioren (ap) Strahlengang. Eine gute Röntgen-Thoraxaufnahme des Brustkorbs zeigt große Bronchien und Gefäße der Lungen, die kardiomediastinale Kontur, das Zwerchfell, die Rippen und die peripheren Weichteilgewebe.

* Mammaschatten (Kontur)

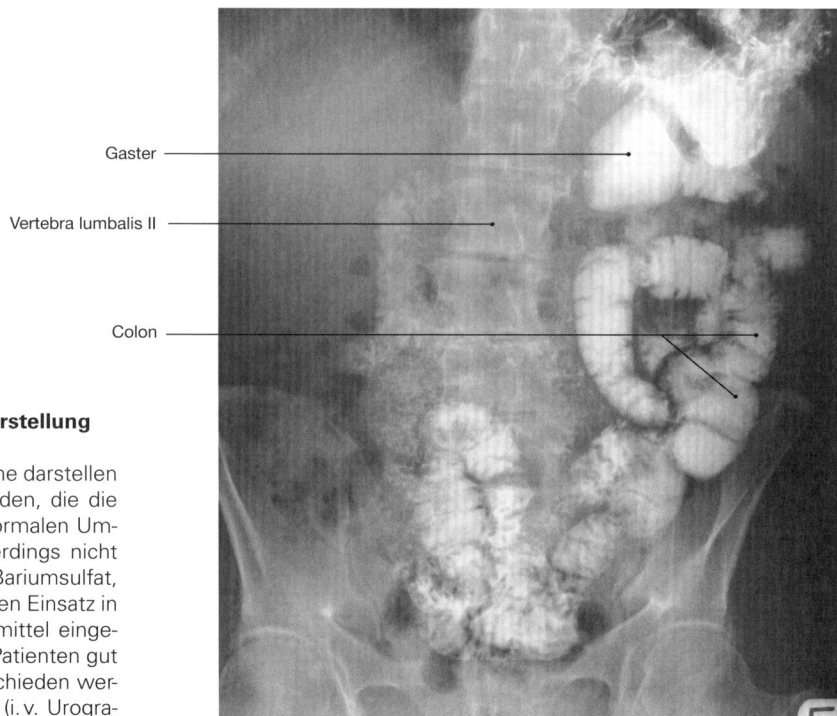

Gaster
Vertebra lumbalis II
Colon

Abb. 1.47   Konventionelles Röntgen, Kontrastmitteldarstellung des Dickdarms. [8]
Um Arterien, Venen, Darmschlingen oder andere Hohlorgane darstellen zu können, müssen diese mit Substanzen aufgefüllt werden, die die Röntgenstrahlen stärker abschwächen, als sie es unter normalen Umständen tun würden. Die verabreichte Substanz darf allerdings nicht toxisch sein. Ein häufig verwendetes Kontrastmittel ist Bariumsulfat, ein unlösliches, nichttoxisches Salz mit hoher Dichte. Für den Einsatz in Gefäßen werden meist jodhaltige Moleküle als Kontrastmittel eingesetzt. Sie sind ungefährlich und werden von den meisten Patienten gut vertragen. Da sie über den Urogenitaltrakt wieder ausgeschieden werden, können damit auch Nieren, Ureteren und Harnblase (i. v. Urographie, i. v. Urogramm) dargestellt werden.

Szintigraphie und Sonographie

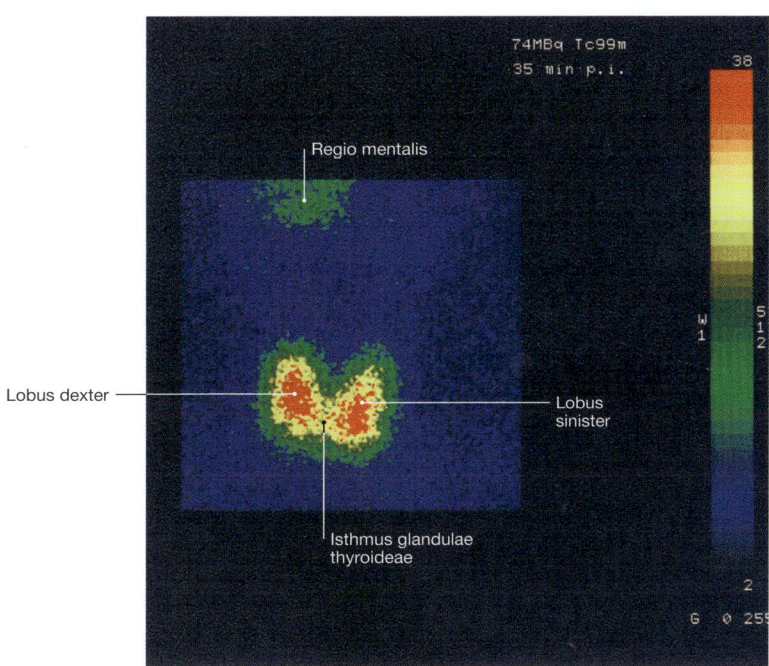

Abb. 1.48   Szintigraphie, Szintogramm der Schilddrüse. [27]
Bei der Szintigraphie setzt man Gammastrahlen (eine Form der elektromagnetischen Strahlung) zur Bildgebung ein. Der Unterschied zu Röntgenstrahlen besteht darin, dass Gammastrahlen aus dem Zerfall instabiler Atomkerne entstehen, wohingegen Röntgenstrahlen durch den Beschuss von Atomen mit Elektronen freigesetzt werden. Der Gammastrahler muss dem Patienten verabreicht werden. Am häufigsten wird das Radionuklid (Radioisotop) Technetium-99m ([99mTc]) eingesetzt. Es wird meist in Kombination mit anderen Molekülen injiziert. Nach Injektion – und abhängig davon, wie das Radiopharmakon absorbiert, sich verteilt, metabolisiert und aus dem Körper ausgeschieden wird – werden Abbildungen mit einer Gammakamera generiert.

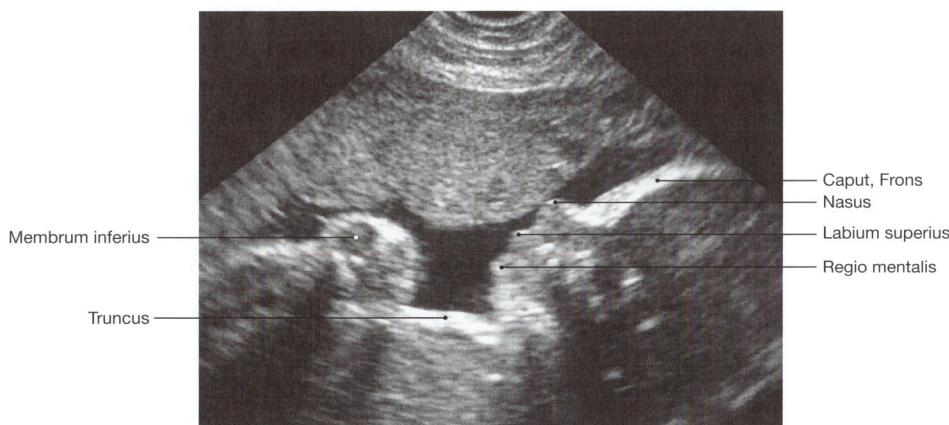

Abb. 1.49   Sonographie, Ultraschalldarstellung eines Fetus in der 28. Schwangerschaftswoche; Ansicht von lateral.
Ultraschalluntersuchungen des Körpers werden in allen Bereichen der Medizin eingesetzt. Ultraschall ist eine sehr hochfrequente Schallwelle (keine elektromagnetische Strahlung), die durch piezoelektrische Materialien generiert wird, so dass eine Serie von Schallwellen entsteht. Die Schallwellen, die von den inneren Organen und deren Inhalt (Fetus in der Gebärmutter) wieder zurückgeworfen werden, werden vom gleichen piezoelektrischen Material wieder registriert und in einem Computer ausgewertet. Dabei entsteht ein Live-Bild auf dem angeschlossenen Monitor, so dass z. B. beim Fetus Bewegungen der Extremitäten und das Öffnen des Mundes verfolgt werden können.

Computertomographie (CT) und 3-D-CT-Angiographie

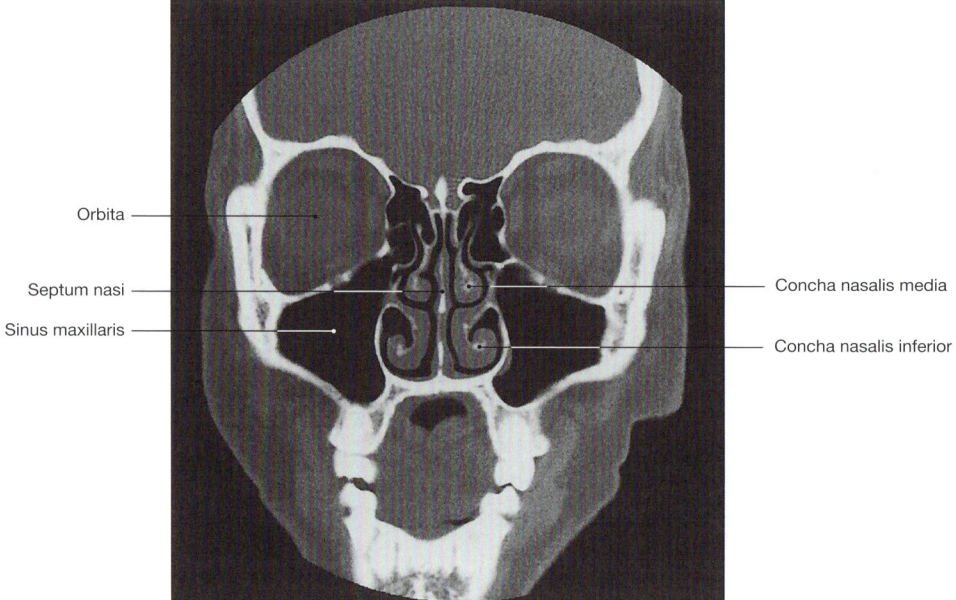

Orbita

Septum nasi

Sinus maxillaris

Concha nasalis media

Concha nasalis inferior

Abb. 1.50 Computertomographie, koronares Computertomogramm (CT) der Nasennebenhöhlen. [11]
Die Computertomographie (CT) wurde in den 70er-Jahren des vorigen Jahrhunderts von Sir Godfrey Hounsfield entwickelt. Seitdem wurde sie durch immer neue CT-Scanner ständig weiterentwickelt. Der Computertomograph erzeugt eine Serie von Schichtbildern (Schnitte) durch den Körper in transversaler oder, wie hier dargestellt, koronarer Ebene. Der Patient liegt auf einem Tisch, die Röntgenröhre fährt zirkulär um seinen Körper und nimmt Schicht für Schicht auf. Anschließend errechnet ein Computer mittels komplexer mathematischer Bildanalysetechnik aus den zahlreichen aufgenommenen Daten ein Schnittbild.

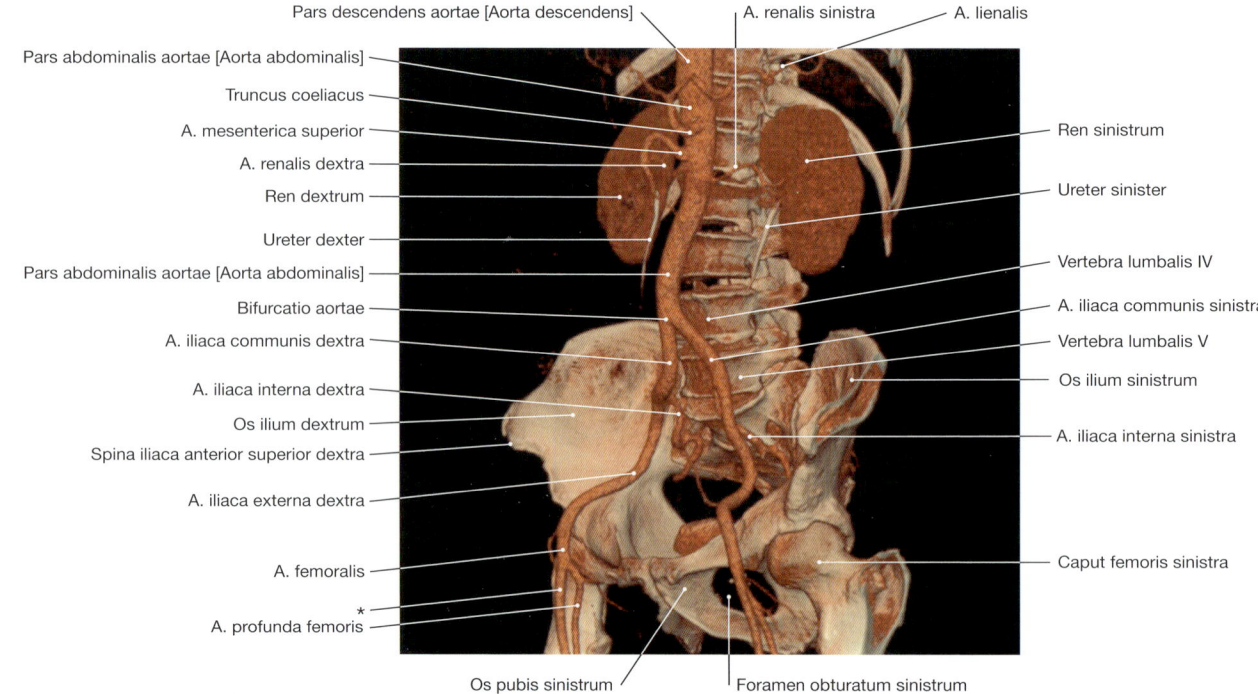

Pars descendens aortae [Aorta descendens]

Pars abdominalis aortae [Aorta abdominalis]

Truncus coeliacus

A. mesenterica superior

A. renalis dextra

Ren dextrum

Ureter dexter

Pars abdominalis aortae [Aorta abdominalis]

Bifurcatio aortae

A. iliaca communis dextra

A. iliaca interna dextra

Os ilium dextrum

Spina iliaca anterior superior dextra

A. iliaca externa dextra

A. femoralis

*

A. profunda femoris

Os pubis sinistrum

A. renalis sinistra

A. lienalis

Ren sinistrum

Ureter sinister

Vertebra lumbalis IV

A. iliaca communis sinistra

Vertebra lumbalis V

Os ilium sinistrum

A. iliaca interna sinistra

Caput femoris sinistra

Foramen obturatum sinistrum

Abb. 1.51 3-D-CT-Angiographie, 3-D-CT-Angiogramm verschiedener Strukturen von Abdomen und Becken (volume-rendering technique, VRT) aus Multidetektor-CT-Schichten. [27]
Moderne Computertomographen (z. B. 64-Zeilen-Volumen-Spiral-Mehrschicht-CT) eröffnen neue Dimensionen und Indikationen der CT-Diagnostik. Dabei gewährleistet die modernste Gerätetechnologie eine individuelle Dosisminimierung für den Patienten.

Die CT-Angiographie basiert auf einem solchen Mehrschicht-CT. Die interessierenden Gefäßregionen werden während schneller intravenöser Injektion eines iodhaltigen Kontrastmittels gescannt. Dabei ergibt sich eine Darstellung des Gefäßbaums in Schichten, aus denen mithilfe eines Computers eine 3-D-Darstellung gewonnen werden kann.

* klin.: A. femoralis superficialis

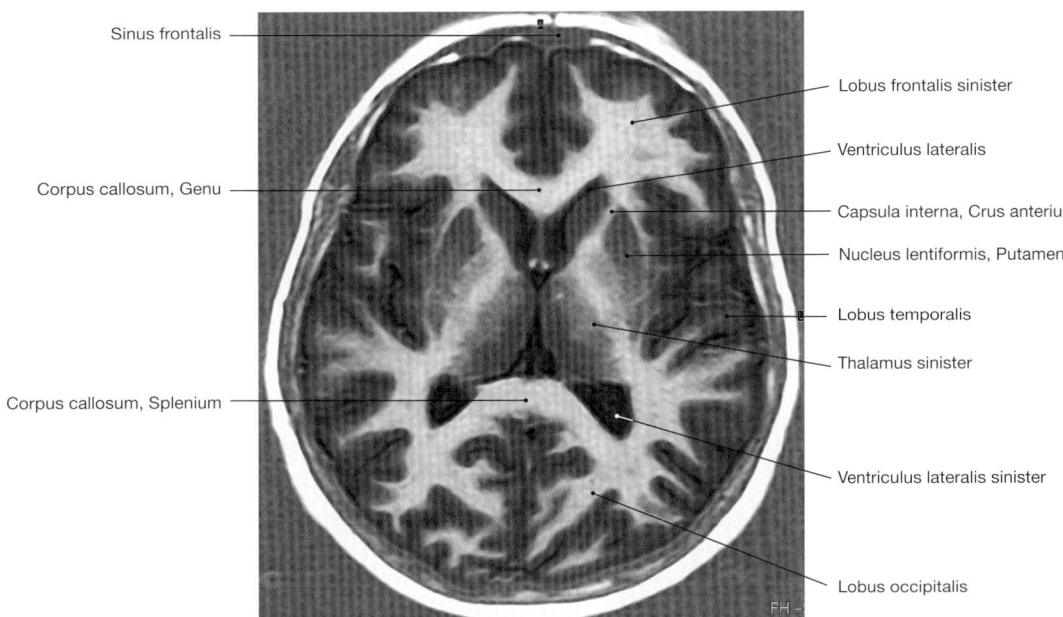

Sinus frontalis

Corpus callosum, Genu

Corpus callosum, Splenium

Lobus frontalis sinister

Ventriculus lateralis

Capsula interna, Crus anterius

Nucleus lentiformis, Putamen

Lobus temporalis

Thalamus sinister

Ventriculus lateralis sinister

Lobus occipitalis

Abb. 1.52 Magnetresonanztomographie, axiales (transversales) Magnetresonanztomogramm (MRT) des Gehirns (T2-gewichtet). [27]
Bei der Magnetresonanztomographie (MRT; im Englischen MRI für magnetic resonance imaging) wird der Patient einem sehr starken Magnetfeld ausgesetzt. Dabei werden sämtliche Wasserstoffprotonen in seinem Körper zum Magneten ausgerichtet. Wenn der Patient kurzfristig einem Radiowellen-Puls ausgesetzt wird, werden die Magneten ausgelenkt. Bei Rückkehr in die ausgerichtete Position emittieren die Magneten kleine Radiowellen. Stärke, Frequenz und die Zeit, die von den Protonen benötigt wird, um in die Ursprungsposition zurückzukehren, beeinflussen das emittierte Signal. Dieses Signal wird von einem Computer analysiert, der daraus ein Bild erstellt.

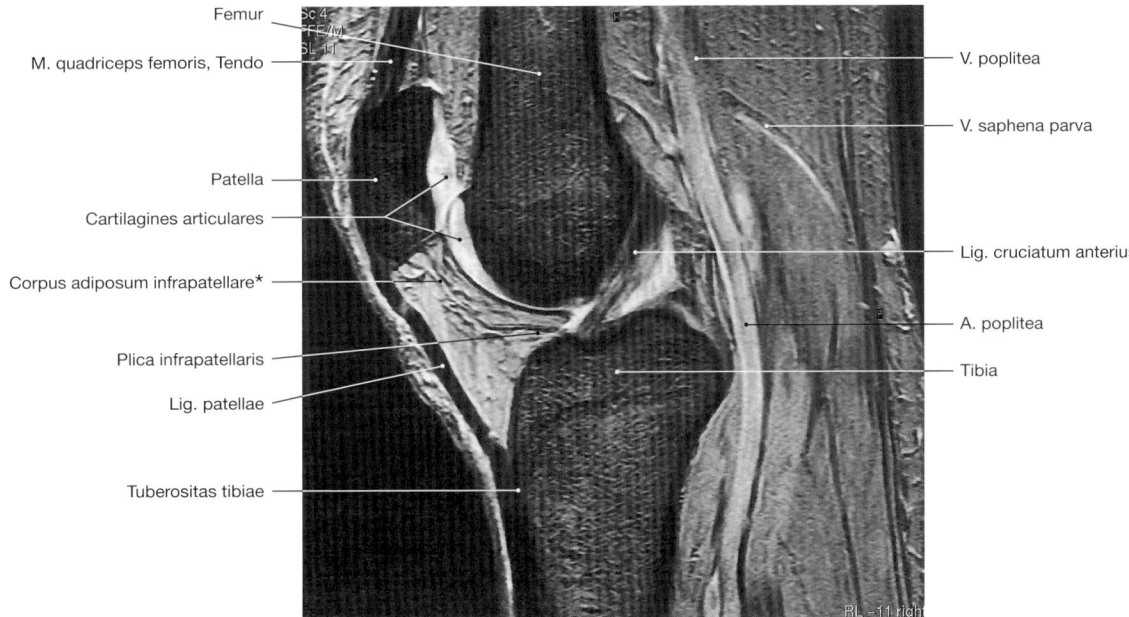

Femur

M. quadriceps femoris, Tendo

Patella

Cartilagines articulares

Corpus adiposum infrapatellare*

Plica infrapatellaris

Lig. patellae

Tuberositas tibiae

V. poplitea

V. saphena parva

Lig. cruciatum anterius

A. poplitea

Tibia

Abb. 1.53 Magnetresonanztomographie, sagittales Magnetresonanztomogramm (MRT) des Knies (T2-gewichtet). [27]
Durch Veränderung der Sequenz von Impulsen, mit der die Protonen angeregt werden, können verschiedene Eigenschaften der Protonen beurteilt werden. Diese Eigenschaften werden als (Ge-)**Wichtung** des Scans bezeichnet. Durch Veränderung der Pulssequenz und der Scanning-Parameter können T1-gewichtete (Flüssigkeiten dunkel, Fett hell, z. B. Gelenkerguss dunkel) und T2-gewichtete (Flüssigkeiten hell, Fett mittelhell, z. B. HOFFA-Fettkörper zwischen Patella und Tibia gut sichtbar) Bilder hergestellt werden, die unterschiedliche Gewebeeigenschaften betonen. Die MRT kann darüber hinaus zur Erstellung von Angiographien der peripheren und zentralen Zirkulation eingesetzt werden.

* HOFFA-Fettkörper

Nägel

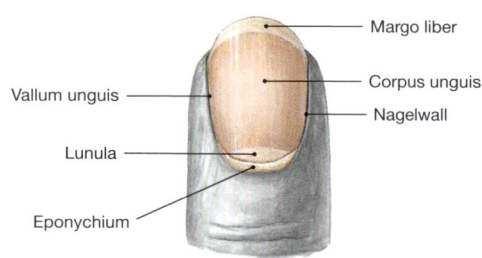

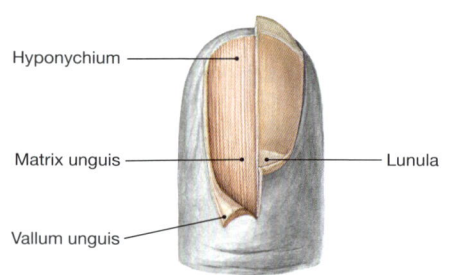

Abb. 1.54 Fingerendglied mit Nagel.
Der Nagel (Unguis) ist eine konvex gewölbte, durchscheinende Keratin-platte (Nagelplatte) auf der Oberseite der Finger- oder der Zehenend-glieder, die dem Schutz der Fingerkuppen dient und die Greiffunktion unterstützt. Sie liegt seitlich in Hauttaschen (Nageltasche, Vallum un-guis), die von einer Hautfalte (Nagelwall) überragt werden. Das Epithel, das in der Nageltasche dorsal der Nagelplatte aufliegt, wird als Epony-chium (Nagelhaut, Cuticula). bezeichnet. Die Nagelplatte ist hier im Nagelbett verankert.

Abb. 1.55 Fingerendglied; Nagel teilweise entfernt.
Das Epithel, dem der Nagel an der Fingerspitze aufliegt, wird Hypony-chium genannt. Darunter liegt das bindegewebige Nagelbett, das fest mit dem Periost der Endphalanx verwachsen ist. Proximal wird das Hyponychium zur Nagelmatrix (Matrix unguis), aus der die Nagelplatte hervorgeht (von außen als Lunula sichtbar).

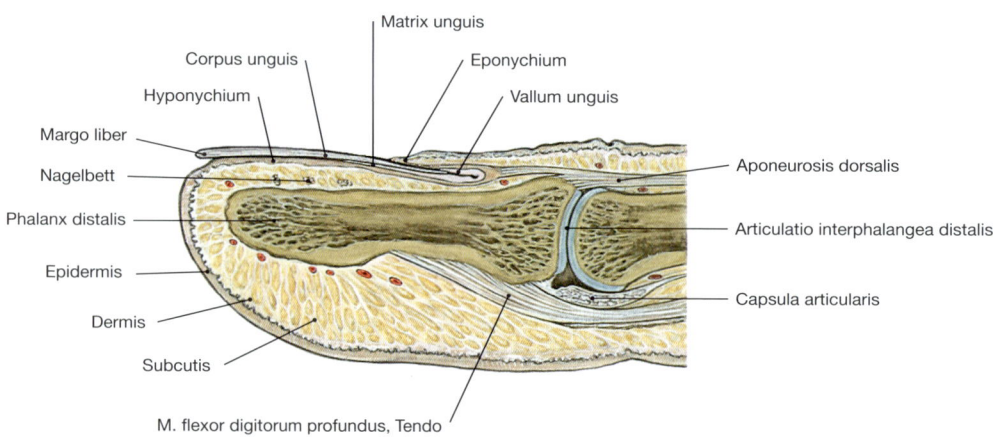

Abb. 1.56 Fingerendglied, Phalanx distalis; Sagittalschnitt.
Das Nagelbett ist der Bereich zwischen Nagel und Endphalanx. Es be-steht aus Epithel (Hyponychium und Matrix unguis) sowie darunterlie-gender Dermis.

Klinik

Weiße Flecken unter den Nägeln basieren auf einer mangelhaften Verschmelzung der Nagelplatte mit dem Nagelbett. Die Nagelplatte erscheint aufgrund veränderter Lichtreflexion an diesen Stellen mil-chig-weiß (ähnlich der Lunula). Die mangelhafte Verschmelzung kann unterschiedliche Ursachen haben, z. B. kann sie von einem Stoß ausgelöst werden, durch Medikamente verursacht sein oder im Rahmen verschiedener Krankheiten auftreten. **Brüchige Nägel** können ein Anzeichen für einen Mangel an Biotin (Vitamin H) sein.

Biotin wird zur Bildung von Keratin, der Hauptsubstanz der Nagel-platte, benötigt. Zahlreiche systemische Erkrankungen gehen mit Nagelveränderungen einher. So führt die Schuppenflechte (Psoriasis) beispielsweise zur Bildung von **Tüpfeln** (kleinen Gruben), **Ölflecken** und manchmal **Krümelnägeln** bis hin zur vollständigen **Nageldys-trophie.** Nach Haut- und Nagelverletzungen kann es zur Besie-delung durch Pilze kommen **(Nagelmykose),** deren Behandlung besonders bei Befall der Fußnägel oft langwierig ist.

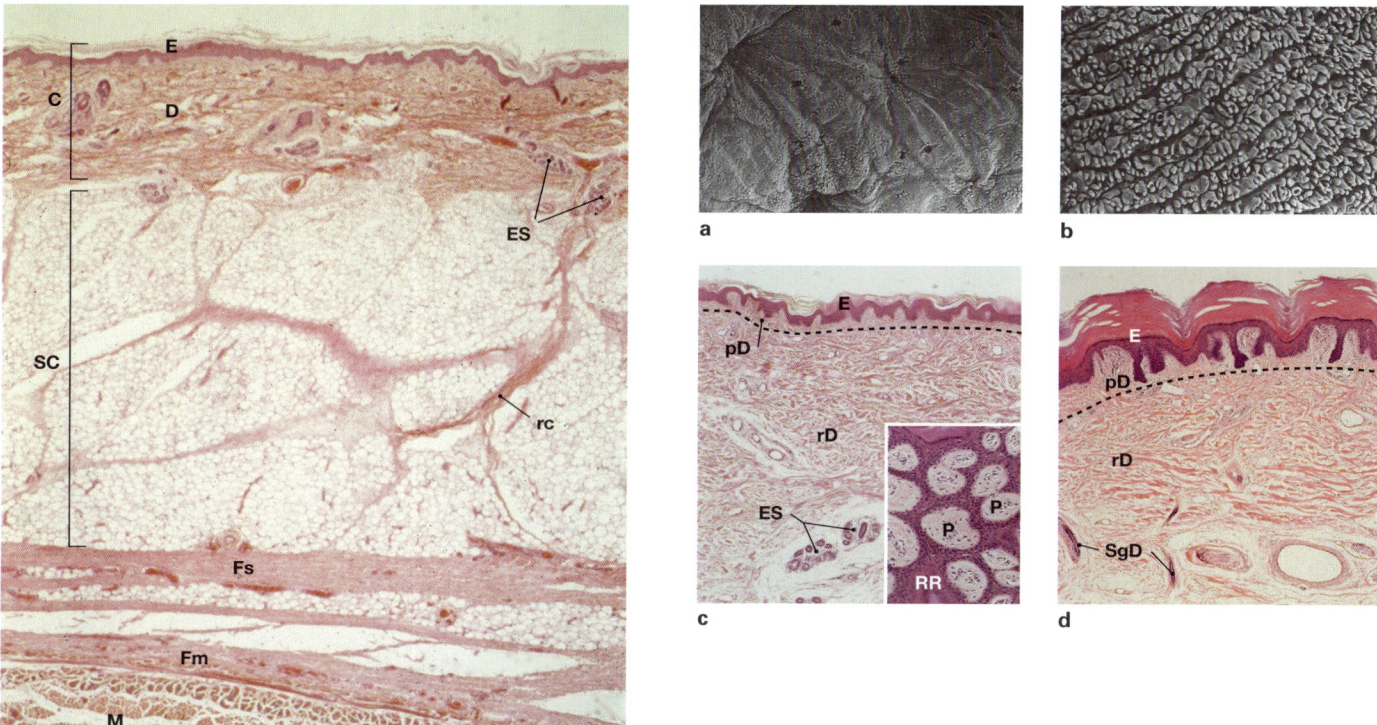

Abb. 1.57   Schichten der Hautdecke, Integumentum commune; (Felderhaut); C: Cutis, bestehend aus Epidermis (E) und Dermis (D); SC: Subcutis; Fo: oberflächliche Faszie; Fm: Muskelfaszie; M: Muskel; rc: Retinaculum cutis; SD: ekkrine Schweißdrüsen. HE-Färbung, Vergr. 22-fach. [2]
Die Haut (Cutis) besteht aus **Epidermis** (Oberhaut; Epithel) und darunterliegender **Dermis** (Lederhaut; Bindegewebeschicht mit Kapillarplexus, spezialisierten Rezeptoren, Nerven, Immunzellen, melatoninproduzierenden Zellen, Schweißdrüsen, Haarfollikeln, Talgdrüsen, glatter Muskulatur, deren Dicke je nach Körperregion variiert). Darunter folgt die **Subcutis** (subkutanes Fettgewebe). Als größtes Organ (ca. 2 m²) dient sie funktionell dem Schutz vor mechanischen Schäden, der Thermoregulation, als Sinnesorgan und schützt vor Wasserverlust.

Abb. 1.58a bis d   Felderhaut (a und c, Fingerrücken) und Leistenhaut (b und d, Fingerbeere); E: Epidermis; P: Papillen; pD und rD: papilläre und retikuläre Dermis; RL: Reteleisten; SD: ekkrine Schweißdrüse; SDG: Schweißdrüsenausführungsgang. Die gestrichelten Linien deuten die Grenzen zwischen den genannten Dermisschichten (Stratum papillare und Stratum reticulare) an. HE-Färbung, Vergr. 45-fach, Inset 100-fach. (**c, d** [2])
Oben sind jeweils rasterelektronenmikroskopische Aufnahmen der Oberfläche des Stratum papillare der Dermis nach Abdauung (Entfernung) der Epidermis dargestellt. Unten sieht man in entsprechenden histologischen Übersichtsbildern jeweils senkrechte Schnitte durch die Epidermis und die Dermis. Das Inset auf der linken Seite zeigt einen Tangentialschnitt durch die Epidermis (violett) und die papilläre Dermis (hellrosa).

Klinik

Die dermoepidermale Verbindung wird durch eine Reihe verschiedener Proteine und Strukturen gewährleistet. Wenn genetisch bedingt irgendeines dieser Proteine oder der Strukturen, die für die Haftmechanismen zwischen beiden Zonen zuständig sind, fehlt, führen Scherkräfte zu Rissen, die mit **Blasenbildung** (Bullae) und in manchen Fällen mit großflächiger Ablösung der Epidermis einhergehen können. Epidermisablösungen können auch durch Autoantikörper gegen Bestandteile der Haftstrukturen entstehen (bullöses Pemphigoid; Pemphigus).

Haar

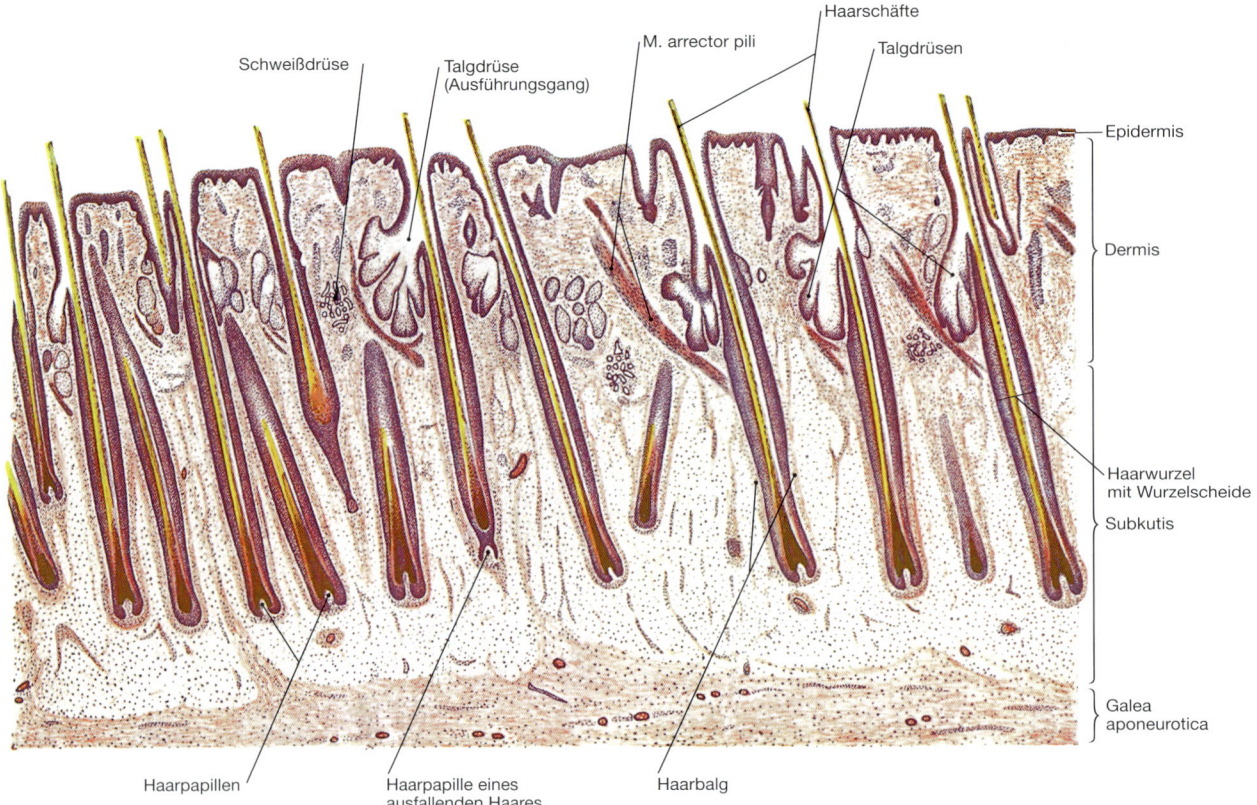

Abb. 1.59   Haare, Pili; Längsschnitt durch die Kopfhaut des Menschen. [24]

Haare sind Verhornungsprodukte der Epidermis. Sie gehen aus Einstülpungen der Epidermis hervor, die an ihrer Basis mitotisch aktive Zellen (Matrixzellen) besitzen. Die aus Matrixzellen hervorgehenden Zellen differenzieren sich zu Hornzellen, die den Haarschaft bilden. Postnatal werden zwei Grundtypen von Haaren unterschieden:

- **Vellushaare** (Flaumhaare), die weich, kurz (die Follikel stecken in der Dermis), dünn und nahezu unpigmentiert sind und kein Mark besitzen; sie entsprechen der fetalen Lanugobehaarung und bedecken bei Kind und Frau den größten Teil des Körpers

- **Terminalhaare** (Langhaare), die fest, lang (die Follikel reichen bis in die Subcutis), dick und pigmentiert sind und über ein Mark verfügen; sie kommen als Haupthaar, Wimpern, Brauen, Scham-, Achsel- und Barthaare (beim Mann) vor und unterscheiden sich meist deutlich bei verschiedenen ethnischen Gruppen

Haare dienen dem UV-Licht- und Wärmeschutz sowie der Tastempfindung.

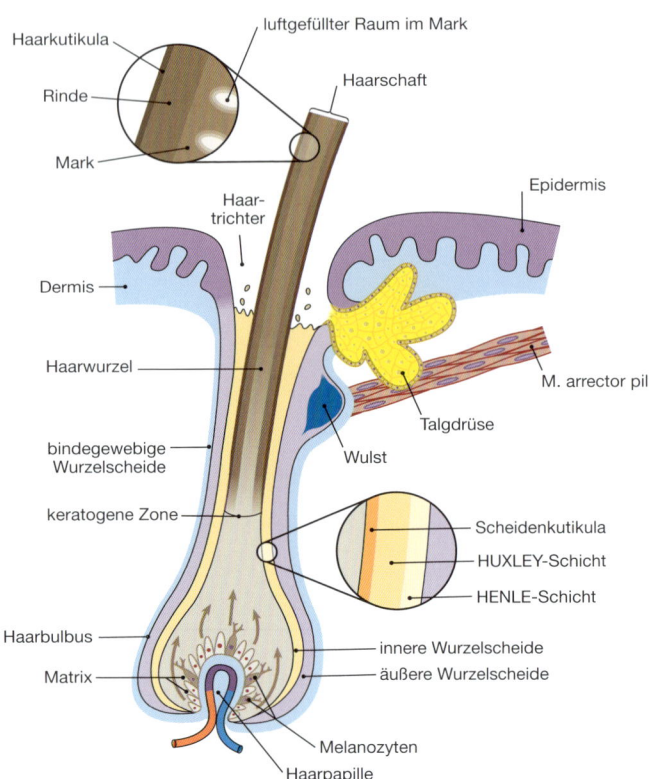

Abb. 1.60   Aufbau eines Haarfollikels; Längsschnitt. [25]

Haare entstehen in zylindrischen Epitheleinsenkungen, die in die Dermis oder bis in die Subcutis hinabreichen und als Haarfollikel bezeichnet werden. Der **Haarfollikel** besteht aus Haarzwiebel und Haarpapille. Er wird von Blutgefäßen ernährt und von ihm geht das Haarwachstum aus. Jeder Haarfollikel ist mit einer Talgdrüse (**Haar-Talgdrüsen-Einheit**) und einem glatten Muskel (**M. arrector pili**) assoziiert. Letzterer stellt die Haare auf (Sympathicusaktivierung), indem er die Epidermis grübchenförmig einzieht (Gänsehaut).

Am Haar werden unterschieden:

- ein vollständig verhorntes **Haarschaft** mit einer epithelialen Haarwurzelscheide
- die nicht verhornte **Haarwurzel,** die durch die keratogene Zone (Verhornung der Haarzellen) vom verhornten Haarschaft abgegrenzt ist
- die **Haarzwiebel** (Haarbulbus), der aufgetriebene epitheliale Anfangsteil des Haares, der zur Zellteilung befähigte **Matrixzellen** enthält
- die **Haarpapille,** ein zellreicher Bindegewebefortsatz der Dermis, der sich von unten in den Haarbulbus vorstülpt
- der **Haartrichter;** stellt die Mündung des Follikels zur Hautoberfläche dar, in ihn mündet die haarassoziierte Talgdrüse ein
- die **epitheliale Wurzelscheide,** die in innere und äußere Wurzelscheide getrennt wird: Schichten der **inneren** Wurzelscheide sind von innen nach außen: Scheidencuticula, HUXLEY-Schicht und HENLE-Schicht; die **äußere** Wurzelscheide setzt sich aus mehreren Schichten heller, unverhornter Zellen zusammen, die erst im Bereich des Haartrichters verhornen und hier in die Epidermis der Haut übergehen.

Die Haarfarbe hängt außer von der genetischen Veranlagung vom Pigmentgehalt (Melanin) der Haare ab. Nach Erlöschen der Melaninproduktion erscheint das Haar grau bis weiß.

Rumpf

2

Ventrale und dorsale Rumpfwand

Es hat sich eingebürgert und ist sinnvoll, die Wände (Paries) des Rumpfes (Truncus) separat von ihrem Inhalt, den Eingeweiden (Viscera), zu besprechen, denn beide Bauprinzipien sind ganz unterschiedlich.

Wenn man als Rumpf nur diejenigen knöchern-muskulären Wände auffassen will, die die inneren Organe umhüllen, dann besteht der Rumpf aus Brustkorb (Thorax), Bauch (Abdomen) und Becken (Pelvis). Im engeren Sinne gehört also der Schultergürtel gar nicht dazu, denn er liegt den Thoraxwänden nur auf. Der Beckengürtel gehört aber definitiv zum Rumpf, denn er birgt und beschützt die Organe des Unterleibs.

Skelett

Der Rumpf (und der Hals) wird von der **Wirbelsäule** (Columna vertebralis) gestützt. Diese setzt sich aus Einzelwirbeln (Vertebrae) zusammen und durchzieht den Rumpf in seiner gesamten Länge. Ihr kaudalster Abschnitt, das Steißbein (Os coccygis) besteht aus einer wechselnden Zahl (4–7) von Wirbelrudimenten. Seine Spitze weist gegen die Rückwand des Rectums. Im Becken sind fünf große Einzelwirbel zum Kreuzbein synostosiert, die Wirbelsäule ist dort starr. Die fünf Lendenwirbel (Vertebrae lumbales) ermöglichen dagegen das Beugen, Strecken und Seitwärtsneigen der Wirbelsäule. Die zwölf Brustwirbel (Vertebrae thoracicae), die mit den zwölf Rippenpaaren artikulieren, sind untereinander wieder deutlich weniger beweglich.

Die oberen zehn **Rippenpaare** (Costae verae et spuriae) sind mit dem Brustbein (Sternum) verbunden, die unteren beiden (Costae fluctuantes) reichen nicht an das Brustbein heran. Rippen, Brustwirbel und Brustbein bilden den knöchernen Brustkorb (Thorax). Die Rippen sind beiderseits des Sternums leicht zu tasten. Beginnt man von oben, ist – notabene! – die erste Rippe, die man spürt, die zweite, die Costa secunda, denn die Costa prima wird vom Schlüsselbein (Clavicula) überdeckt. Die Rippenzählerei macht man sich – zusammen mit einigen gedachten Hilfslinien – zunutze, um am Thorax bestimmte Orte aufzusuchen. Beispielsweise ist im fünften Interkostalraum, also unter der fünften Rippe, auf der Höhe einer sagittalen Linie, die durch die Mitte des Schlüsselbeins verläuft, der Herzspitzenstoß zu tasten, das „Anklopfen" des Herzens an die Leibeswand.

Der knorpelige Rippenbogen (Arcus costalis), der die siebte bis zehnte Rippe bogig mit dem Sternum verbindet, ist ebenfalls gut tastbar. Er markiert die untere Thoraxapertur, die weite Öffnung des knöchernen Brustkorbs zum Abdomen hin. Sie ist durch das kuppelförmige, steil aufragende Zwerchfell (s. u.) verschlossen, so dass in diesen Regionen „unter dem Knorpel" (Regiones hypochondriacae) schon Organe des Abdomens liegen: Magen, Leber, Milz und andere. Zwischen den Knorpelbögen, gleich unter dem Schwertfortsatz (Proc. xiphoideus sterni), in der Regio epigastrica, kann man den Puls der Aorta abdominalis spüren.

Muskulatur

Die Muskulatur der Leibeswand ist der Willkür unterworfen, wie jene der Extremitäten. Man unterscheidet Binnenmuskeln der Leibeswand (die nur auf sie wirken) und Extremitätenmuskeln (die von ihr entspringen und auf den Schultergürtel und die Extremitäten wirken). Die Binnenmuskeln der Rumpfwand bilden, was ihre Lage und Funktion angeht, vier große Gruppen: die autochthone Rückenmuskulatur, die Muskeln der seitlichen und vorderen Rumpfwand, die Muskulatur des Zwerchfells und die Muskeln des Beckenbodens.

Die **autochthone Rückenmuskulatur,** die aus Dutzenden von Einzelmuskeln besteht, liegt beiderseits der Wirbelsäule am Rücken. Sie formt insgesamt zwei mächtige, überwiegend längs orientierte Muskelstränge, die vom Hinterhaupt über Nacken, Thorax und Lende bis hinab zum Beckengürtel ziehen. Vor allem in der Lendenregion kann man diese Stränge – bei gestrecktem Rücken – sehr gut sehen. Insgesamt wirken diese Muskeln aufrichtend, weswegen man sie auch den M. erector spinae nennt. Das Adjektiv „autochthon" bedeutet „bodenständig, eingeboren" – sämtliche Willkürmuskeln des Körpers entstehen im Lauf der Ontogenese dort, wo die autochthone Rückenmuskulatur auch beim Erwachsenen liegt: beiderseits der Wirbelsäule. Die Myoprogenitorzellen (Muskelvorläuferzellen) aller anderen Muskeln wandern von dort weg, an die Flanken, auf die Vorderseite des Rumpfes und zu den Extremitäten. Eigentlich sollte man jene also die „allochthonen" („von auswärts kommenden") Muskeln nennen.

Die **Muskeln der seitlichen und vorderen Rumpfwand** sind im Thorax als mehrschichtige Zwischenrippenmuskeln (Mm. intercostales) ausgebildet. Sie dienen der Atmung. An den Flanken des Abdomens (Regiones laterales) liegen flache, gleichfalls mehrschichtige Muskelplatten, die man als die seitlichen Bauchmuskeln (Mm. obliqui und M. transversus) bezeichnet. Die Vorderwand des Abdomens wird von den derben Sehnenplatten (Aponeurosen) dieser seitlichen Muskeln gebildet. In diese Sehnenplatten ist noch der längs von der Symphyse zum Brustkorb verlaufende gerade Bauchmuskel (M. rectus abdominis) eingelassen („six-pack-belly"). Gemeinsam können diese Muskeln den Rumpf drehen und beugen. Darüber hinaus sind sie an der Bauchdeckenspannung, an der Ausatmung (und darüber hinaus an Stimme, Sprache und Gesang) und der Bauchpresse beteiligt.

Das **Zwerchfell** (Diaphragma), der wichtigste Atemmuskel, ist sehr wohl der Willkür unterworfen, auch wenn man seine Aktionen meist nicht bewusst wahrnimmt. Er liegt im Innern des Rumpfes, entspringt entlang der Ränder der unteren Thoraxapertur (s. o.) und bildet eine hohe dünnwandige Kuppel, deren Apex gegen die Höhlung des Thorax weist. Seine Kontraktion flacht die Kuppel ab, vergrößert das Volumen der Brusthöhle und führt damit zur Einatmung.

Auch die **Muskeln des Beckenbodens** (Diaphragma pelvis und urogenitale), auf denen die Last der Eingeweide ruht (denn das knöcherne Becken ist ja „nach unten offen") unterliegen der Willkür (Beckenbodengymnastik). Diese Muskeln entspringen in der Gegend der inneren, unteren Ränder des knöchernen Beckens und bilden einen Trichter, der sich nach kaudal verjüngt.

Brust (Mamma)

Die Brüste (Mammae) liegen dem weiblichen Thorax – genauer gesagt: dem M. pectoralis major, einem Muskel des Schultergürtels – auf. Sie bestehen zum allergrößten Teil aus subkutanem Fettgewebe und nur zu einem kleinen Teil aus Drüsengewebe (Glandulae mammariae). Jede Brustdrüse ist aus zehn bis 20 Einzeldrüsen (Lobi) zusammengesetzt, jede Einzeldrüse mündet mit einem eigenen Ausführungsgang auf der Brustwarze (Papilla mammaria). Nur in der Stillzeit – oder bei einem maligne entartenden Mammakarzinom – proliferiert und wächst dieses Drüsengewebe, das eigentlich der Milchproduktion dient. Auch Männer besitzen diese Drüsen, doch nur in winzigen Rudimenten. Aber auch bei ihnen kann sich reichlich Fett vor dem M. pectoralis ansammeln (Gynäkomastie).

→ *präplink*

Nach der Hautpräparation werden die Mm. trapezius und latissimus dorsi sowie die Fascia thoracolumbalis dargestellt. Der M. trapezius wird am Ursprung abgetrennt; der M. latissimus dorsi wird bogenförmig im Muskelfleisch nahe dem Ursprung durchtrennt. Nun werden nach Präparation der Blut- und Nervensorgung der Muskeln die Mm. levator scapulae und rhomboidei präpariert und das Trigonum lumbale fibrosum begrenzt. Nach Absetzen des Ursprungs des M. latissimus dorsi werden die Achsellücken mit durchtretenden Strukturen dargestellt. Nach Absetzen der Mm. rhomboidei am Ursprung erfolgt die Darstellung der Mm. serrati posteriores. Es schließt sich die Präparation des M. erector spinae und der tiefen Nackengegend an. Im Anschluss werden von ventral die Mammae präpariert und entfernt, die epifaszialen Leitungsbahnen bis auf den Oberschenkel und den Oberarm verfolgt sowie die Achselhöhle und die MOHRENHEIM-Grube präpariert. Nach Absetzen des M. pectoralis major werden die Claviculae exartikuliert, die Bauchmuskeln eröffnet, der Leistenkanal und die Strukturen des Samenstrangs dargestellt, die Rektusscheide und das Scrotum eröffnet, die Hodenhüllen dargestellt und bei der Frau der Leistenkanal mit dem Lig. teres uteri aufgesucht.

IMPP-CHECKLISTE

- Columna vertebralis: Entwicklung und Skelettelemente
- Vertebra prominens • Aufbau eines Wirbels • Os sacrum
- Os coccygis • Verbindungen der Wirbel • autochthone Rückenmuskulatur • Nerven und Gefäße: Lage der Spinalganglien und Spinalnerven, Versorgungsgebiet der Rr. dorsales, N. occipitalis major, A. vertebralis und Plexus venosi vertebrales • Oberflächenanatomie • tastbare Skelettanteile • MICHAELIS-Raute
- Schichtengliederung des Nackens • Trigonum suboccipitale
- morphologische Grundlagen der Lumbalpunktion und der Epiduralanästhesie • Grundzüge der Entwicklung des Thorax
- Angulus sterni • Medioklavikularlinie • vordere und hintere Axillarlinie • Skapularlinie • Hautvenen und Lymphabfluss
- Skelettelemente und Verbindungen • Thorax • Mm. intercostales
- Diaphragma • Interkostalnerven und -gefäße • A. thoracica interna • Umgehungskreisläufe bei Aortenisthmusstenose
- Vv. thoracicae internae • Vv. thoracoepicastricae • kavokavale Anastomosen • Mamma • Grundzüge der Entwicklung der Nabelbildung • Bauchmuskulatur • segmentale Nerven und Gefäße
- N. subcostalis • Plexus lumbalis • Nn. iliohypogastricus, ilioinguinalis und genitofemoralis • Vasa epigastrica • Canalis inguinalis • äußere Geschlechtsorgane

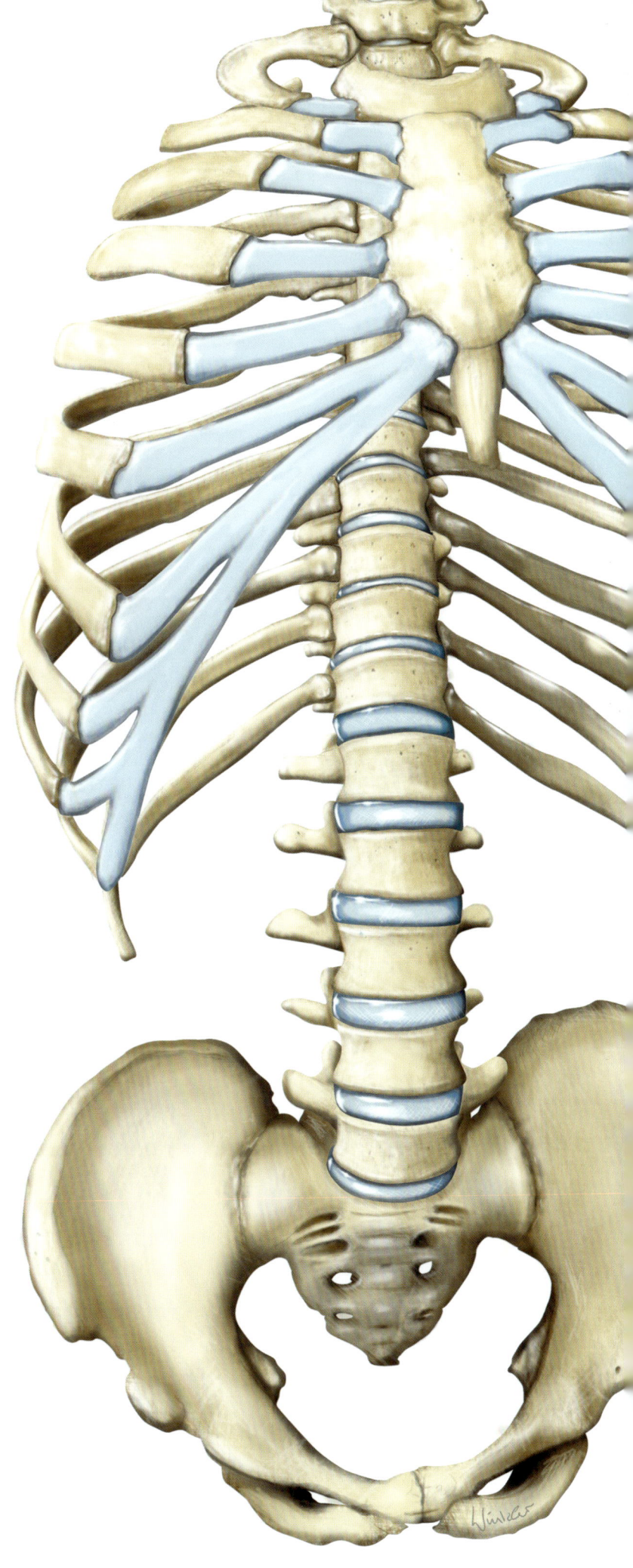

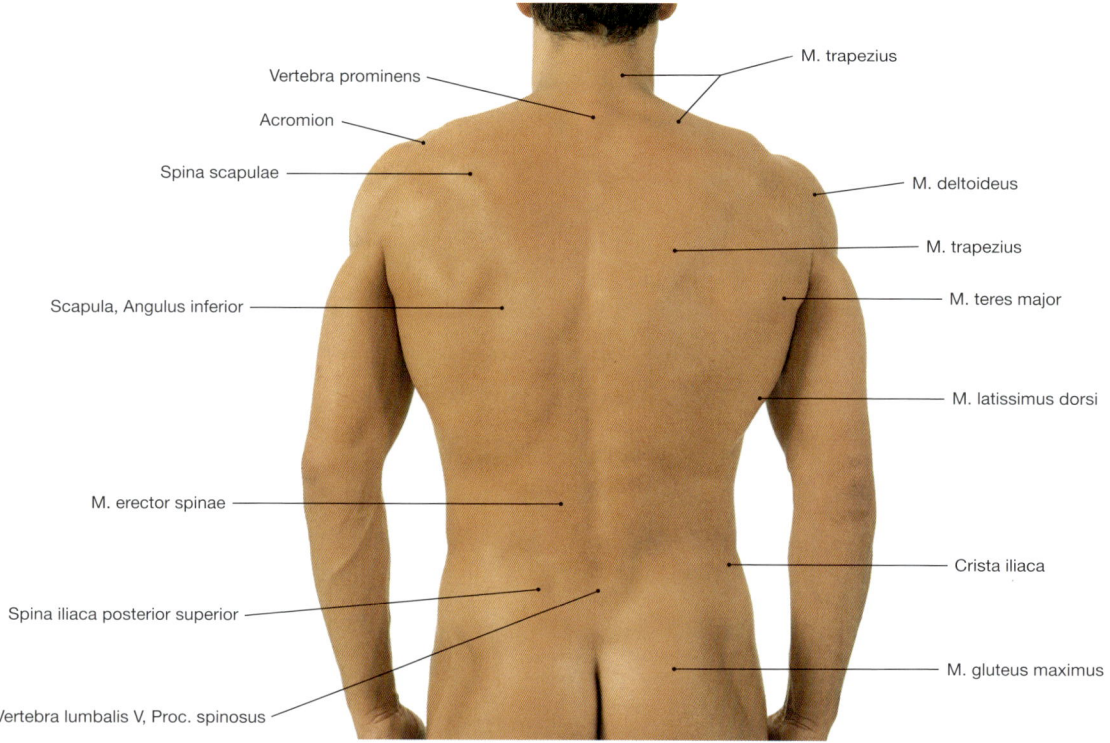

Vertebra prominens

Acromion

Spina scapulae

Scapula, Angulus inferior

M. erector spinae

Spina iliaca posterior superior

Vertebra lumbalis V, Proc. spinosus

M. trapezius

M. deltoideus

M. trapezius

M. teres major

M. latissimus dorsi

Crista iliaca

M. gluteus maximus

Abb. 2.1   Rücken, Dorsum, Oberflächenrelief.
Das Oberflächenrelief des Rückens wird genutzt, um verschiedene Regionen der Wirbelsäule, Muskeln, die ungefähre Position des Rückenmarkendes oder die Lage von Organen (z. B. der Nieren) zu bestimmen.

Besonders gut tastbare Knochenpunkte sind der Proc. spinosus des 7. Halswirbels (Vertebra prominens), das Acromion, die Spina scapulae, der Angulus inferior der Scapula und der Proc. spinosus des 5. Lendenwirbels.

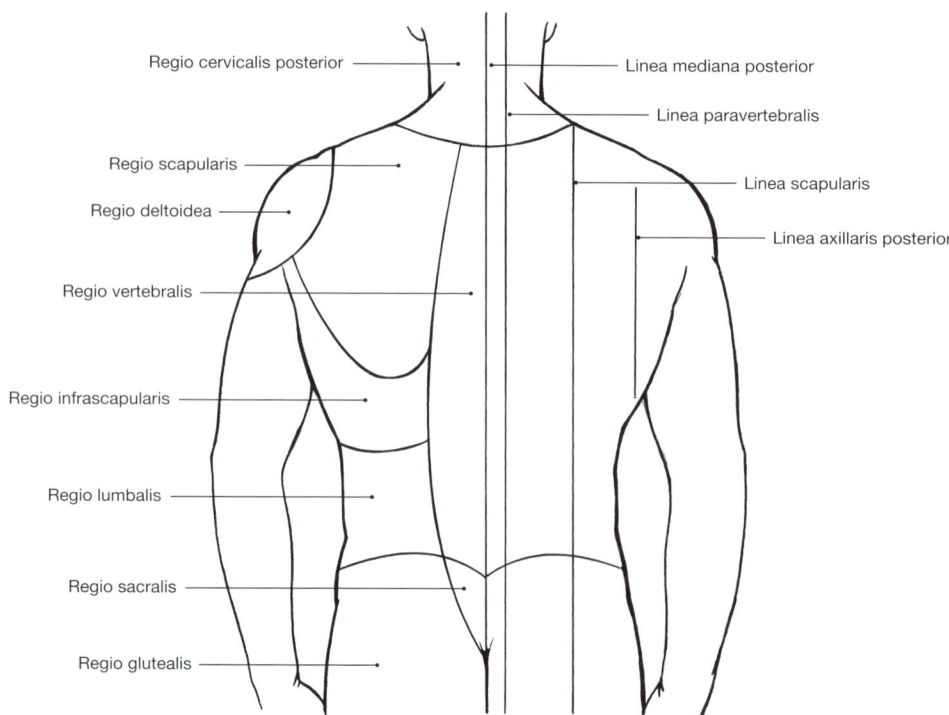

Regio cervicalis posterior

Regio scapularis

Regio deltoidea

Regio vertebralis

Regio infrascapularis

Regio lumbalis

Regio sacralis

Regio glutealis

Linea mediana posterior

Linea paravertebralis

Linea scapularis

Linea axillaris posterior

Abb. 2.2   Regionen und Orientierungslinien am Rücken.
Auf dem Rücken und in der Nackenregion unterscheidet man folgende topographische Regionen: Regio cervicalis posterior (Regio nuchalis),

Regiones vertebralis, scapularis, infrascapularis, deltoidea, lumbalis, sacralis und glutealis. Als Orientierungslinien dienen die Lineae mediana posterior, paravertebralis, scapularis und axillaris posterior.

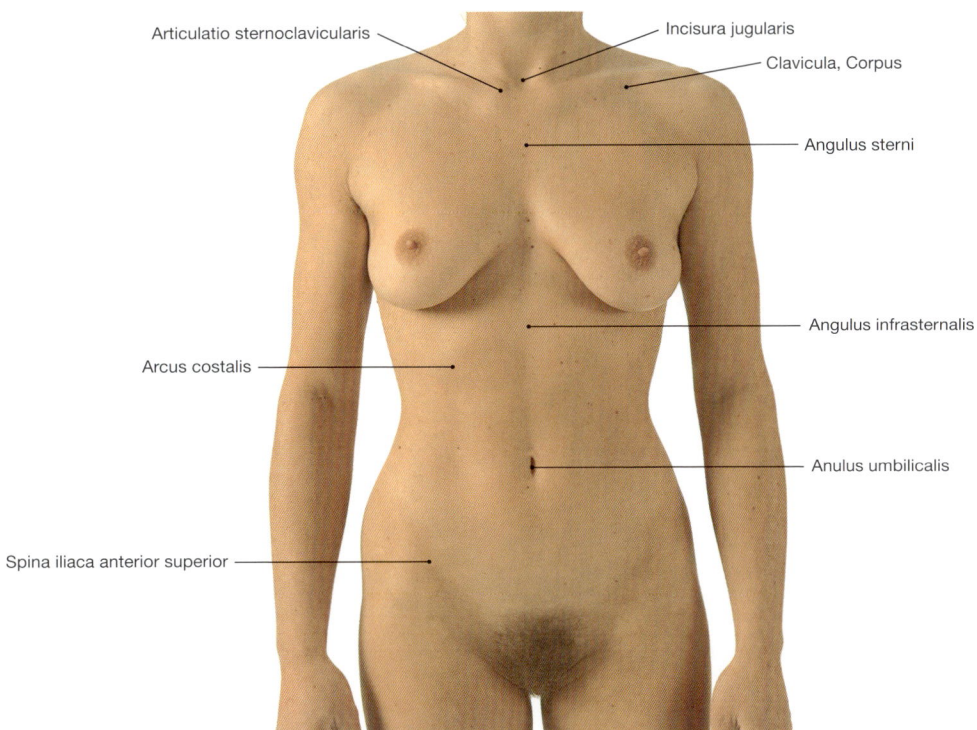

Articulatio sternoclavicularis

Incisura jugularis

Clavicula, Corpus

Angulus sterni

Angulus infrasternalis

Arcus costalis

Anulus umbilicalis

Spina iliaca anterior superior

Abb. 2.3 Oberflächenrelief der Brust- und Bauchwand einer jungen Frau.
Zur Orientierung an der ventralen Rumpfwand macht man sich Landmarken zunutze, wie z. B. den Rippenbogen (Arcus costalis), den Bauch-

nabel (Anulus umbilicalis) und die Spina iliaca anterior superior. Weitere Landmarken sind dargestellt.

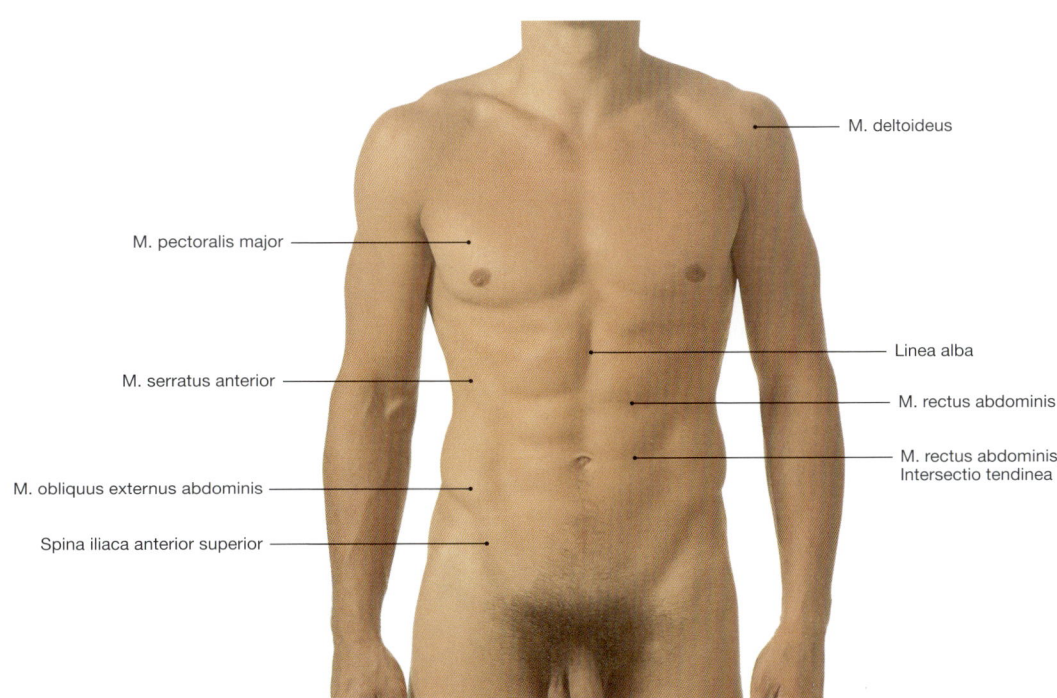

M. deltoideus

M. pectoralis major

Linea alba

M. serratus anterior

M. rectus abdominis

M. rectus abdominis, Intersectio tendinea

M. obliquus externus abdominis

Spina iliaca anterior superior

Abb. 2.4 Oberflächenrelief der Brust- und Bauchwand eines jungen Mannes.
Landmarken auf der ventralen Rumpfwand.

Entwicklung

4. Woche

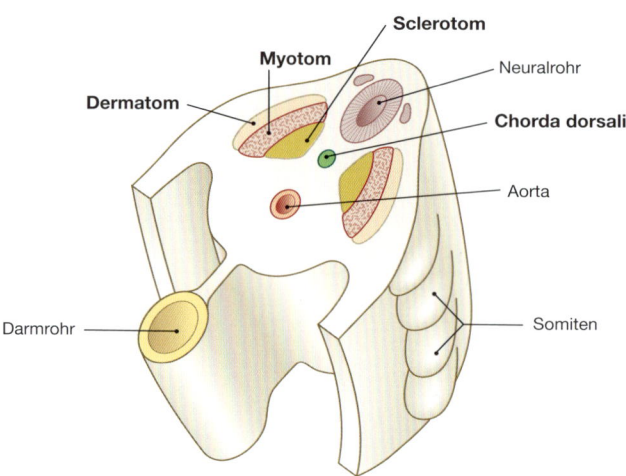

Abb. 2.5 Entwicklung der Rumpfwände: Gliederung der Somiten in der 4. Woche. [21]

Die Elemente des Stütz- und Bewegungssystems der ventralen und der dorsalen Rumpfwand entstammen ausschließlich dem mittleren Keimblatt **(Mesoderm).** Das Mesoderm kondensiert sich auf beiden Seiten der Chorda dorsalis und des Neuralrohrs zu Somiten und zum unsegmentierten Seitenplattenmesoderm. Innerhalb der Somiten lässt sich in der 4. Woche ein ventromedialer Abschnitt differenzieren, das **Sclerotom.** Die Zellen des Sclerotoms umwandern in der Folge das Neuralrohr und die Chorda dorsalis und differenzieren sich zur primitiven Wirbelsäule. Aus dem lateralen Abschnitt der Somiten entstehen das **Myotom** und das **Dermatom,** die die Zellen von Muskulatur und Haut liefern.

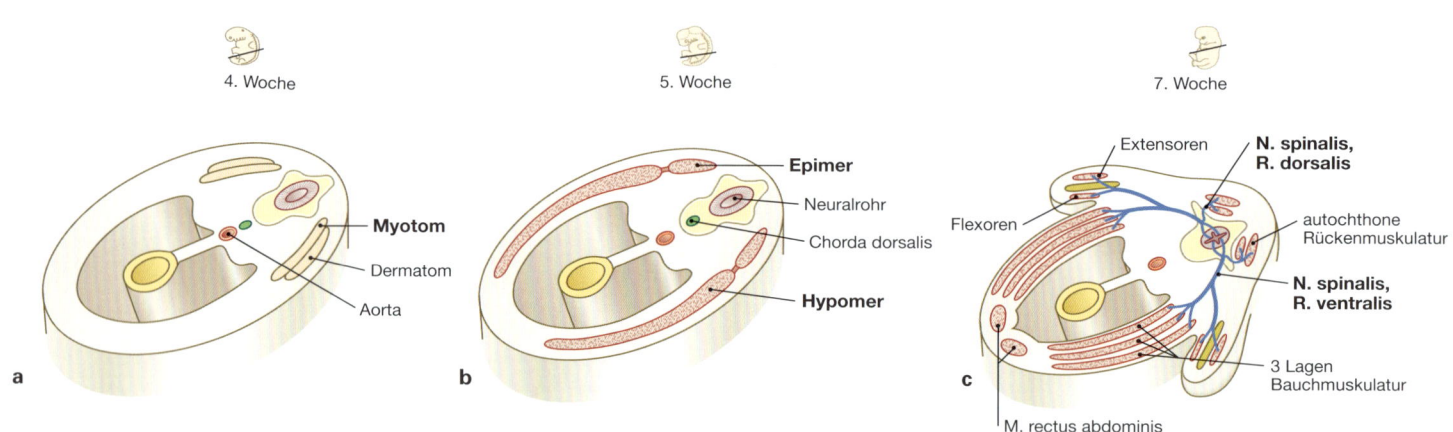

Abb. 2.6a bis c Entwicklung der Rumpfwände: Bildung von Epimer und Hypomer aus den Myotomen. [21]

Die quergestreifte Muskulatur des Rumpfes entwickelt sich aus den lateralen Abschnitten der Somiten, den Dermatomyotomen, die sich in der 4. Woche differenziert haben. In ihnen trennt sich in der 5. Woche eine größere ventrale Gruppe von Mesenchymzellen, das **Hypomer** (liefert die Mm. scaleni, die prävertebrale Halsmuskulatur, die infrahyalen Muskeln, die Mm. intercostales, subcostales, transversus thoracis, die schrägen Bauchmuskeln, die Mm. rectus abdominis, quadratus lumborum, die Beckenbodenmuskulatur und die Schließmuskeln von Anus und Urethra), von einer kleineren dorsalen Gruppe, dem **Epimer** (liefert die autochthone Rückenmuskulatur – M. erector spinae). Im Bereich der Bauchwand differenzieren sich in der 7. Woche aus dem Hypomer die schrägen und geraden Bauchmuskeln; das Epimer bildet Teile der autochthonen Rückenmuskulatur. Epimer und Hypomer erhalten eine eigene Nervenversorgung: Für das Hypomer sind die Rr. ventrales der Spinalnerven zuständig; das Epimer wird von den Rr. dorsales der Spinalnerven innerviert.

Klinik

Das **Fehlen einzelner Muskeln** kommt vor, ist aber oft ohne klinische Relevanz. Mit Bewegungsstörungen unterschiedlichen Ausmaßes können hingegen das ein- oder beidseitige Fehlen des M. pectoralis oder der Mm. trapezius und serratus anterior einhergehen.

Beim sehr seltenen **Prune-Belly-Syndrom** fehlt die gesamte Bauchmuskulatur. Die Organe sind durch die Haut tastbar. Bei größeren Muskeldefekten kommt es zur Ausbildung von Hernien durch die Bauchwand.

Entwicklung

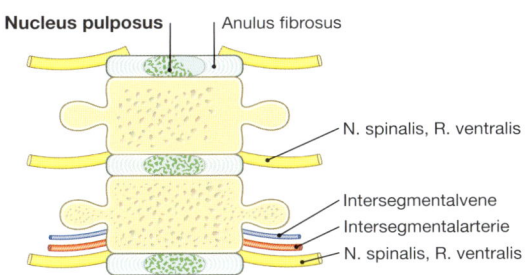

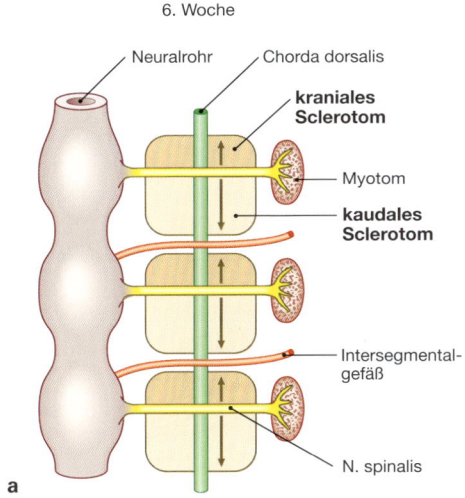

6. Woche

a

Abb. 2.7 Entwicklung der Rumpfwände: Nuclei pulposi als Reste der Chorda dorsalis in der adulten Wirbelsäule. [21]
Ab der 4. Entwicklungswoche wandern Zellen aus dem Sclerotom aus, die sich um das Neuralrohr ansiedeln. Ein Teil der Zellen umschließt die Chorda dorsalis und differenziert sich zu Wirbelkörpern. Die Chorda bildet sich bis auf einen kleinen Rest zurück, der zur Grundlage des gallertigen Nucleus pulposus im Zentrum der Zwischenwirbelscheiben wird.

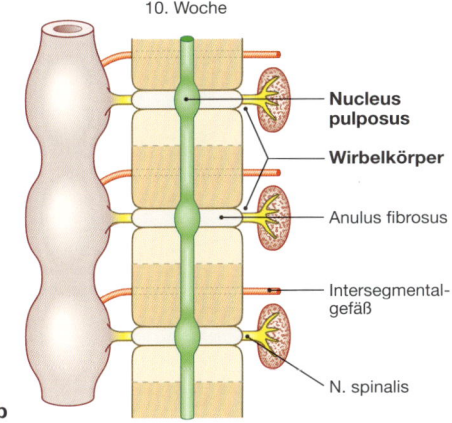

10. Woche

b

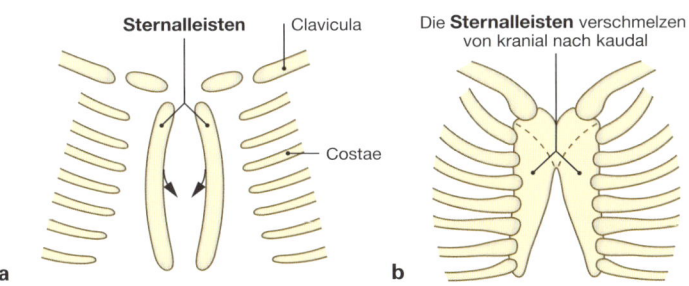

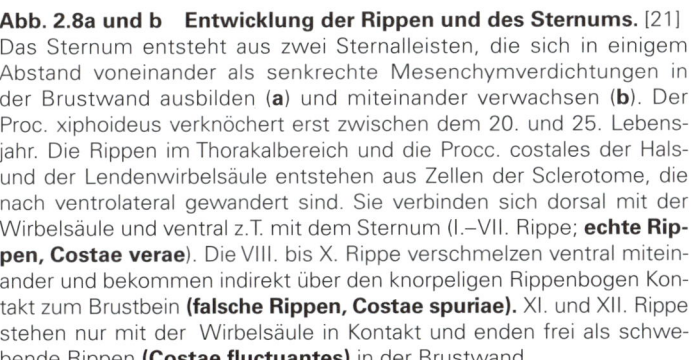

a   b

Abb. 2.8a und b Entwicklung der Rippen und des Sternums. [21]
Das Sternum entsteht aus zwei Sternalleisten, die sich in einigem Abstand voneinander als senkrechte Mesenchymverdichtungen in der Brustwand ausbilden (**a**) und miteinander verwachsen (**b**). Der Proc. xiphoideus verknöchert erst zwischen dem 20. und 25. Lebensjahr. Die Rippen im Thorakalbereich und die Procc. costales der Hals- und der Lendenwirbelsäule entstehen aus Zellen der Sclerotome, die nach ventrolateral gewandert sind. Sie verbinden sich dorsal mit der Wirbelsäule und ventral z.T. mit dem Sternum (I.–VII. Rippe; **echte Rippen, Costae verae**). Die VIII. bis X. Rippe verschmelzen ventral miteinander und bekommen indirekt über den knorpeligen Rippenbogen Kontakt zum Brustbein (**falsche Rippen, Costae spuriae**). XI. und XII. Rippe stehen nur mit der Wirbelsäule in Kontakt und enden frei als schwebende Rippen (**Costae fluctuantes**) in der Brustwand.

Abb. 2.9a und b Bildung der Wirbelkörper aus jeweils zwei benachbarten Sclerotomen. [21]
Die Sclerotome gliedern sich in einen kranialen und in einen kaudalen Abschnitt. Das einem Sclerotom zugeordnete Myotom wird jeweils von einem Spinalnerv innerviert. Zwischen den Sclerotomen und Myotomen verlaufen Intersegmentalgefäße (6. Woche, **a**). Die einzelnen Wirbelkörper entstehen jeweils durch Verschmelzung des kaudalen Sklerotomabschnitts mit einem kranialen Sklerotomabschnitt des nachfolgenden Sclerotoms. Der zum Myotom gehörende Spinalnerv wird zwischen kranialem und kaudalem Sklerotomabschnitt im Rahmen der Verschmelzung eingeschlossen und tritt aus dem Foramen intervertebrale aus. Zwischen den Wirbelkörperanlagen entwickeln sich die Bandscheiben (**b**). Muskeln, die nur aus Anteilen eines Myotoms entstehen (z. B. M. rotator brevis, → Abb. 2.78), können zwei benachbarte Wirbel gegeneinander bewegen. Die funktionelle Einheit aller an der Bewegung beteiligten Strukturen zwischen jeweils zwei aneinandergrenzenden Wirbeln wird Bewegungssegment genannt.

Klinik

Eine **Spina bifida** ist eine gespaltene, dorsal offene Wirbelsäule, in der einzelne oder mehrere Wirbelbögen nicht miteinander verwachsen sind. Sind nicht nur die Wirbelbögen, sondern auch die Neuralfalten offen, spricht man von einer **Rachischisis.** Ist das Rückenmark mit betroffen, kann dies mit Lähmungen einhergehen. Wenn die Spalte der Wirbelbögen von Haut gedeckt ist, spricht man von einer Spina bifida occulta. Tritt in einem Wirbelkörper statt zweier Verknorpelungszentren nur eines auf, entsteht ein **Keilwirbel** (Hemivertebra). Verschmelzen zwei Wirbel unter Degeneration der Zwischenwirbelscheibe miteinander, entsteht ein **Blockwirbel.** **Verschmelzungsstörungen des Sternums** zeigen sich häufig als Spaltbildung des Corpus sterni oder des Proc. xiphoideus. Klinisch sind solche Spalten oder Löcher meist bedeutungslos.
Akzessorische Rippen kommen im Hals- und Lendenbereich häufig vor (Hals- und Lendenrippen). Lumbal sind sie klinisch meist ohne Bedeutung; im Halsbereich können sie den Plexus brachialis oder die A. subclavia einengen (→ S. 47 und 54).

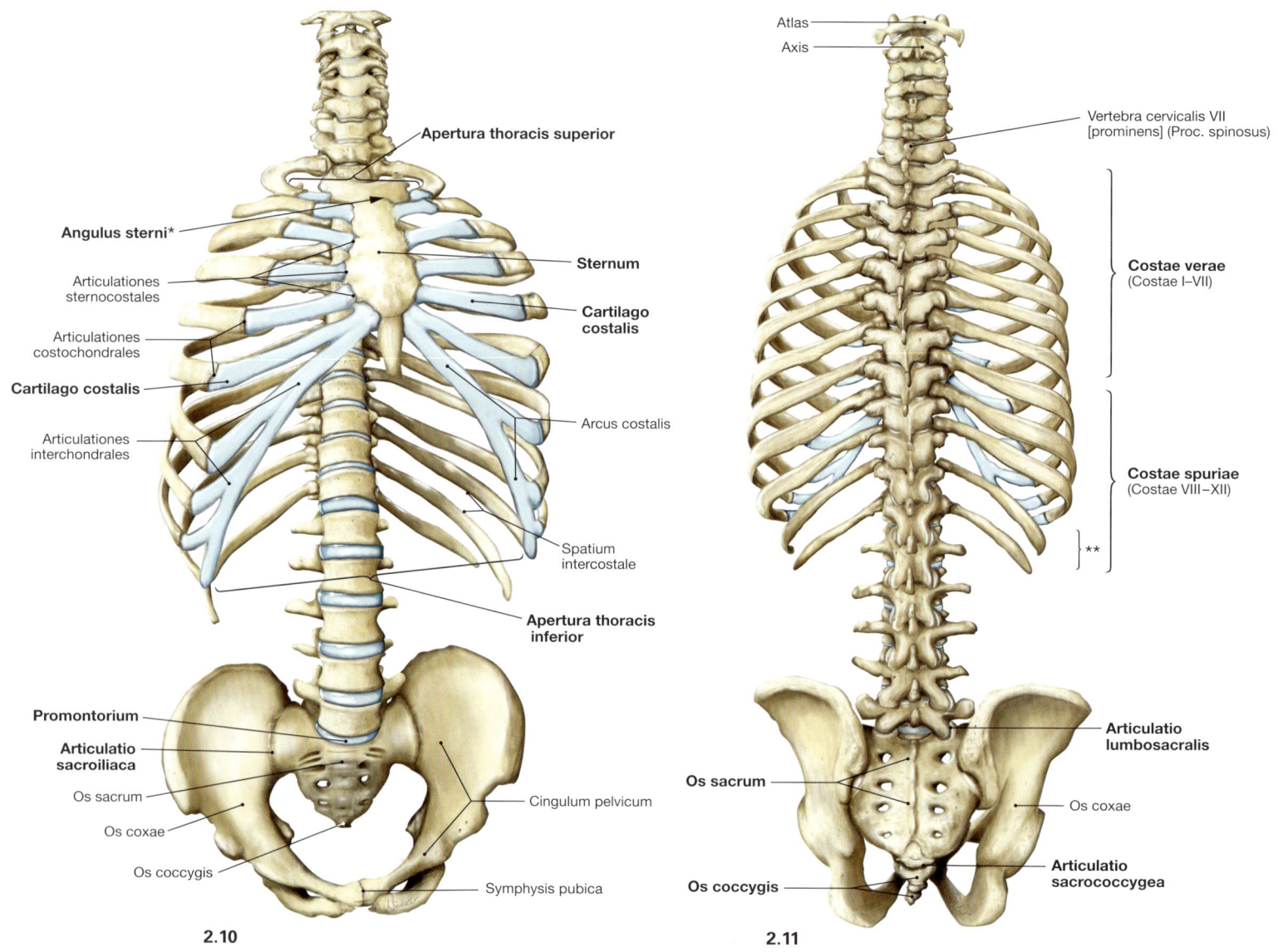

Apertura thoracis superior

Angulus sterni*

Articulationes sternocostales

Articulationes costochondrales

Cartilago costalis

Articulationes interchondrales

Promontorium

Articulatio sacroiliaca

Os sacrum

Os coxae

Os coccygis

Sternum

Cartilago costalis

Arcus costalis

Spatium intercostale

Apertura thoracis inferior

Cingulum pelvicum

Symphysis pubica

2.10

Atlas

Axis

Vertebra cervicalis VII [prominens] (Proc. spinosus)

Costae verae (Costae I–VII)

Costae spuriae (Costae VIII–XII)

**

Articulatio lumbosacralis

Os sacrum

Os coxae

Articulatio sacrococcygea

Os coccygis

2.11

Abb. 2.10 und Abb. 2.11   Knochen und Knorpel des Rumpfskeletts; Ansicht von ventral (→ Abb. 2.10) und von dorsal (→ Abb. 2.11). Man sieht die Brustkorbknochen (Ossa thoracis) sowie die Knochen der Wirbelsäule (Columna vertebralis) und des Beckengürtels (Cingulum pelvicum).
Obwohl alle Rippen mit der Wirbelsäule artikulieren, haben nur die ersten sieben Rippen über ihren Rippenknorpel (Cartilago costalis) direkten Kontakt zum Brustbein. Man bezeichnet sie daher als echte Rippen **(Costae verae)**. Die übrigen fünf Rippenpaare werden als falsche Rippen **(Costae spuriae)** bezeichnet; XI. und XII. Rippe haben keinen Kontakt zum knorpeligen Rippenbogen **(Costae fluctuantes).**

Die rautenförmige Verbindung des Proc. spinosus des 4. Lendenwirbels mit den Spinae iliacae posteriores superiores und dem Beginn der Crena ani auf dem Rücken der Frau wird als **MICHAELIS-Raute** (Lendenraute) bezeichnet. Beim Mann ist das Sakraldreieck (Verbindung zwischen Spinae iliacae posteriores superiores und dem Beginn der Crena ani) sichtbar.

*   klin.: Angulus LUDOVICI
**   Costae fluctuantes (Costae XI–XII)

Klinik

Im Rahmen der klinischen Untersuchung ist der gut tastbare **Angulus sterni** (Angulus LUDOVICI) eine wichtige Landmarke zur Orientierung auf dem Thorax. Er befindet sich auf Höhe der II. Rippe. Die Form des Sakraldreiecks (Mann) bzw. der MICHAELIS-Raute (Lendenraute) bei der Frau gibt Hinweise auf die Gestalt des Beckens. Bei deformiertem Becken, z. B. bei Rachitis (Vitamin-D-

Mangel), verlängert sich die Querachse; bei Skoliose wird sie asymmetrisch.
Auf der Verbindungslinie der Darmbeinkämme liegt der **Proc. spinosus des 4. Lendenwirbels.** Er dient als Orientierungspunkt für die lumbale Liquorentnahme sowie für die Punktion im Rahmen der intrathekalen oder epiduralen (periduralen) Anästhesie.

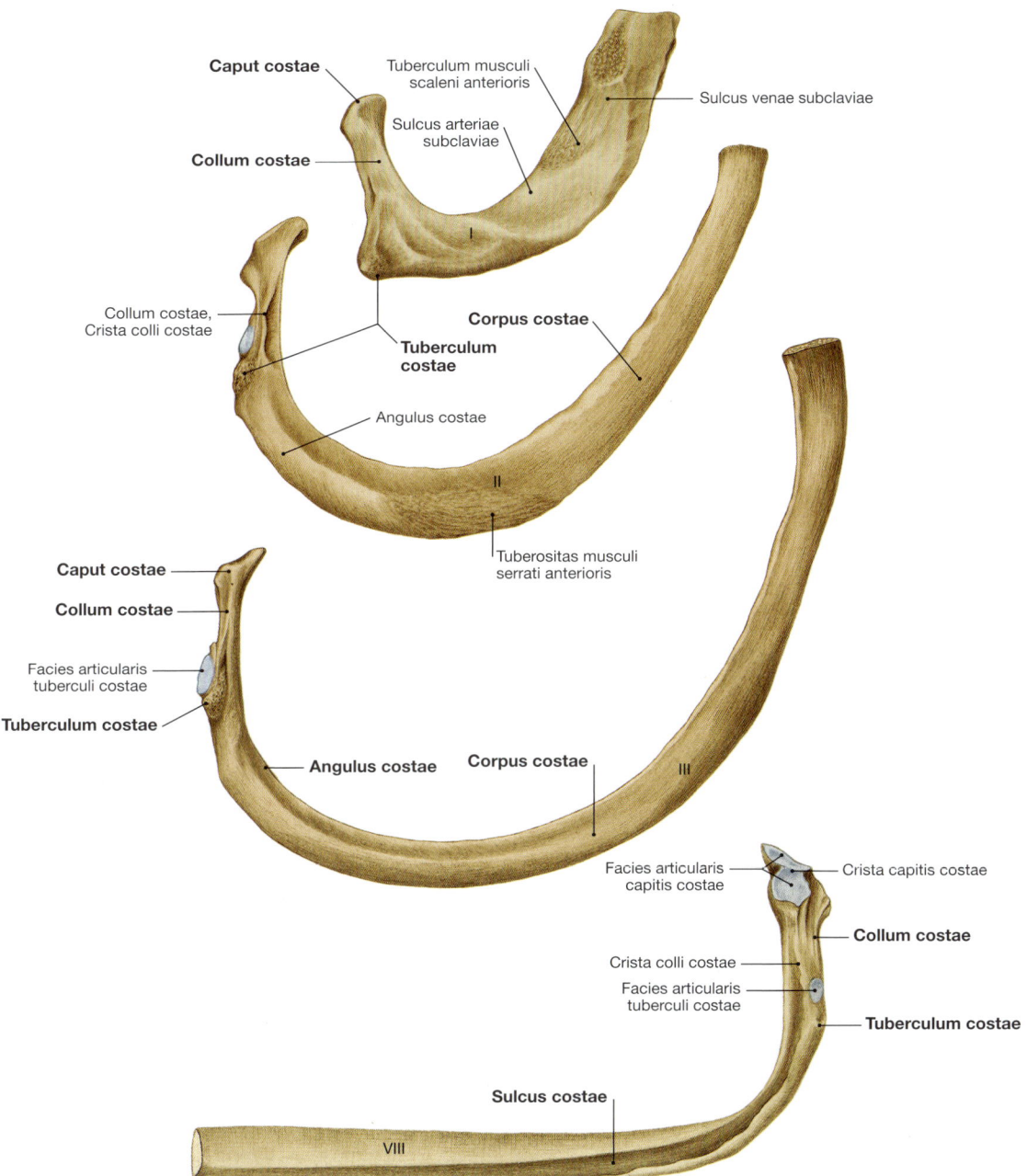

Caput costae
Tuberculum musculi scaleni anterioris
Sulcus venae subclaviae
Sulcus arteriae subclaviae
Collum costae
I
Collum costae, Crista colli costae
Corpus costae
Tuberculum costae
Angulus costae
II
Tuberositas musculi serrati anterioris
Caput costae
Collum costae
Facies articularis tuberculi costae
Tuberculum costae
Angulus costae
Corpus costae
III
Facies articularis capitis costae
Crista capitis costae
Crista colli costae
Collum costae
Facies articularis tuberculi costae
Tuberculum costae
Sulcus costae
VIII

Abb. 2.12 Rippen, Costae; I. bis III. Rippe: Ansicht von kranial; VIII. Rippe: Ansicht von kaudal.

Die **Rippen III** bis **X** besitzen die typische Rippenform. Das Rippenköpfchen (Caput costae) ist keilförmig und trägt jeweils zwei Gelenkfacetten (Facies articulares capitis costae). Das Tuberculum costae weist eine Gelenkfläche (Facies articularis tuberculi costae) auf. Dem Sulcus costae sind V., A. und N. intercostalis angelagert. Der Rippenkörper (Corpus costae) weist am ventralen Ende eine Höhlung für den Kontakt mit dem Rippenknorpel auf.

Die **Rippen I, II, XI und XII** weichen vom typischen Rippenaufbau ab. Die I. Rippe ist kurz, breit und am stärksten gekrümmt; ihr Köpfchen besitzt nur eine Gelenkfacette. Die II. Rippe besitzt nur einen angedeuteten Sulcus costae und eine Tuberositas musculi serrati anterioris für den Ursprung des M. serratus anterior. Die XI. und XII. Rippe tragen an ihrem Köpfchen nur eine Gelenkfläche. Sie haben keinen Kontakt zum Rippenbogen; ihr vorderes Ende ist zugespitzt. Darüber hinaus besitzen sie kein Tuberculum costae.

Klinik

Rippenanomalien kommen häufig vor:
- Eine **Halsrippe** wird bei ca. 1% der Bevölkerung beobachtet. Dabei ist die Rippenanlage am 7. Halswirbel vergrößert. Abgesehen von isolierten Vergrößerungen des Proc. transversus können uni- oder bilateral vorkommende zusätzliche Rippen auftreten, die mit dem Sternum in Kontakt stehen können. Der Druck einer Halsrippe auf die unteren Wurzeln des Plexus brachialis kann zu Sensibilitätsstörungen und zu motorischen Ausfallerscheinungen im Gebiet des N. ulnaris führen.

- Bei **zweiköpfigen Rippen** sind zwei Rippen partiell miteinander verschmolzen.
- Eine **Gabelrippe** ist eine Variante, bei der sich die Rippe im vorderen Anteil in zwei Enden aufgabelt.
- Erweiterungen der im Sulcus costae verlaufenden Interkostalarterien bei Aortenisthmusstenose und die daraus resultierende Druckatrophie des Knochens werden als **Rippenusuren** bezeichnet.

Wirbelsäule

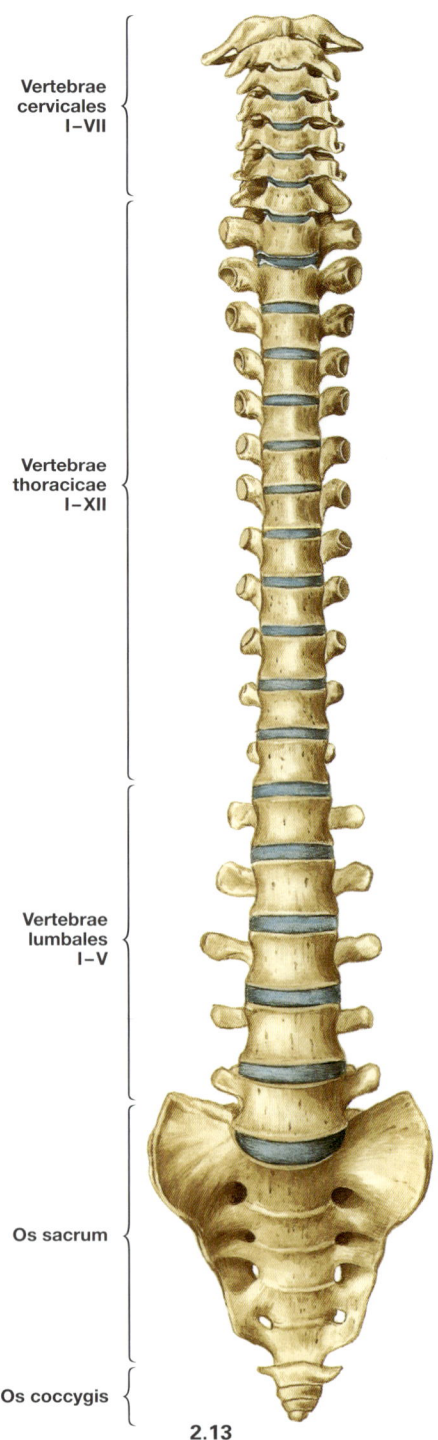

Vertebrae
cervicales
I–VII

Vertebrae
thoracicae
I–XII

Vertebrae
lumbales
I–V

Os sacrum

Os coccygis

2.13

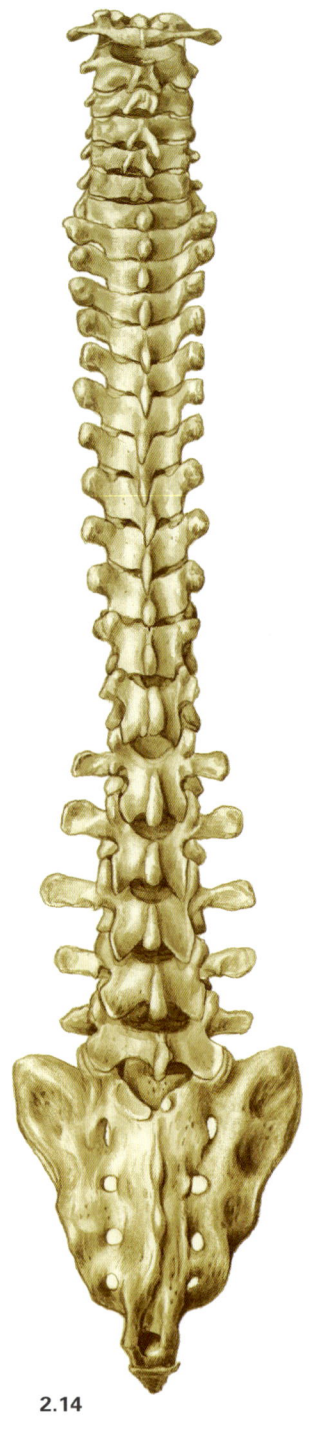

2.14

Abb. 2.13 und Abb. 2.14   Wirbelsäule, Columna vertebralis;
Ansicht von ventral (→ Abb. 2.13) und von dorsal (→ Abb. 2.14).
Die Wirbelsäule macht zwei Fünftel der Größe des Menschen aus. Ein
Viertel davon entfällt auf die Zwischenwirbelscheiben. Die Wirbelsäule
besteht aus 24 präsakralen Wirbeln (sieben Halswirbel, zwölf Brustwirbel, fünf Lendenwirbel) sowie aus zwei synostosierten Abschnitten,
dem Kreuzbein (Os sacrum) und dem Steißbein (Os coccygis). Die
Brustwirbel stehen mit den zwölf Rippenpaaren in Kontakt; das Kreuzbein artikuliert mit den Ossa coxae. Innerhalb der Wirbelsäule nimmt
die Belastung im aufrechten Stand von kranial nach kaudal zu.

Klinik

Verschmilzt der 5. Lendenwirbel mit dem Os sacrum (nur noch
23 präsakrale Wirbel), spricht man von **Sakralisation.** Bleibt der
oberste Wirbel des Os sacrum als eigenständiger Wirbel erhalten
und verschmilzt nicht mit dem übrigen Os sacrum (25 präsakrale
Wirbel), spricht man von einer **Lumbalisation.** In diesem Fall sieht
man im Röntgenbild sechs Lendenwirbel und vier Sakralwirbel.
Wenn das Os sacrum fünf Wirbel aufweist, kommt es zu einer
zusätzlichen Sakralisation des 1. Steißbeinwirbels. Verschmilzt der
1. Halswirbel (Atlas) mit dem Schädel, handelt es sich um eine
Atlasassimilation.

Wirbelsäule

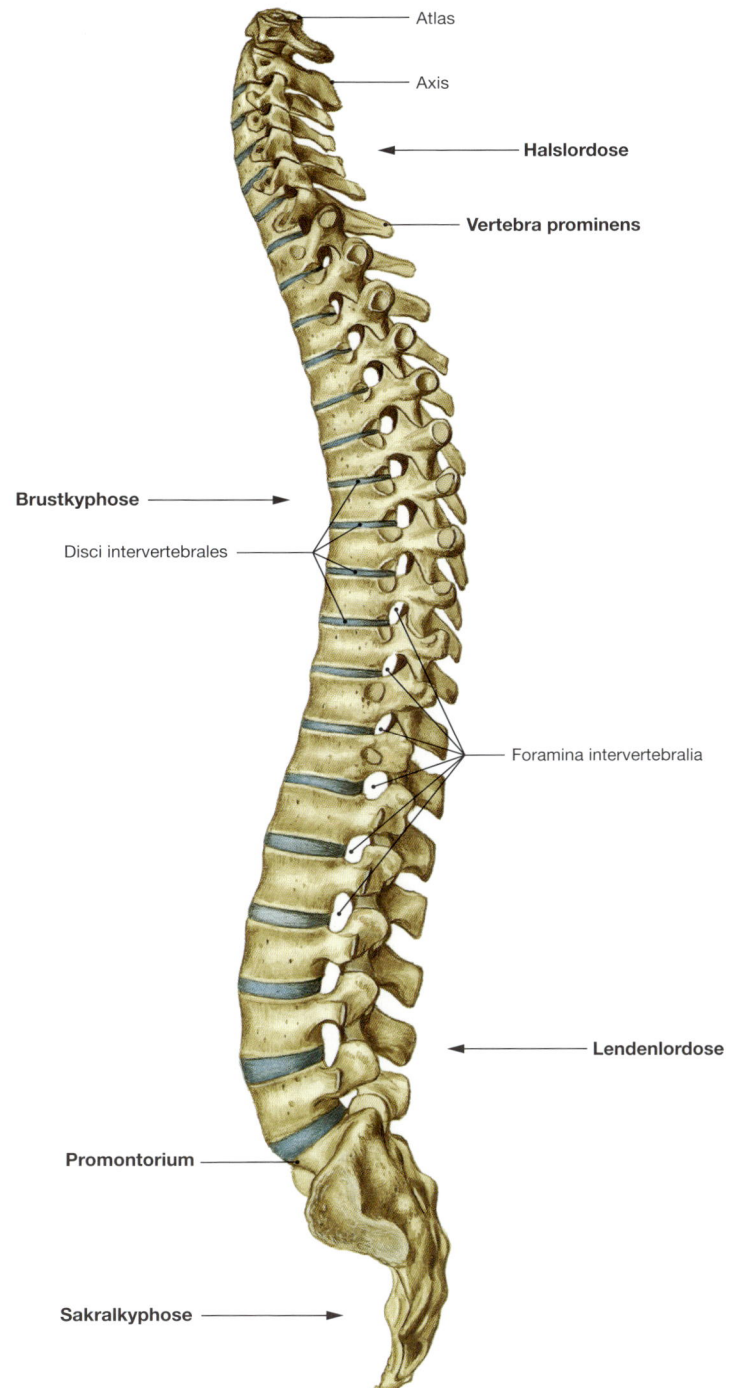

Atlas

Axis

Halslordose

Vertebra prominens

Brustkyphose

Disci intervertebrales

Foramina intervertebralia

Lendenlordose

Promontorium

Sakralkyphose

Abb. 2.15 Wirbelsäule, Columna vertebralis; Ansicht von links.
In der Sagittalebene hat die Wirbelsäule charakteristische Krümmungen:
- Halslordose (nach vorne konvex gekrümmt)
- Brustkyphose (nach hinten konvex gekrümmt)
- Lendenlordose (nach vorne konvex gekrümmt)
- Sakralkyphose (nach hinten konvex gekrümmt)
Lordose ist der medizinische Fachbegriff für eine nach ventral gerichtete konvexe Krümmung der Wirbelsäule, Kyphose für eine nach dorsal gerichtete.

In den ersten Monaten nach der Geburt ist die Wirbelsäule in allen Abschnitten nach dorsal konvex gekrümmt. Die Halslordose bildet sich mit dem Sitzen aus, die Lendenlordose mit dem Laufen.
Die Krümmungen bilden sich erst mit Kippung des Beckens nach vorne im Zusammenhang mit der bipeden Fortbewegung im 1.–2. Lebensjahr aus. Vorher ist die gesamte Wirbelsäule in allen Abschnitten nach hinten konvex gekrümmt.

Klinik

Übermäßige Krümmungen der Wirbelsäule in der Frontalebene **(Skoliose)** sind immer pathologisch. Es handelt sich dabei um eine Wachstumsdeformität der Wirbelsäule mit fixierter Seitausbiegung, Torsion der Wirbel und Rotation des Achsenorgans, die nicht mehr durch Einsatz der Muskulatur aufgerichtet werden kann. Die Sko-

liose ist eines der am längsten bekannten orthopädischen Leiden. Trotz intensiver wissenschaftlicher und klinischer Bemühungen sind bis heute viele Probleme, die die Skoliose betreffen, nicht zufriedenstellend gelöst. Eine geringgradige Skoliose hat allerdings fast jeder, da bei den meisten Menschen die Beine nicht gleich lang sind.

Atlas und Axis

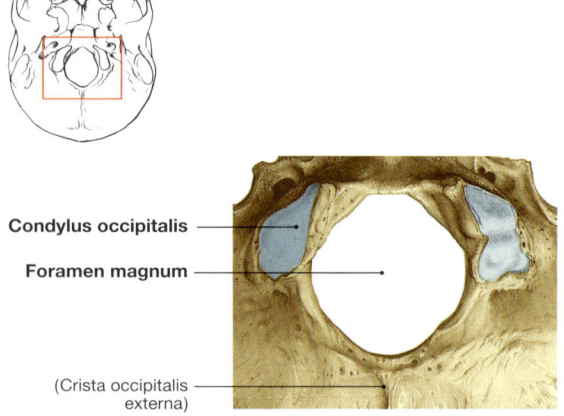

Condylus occipitalis

Foramen magnum

(Crista occipitalis externa)

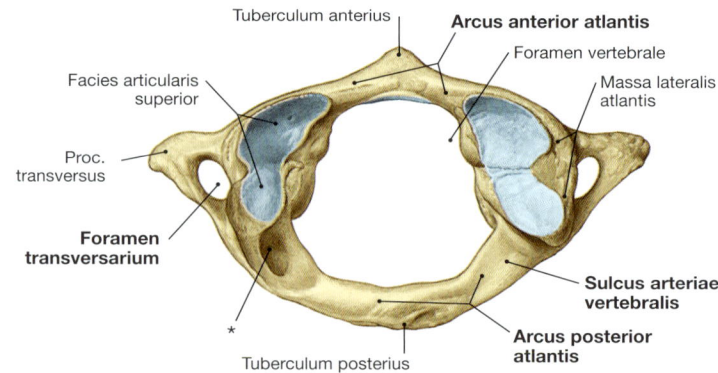

Tuberculum anterius — **Arcus anterior atlantis**

Foramen vertebrale

Facies articularis superior

Massa lateralis atlantis

Proc. transversus

Foramen transversarium

*

Tuberculum posterius

Sulcus arteriae vertebralis

Arcus posterior atlantis

Abb. 2.16   Hinterhauptbein, Os occipitale, Ausschnitt mit dem Hinterhauptsloch und den Gelenkkörpern für das obere Kopfgelenk; Ansicht von kaudal.
Die Kondylen des Schädels liegen vorne lateral vom Foramen magnum.

Abb. 2.17   1. Halswirbel, Atlas; Ansicht von kranial.
Der Atlas besitzt keinen Wirbelkörper. Letzterer ist im Rahmen der Entwicklung als Dens mit dem Axis verschmolzen. Der vordere Atlasbogen (Arcus anterior atlantis) liegt vor dem Dens und artikuliert mit ihm. Der hintere Atlasbogen (Arcus posterior atlantis) besitzt keinen Proc. spinosus, sondern lediglich ein Tuberculum posterius. Die oberen Gelenkflächen des Atlas sind häufig unterteilt. Der Atlas hat einen etwas längeren Querfortsatz als die übrigen Halswirbel.

* Variante: Canalis arteriae vertebralis

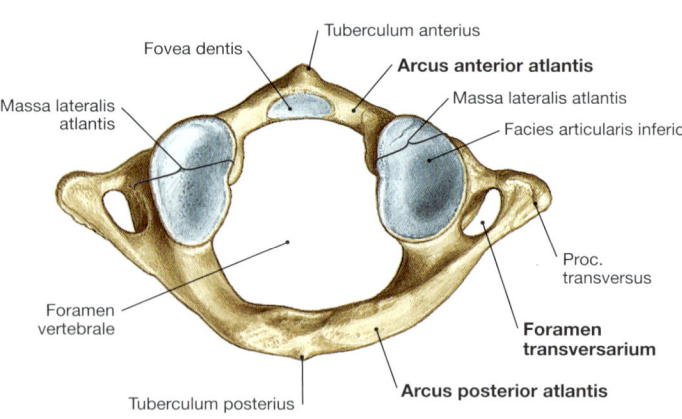

Fovea dentis — Tuberculum anterius

Arcus anterior atlantis

Massa lateralis atlantis — Massa lateralis atlantis

Facies articularis inferior

Proc. transversus

Foramen vertebrale

Foramen transversarium

Tuberculum posterius — **Arcus posterior atlantis**

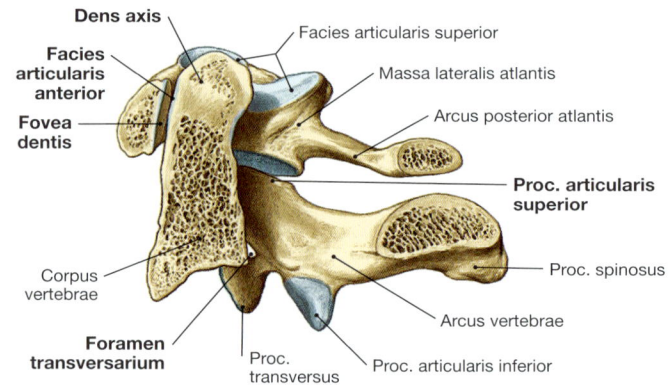

Dens axis

Facies articularis anterior

Fovea dentis

Facies articularis superior

Massa lateralis atlantis

Arcus posterior atlantis

Proc. articularis superior

Proc. spinosus

Corpus vertebrae

Arcus vertebrae

Foramen transversarium

Proc. transversus

Proc. articularis inferior

Abb. 2.18   1. Halswirbel, Atlas; Ansicht von kaudal.
Auf der Innenseite des Arcus anterior atlantis befindet sich die Fovea dentis zur Artikulation mit dem Dens axis. Die Facies articulares inferiores sind flach konkav gewölbt und in einem Winkel von etwa 30° zur Transversalebene ausgerichtet. Das für die Halswirbel charakteristische Foramen transversarium dient dem Durchtritt der A. vertebralis.

Abb. 2.19   1. und 2. Halswirbel, Atlas und Axis; Medianschnitt; Ansicht von links.
Der Medianschnitt gibt den Blick in den Wirbelkanal frei. Atlas und Axis artikulieren über die Fovea dentis und die Facies articularis anterior in der Articulatio atlantoaxialis mediana. Der Arcus posterior atlantis ist im Verhältnis zum Arcus vertebrae des Axis deutlich kleiner.

Klinik

Degenerative Veränderungen der Halswirbel sind im fortgeschrittenen Alter häufig. Sie äußern sich u. a. als **Osteochondrosis intervertebralis** mit dorsalen Spondylophyten, die zur Einengung des Wirbelkanals mit resultierender Kompression des Rückenmarks führen können. Eine **Arthrose** in den Wirbelgelenken und den Unkovertebralspalten (→ Abb. 2.24) mit Ausbildung von Osteophyten führt zur Einengung des Foramen intervertebrale und/oder des Foramen transversarium mit Spinalnervensymptomatik sowie zu Druck auf die A. vertebralis und das sympathische Nervengeflecht.

Isolierte Frakturen der Atlasbögen kommen besonders nach Autounfällen vor, haben aber in den letzten Jahren aufgrund der verbesserten Schutzvorrichtungen in Fahrzeugen (Airbag) abgenommen. Sie müssen von Atlasvarianten abgegrenzt werden. Außer Varianten, wie dem Vorkommen eines Canalis arteriae vertebralis, oder Fehlbildungen, wie der **Atlasassimilation** (Verschmelzen mit der Schädelbasis), sind **Spaltbildungen im Bereich des Wirbelbogens** häufig (→ S. 54).

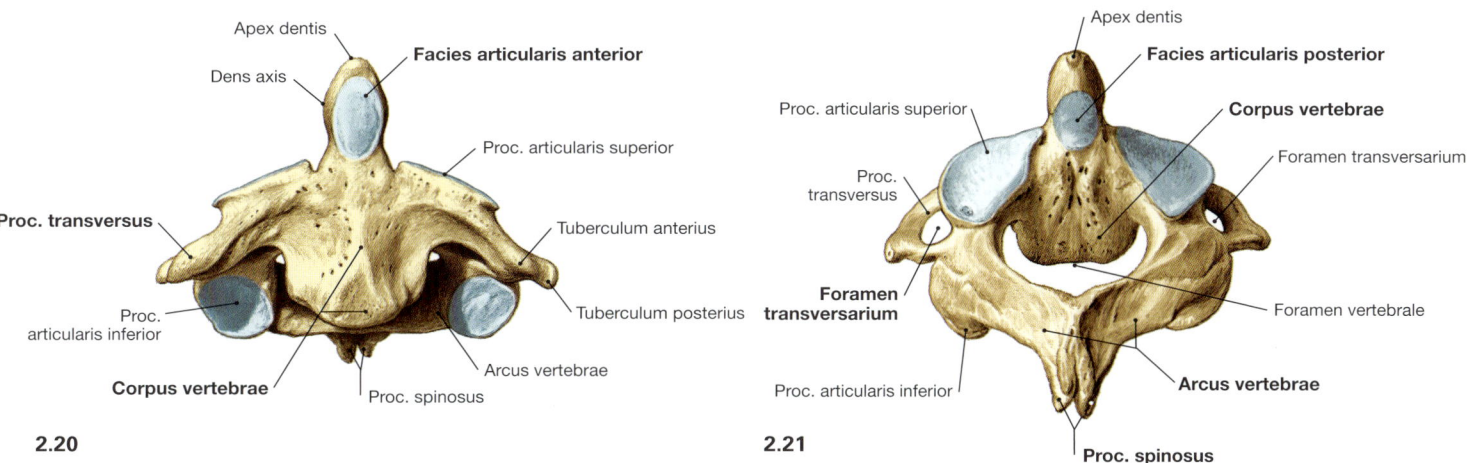

2.20

2.21

Abb. 2.20 und Abb. 2.21   2. Halswirbel, Axis; Ansicht von ventral (→ Abb. 2.20) und von dorsal kranial (→ Abb. 2.21).
Der Dens axis unterscheidet den Axis von den anderen Halswirbeln. Auf der Vorder- und auf der Rückseite besitzt der Dens je eine Gelenkfläche (Facies articulares anterior und posterior). Die Gelenkflächen der Procc. articulares superiores fallen seitlich ab, die der Procc. articulares inferiores stehen schräg zur Frontalebene. Ab dem 3. Halswirbel stehen auch die Gelenkflächen der Procc. articulares superiores schräg zur Frontalebene. Der Querfortsatz (Proc. transversus) ist nur schwach ausgebildet, der Dornfortsatz (Proc. spinosus) ist häufig zweigeteilt.

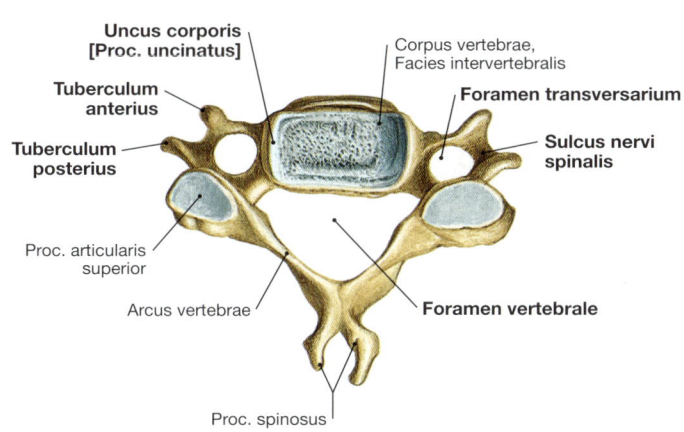

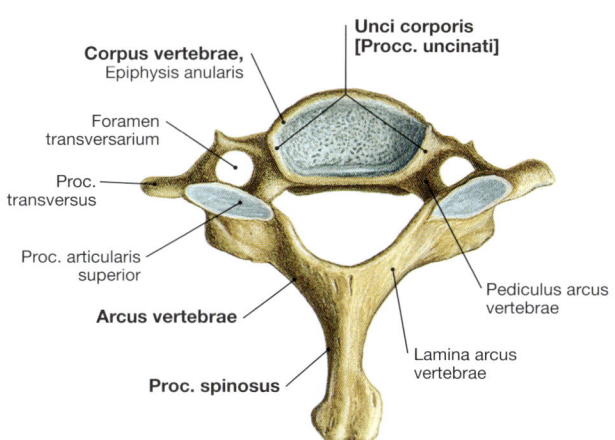

Abb. 2.22   5. Halswirbel, Vertebra cervicalis V; Ansicht von kranial.
Der 5. Halswirbel weist den für die Halswirbel 3 bis 6 typischen Aufbau auf. Der Proc. spinosus ist bis auf den 7. Halswirbel kurz und zweigeteilt. Der Proc. transversus ist kurz, besitzt das Foramen transversarium und endet lateral in einem Tuberculum anterius und einem Tuberculum posterius. Dazwischen liegt der Sulcus nervi spinalis. Das Foramen vertebrale ist groß und dreieckig. Der Wirbelkörper ist in der Transversalachse länger als in der Sagittalachse und vorne ebenso breit wie hinten.

Abb. 2.23   7. Halswirbel, Vertebra cervicalis VII; Ansicht von kranial.
Der 7. Halswirbel besitzt einen langen Querfortsatz mit nur einem Tuberculum posterius und einen langen nicht geteilten Dornfortsatz.

Klinik

Die **Densfraktur** oder die Fraktur der Bogenwurzel (sog. Hangedman-Fraktur) mit Gefahr der Halsmarkkompression tritt meist im Rahmen von Autounfällen auf. Eine Densfraktur kann auch Kleinkinder betreffen und ist schwer zu diagnostizieren.

Halswirbel

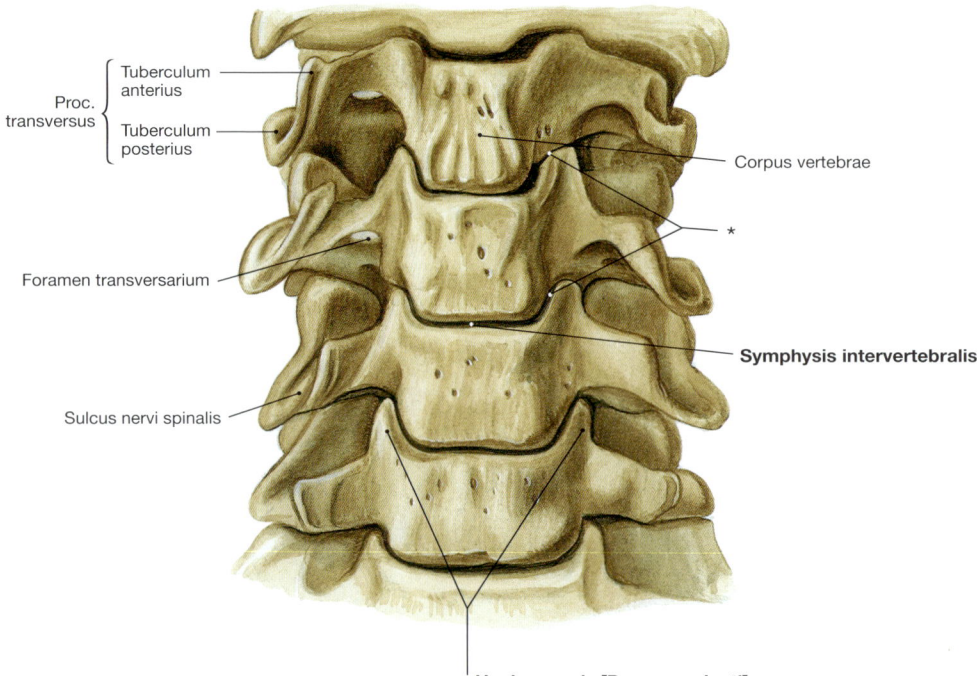

Proc. transversus
— Tuberculum anterius
— Tuberculum posterius

Foramen transversarium

Sulcus nervi spinalis

Corpus vertebrae

*

Symphysis intervertebralis

Unci corporis [Procc. uncinati]

Abb. 2.24   2. bis 7. Halswirbel, Vertebrae cervicales II–VII; Ansicht von ventral.
Der 3. bis 6. Halswirbel besitzt einen typischen Aufbau, 1., 2. und 7. Halswirbel weichen von diesem Aufbau ab. Die Deckplatten sind an den Seiten nach oben gewölbt (Unci corporis). Die auch als Procc. unci-nati bezeichneten Unci corporis artikulieren gemeinsam mit den latera-len und kaudalen Anteilen des Corpus vertebrae des darüberliegenden Wirbels in der Articulatio (Hemiarthrosis) uncovertebralis.

* sog. Unkovertebralspalten

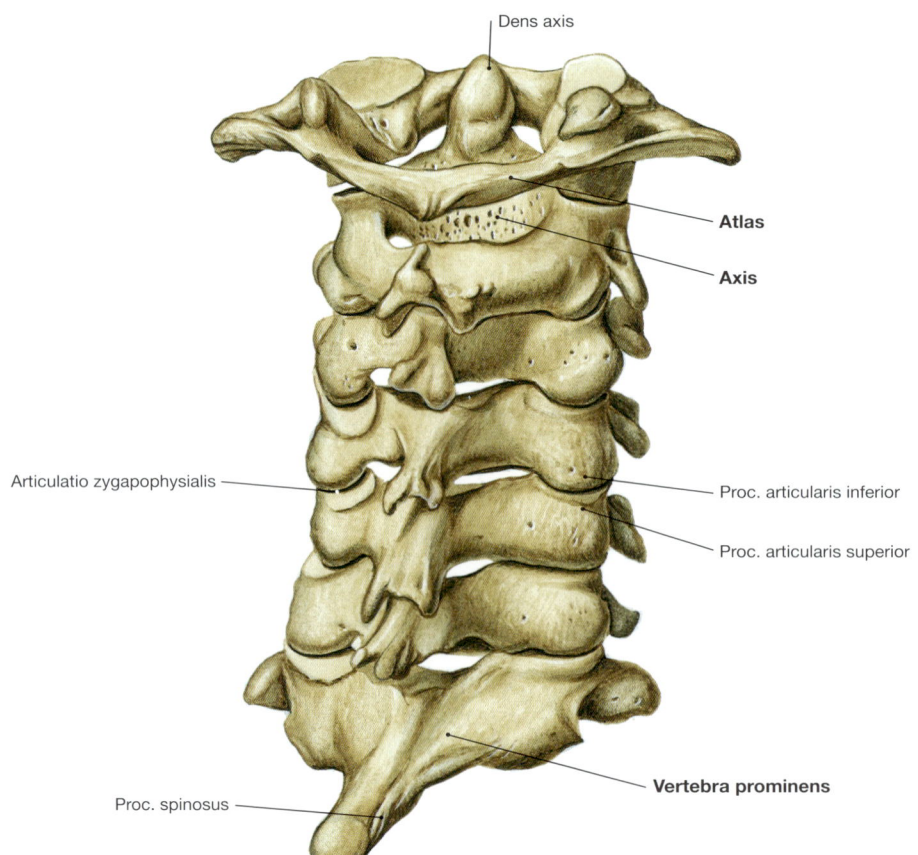

Dens axis

Atlas

Axis

Articulatio zygapophysialis

Proc. articularis inferior

Proc. articularis superior

Proc. spinosus

Vertebra prominens

Abb. 2.25   1. bis 7. Halswirbel, Vertebrae cervicales I–VII; Ansicht von lateral dorsal.
Der lange und nicht geteilte Dornfortsatz des 7. Halswirbels (dieser Halswirbel wird deshalb auch als **Vertebra prominens** bezeichnet) ist gut im Nacken tastbar. Allerdings kann er mit dem meist noch etwas weiter vorspringenden Dornfortsatz des 1. Brustwirbels verwechselt werden. Die jeweilige Gelenkfläche (Facies articularis superior oder in-ferior) eines Wirbelgelenkfortsatzes (Proc. articularis superior oder infe-rior) artikuliert mit dem jeweiligen Partner in der Articulatio zygapophy-sialis.

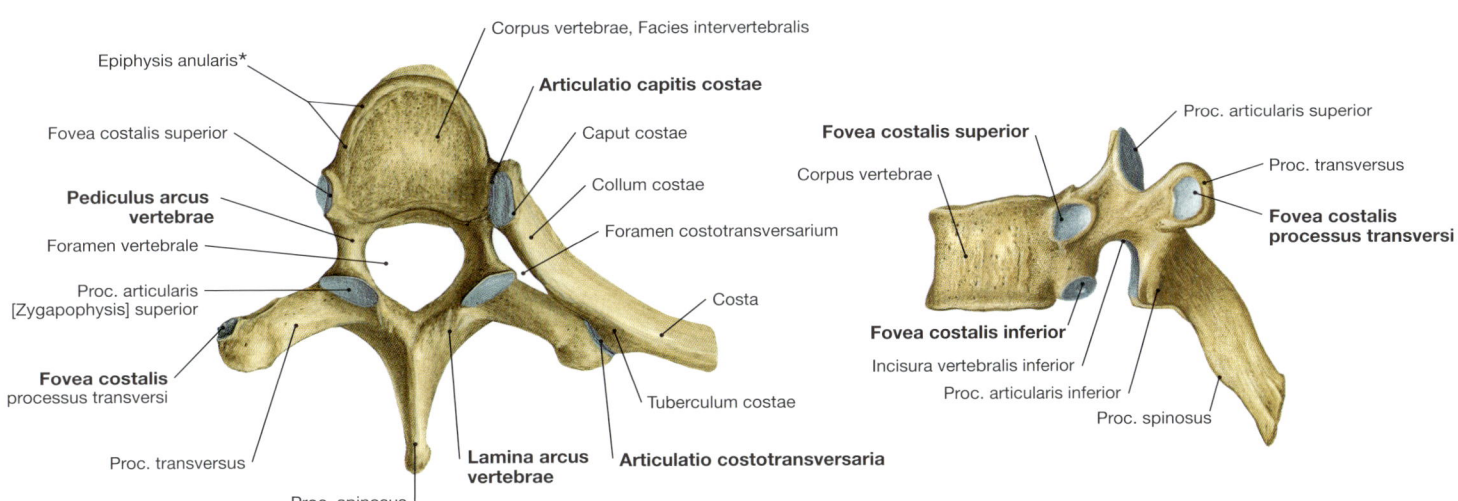

Corpus vertebrae, Facies intervertebralis

Epiphysis anularis*

Articulatio capitis costae

Fovea costalis superior

Caput costae

Pediculus arcus vertebrae

Collum costae

Foramen vertebrale

Foramen costotransversarium

Proc. articularis [Zygapophysis] superior

Costa

Fovea costalis processus transversi

Proc. transversus

Tuberculum costae

Proc. spinosus

Lamina arcus vertebrae

Articulatio costotransversaria

Proc. articularis superior

Fovea costalis superior

Proc. transversus

Corpus vertebrae

Fovea costalis processus transversi

Fovea costalis inferior

Incisura vertebralis inferior

Proc. articularis inferior

Proc. spinosus

Abb. 2.26   Wirbel, Vertebra: Baumerkmale am Beispiel eines 5. Brustwirbels; Ansicht von kranial.
Der Wirbelbogen (Arcus vertebrae) unterteilt sich in den Pediculus arcus vertebrae und in die Lamina arcus vertebrae. Vom Bogen entspringen seitlich die Procc. transversi und dorsal der Proc. spinosus. Kranial und kaudal sitzen die Gelenkflächen (Procc. articulares) für die Wirbelgelenke (Zygapophysialgelenke). Der Wirbelkörper besitzt seitlich jeweils kranial und kaudal eine Gelenkfläche für die Rippenköpfchen (Foveae costales superior und inferior). Am Proc. transversus artikuliert die Fovea costalis in der Articulatio costotransversaria mit der Gelenkfläche des Tuberculum costae der zugehörigen Rippe.

* auch: Randleiste

Abb. 2.27   6. Brustwirbel, Vertebra thoracica VI; Ansicht von links.
Man sieht die Gelenkflächen für die Rippenköpfchen (Foveae costales superior und inferior), die nahezu in der Frontalebene ausgerichteten Gelenkflächen der Zygapophysialgelenke (Procc. articulares superior und inferior), die Gelenkfläche (Foveae costales) für die Artikulation mit dem Tuberculum costae der Rippe, die Incisura vertebralis inferior und den steil abfallenden Proc. spinosus.

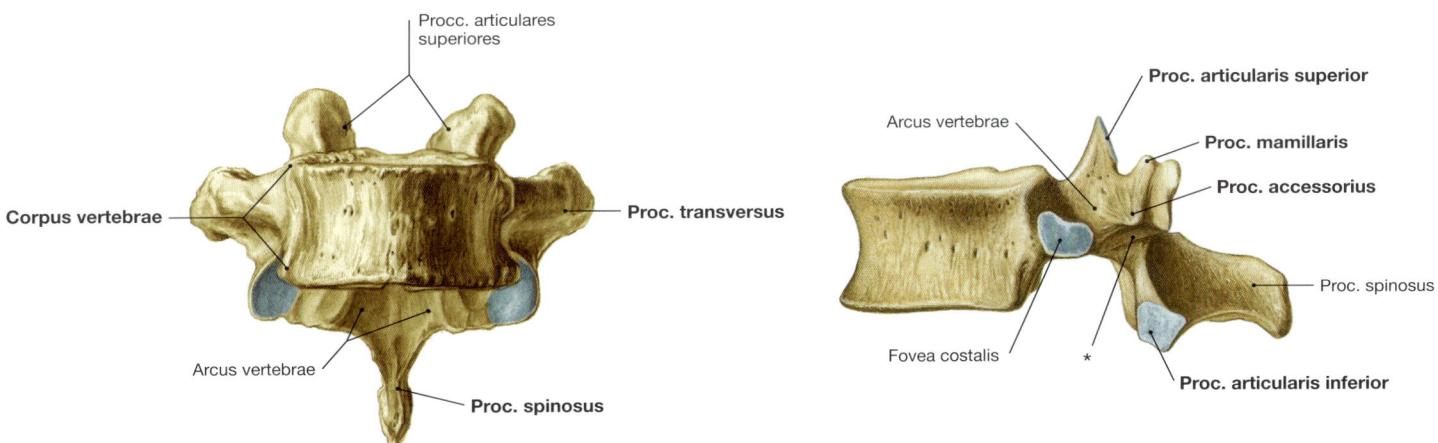

Procc. articulares superiores

Corpus vertebrae

Proc. transversus

Arcus vertebrae

Proc. spinosus

Proc. articularis superior

Arcus vertebrae

Proc. mamillaris

Proc. accessorius

Proc. spinosus

Fovea costalis

*

Proc. articularis inferior

Abb. 2.28   10. Brustwirbel, Vertebra thoracica X; Ansicht von ventral auf den Wirbelkörper mit Deck- und Bodenplatte.
Die Gelenkflächen der Procc. articulares überragen kranial und kaudal den Wirbelkörper.

Abb. 2.29   12. Brustwirbel, Vertebra thoracica XII; Ansicht von links.
Der 12. Brustwirbel besitzt auf jeder Seite nur noch eine Fovea costalis und zeigt bereits Charakteristika der Lendenwirbelsäule: die unteren Gelenkfortsätze weisen nach lateral. Außerdem kommen bereits Procc. mamillares und accessorii vor.

* Bereich des Wirbelbogens zwischen oberem und unterem Gelenkfortsatz (sog. Isthmus = Interartikularportion)

Brust- und Lendenwirbel

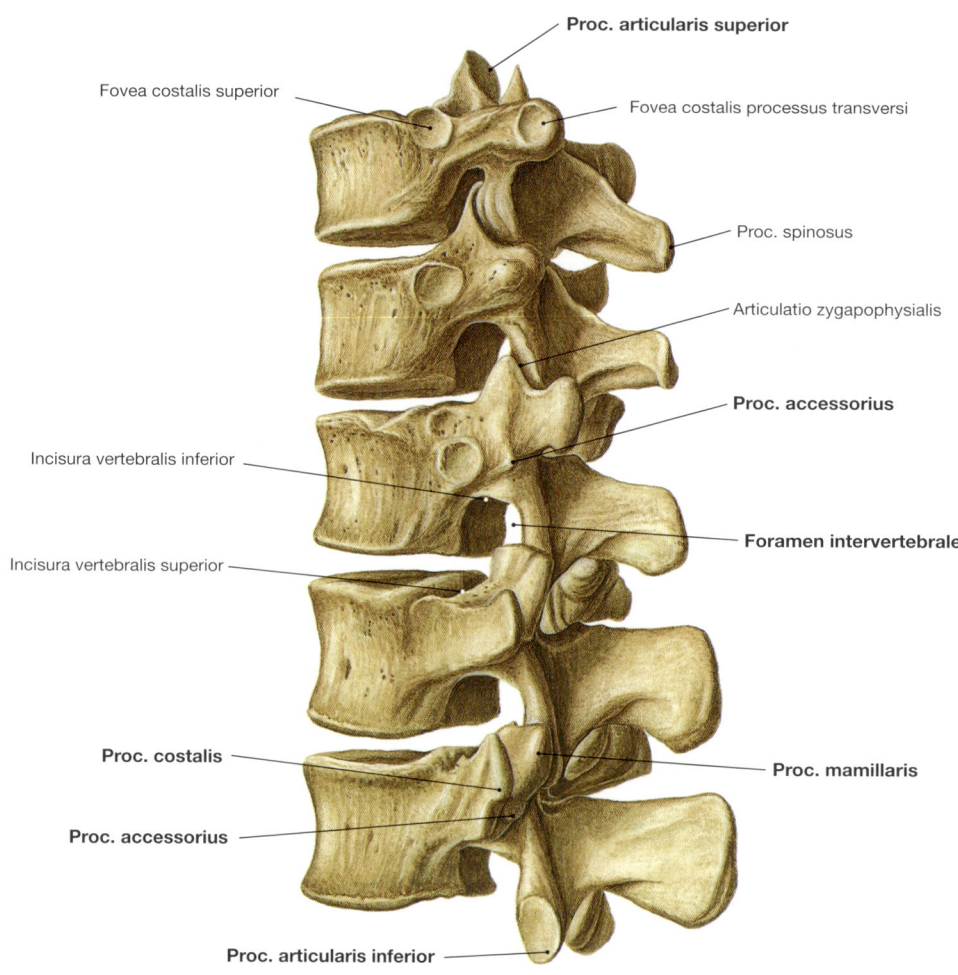

Proc. articularis superior

Fovea costalis superior

Fovea costalis processus transversi

Proc. spinosus

Articulatio zygapophysialis

Proc. accessorius

Incisura vertebralis inferior

Foramen intervertebrale

Incisura vertebralis superior

Proc. costalis

Proc. mamillaris

Proc. accessorius

Proc. articularis inferior

Abb. 2.30 10. bis 12. Brustwirbel, Vertebrae thoracicae X–XII, und 1. bis 2. Lendenwirbel, Vertebrae lumbales I–II; Ansicht von links dorsal.
Aufgrund der höheren Druckbelastung sind die Körper der Lendenwirbel wesentlich mächtiger als die der übrigen Wirbel. Die Procc. spinosi sind kurz und plump und nahezu horizontal ausgerichtet. Von den Wir-

belbögen der Lendenwirbel gehen die Procc. costales (entstammen der Rippenanlage und sind mit den Wirbeln verschmolzen), die variabel großen Procc. accessorii, die Procc. articulares superiores (tragen die oberen Gelenkflächen, Facies articulares) und die Procc. mamillares (Rest des Proc. transversus) sowie die Procc. articulares inferiores mit den unteren Gelenkflächen (Facies articulares) aus.

Klinik

- Posterolaterale Bandscheibenvorfälle oder Osteophyten von arthrotisch veränderten Wirbelgelenken können zur **Einengung des Foramen intervertebrale** und zur Kompression der Spinalnervenwurzeln mit Ausfallerscheinungen führen.
- **Lendenrippen** können durch ihre enge topographische Beziehung zur Niere Schmerzen hervorrufen.

- **Seitliche Wirbelbogenspalten** können zur Trennung der Procc. articulares inferiores mit dem hinteren Teil des Arcus und dem Proc. spinosus vom übrigen Wirbelteil führen (sog. **Spondylolyse**).
- Die knöcherne Trennung kann vor allem des Isthmus (→ Abb. 2.29) ein echtes Wirbelgleiten **(Spondylolisthesis)** verursachen.

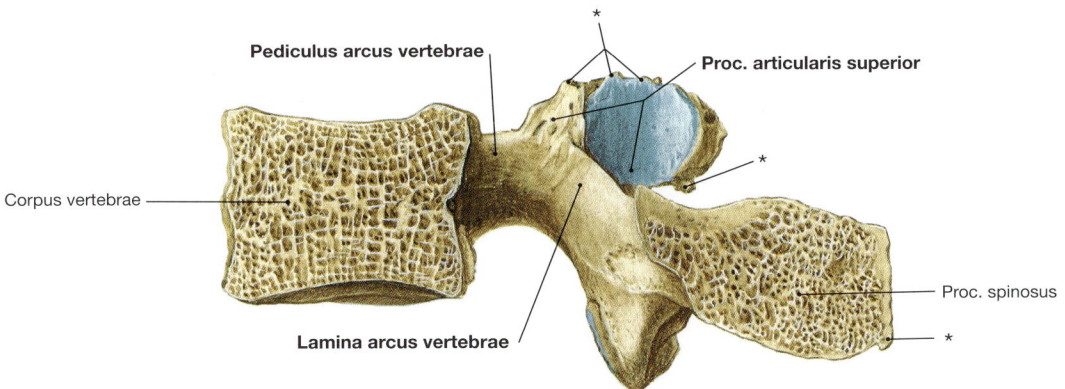

Abb. 2.31   3. Lendenwirbel, Vertebra lumbalis III, eines älteren Menschen; Medianschnitt; Ansicht von links.
Die Gelenkflächen der Procc. articulares superiores sind einander zugewandt (daher von der Seite nicht gut sichtbar) und fassen die unteren

Gelenkfortsätze des nächst höheren Wirbels zwischen sich.

* Verknöcherungen von Bandansätzen

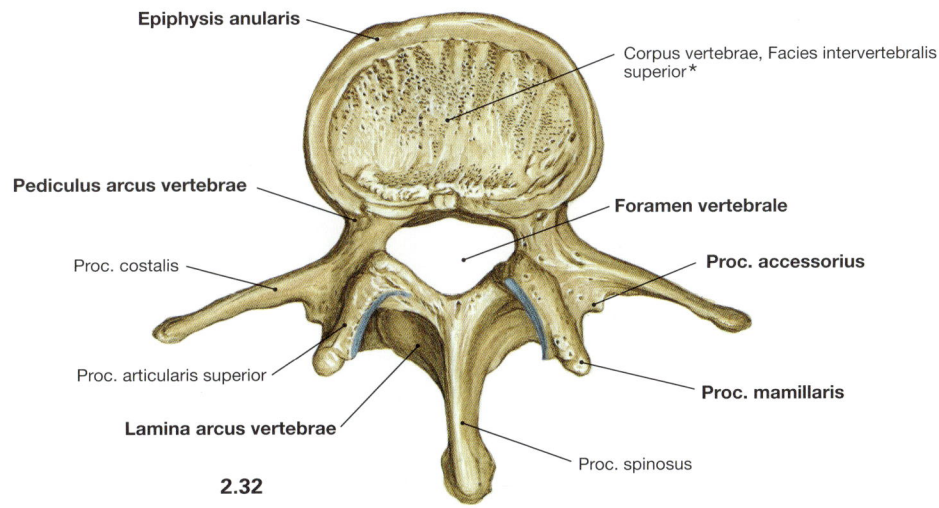

2.32

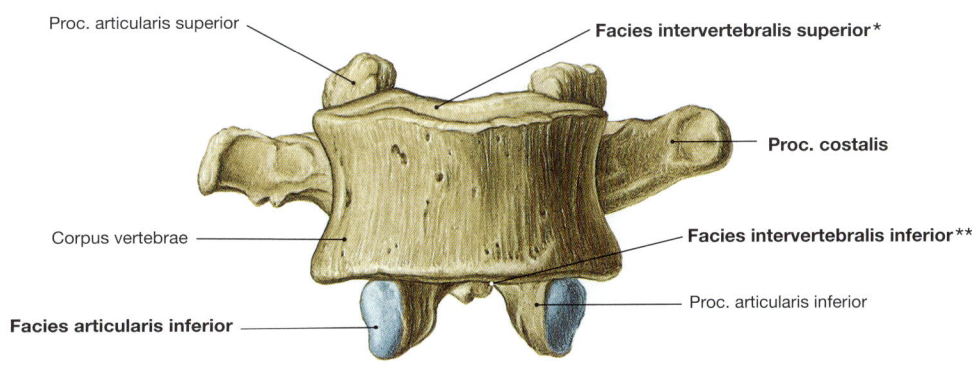

2.33

Abb. 2.32 und Abb. 2.33   4. Lendenwirbel, Vertebra lumbalis IV;
Ansicht von kranial (→ Abb. 2.32) und von ventral (→ Abb. 2.33).
Der Pediculus arcus vertebrae ist entsprechend der Größe eines Lendenwirbels sehr mächtig. Seitlich am Arcus sieht man die verschiedenen Fortsätze (Procc. costales, accessorii, mamillares und articulares superiores und inferiores), hinten den kräftigen Proc. spinosus.

In der Ansicht von ventral besitzt der Lendenwirbel einen mächtigen Körper (Corpus vertebrae) mit ausgeprägter Deck- und Grundplatte (Facies intervertebrales superior und inferior). Die Gelenkflächen der Zygapophysialgelenke überragen das Corpus kranial und kaudal.

*   auch: Deckplatte
** auch: Grundplatte

Kreuzbein

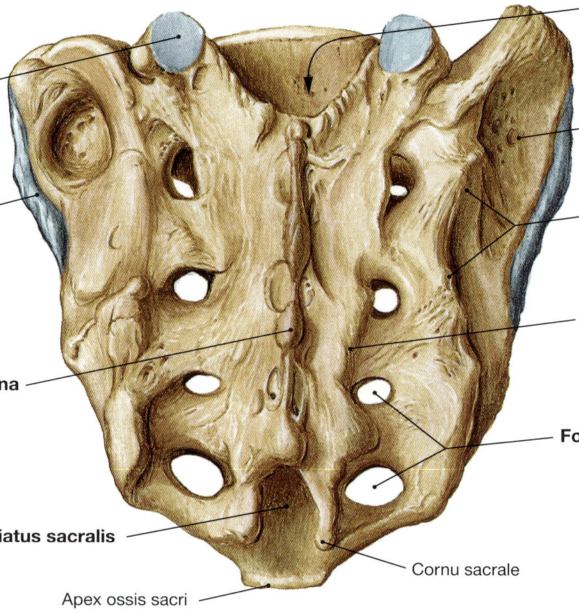

Canalis sacralis

Proc. articularis superior

Tuberositas ossis sacri

Facies auricularis

Crista sacralis lateralis (intermedia)

Crista sacralis medialis

Crista sacralis mediana

Foramina sacralia posteriora

Hiatus sacralis

Cornu sacrale

2.34   Apex ossis sacri

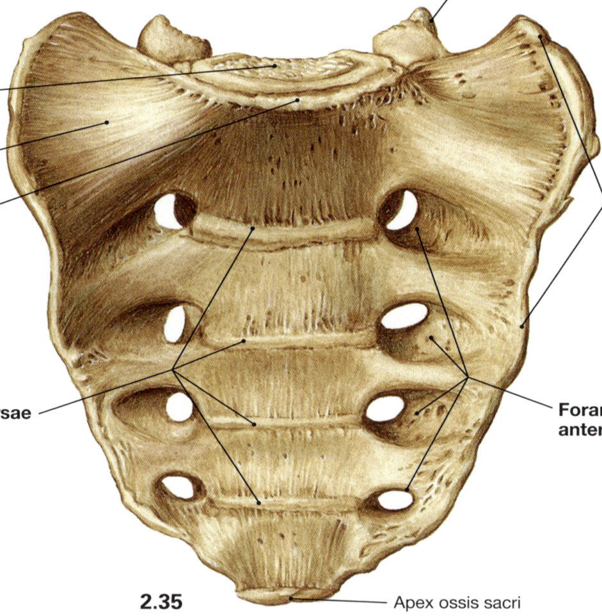

Proc. articularis superior

Basis ossis sacri

Ala ossis sacri

Promontorium

Pars lateralis

Lineae transversae

Foramina sacralia anteriora

2.35   Apex ossis sacri

Abb. 2.34 bis Abb. 2.36   Kreuzbein, Os sacrum; Ansicht von dorsal (→ Abb. 2.34), von ventral (→ Abb. 2.35) und von kranial (→ Abb. 2.36). Die **Facies dorsalis** besitzt fünf längsgerichtete Leisten, die unterschiedlich deutlich ausgebildet sind und auf die Verschmelzung der entsprechenden Fortsätze zurückgehen. Der Verschmelzung der Procc. spinosi entspricht die **Crista sacralis mediana,** der der Gelenkfortsätze die **Crista sacralis medialis** und der der rudimentären Seitenfortsätze die **Crista sacralis lateralis.** Die Crista sacralis mediana endet oberhalb des Hiatus sacralis, der die kaudale Öffnung des Wirbelkanals darstellt. Er wird bei Kindern als Zugangsweg für die Sakralanästhesie genutzt. Die **Facies pelvina** zeigt die verschmolzenen Grenzen der Sakralwirbelkörper (Lineae transversae) und die paarigen Foramina sacralia anteriora, die die Austrittsöffnungen für die ventralen Spinalnervenäste darstellen. Der lateral von den Foramina sacralia anteriora gelegene Anteil des Os sacrum wird als Pars lateralis bezeichnet.
Die von oben sichtbare **Basis ossis sacri** ist die Kontaktfläche für die Zwischenwirbelscheibe mit dem 5. Lendenwirbel. Diese Wirbelscheibe wölbt sich am weitesten in das Becken hinein und wird zusammen mit der Vorderkante der Basis ossis sacri als **Promontorium** bezeichnet. Lateral von der Basis breiten sich die Alae ossis sacri als kranialer Anteil des Partes laterales aus. Hinter der Basis liegt der dreieckige Sakralkanal und seitlich davon die Procc. articulares superiores zur Kontaktbildung mit dem 5. Lendenwirbel.

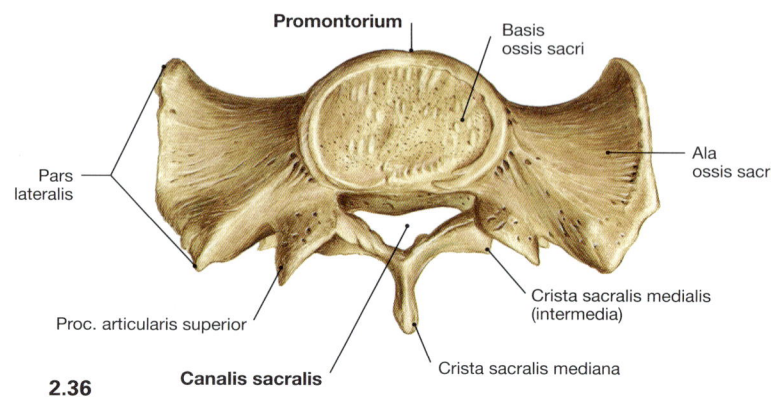

Promontorium   Basis ossis sacri

Pars lateralis

Ala ossis sacri

Proc. articularis superior

Crista sacralis medialis (intermedia)

Canalis sacralis   Crista sacralis mediana

2.36

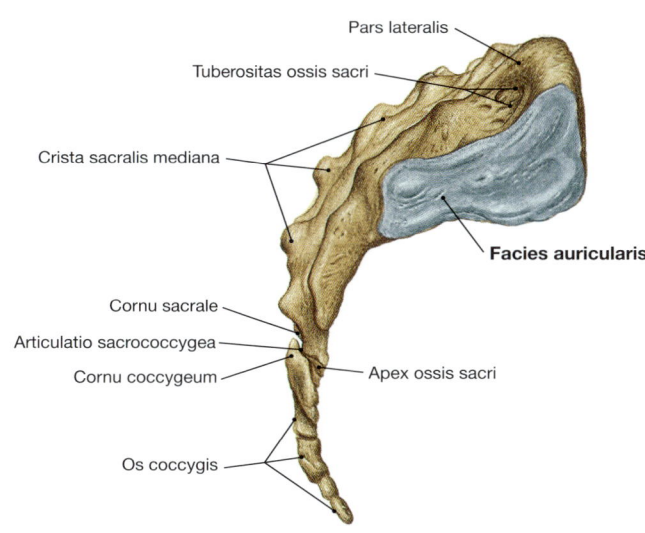

Abb. 2.37 Kreuzbein, Os sacrum; Ansicht von rechts.
Der Blick von der Seite zeigt die Facies auricularis, die zur gelenkigen Verbindung mit dem Os coxae dient (Articulatio sacroiliaca). Dorsal davon befindet sich die Tuberositas ossis sacri, an der Bänder inserieren.

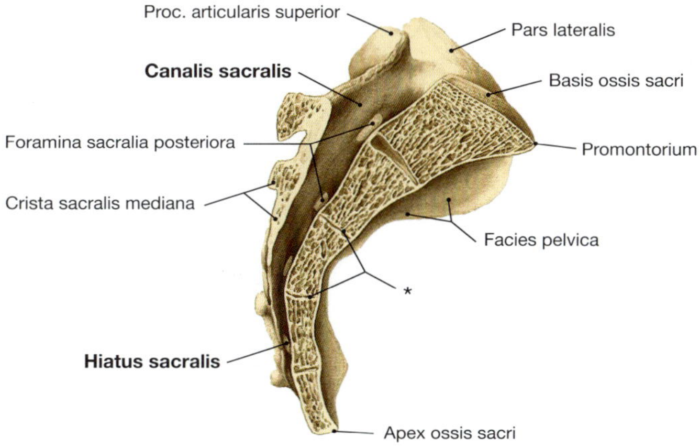

Abb. 2.38 Kreuzbein, Os sacrum; Medianschnitt; Ansicht von rechts.

* Beim Erwachsenen können Reste von Bandscheibengewebe erhalten bleiben. Darüber hinaus kommt es häufig nur zu einer unvollständigen Verschmelzung der Sakralwirbel.

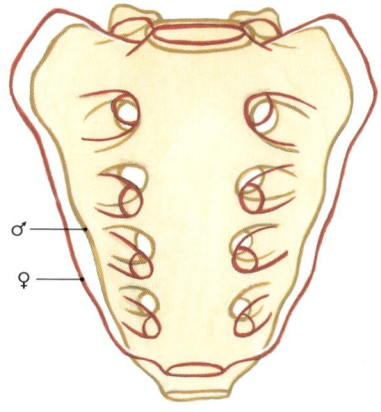

Abb. 2.39 Kreuzbein, Os sacrum; Geschlechtsunterschiede.
Das Kreuzbein des Mannes ist etwas länger als das der Frau, dafür aber nicht so breit. Die unterschiedliche Ausprägung des weiblichen Kreuzbeins trägt zu der für den Geburtsvorgang vorteilhaften breiteren Form des weiblichen Beckens bei.

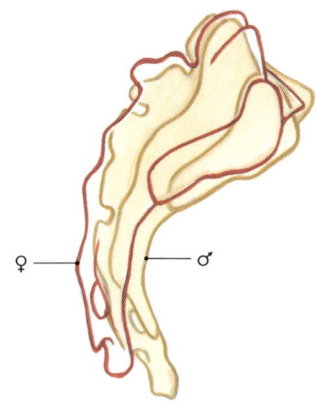

Abb. 2.40 Kreuzbein, Os sacrum; Geschlechtsunterschiede.
Das männliche Kreuzbein ist stärker gekrümmt als das weibliche.

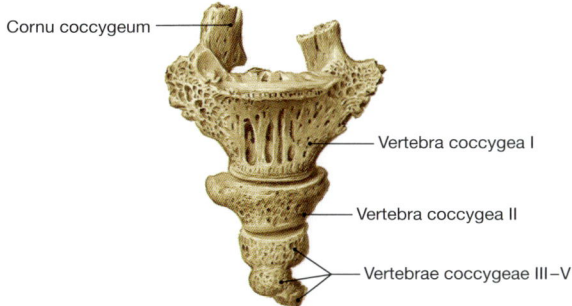

Abb. 2.41 Steißbein, Os coccygis; Ansicht von ventral kranial.
Das Steißbein ist meist aus drei bis vier Wirbeln entstanden, kann aber auch – wie dargestellt – aus fünf rudimentären Wirbeln hervorgegangen sein. Über die Cornua coccygea und den rudimentären Wirbelkörper ist das Steißbein mit dem Os sacrum verbunden.

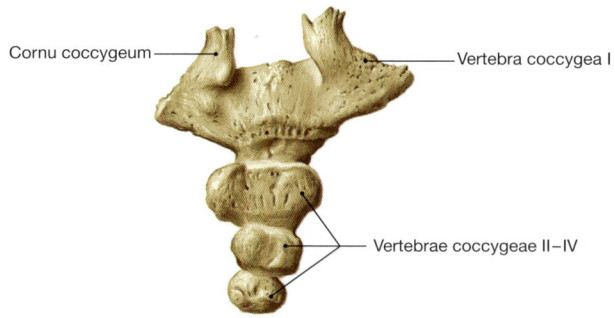

Abb. 2.42 Steißbein, Os coccygis; Ansicht von dorsal kaudal.
Die Größe der Steißwirbel nimmt von kranial nach kaudal ab. Nur der 1. Steißwirbel zeigt noch Ähnlichkeit mit dem Aufbau eines typischen Wirbels.

Brustbein

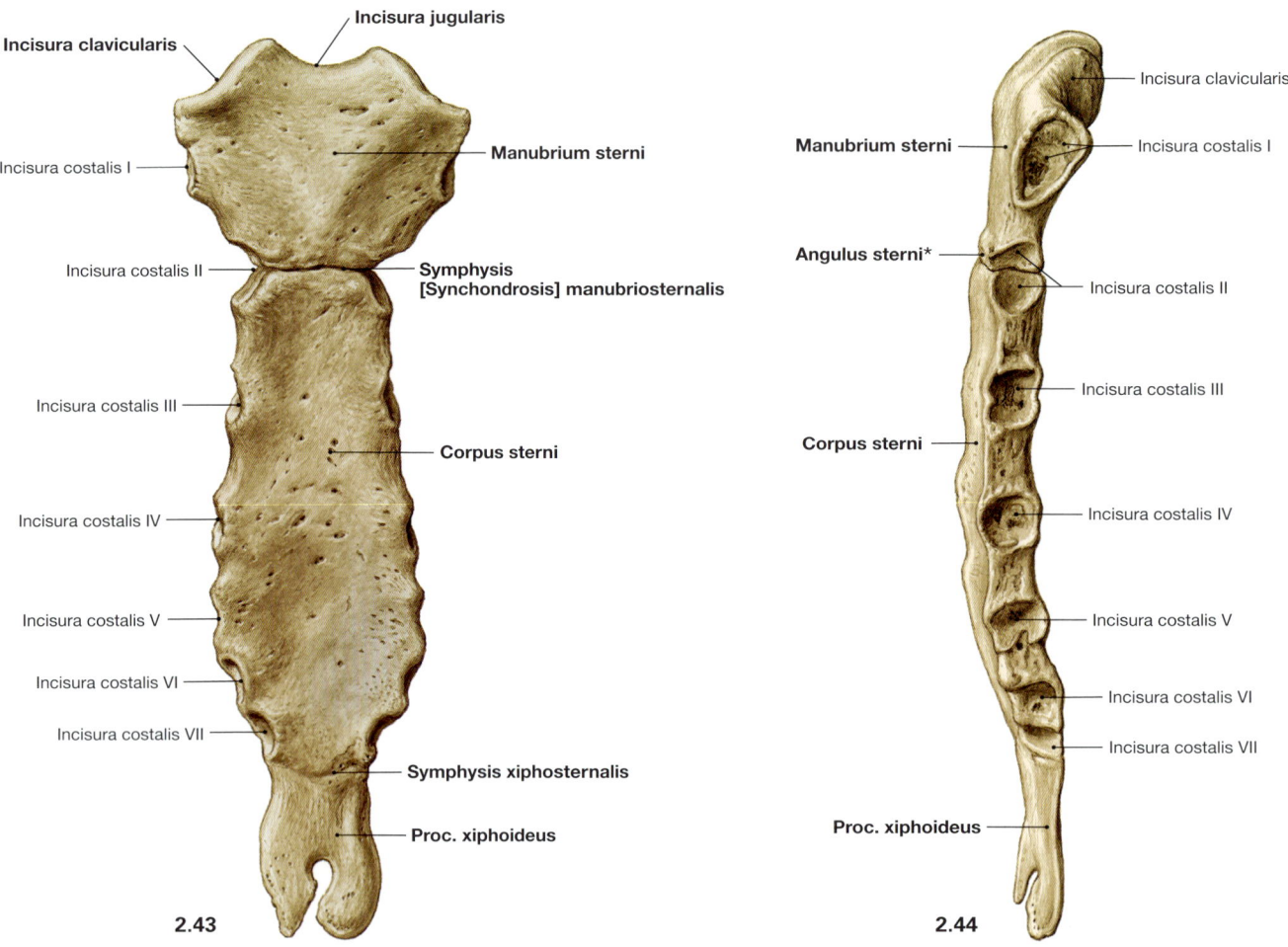

Abb. 2.43 und Abb. 2.44   Brustbein, Sternum; Ansicht von ventral (→ Abb. 2.43) und von lateral (→ Abb. 2.44).

Das Sternum besitzt einen Griff (Manubrium), einen Körper (Corpus) und einen Schwertfortsatz (Proc. xiphoideus). Es bildet mit der Incisura jugularis die ventrale obere Begrenzung der oberen Thoraxapertur und artikuliert über die Incisurae claviculares mit den Schlüsselbeinen so-

wie über die Incisurae costales mit den Rippen I bis VII. Manubrium und Corpus sind über die **Symphysis [Synchondrosis] manubriosternalis,** Corpus und Proc. xiphoideus über die **Symphysis xiphosternalis** miteinander verbunden. Der Proc. xiphoideus kann gespalten sein.

* LUDOVICI

┌ Klinik ────

Knochenpunktionen können an Sternum, Becken und Darmbeinkamm durchgeführt werden. Die heute nur noch selten durchgeführte **Sternalpunktion** ist eine diagnostische Punktion des Knochenmarks zur Beurteilung der Knochenmarkzellen bei Erkrankungen des Blutes. Sie erfolgt in der Medianlinie im Corpus sterni zwischen den Ansätzen der II. und der III. Rippe.

Nicht punktiert werden darf im Bereich der Rippen-Sternum-Verbindungen, da hier Synchondrosen vorhanden sein können und ebenso wenig in den unteren zwei Dritteln des Corpus sterni, da bedingt durch die paarige Knochenanlage eine **Fissura sterni congenita** (Öffnung innerhalb des Sternums) vorhanden sein kann und man mit der Punktionsnadel bis in das Herz gelangen könnte (→ S. 45).

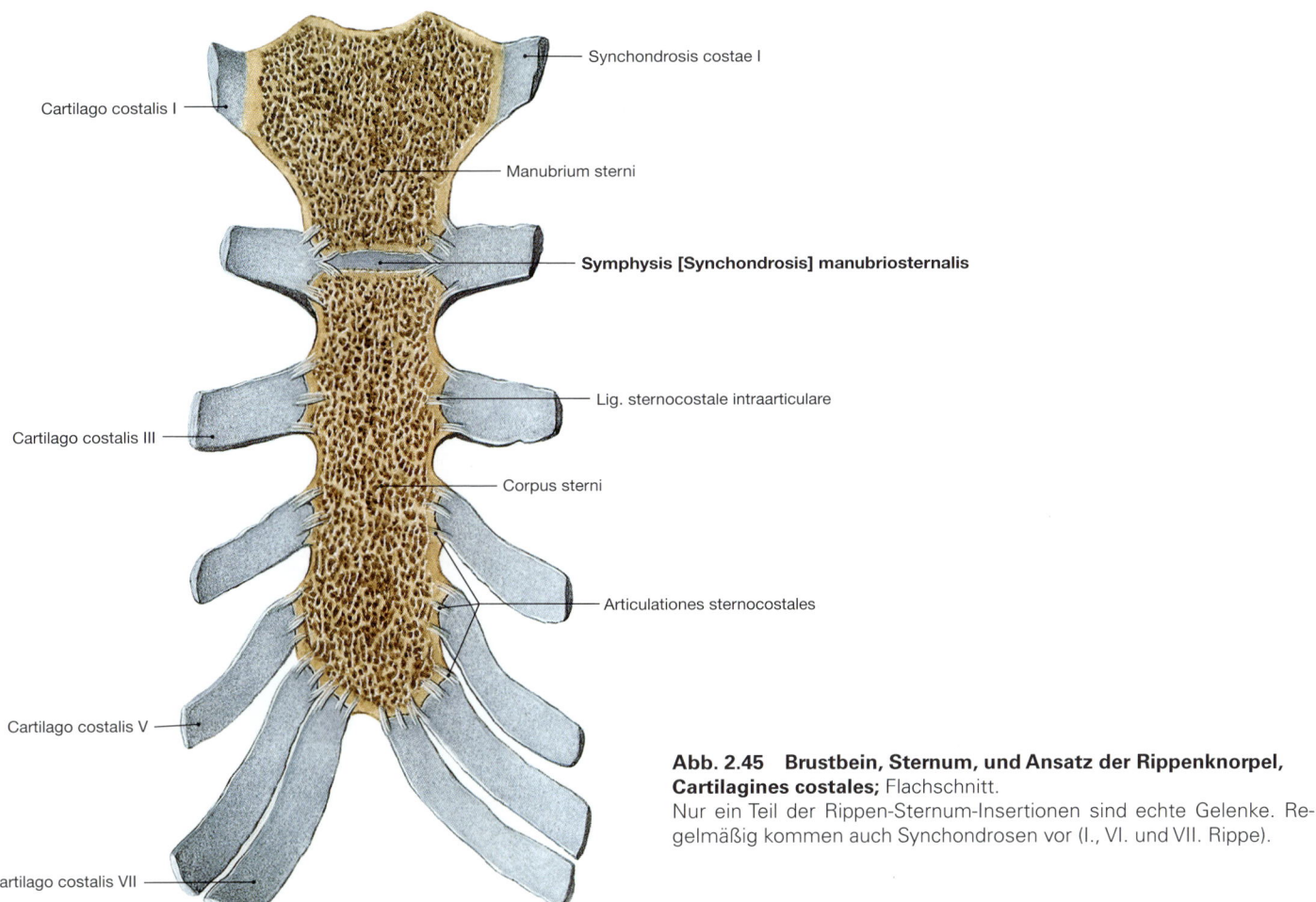

Synchondrosis costae I

Cartilago costalis I

Manubrium sterni

Symphysis [Synchondrosis] manubriosternalis

Lig. sternocostale intraarticulare

Cartilago costalis III

Corpus sterni

Articulationes sternocostales

Cartilago costalis V

Cartilago costalis VII

Abb. 2.45   Brustbein, Sternum, und Ansatz der Rippenknorpel, Cartilagines costales; Flachschnitt.
Nur ein Teil der Rippen-Sternum-Insertionen sind echte Gelenke. Regelmäßig kommen auch Synchondrosen vor (I., VI. und VII. Rippe).

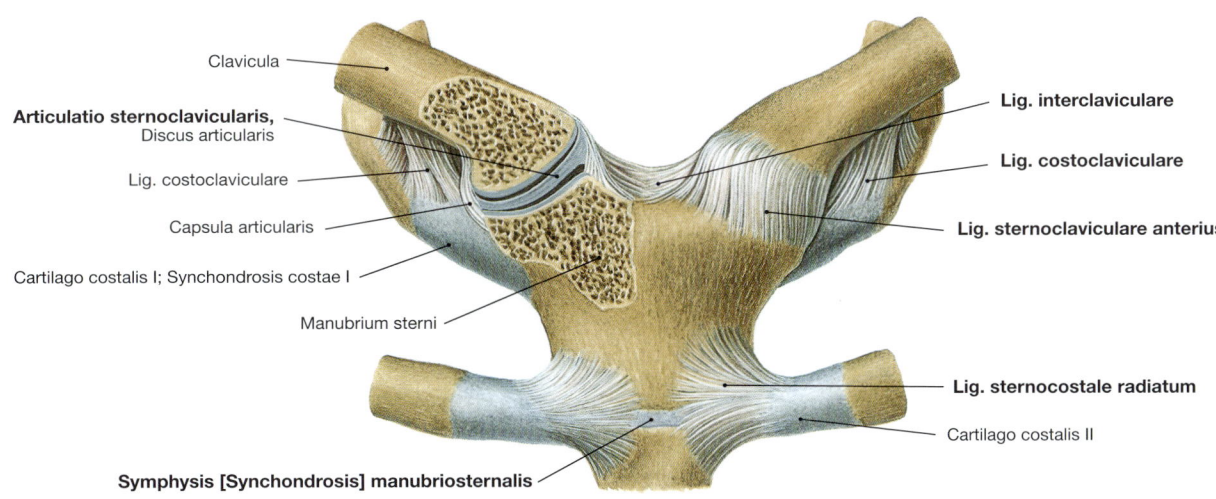

Clavicula

Articulatio sternoclavicularis,
Discus articularis

Lig. costoclaviculare

Capsula articularis

Cartilago costalis I; Synchondrosis costae I

Manubrium sterni

Symphysis [Synchondrosis] manubriosternalis

Lig. interclaviculare

Lig. costoclaviculare

Lig. sternoclaviculare anterius

Lig. sternocostale radiatum

Cartilago costalis II

Abb. 2.46   Brustbein-Schlüsselbein-Gelenke, Articulationes sternoclaviculares; Ansicht von ventral; rechts Frontalschnitt durch das Gelenk.
Das Sternoklavikulargelenk ist ein funktionelles **Kugelgelenk** mit drei Freiheitsgraden. Es besitzt einen faserknorpeligen **Discus articularis,** der das Gelenk in zwei Kammern unterteilt **(dithalamisches Gelenk).**

Die Form dieses Gelenks spiegelt die vielachsige Beweglichkeit und äußerst unterschiedliche Belastung in verschiedenen Gelenkstellungen wider. Durch die Fähigkeit des Diskus, hohe Scherkräfte aufzunehmen, können die Gelenkflächen klein gehalten werden. Die Ligg. sternoclavicularia anterius und posterius, interclaviculare und costoclaviculare verstärken die Gelenkkapsel.

Bänder der Wirbelsäule

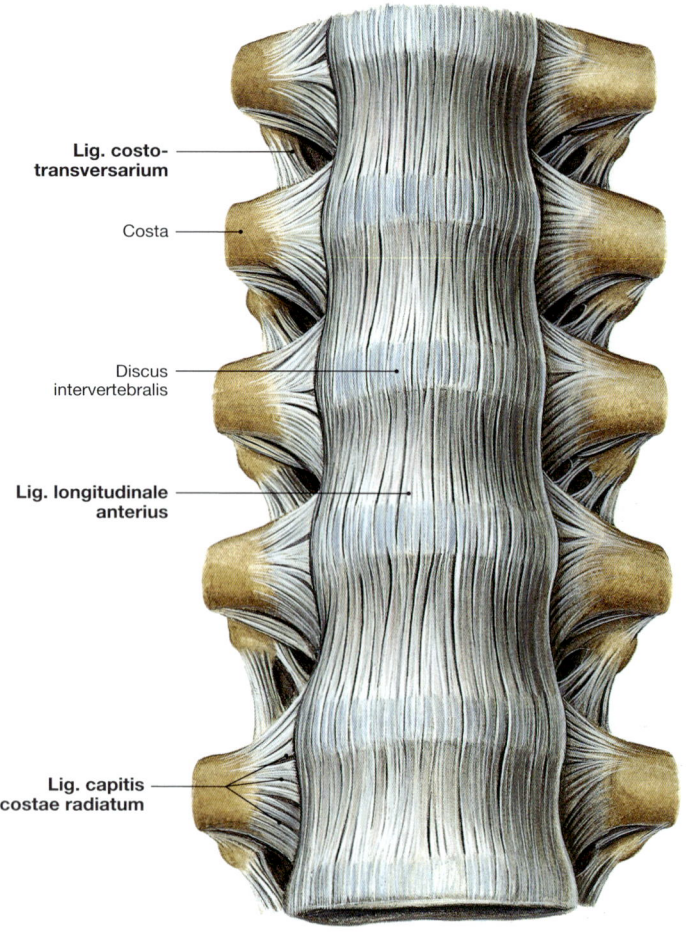

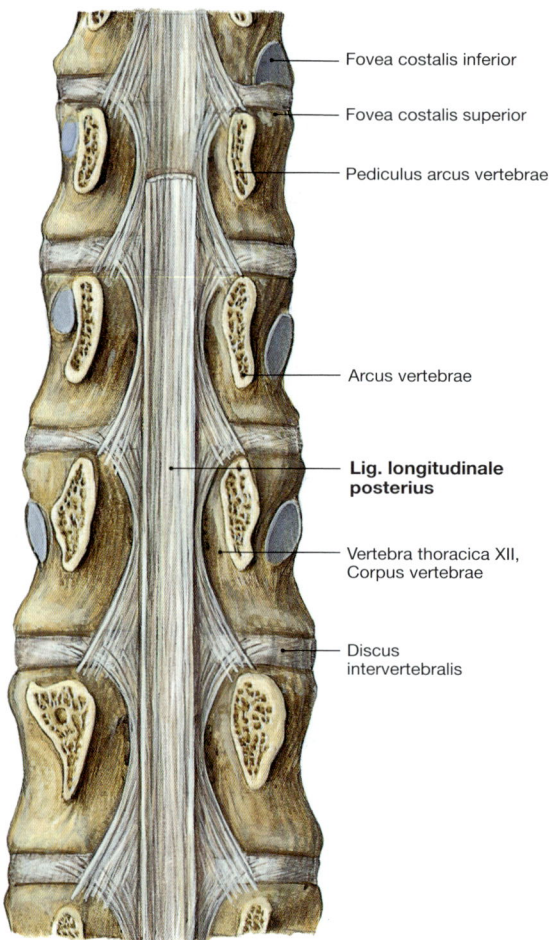

Abb. 2.47   Bänder der Wirbelsäule am Beispiel der unteren Brust-wirbelsäule; Ansicht von ventral.
Das vordere Längsband **(Lig. longitudinale anterius)** erstreckt sich vom Tuberculum anterius des Atlas bis zum Os sacrum. Dabei ist es fest mit den Vorderflächen der Wirbelkörper verwachsen und auch an den Disci intervertebrales fixiert. Das Band erhöht die Festigkeit der Wirbelsäule bei der **Extension.**

Abb. 2.48   Bänder der Wirbelsäule am Beispiel der unteren Brust- und der oberen Lendenwirbelsäule; Ansicht von dorsal.
Das hintere Längsband **(Lig. longitudinale posterius)** geht als Fortsetzung der Membrana tectoria hervor und reicht bis in den Canalis sacralis. Es ist fest mit den Zwischenwirbelscheiben und den Kanten der Deckplatten verbunden und sichert dadurch die Disci intervertebrales. Das Band erhöht die Festigkeit der Wirbelsäule bei der **Flexion.**

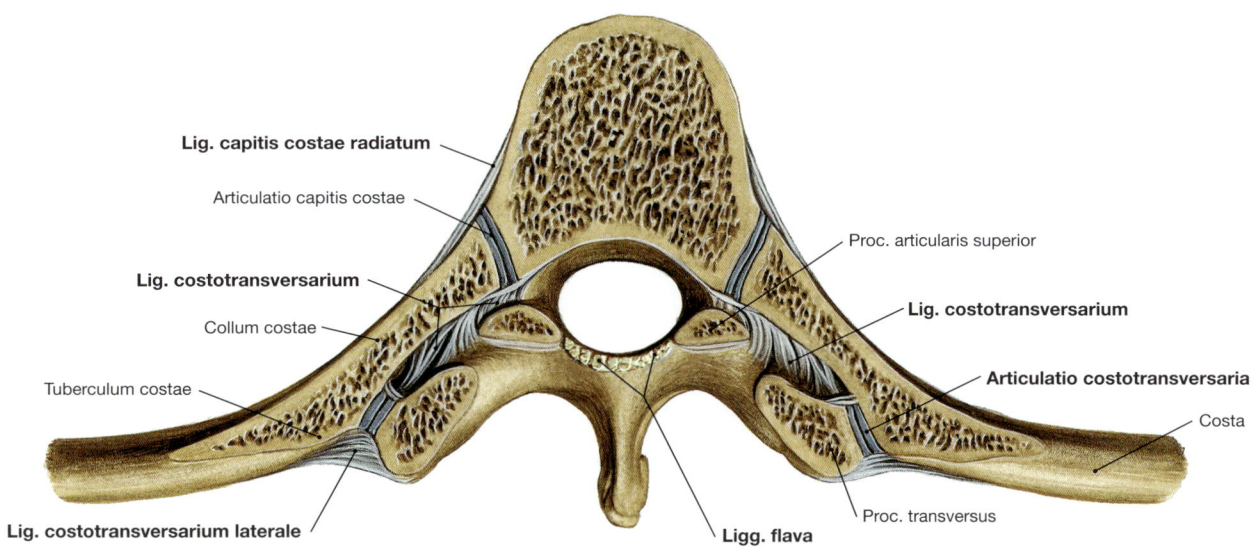

Abb. 2.49   Rippenwirbelgelenke, Articulationes costovertebrales; Transversalschnitt auf Höhe des unteren Anteils eines Rippenköpfchengelenks; Ansicht von kranial.
Die Rippenköpfchen artikulieren über die **Articulatio capitis costae** mit dem/den Brustwirbel/n. Mit Ausnahme der I., XI. und XII. Rippe handelt es sich dabei um ein zweikammeriges Gelenk (dithalamisches Gelenk), da jedes Köpfchen mit dem oberen und dem unteren Rand zweier benachbarter Wirbel artikuliert und die Zwischenwirbelscheibe über ein Band (Lig. capitis costae intraarticulare) an der Crista capitis costae fixiert ist (nicht sichtbar). Darüber hinaus artikuliert die Rippe in der **Articulatio costotransversaria** mit dem Proc. transversus des jeweils kranialen Wirbels (Ausnahme XI. und XII. Rippe). Dabei artikulieren die Facies articularis tuberculi costae und die Fovea costalis processus transversi. Die Gelenkkapseln sind schwach und werden über verschiedene Bänder verstärkt (→ Abb. 2.50).

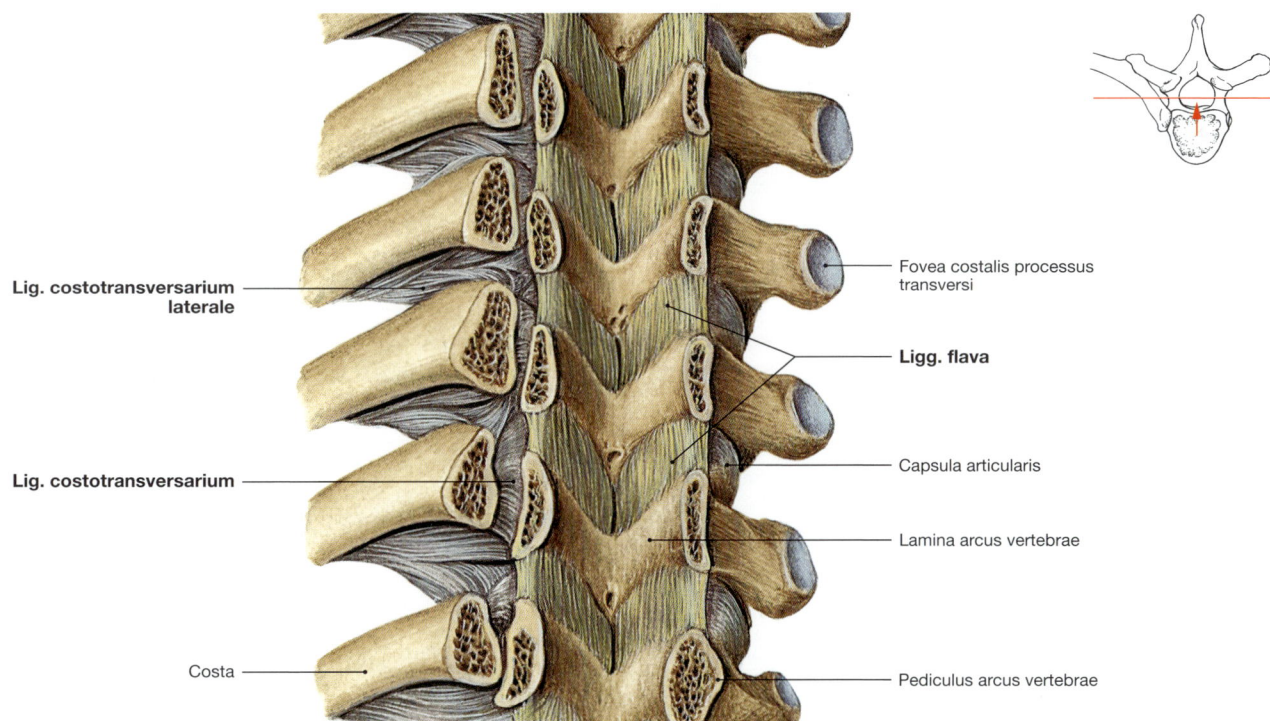

Abb. 2.50   Verbindungen der Wirbelbögen; Ansicht von ventral.
Zwischen den Wirbelbögen spannen sich segmental die **Ligg. flava** (gelbliche Farbe, die durch einen sehr hohen Gehalt scherengitterartig angeordneter elastischer Fasern hervorgerufen wird) aus. Sie begrenzen die Foramina intervertebralia dorsal. Die Ligg. flava sind in jeder Stellung gespannt und unterstützen die Rückenmuskeln beim Aufrichten der Wirbelsäule aus allen Beugestellungen.

Bänder der Wirbelsäule

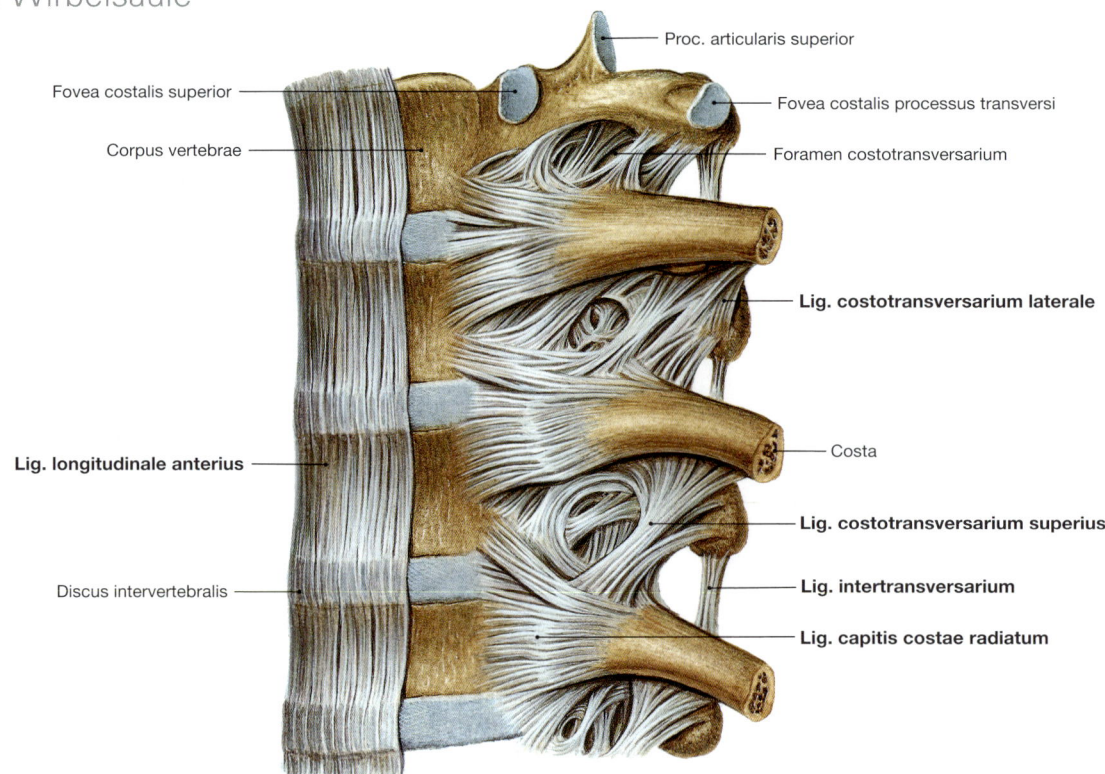

Proc. articularis superior

Fovea costalis superior

Fovea costalis processus transversi

Corpus vertebrae

Foramen costotransversarium

Lig. costotransversarium laterale

Costa

Lig. longitudinale anterius

Lig. costotransversarium superius

Lig. intertransversarium

Discus intervertebralis

Lig. capitis costae radiatum

Abb. 2.51   Bänder der Wirbelsäule und der Rippen-Wirbel-Verbindungen, Articulationes costovertebrales; Ansicht von links; seitliche Anteile des vorderen Längsbandes abgetragen.
Die Gelenkkapseln der Articulationes capitis costae werden jeweils durch ein Lig. capitis costae radiatum verstärkt; die Gelenkkapseln der

Articulationes costotransversariae durch die Ligg. costotransversaria (Lig. costotransversarium laterale und Lig. costotransversarium superius) gesichert.

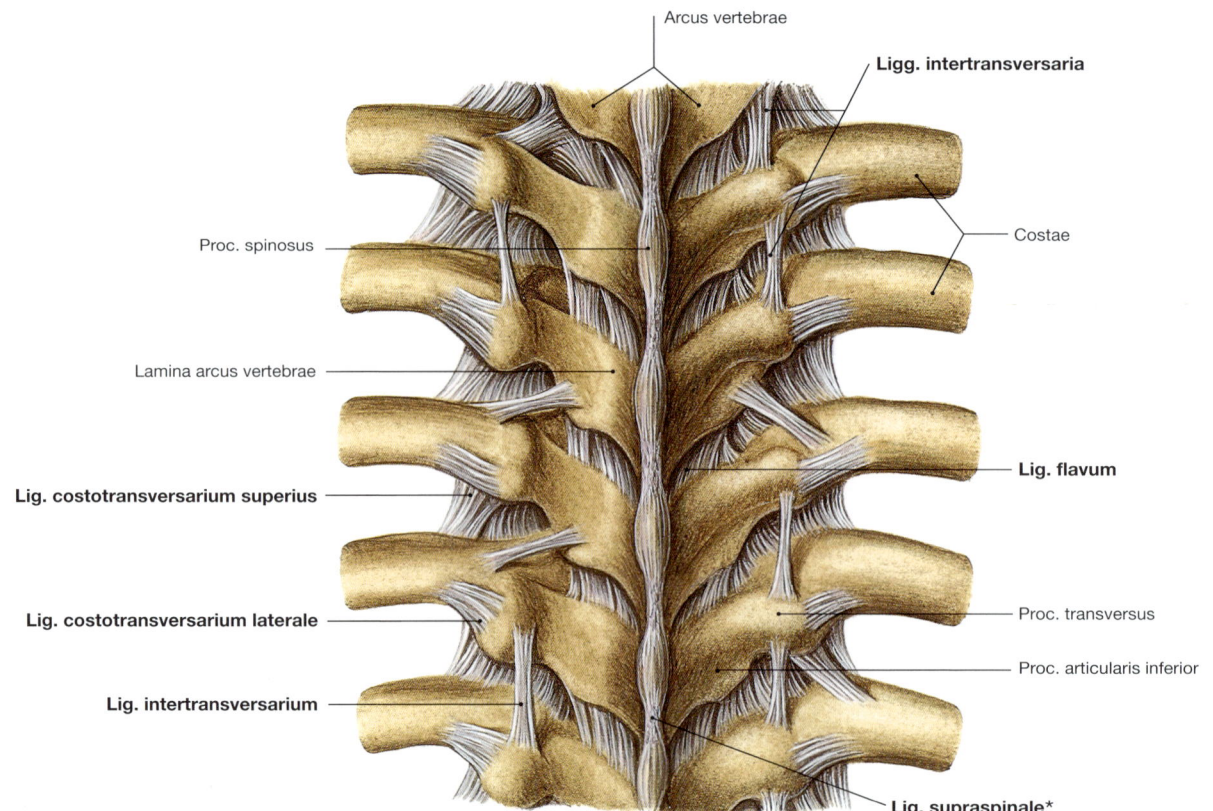

Arcus vertebrae

Ligg. intertransversaria

Proc. spinosus

Costae

Lamina arcus vertebrae

Lig. flavum

Lig. costotransversarium superius

Proc. transversus

Lig. costotransversarium laterale

Proc. articularis inferior

Lig. intertransversarium

Lig. supraspinale*

Abb. 2.52   Bänder der Wirbelbögen und der Rippen-Wirbel-Verbindungen, Articulationes costovertebrales; Ansicht von dorsal.
Die Gelenkkapseln der Articulationes costotransversariae werden dorsal durch die Ligg. costotransversaria laterales und superiora verstärkt. Zusätzliche Stabilität gewährleisten die Ligg. intertransversaria.

* Als Lig. supraspinale wird der mediane Anteil der Fascia thoracolumbalis bezeichnet.

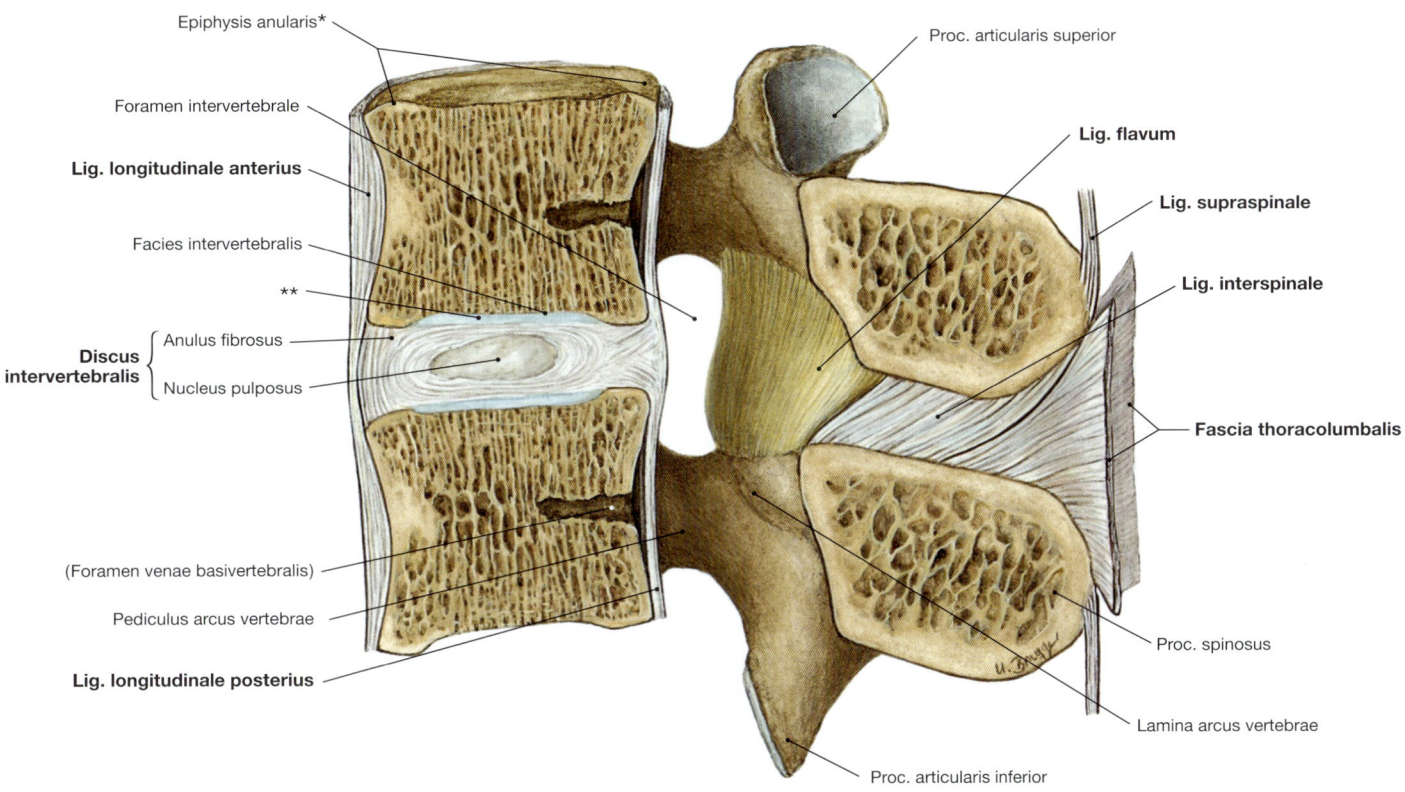

Epiphysis anularis*

Proc. articularis superior

Foramen intervertebrale

Lig. flavum

Lig. longitudinale anterius

Lig. supraspinale

Facies intervertebralis

Lig. interspinale

**

Discus intervertebralis { Anulus fibrosus

Nucleus pulposus

Fascia thoracolumbalis

(Foramen venae basivertebralis)

Pediculus arcus vertebrae

Proc. spinosus

Lig. longitudinale posterius

Lamina arcus vertebrae

Proc. articularis inferior

Abb. 2.53 Lumbales Bewegungssegment; Medianschnitt; Ansicht von links.
Die Zwischenwirbelscheibe (Discus intervertebralis) besteht aus einem zentralen gallertartigen Kern (Nucleus pulposus), der aus der Chorda dorsalis hervorgegangen ist, und einem bindegewebigen Ring (Anulus fibrosus), der den Nucleus pulposus ohne scharfe Abgrenzung umgibt. Der Anulus fibrosus ist größtenteils über eine knöcherne Randleiste und über eine hyalinknorpelige Bedeckung (**) der Endplatte als nicht verknöcherter Rest der Wirbelkörperepiphyse (*) am Corpus vertebrae

sowie über das Lig. longitudinale posterius und schwächer auch über das Lig. longitudinale anterius fixiert. Ein Discus intervertebralis verbindet als Symphysis intervertebralis zwei benachbarte Wirbelkörper. Im Bereich der Wirbelbögen wird die Verspannung über die Ligg. flava, interspinale und supraspinale gewährleistet. Das Lig. interspinale strahlt im Thorakolumbalbereich in die Fascia thoracolumbalis ein.

* auch: Randleiste
** hyalinknorpelige Bedeckung der Grundplatte

Klinik

Die genetisch bedingte (HLA-B27 positiv) Spondylitis ankylosans **(Morbus BECHTEREW)** geht mit einer progredienten Verknöcherung des Anulus fibrosus der Bandscheiben, der Wirbelgelenke, der Ligg. capitum costarum radiata und costotransversaria und der Ligg. longitudinale anterius und interspinalia einher. Im Frühstadium sind meist nur die Sakroiliakalgelenke betroffen. Trotz limitierter Beuge-

fähigkeit sieht die Kontur des Rückens anfangs noch normal aus. Bei Progredienz der Erkrankung erscheint der Rücken brettartig abgeflacht (wie glatt gebügelt). Außerdem kommt es zu einer deutlichen Einschränkung der Brustwandexkursionen mit Abflachung der Atembreite.

Kopfgelenke

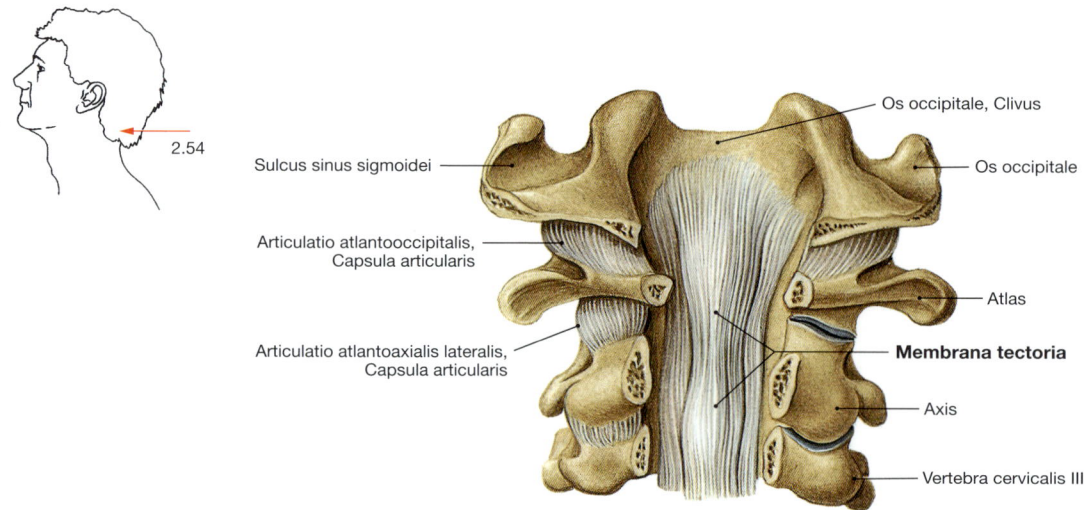

Sulcus sinus sigmoidei

Articulatio atlantooccipitalis, Capsula articularis

Articulatio atlantoaxialis lateralis, Capsula articularis

Os occipitale, Clivus

Os occipitale

Atlas

Membrana tectoria

Axis

Vertebra cervicalis III

2.54

Abb. 2.54 Kopfgelenke mit tiefen Bändern; Ansicht von dorsal.
Die **Membrana tectoria** stellt die Verlängerung des **Lig. longitudinale posterius** nach kranial hin dar. Sie bedeckt den Bandapparat und die Gelenkkapsel der Articulatio atlantoaxialis mediana (nicht sichtbar).

Seitlich erkennt man zwischen Hinterhauptbein und Atlas die Gelenkkapsel der Articulatio atlantooccipitalis und zwischen Atlas und Axis die Gelenkkapsel der Articulatio atlantoaxialis lateralis.

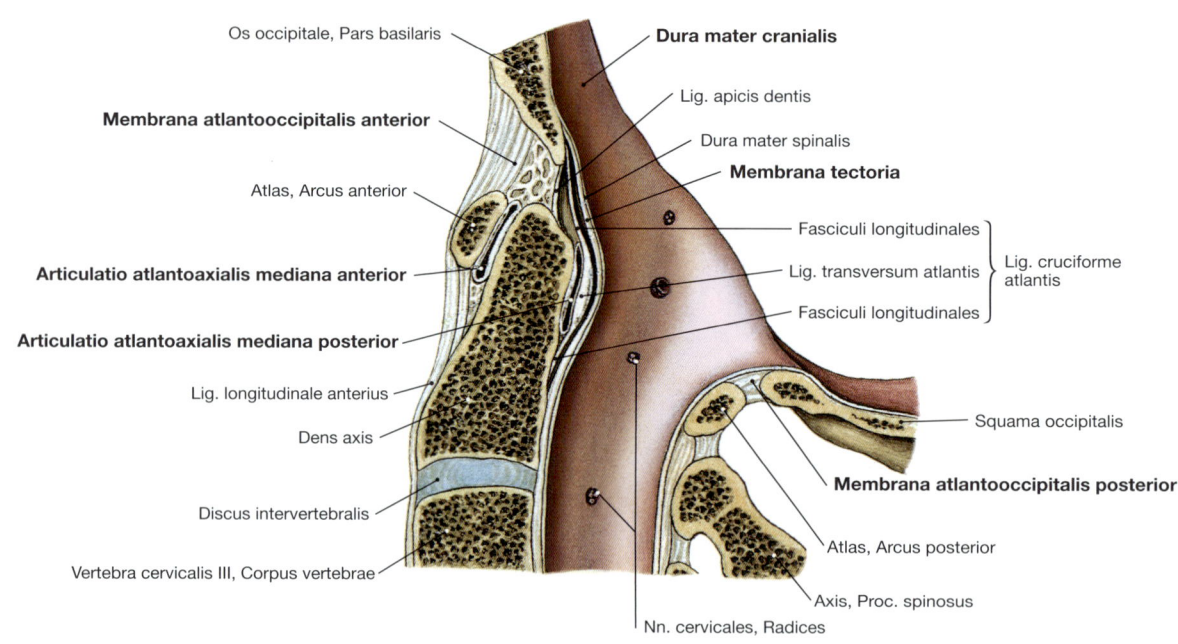

Os occipitale, Pars basilaris

Membrana atlantooccipitalis anterior

Atlas, Arcus anterior

Articulatio atlantoaxialis mediana anterior

Articulatio atlantoaxialis mediana posterior

Lig. longitudinale anterius

Dens axis

Discus intervertebralis

Vertebra cervicalis III, Corpus vertebrae

Nn. cervicales, Radices

Dura mater cranialis

Lig. apicis dentis

Dura mater spinalis

Membrana tectoria

Fasciculi longitudinales
Lig. transversum atlantis   } Lig. cruciforme atlantis
Fasciculi longitudinales

Squama occipitalis

Membrana atlantooccipitalis posterior

Atlas, Arcus posterior

Axis, Proc. spinosus

Abb. 2.55 Zervikookzipitale Übergangsregion mit mittlerem Atlantoaxialgelenk und Bandapparat; Mediansagittalschnitt; Ansicht von links.
Als Teil des sog. unteren Kopfgelenks (bestehend aus Articulationes atlantoaxiales laterales und Articulatio atlantoaxialis mediana, das dem oberen Kopfgelenk, bestehend aus Articulationes atlantooccipitales, gegenübergestellt wird) sieht man einen Schnitt durch die gelenkige Verbindung zwischen Dens axis und vorderem Atlasbogen (Articulatio atlantoaxialis mediana). Die Gelenkkapsel wird oberhalb des Atlas von

der **Membrana atlantooccipitalis anterior,** unterhalb des Atlas vom obersten Anteil des **Lig. longitudinale anterius** verstärkt. Auf der Rückseite bilden die Fasciuli longitudinales und das Lig. transversum atlantis (gemeinsam als **Lig. cruciforme atlantis** bezeichnet) eine Verstärkung der Gelenkkapsel sowie die das „Kreuzband" bedeckende **Membrana tectoria,** die ihrerseits noch von harter Hirnhaut (Dura mater spinalis) überzogen ist. Dorsal des Wirbelkanals spannt sich zwischen Os occipitale und Atlas die **Membrana atlantooccipitalis posterior** aus.

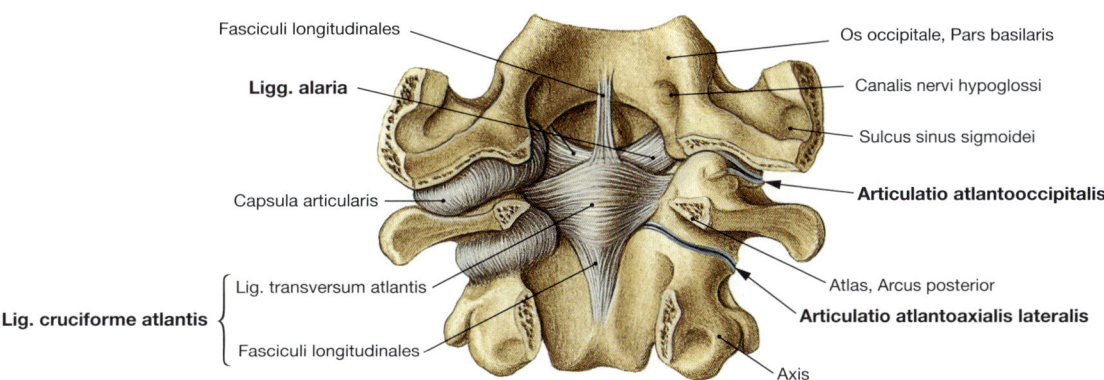

Abb. 2.56 Kopfgelenke mit tiefen Bändern; Ansicht von dorsal; nach Entfernung der Membrana tectoria.
Zentral erkennt man das **Lig. cruciforme atlantis,** das aus dem Lig. transversum atlantis und den beiden Fasciculi longitudinales besteht. Dahinter sieht man die Flügelbänder **(Ligg. alaria),** die an der Spitze und an den Seitenflächen des Dens axis entspringen (→ Abb. 2.57) und nach schräg aufwärts ziehen. Auf der einen Seite sind die Gelenkkapsel der Articulatio atlantooccipitalis und der Articulatio atlantoaxialis zu erkennen, auf der anderen Seite sind die Gelenkkapseln entfernt und man blickt auf den Gelenkspalt.

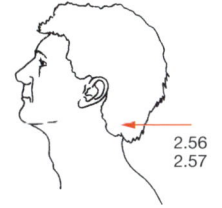

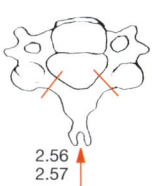

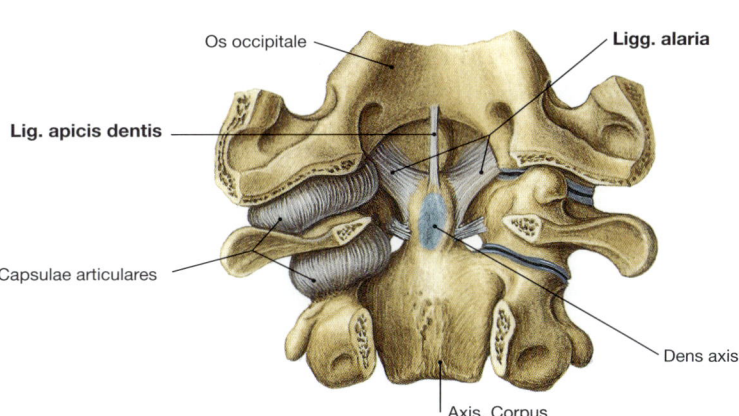

Abb. 2.57 Kopfgelenke mit tiefen Bändern; Ansicht von dorsal; nach Entfernung von Membrana tectoria und Lig. cruciatum atlantis.
Man sieht die **Ligg. alaria** (→ Abb. 2.56), die häufig auch zu den Massae laterales des Atlas ausstrahlen, sowie das dünne **Lig. apicis dentis.**

Klinik

Bei einer Zerreißung des Lig. transversum atlantis bzw. des Lig. cruciforme atlantis kann es zur Luxation des Dens axis in den Wirbelkanal und damit in die Medulla oblongata und das Rückenmark mit Quetschung oder Durchtrennung der Strukturen kommen **(Genickbruch).** Hierdurch werden die Nervenzentren für Atmung und Blutkreislauf zerstört. Dies hat den sofortigen Tod zur Folge.
Gelegentlich kann auch eine fehlende oder unvollständige Ausbildung des Dens axis Ursache für eine **atlantoaxiale Subluxation** sein.

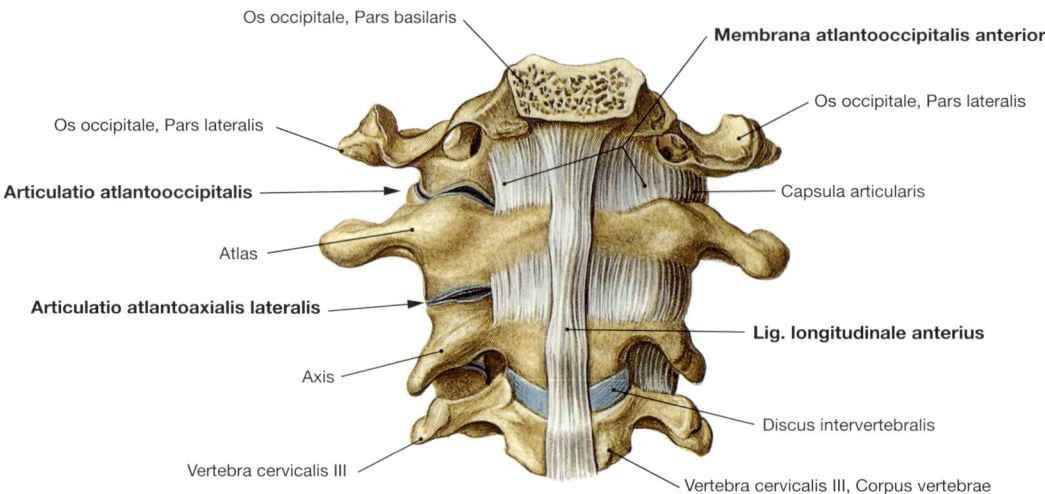

Os occipitale, Pars basilaris

Membrana atlantooccipitalis anterior

Os occipitale, Pars lateralis

Os occipitale, Pars lateralis

Articulatio atlantooccipitalis

Capsula articularis

Atlas

Articulatio atlantoaxialis lateralis

Lig. longitudinale anterius

Axis

Discus intervertebralis

Vertebra cervicalis III

Vertebra cervicalis III, Corpus vertebrae

Abb. 2.58   Kopfgelenke mit Bändern und obere Halswirbelsäule; Ansicht von ventral.
In der Mittellinie sieht man das **Lig. longitudinale anterius.** Zwischen Hinterhauptbein und Atlas spannt sich die **Membrana atlantoocci-**

pitalis anterior aus. Lateral davon sieht man die Gelenkkapsel der Articulatio atlantooccipitalis, die auf der gegenüberliegenden Seite entfernt ist.

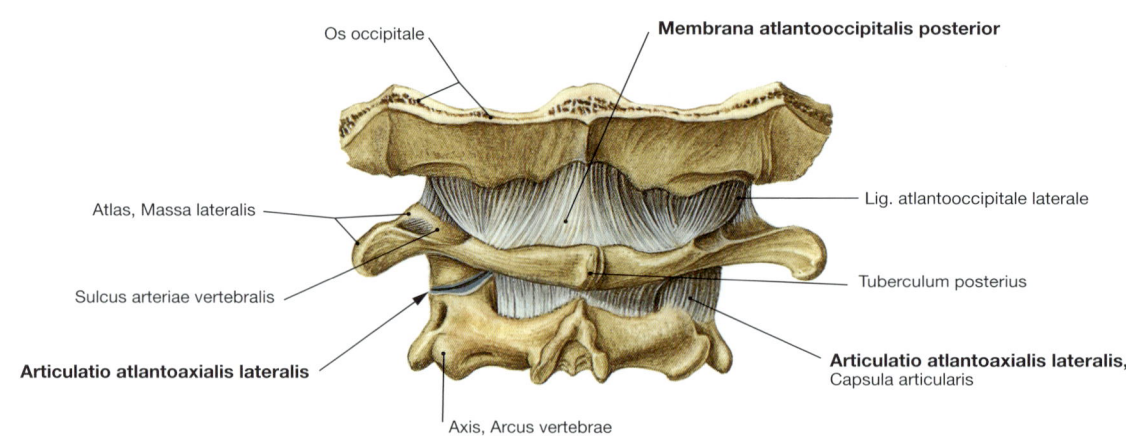

Os occipitale

Membrana atlantooccipitalis posterior

Atlas, Massa lateralis

Lig. atlantooccipitale laterale

Sulcus arteriae vertebralis

Tuberculum posterius

Articulatio atlantoaxialis lateralis

Articulatio atlantoaxialis lateralis,
Capsula articularis

Axis, Arcus vertebrae

Abb. 2.59   Kopfgelenke; Ansicht von dorsal.
Von dorsal blickt man zwischen Os occipitale und Arcus posterior atlantis auf die Membrana atlantooccipitalis posterior und sieht das Lig. atlan-

tooccipitale laterale. Zwischen Atlas und Axis sieht man rechts die Gelenkkapsel der Articulatio atlantoaxialis lateralis, die links entfernt wurde.

Bandscheiben

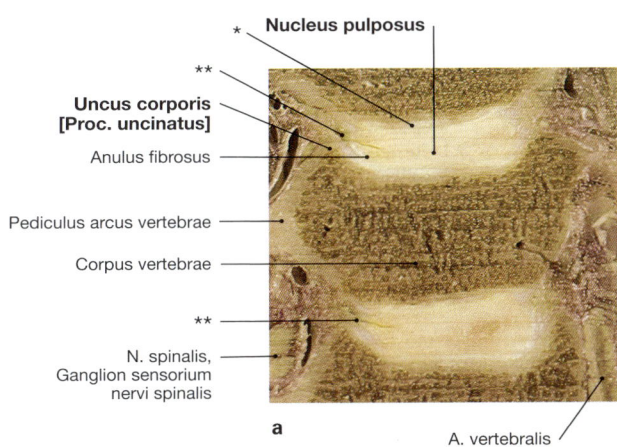

* Nucleus pulposus
** Uncus corporis [Proc. uncinatus]
Anulus fibrosus
Pediculus arcus vertebrae
Corpus vertebrae
**
N. spinalis, Ganglion sensorium nervi spinalis
a
A. vertebralis

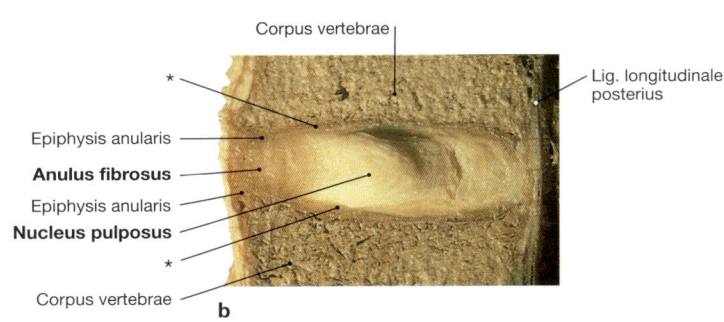

Corpus vertebrae
Lig. longitudinale posterius
*
Epiphysis anularis
Anulus fibrosus
Epiphysis anularis
Nucleus pulposus
*
Corpus vertebrae
b

Abb. 2.60a und b Zwischenwirbelscheiben, Disci interverte-brales.

a Zervikale Zwischenwirbelscheiben, Disci intervertebrales cervicales; Frontalschnitt; Ansicht von ventral.
Schon im 1. Lebensjahrzehnt bilden sich in den seitlichen Zonen der zervikalen Zwischenwirbelscheiben sog. unkovertebrale Spalten (**) aus. Etwa zwischen dem 5. und 10. Lebensjahr kommt es zu Spaltbildungen in den Disci intervertebrales der Halswirbelsäule, die gelenkähnlichen Charakter annehmen. Man spricht von Unkovertebralge-lenken, die anfangs funktionelle Vorteile in Bezug auf die Beweglichkeit der Halswirbelsäule bringen, im späteren Leben jedoch vollständig durchreißen und negative Auswirkungen haben können (→ Klinik).

b Lumbale Zwischenwirbelscheibe, Discus intervertebralis lumbalis; Medianschnitt (→ Abb. 2.53); Ansicht von links.

* hyalinknorpelige Bedeckungen der Endplatten der Wirbelkörper als nicht verknöcherte Anteile der Wirbelkörperepiphysen
** sog. unkovertebrale Spalte

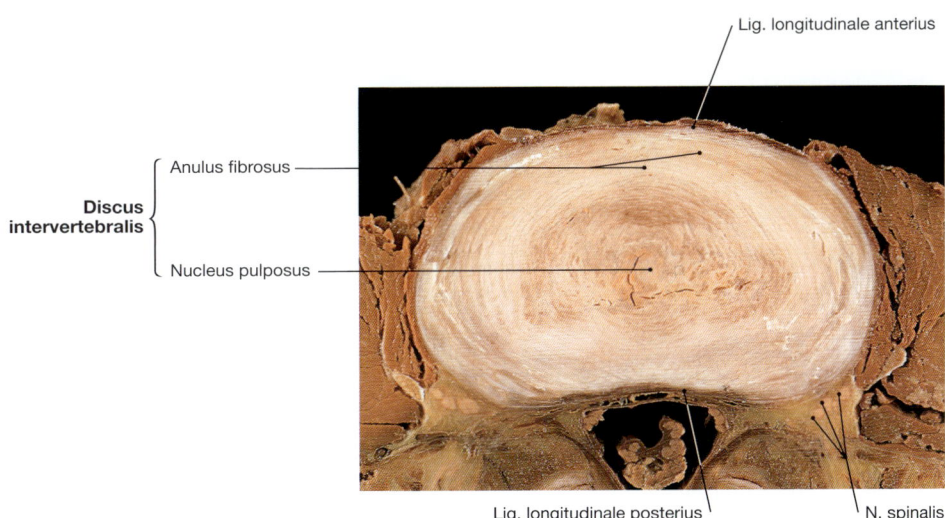

Lig. longitudinale anterius
Anulus fibrosus
Discus intervertebralis
Nucleus pulposus
Lig. longitudinale posterius
N. spinalis

Abb. 2.61 Lumbale Zwischenwirbelscheibe, Discus interverte-bralis lumbalis; Ansicht von kranial.
Die Zwischenwirbelscheibe (Discus intervertebralis) besteht aus einem zentralen gallertartigen Kern **(Nucleus pulposus),** der aus der Chorda dorsalis hervorgeht, und einem bindegewebigen Ring **(Anulus fibro-sus),** der den Nucleus pulposus umgibt.

Klinik

Am häufigsten kommt es zu degenerativ bedingten Bandscheiben-veränderungen in der Lenden- und in der Halswirbelsäule. Daraus kann eine Bandscheibenprotrusion oder ein Bandscheibenprolaps **(Bandscheibenvorfall,** Pulposushernie) resultieren. Hierbei verlagert sich Bandscheibengewebe entweder nach posterolateral (häufiger) oder nach posteromedian (seltener) in den Spinalkanal. In der Folge kommt es zu Kompressionen der Spinalnervenwurzeln **(spinales radikuläres Syndrom).** Am häufigsten sind die Segmente S1, L5 und L4 betroffen. Auch in der Halswirbelsäule kann es nach Zerreißungen der Zwischenwirbelscheibe, die von den unkovertebralen Spalten ausgehen, zu einem Bandscheibenvorfall kommen.

Halswirbelsäule, Röntgen

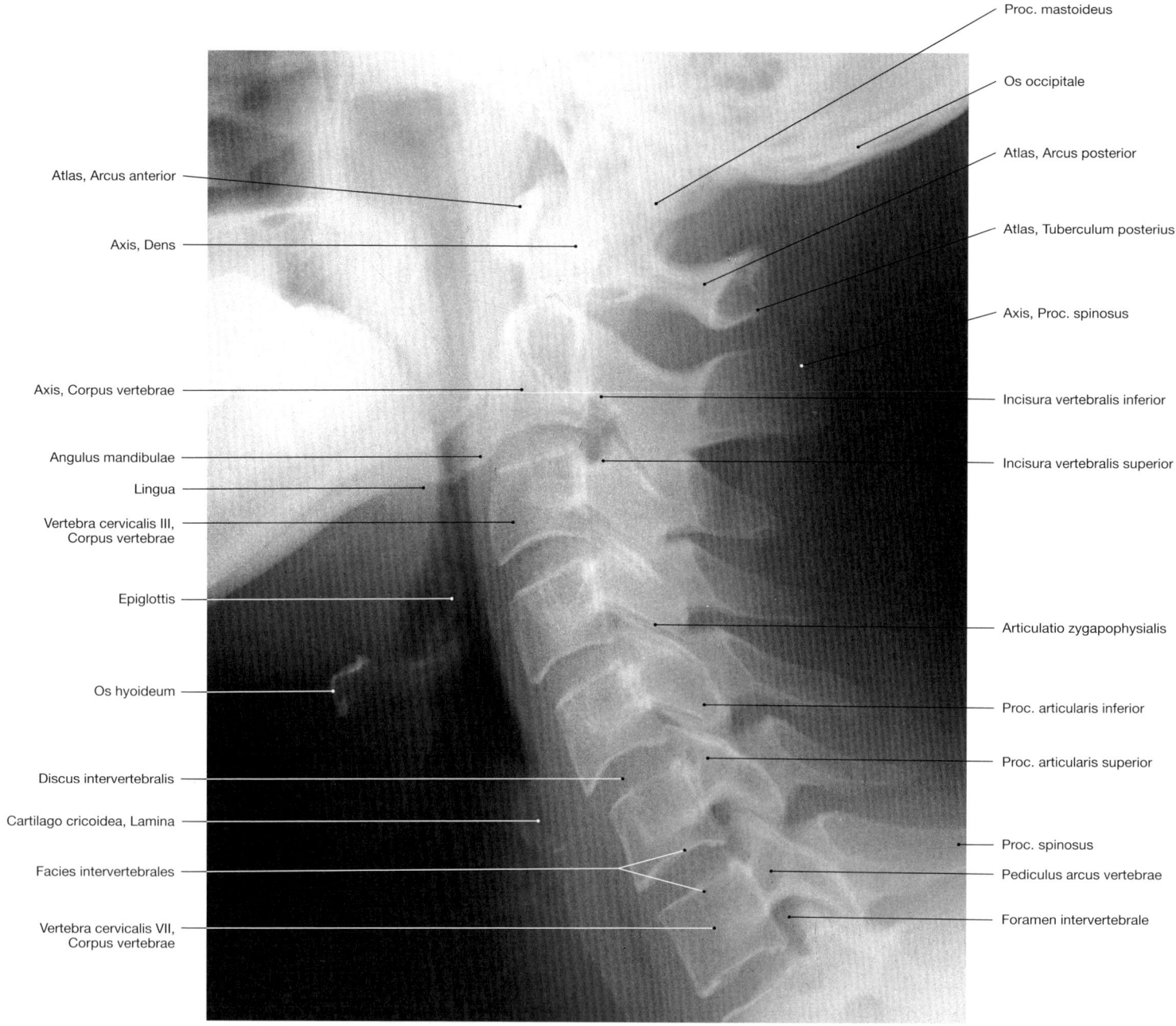

Proc. mastoideus

Os occipitale

Atlas, Arcus posterior

Atlas, Tuberculum posterius

Axis, Proc. spinosus

Incisura vertebralis inferior

Incisura vertebralis superior

Articulatio zygapophysialis

Proc. articularis inferior

Proc. articularis superior

Proc. spinosus

Pediculus arcus vertebrae

Foramen intervertebrale

Atlas, Arcus anterior

Axis, Dens

Axis, Corpus vertebrae

Angulus mandibulae

Lingua

Vertebra cervicalis III, Corpus vertebrae

Epiglottis

Os hyoideum

Discus intervertebralis

Cartilago cricoidea, Lamina

Facies intervertebrales

Vertebra cervicalis VII, Corpus vertebrae

Abb. 2.62   Halswirbel, Vertebrae cervicales; Röntgenbild im lateralen Strahlengang; Einstellung: aufrechte Haltung; Zentralstrahl auf den 3. Halswirbel eingestellt; Schultern nach unten gezogen.

Klinik

Unter einer **Kyphose** versteht man eine nach dorsal konvex gekrümmte Wirbelsäule. Im Bereich der Brustwirbelsäule ist dies in leichter Form physiologisch, bei der Hals- und Lendenwirbelsäule allerdings immer pathologisch. Eine Verstärkung der Kyphose führt zur Buckelbildung (Gibbus) und kommt in verschiedenen Formen vor (z. B. frühkindlich als **Sitzbuckel,** im jungen Lebensalter als juvenile oder **Adoleszentenkyphose** [Morbus SCHEUERMANN], im fortgeschrittenen Lebensalter durch Elastizitätsverlust und Bandscheibendegeneration als senile oder **Alterskyphose**). Angeborene Kyphosen gehen meist auf Halb- oder Blockwirbel zurück.
Eine unphysiologisch starke Lordosierung wird **Hyperlordose** genannt und kommt besonders in der Lendenwirbelsäule vor.

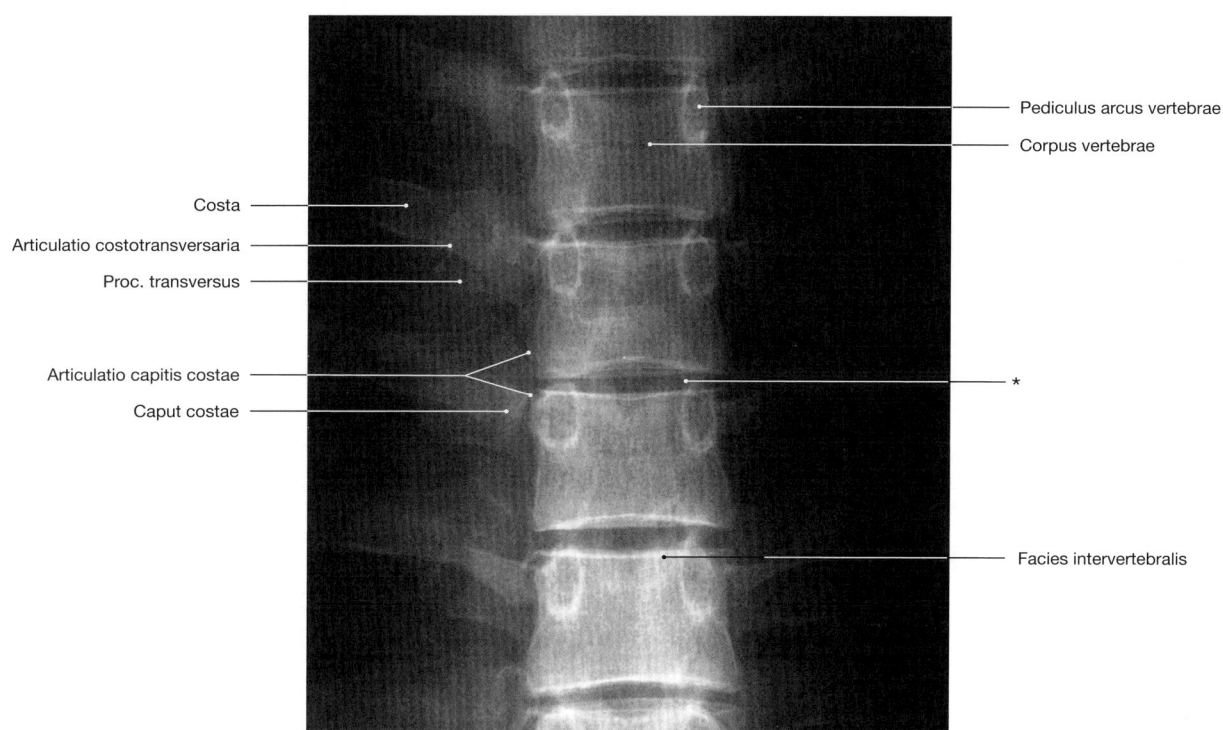

Pediculus arcus vertebrae

Corpus vertebrae

Costa

Articulatio costotransversaria

Proc. transversus

Articulatio capitis costae

Caput costae

*

Facies intervertebralis

Abb. 2.63   Brustwirbel, Vertebrae thoracicae; Röntgenbild im antero-posterioren (ap) Strahlengang; Einstellung: aufrechte Haltung, Thorax in Einatmungsstellung; Zentralstrahl auf den 6. Brustwirbel eingestellt.

* Raum einer Zwischenwirbelscheibe

Klinik

Die Wirbelsäule ist wegen des dichten Kapillarnetzes innerhalb der Wirbel häufiger **Metastasierungsort** bösartiger Tumoren. In befallenen Wirbeln werden die normale Knochenmatrix und damit die mechanischen Eigenschaften des Knochens zerstört. Dadurch können schon kleinere Belastungen zu Wirbelzusammenbrüchen führen. Nicht selten gelangen dabei Wirbelkörperfragmente in den Spinalkanal oder in das Foramen intervertebrale und führen zu Verletzungen und Kompressionen von Rückenmark und Spinalnerven.

Lendenwirbelsäule, Röntgen

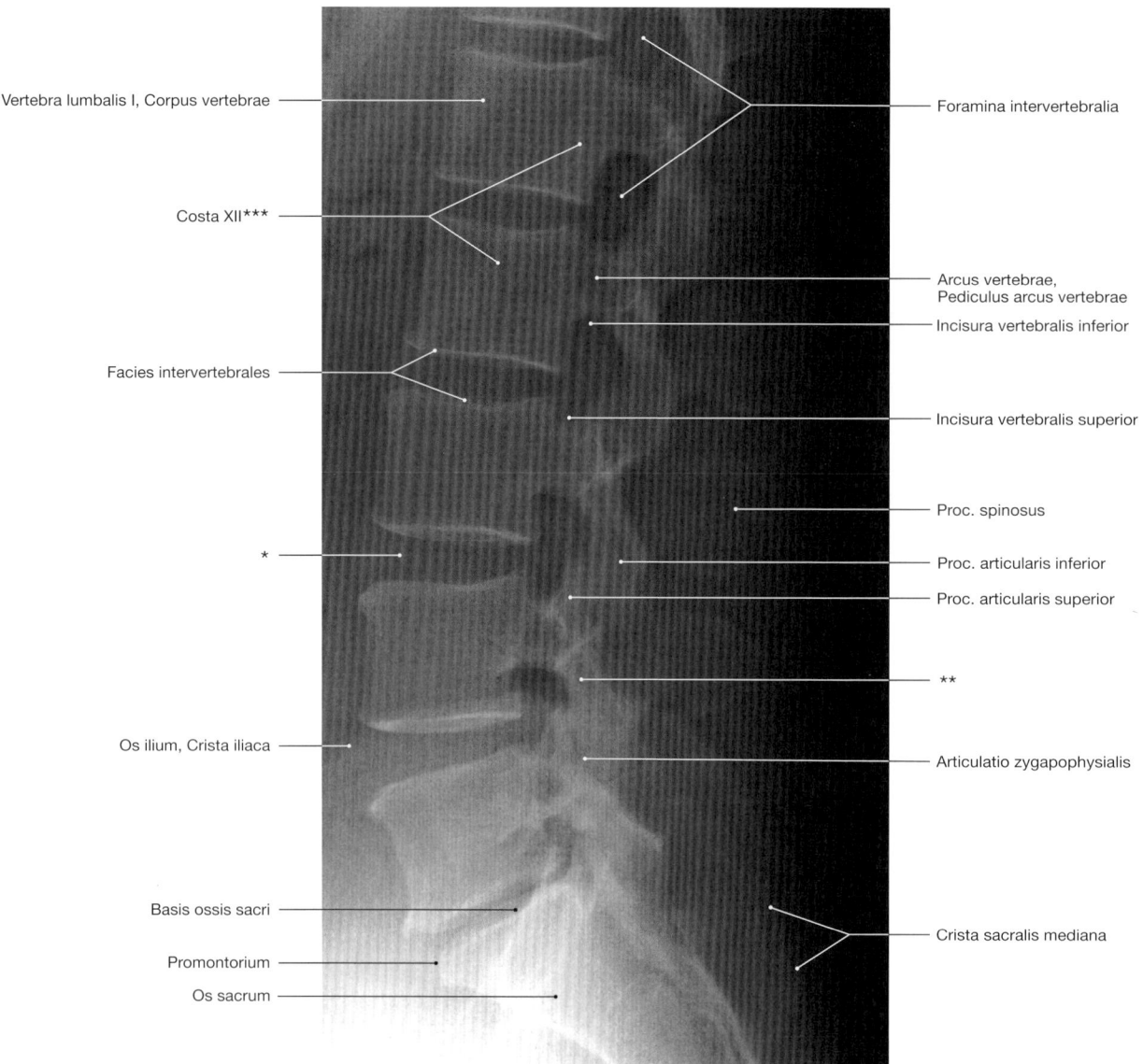

Vertebra lumbalis I, Corpus vertebrae

Costa XII***

Facies intervertebrales

*

Os ilium, Crista iliaca

Basis ossis sacri

Promontorium

Os sacrum

Foramina intervertebralia

Arcus vertebrae, Pediculus arcus vertebrae

Incisura vertebralis inferior

Incisura vertebralis superior

Proc. spinosus

Proc. articularis inferior

Proc. articularis superior

**

Articulatio zygapophysialis

Crista sacralis mediana

Abb. 2.64 Lendenwirbel, Vertebrae lumbales; Röntgenbild im lateralen Strahlengang; Einstellung: aufrechte Haltung; Zentralstrahl auf den 2. Lendenwirbel eingestellt. Die Abschrägung der Vorderkanten der unteren Lendenwirbel ist Ausdruck beginnender degenerativer Veränderungen und damit eine pathologische Veränderung.

*   Raum einer Zwischenwirbelscheibe
**   Bereich des Wirbelbogens zwischen oberem und unterem Gelenkfortsatz (sog. Isthmus = Interartikularportion)
*** Die Endpunkte geben den Verlauf der in der Reproduktion schlecht sichtbaren XII. Rippe an.

Klinik

Osteoporose ist eine metabolische Knochenerkrankung (Osteopathie) größtenteils ungeklärter Ätiologie mit lokalisierter oder universeller Verminderung von Knochengewebe ohne Veränderung der äußeren Form des Knochens. Betroffen sind vor allem Frauen über 55 und Männer über 70 Jahre. Genetische Prädisposition, geringe körperliche Aktivität, schlechter Ernährungszustand und ungünstiger Östrogenstatus tragen zur Entwicklung einer Osteoporose bei. Infolge der verminderten Belastbarkeit des Knochengewebes kommt es häufig zu Knochenfrakturen, insbesondere Wirbelfrakturen, distalen Radiusfrakturen und Schenkelhalsfrakturen.

Lendenwirbelsäule, Röntgen

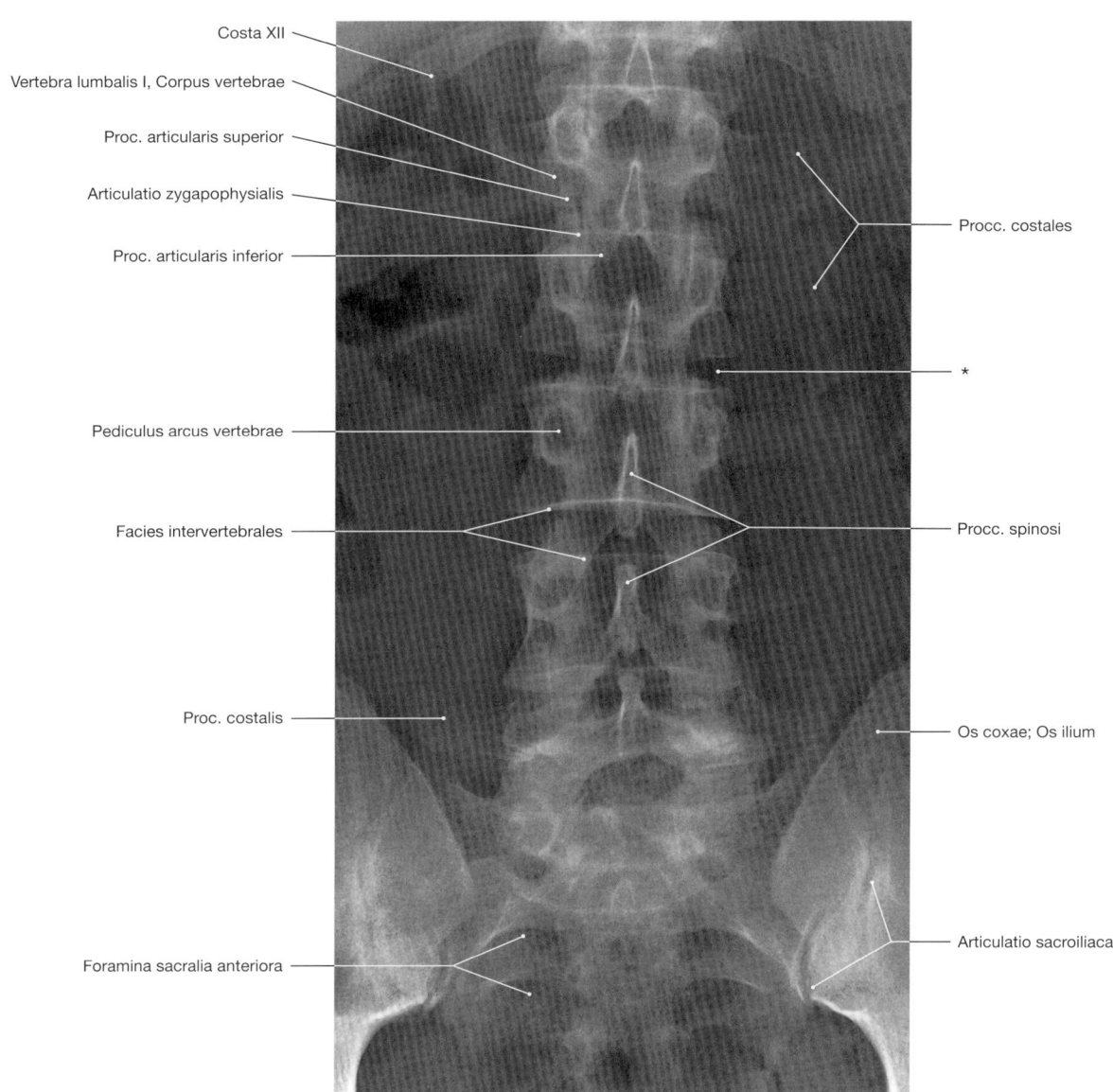

Costa XII

Vertebra lumbalis I, Corpus vertebrae

Proc. articularis superior

Articulatio zygapophysialis

Proc. articularis inferior

Procc. costales

*

Pediculus arcus vertebrae

Facies intervertebrales

Procc. spinosi

Proc. costalis

Os coxae; Os ilium

Articulatio sacroiliaca

Foramina sacralia anteriora

Abb. 2.65   Lendenwirbel, Vertebrae lumbales, und Kreuzbein, Os sacrum; Röntgenbild im antero-posterioren (ap) Strahlengang; Einstellung: aufrechte Haltung; Zentralstrahl auf den 2. Lendenwirbel eingestellt.

* Raum einer Zwischenwirbelscheibe

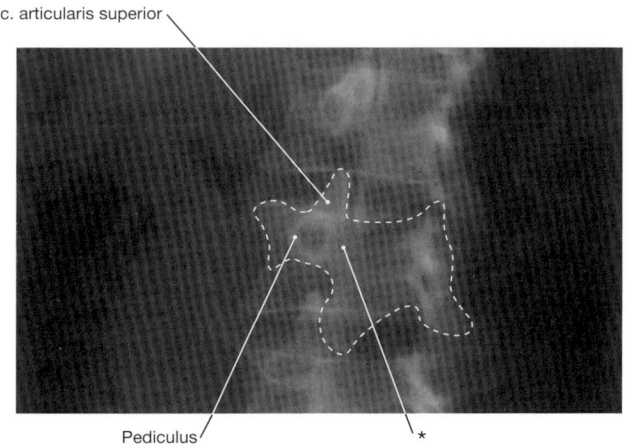

Proc. articularis superior

Pediculus

*

Abb. 2.66   Lendenwirbel, Vertebrae lumbales; Röntgenbild im schrägen Strahlengang; Einstellung: aufrechte Haltung. [8]
Für den erfahrenen Radiologen lässt sich in der Schrägaufnahme eine Hundefigur („scottie dog", gestrichelte Linie) erkennen. Zentraler Bereich ist dabei die Interartikularportion. Der rein klinische Begriff beschreibt den Wirbelanteil zwischen der oberen und der unteren Gelenkfacette der Zygapophysialgelenke (→ Abb. 2.29).

* Interartikularportion

Klinik

Frakturen im Bereich der Interartikularportion (Isthmus) führen zu einer Veränderung der Hundefigur, z.B. Hund mit Halsband, hervorgerufen durch eine Lysezone. Ursachen sind meist Sportverletzungen, die besonders auf Höhe L4 und L5 zu Schäden der Interartikularportion (Isthmus) führen können. Der kraniale Wirbel kann sich allerdings auch ohne Vorliegen einer Fraktur der Interartikularportion ventralwärts über den darunterliegenden Wirbel verlagern. Ursache dafür ist meist eine Veränderung der Einstellung der Gelenkfacetten, die angeboren sein oder im Rahmen degenerativer Veränderungen entstehen kann. Man spricht in allen Fällen (auch bei einer Fraktur der Interartikularportion) von einer **Spondylolisthesis** (Wirbelgleiten).

Wirbelsäule, CT

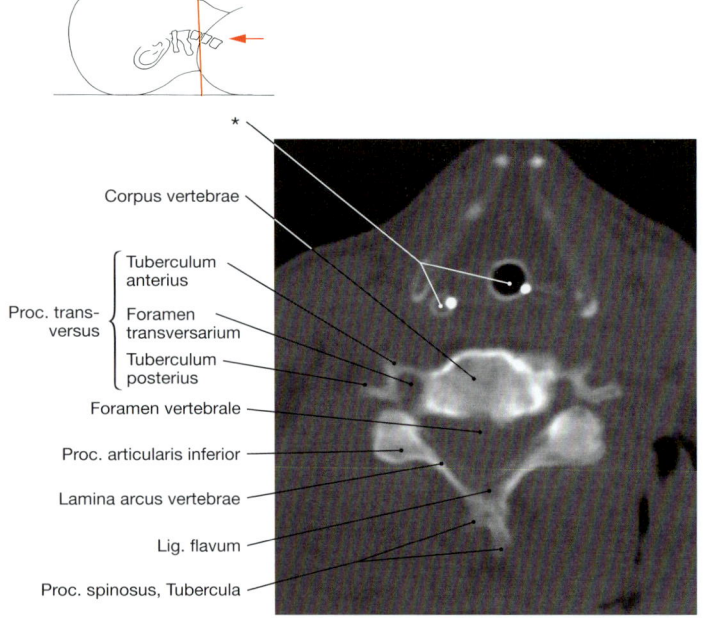

*

Corpus vertebrae

Proc. trans-versus { Tuberculum anterius
Foramen transversarium
Tuberculum posterius

Foramen vertebrale

Proc. articularis inferior

Lamina arcus vertebrae

Lig. flavum

Proc. spinosus, Tubercula

Abb. 2.67 Halswirbelsäule; computertomographischer (CT) Querschnitt auf Höhe der Bandscheibe zwischen 4. und 5. Halswirbel.

* Beatmungstubus und endoskopisches Instrument

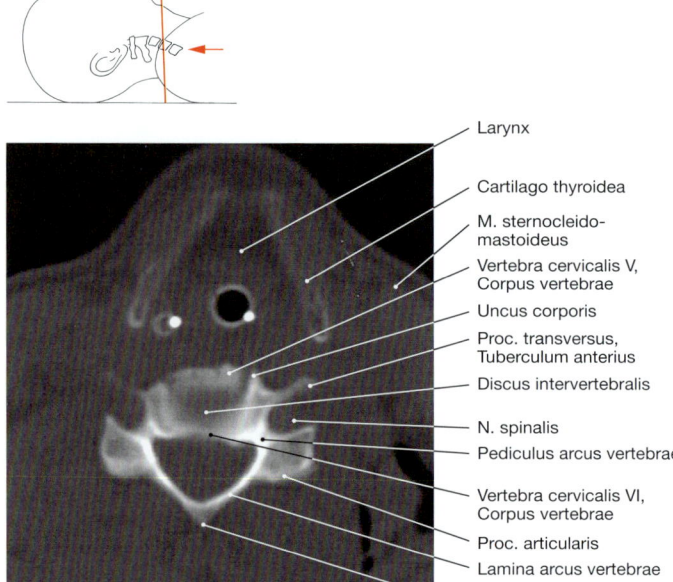

Larynx

Cartilago thyroidea

M. sternocleido-mastoideus

Vertebra cervicalis V, Corpus vertebrae

Uncus corporis

Proc. transversus, Tuberculum anterius

Discus intervertebralis

N. spinalis

Pediculus arcus vertebrae

Vertebra cervicalis VI, Corpus vertebrae

Proc. articularis

Lamina arcus vertebrae

Proc. spinosus

Abb. 2.68 Halswirbelsäule; computertomographischer (CT) Querschnitt auf Höhe des 5. Halswirbels.

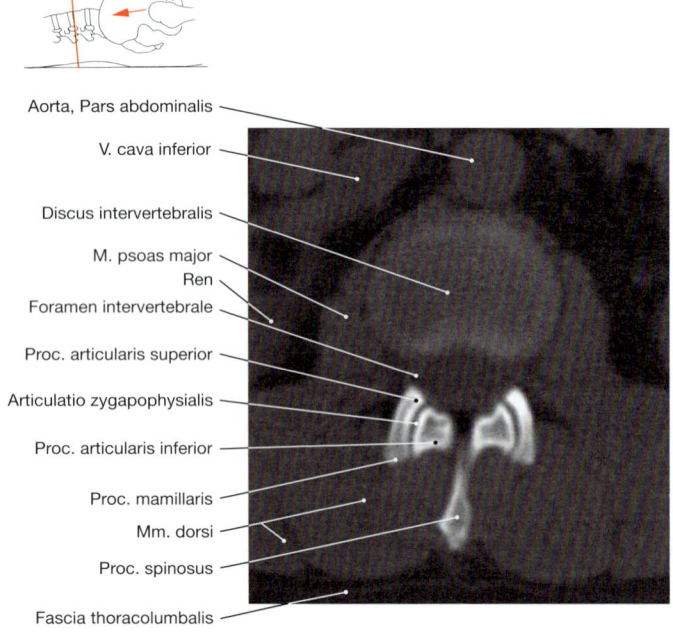

Aorta, Pars abdominalis

V. cava inferior

Discus intervertebralis

M. psoas major

Ren

Foramen intervertebrale

Proc. articularis superior

Articulatio zygapophysialis

Proc. articularis inferior

Proc. mamillaris

Mm. dorsi

Proc. spinosus

Fascia thoracolumbalis

Abb. 2.69 Lendenwirbelsäule; computertomographischer (CT) Querschnitt auf Höhe der Bandscheibe zwischen 2. und 3. Lenden-wirbel.

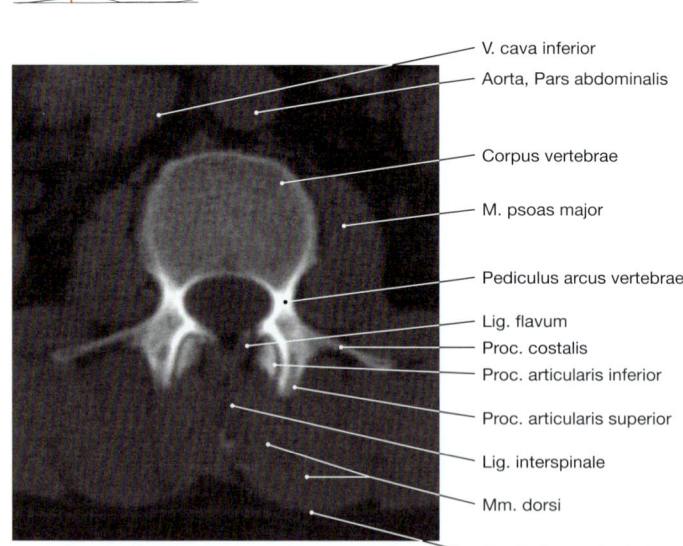

V. cava inferior

Aorta, Pars abdominalis

Corpus vertebrae

M. psoas major

Pediculus arcus vertebrae

Lig. flavum

Proc. costalis

Proc. articularis inferior

Proc. articularis superior

Lig. interspinale

Mm. dorsi

Fascia thoracolumbalis

Abb. 2.70 Lendenwirbelsäule; computertomographischer (CT) Querschnitt auf Höhe der Pediculi des 3. Lendenwirbels.

Klinik

Manche genetisch bedingten Erkrankungen gehen mit Variationen der Wirbelzahl einher. So kommt es beispielsweise beim **KLIPPEL-FEIL-Syndrom,** einer erblichen Entwicklungsstörung der Halswirbelsäule, zu frühembryonalen Wirbelverschmelzungen (meist von Atlas und Axis oder von 5. und 6. Halswirbel). Charakteristisch dabei sind, bedingt durch die Verschmelzung, ein Kurzhals sowie häufig auch ein Schulterhochstand. Zusätzlich können bei dieser Erkrankung eine Spina bifida, ein Tiefstand der Ohren sowie Fehlbildungen am Herzen und an anderen Organen auftreten.
Von einem Halbwirbel **(Hemivertebra)** wird gesprochen, wenn ein Wirbel nur auf einer Seite aus dem entsprechenden Sclerotom hervorgeht.

Wirbelsäule, MRT

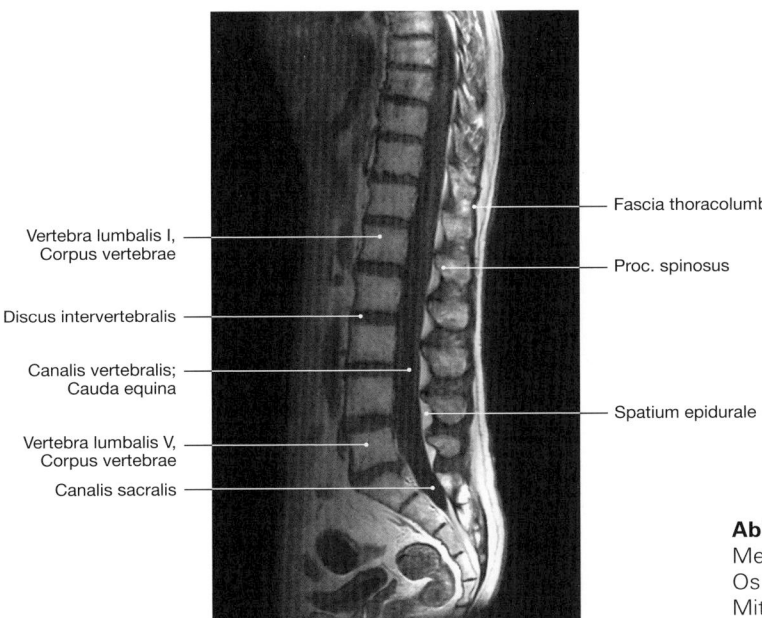

Vertebra lumbalis I,
Corpus vertebrae

Discus intervertebralis

Canalis vertebralis;
Cauda equina

Vertebra lumbalis V,
Corpus vertebrae

Canalis sacralis

Fascia thoracolumbalis

Proc. spinosus

Spatium epidurale

Abb. 2.71 Lendenwirbelsäule; magnetresonanztomographischer Medianschnitt (MRT) der Brust- und Lendenwirbelsäule sowie des Os sacrum.
Mittels MRT lassen sich insbesondere die Bandscheiben, das Rückenmark und der Epiduralraum (Spatium epidurale) beurteilen.

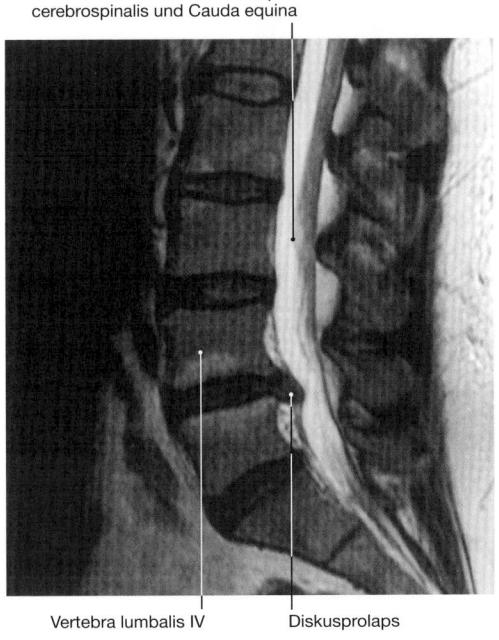

Canalis vertebralis mit Liquor
cerebrospinalis und Cauda equina

Vertebra lumbalis IV   Diskusprolaps

Abb. 2.72 Medianer Diskusprolaps; T2-gewichteter magnetresonanztomographischer Sagittalschnitt (MRT) im Bereich der Lendenwirbelsäule. [8]

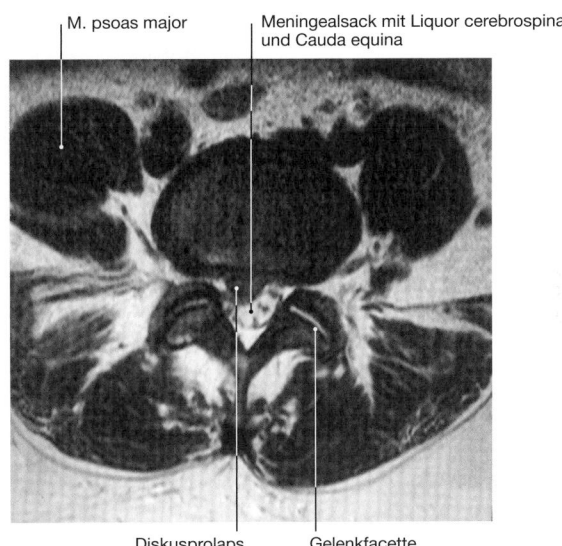

M. psoas major   Meningealsack mit Liquor cerebrospinalis
und Cauda equina

Diskusprolaps   Gelenkfacette

Abb. 2.73 Medianer Diskusprolaps; T2-gewichteter magnetresonanztomographischer Transversalschnitt (MRT) im Bereich der Lendenwirbelsäule. [8]

Klinik

Im Laufe des Lebens nimmt das Wasserbindungsvermögen von Anulus fibrosus und Nucleus pulposus ab, was u. a. zur Ausbildung kleiner Risse im Anulus fibrosus führt **(Chondrose).** Röntgenologisch ist dies durch eine Höhenminderung und pathologisch durch eine Instabilität mit vermehrter Beweglichkeit im Bewegungssegment zu erkennen. Im weiteren Verlauf kommt es durch die Höhenabnahme der Bandscheibe und die dadurch verminderte mechanische Pufferfunktion zu vermehrter Belastung der Deck- und Grundplatten der Wirbelkörper. Röntgenologisch äußert sich dies in einer **Sklerosierung** mit vermehrter Strahlendichte **(Osteochondrose).** Ferner kommt es zur Ausbildung von **Spondylophyten** (knöchernen Randzacken) an den Wirbelkörpern, die ebenfalls röntgenologisch sichtbar sind. Verstärkt sich die radiäre Rissbildung im Anulus fibrosus, kann Bandscheibengewebe aus dem Intervertebralraum austreten **(Diskusprolaps;** → Abb. 2.72 und 2.73).

Oberflächliche Rückenmuskeln

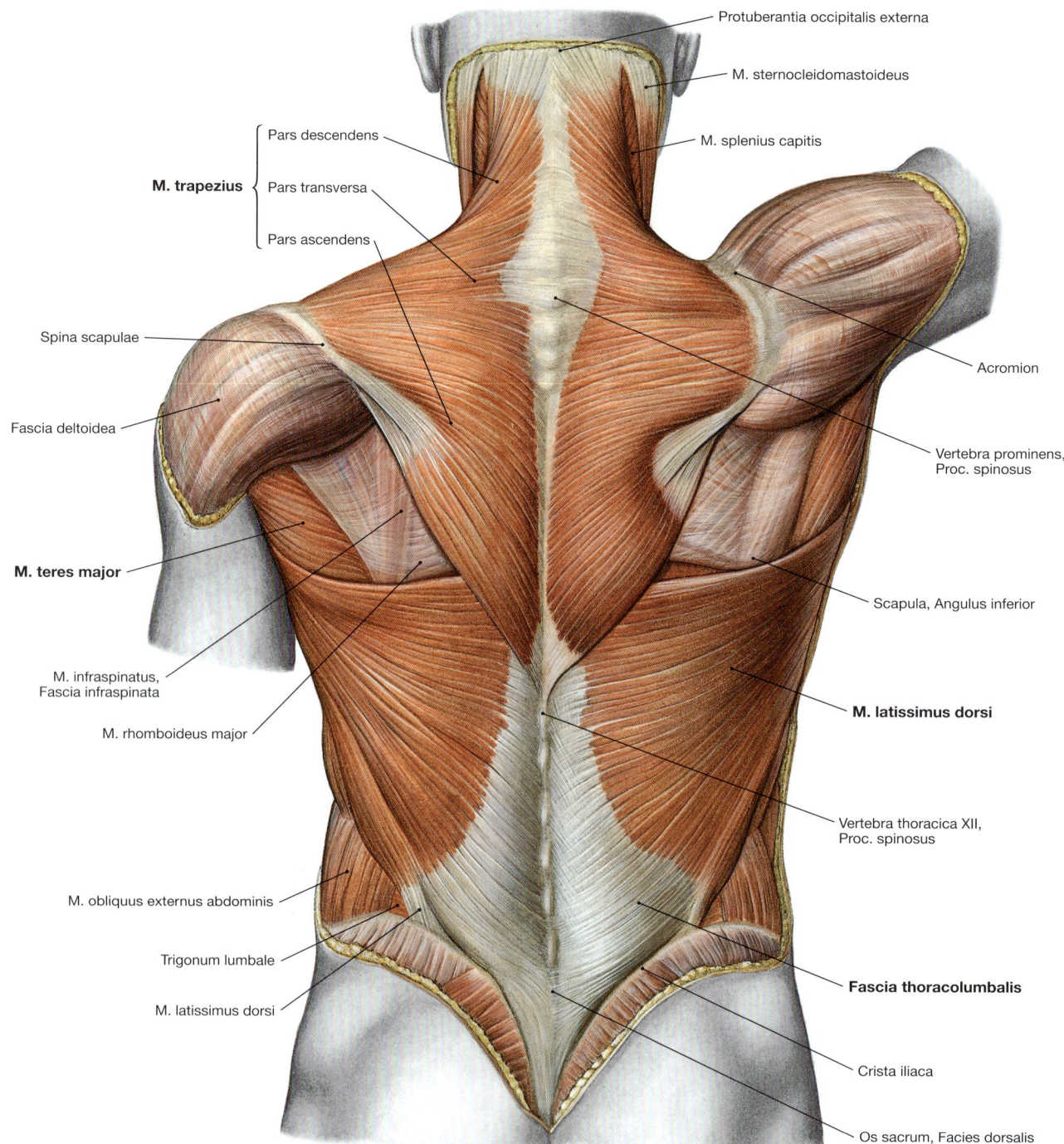

Protuberantia occipitalis externa

M. sternocleidomastoideus

M. splenius capitis

M. trapezius — Pars descendens / Pars transversa / Pars ascendens

Spina scapulae

Fascia deltoidea

Acromion

Vertebra prominens, Proc. spinosus

M. teres major

Scapula, Angulus inferior

M. infraspinatus, Fascia infraspinata

M. rhomboideus major

M. latissimus dorsi

Vertebra thoracica XII, Proc. spinosus

M. obliquus externus abdominis

Trigonum lumbale

M. latissimus dorsi

Fascia thoracolumbalis

Crista iliaca

Os sacrum, Facies dorsalis

Abb. 2.74   Oberflächliche Schicht der Rumpf-Arm- und Rumpf-Schultergürtel-Muskeln; Ansicht von dorsal.
Die oberflächliche Muskelschicht des Rückens wird zum größten Teil von den Mm. trapezius und latissimus dorsi gebildet. Der **M. trapezius** fixiert die Scapula und damit den Schultergürtel. Er kann die Scapula und mit ihr auch die Clavicula nach hinten medial zur Wirbelsäule ziehen. Die Partes descendens und ascendens drehen den Angulus inferior der Scapula nach medial. Die Pars descendens adduziert ferner und unterstützt den M. serratus anterior bei der Schulterhebung.

Der **M. latissimus dorsi** ist der flächenmäßig größte Muskel des Menschen. Er senkt den erhobenen Arm, adduziert ihn, kann ihn aus der Adduktionsstellung nach hinten medial ziehen, wirkt als Innenrotator und kann die Exspiration unterstützen. Er wird häufig als Fracktaschenmuskel bezeichnet. Entwicklungsgeschichtlich bildet sich der M. latissimus dorsi mit dem **M. teres major.** Dieser zieht den Arm nach medial hinten, wirkt bei der Adduktion mit und ist ein Innenrotator.

→ **T 27, 28**

Klinik

Anteile des **M. latissimus dorsi** werden zur **Deckung von Defekten der Rumpfwand** wie auch zum Wiederaufbau der Brust nach Resektion bei Mammakarzinom verwendet. Hierzu wird ein sog. gestielter Lappen gebildet, an dem die A. und V. thoracodorsalis prä-pariert und mitverlagert werden. Der **M. pectoralis major** (ventrale Rumpfwand) wird häufig als gestielte Lappenplastik zur Deckung von **Gesichtsdefekten** präpariert.

Oberflächliche Rückenmuskeln

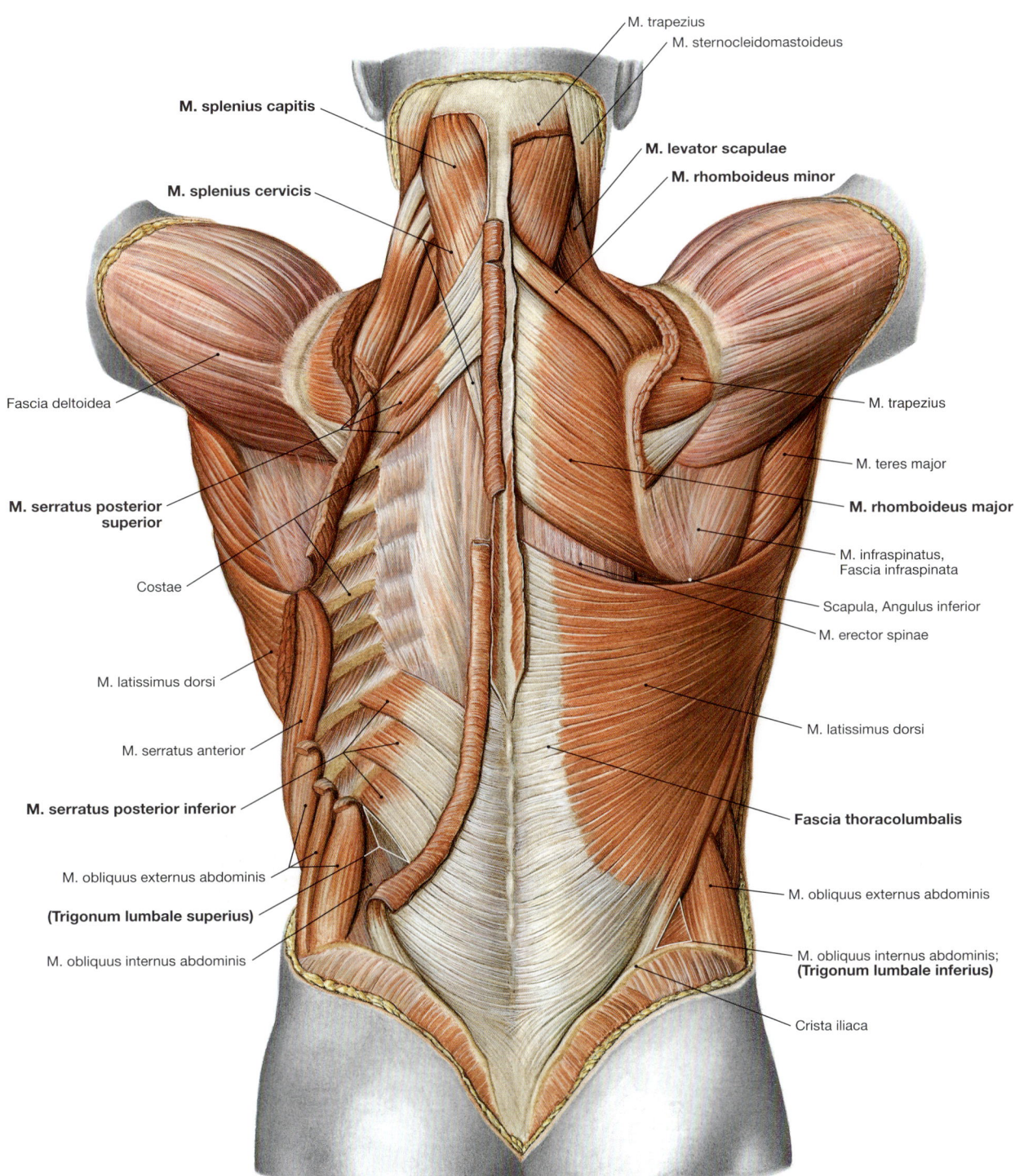

M. trapezius
M. sternocleidomastoideus
M. splenius capitis
M. levator scapulae
M. rhomboideus minor
M. splenius cervicis
Fascia deltoidea
M. trapezius
M. teres major
M. serratus posterior superior
M. rhomboideus major
M. infraspinatus, Fascia infraspinata
Costae
Scapula, Angulus inferior
M. erector spinae
M. latissimus dorsi
M. latissimus dorsi
M. serratus anterior
M. serratus posterior inferior
Fascia thoracolumbalis
M. obliquus externus abdominis
M. obliquus externus abdominis
(Trigonum lumbale superius)
M. obliquus internus abdominis; **(Trigonum lumbale inferius)**
M. obliquus internus abdominis
Crista iliaca

Abb. 2.75 Tiefe Schicht der Rumpf-Arm- und der Rumpf-Schultergürtel-Muskeln; Ansicht von dorsal.
Nach Entfernung des M. trapezius sieht man auf der rechten Seite die Mm. levator scapulae, rhomboideus minor und rhomboideus major. Der **M. levator scapulae** kann die Scapula heben und dreht gleichzeitig ihren Angulus inferior nach medial.
M. rhomboideus minor und **M. rhomboideus major** halten die Scapula am Brustkorb und ziehen sie an die Wirbelsäule.
Die Entfernung der drei Muskeln und des M. latissimus dorsi gibt den Blick auf die **Mm. serrati posteriores superior und inferior** frei. Der M. serratus posterior superior hebt die oberen Rippen an und wirkt als Atemmuskel bei der Inspiration. Der M. serratus posterior inferior erweitert die untere Thoraxapertur und stabilisiert die unteren Rippen bei der Kontraktion der Pars costalis des Zwerchfells. Er ist damit ebenfalls ein Atemmuskel für die Inspiration.

Die **Fascia thoracolumbalis** ist als derbe Aponeurose ausgebildet. Sie vervollständigt fibrös den von der Wirbelsäule und den dorsalen Flächen der Rippen gebildeten osteofibrösen Kanal und umschließt die autochthone Rückenmuskulatur. Ihr oberflächliches Blatt dient dem M. latissimus dorsi und dem M. serratus posterior inferior als Ursprung. Das Blatt ist fest mit der Sehne des M. erector spinae verwachsen. Kranial trennt es den M. splenius cervicis vom M. trapezius und von den Mm. rhomboidei und vereinigt sich mit der Fascia nuchae. Das tiefe Blatt ist in → Abbildung 2.76 dargestellt.
Im Bereich des **Trigonum lumbale superius** (GRYNFELT-Dreieck) und des **Trigonum lumbale inferius** (PETIT-Dreieck) kann es zur Ausbildung von GRYNFELT- und PETIT-**Lumbalhernien** kommen.

→ **T 27, 28**

Tiefe Rückenmuskeln

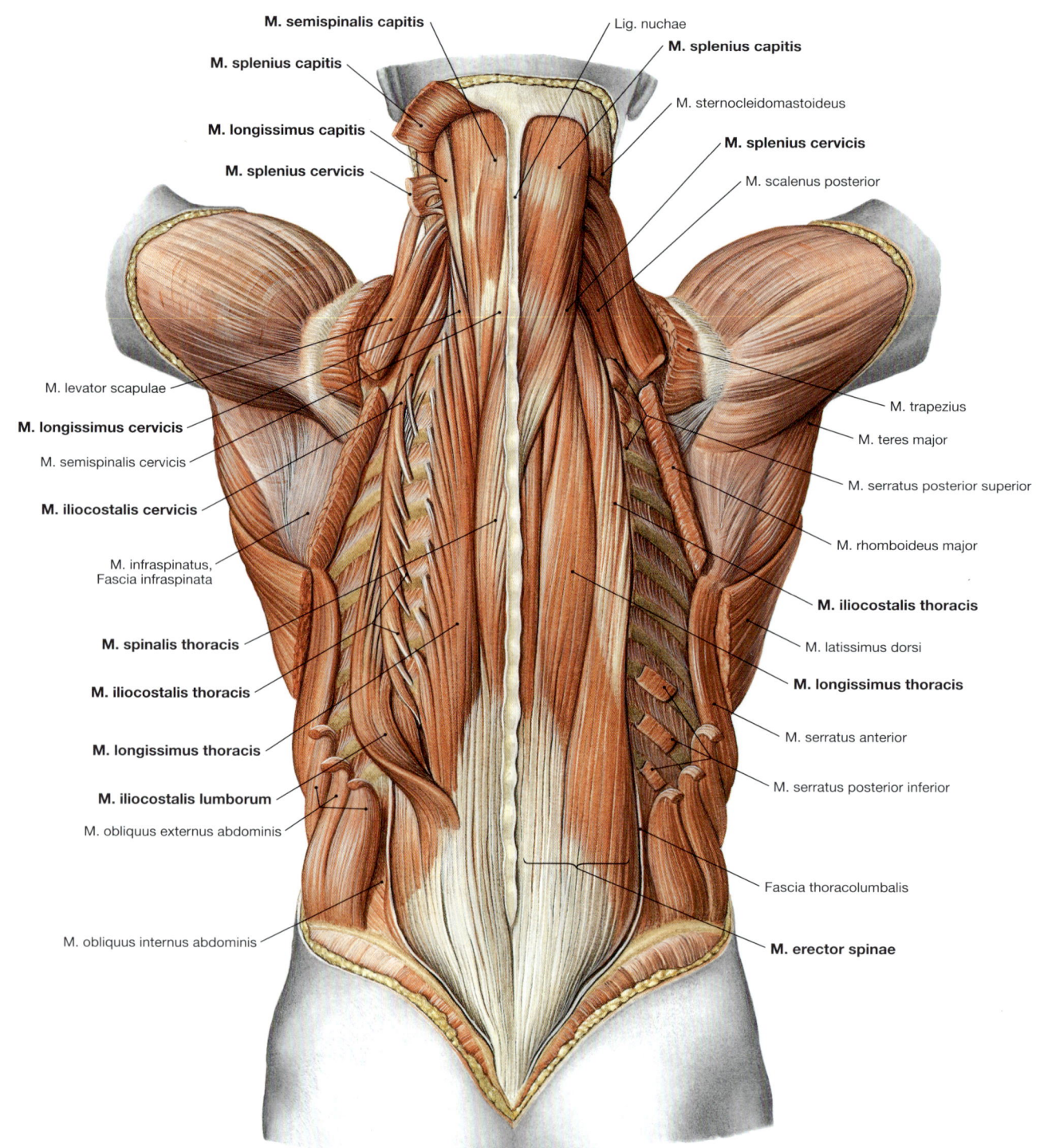

M. semispinalis capitis

M. splenius capitis

M. longissimus capitis

M. splenius cervicis

Lig. nuchae

M. splenius capitis

M. sternocleidomastoideus

M. splenius cervicis

M. scalenus posterior

M. levator scapulae

M. longissimus cervicis

M. semispinalis cervicis

M. iliocostalis cervicis

M. infraspinatus, Fascia infraspinata

M. spinalis thoracis

M. iliocostalis thoracis

M. longissimus thoracis

M. iliocostalis lumborum

M. obliquus externus abdominis

M. obliquus internus abdominis

M. trapezius

M. teres major

M. serratus posterior superior

M. rhomboideus major

M. iliocostalis thoracis

M. latissimus dorsi

M. longissimus thoracis

M. serratus anterior

M. serratus posterior inferior

Fascia thoracolumbalis

M. erector spinae

Abb. 2.76   Oberflächliche Schicht der tiefen (autochthonen) Rückenmuskeln; Ansicht von dorsal.
Die autochthone Rückenmuskulatur wird in ihrer Gesamtheit als **M. erector spinae** bezeichnet. Er gliedert sich in einen medialen und in einen lateralen Trakt. Beide Trakte bestehen ihrerseits wiederum aus ver-

schiedenen Systemen (→ Abb. 2.77). Der M. erector spinae erstreckt sich vom Kreuzbein bis zum Hinterhauptbein. Er bildet mit der Bauchmuskulatur eine funktionelle Einheit (Bogen-Sehnen-Prinzip).

→ T 18

Tiefe Rückenmuskeln, Schema

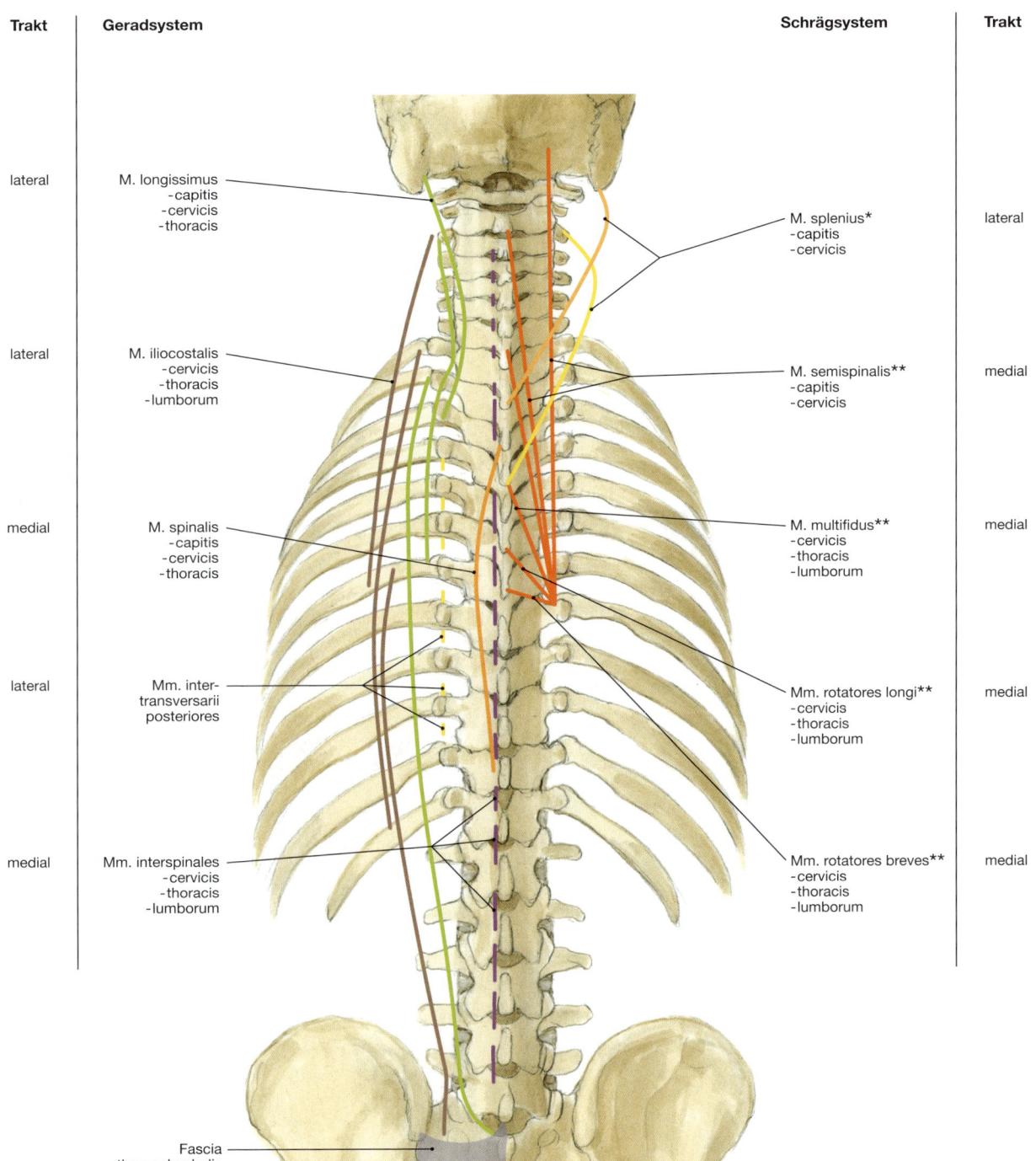

Trakt	Geradsystem		Schrägsystem	Trakt
lateral	M. longissimus -capitis -cervicis -thoracis		M. splenius* -capitis -cervicis	lateral
lateral	M. iliocostalis -cervicis -thoracis -lumborum		M. semispinalis** -capitis -cervicis	medial
medial	M. spinalis -capitis -cervicis -thoracis		M. multifidus** -cervicis -thoracis -lumborum	medial
lateral	Mm. inter- transversarii posteriores		Mm. rotatores longi** -cervicis -thoracis -lumborum	medial
medial	Mm. interspinales -cervicis -thoracis -lumborum		Mm. rotatores breves** -cervicis -thoracis -lumborum	medial
	Fascia thoracolumbalis			

Abb. 2.77   Tiefe (autochthone) Rückenmuskeln; Orientierungs-schema der Muskelgruppen.
Die autochthone Rückenmuskulatur, die in ihrer Gesamtheit als M. erector spinae bezeichnet wird, kann in ein Gerad- bzw. Schrägsystem sowie in einen lateralen und in einen medialen Trakt unterteilt werden.
Der **laterale Trakt** wird in ein intertransversales System (Mm. inter-transversariiw), ein sakrospinales System (M. iliocostalis, M. longissimus) und ein spinotransversales System (M. splenius cervicis, M. splenius capitis) gegliedert:

- Das **intertransversale System** dient der Stabilisation sowie der Seitwärtsneigung und Extension zwischen den Querfortsätzen.
- Das **sakrospinale System** streckt die Wirbelsäule, führt zur Extension und dient der Seitwärtsneigung und der Rotation des Rumpfes auf der ipsilateralen Seite.

- Das **spinotransversale System** stabilisiert nach dem Bogen-Sehnen-Prinzip und unterstützt mit den kurzen Nackenmuskeln alle Bewegungen der Halswirbelsäule und der Kopfgelenke.

Der **mediale Trakt** gliedert sich in ein spinales System (Mm. interspinales, M. spinalis) und in ein transversospinales System (Mm. rotatores breves, Mm. rotatores longi, M. multifidus, M. semispinalis). Funktionell steht das **spinale System** im Dienst der Extension und der Drehung; das **transversospinale System** stabilisiert und dreht zur kontralateralen Seite.

*   spinotransversal
**   transversospinal

Tiefe Rückenmuskeln

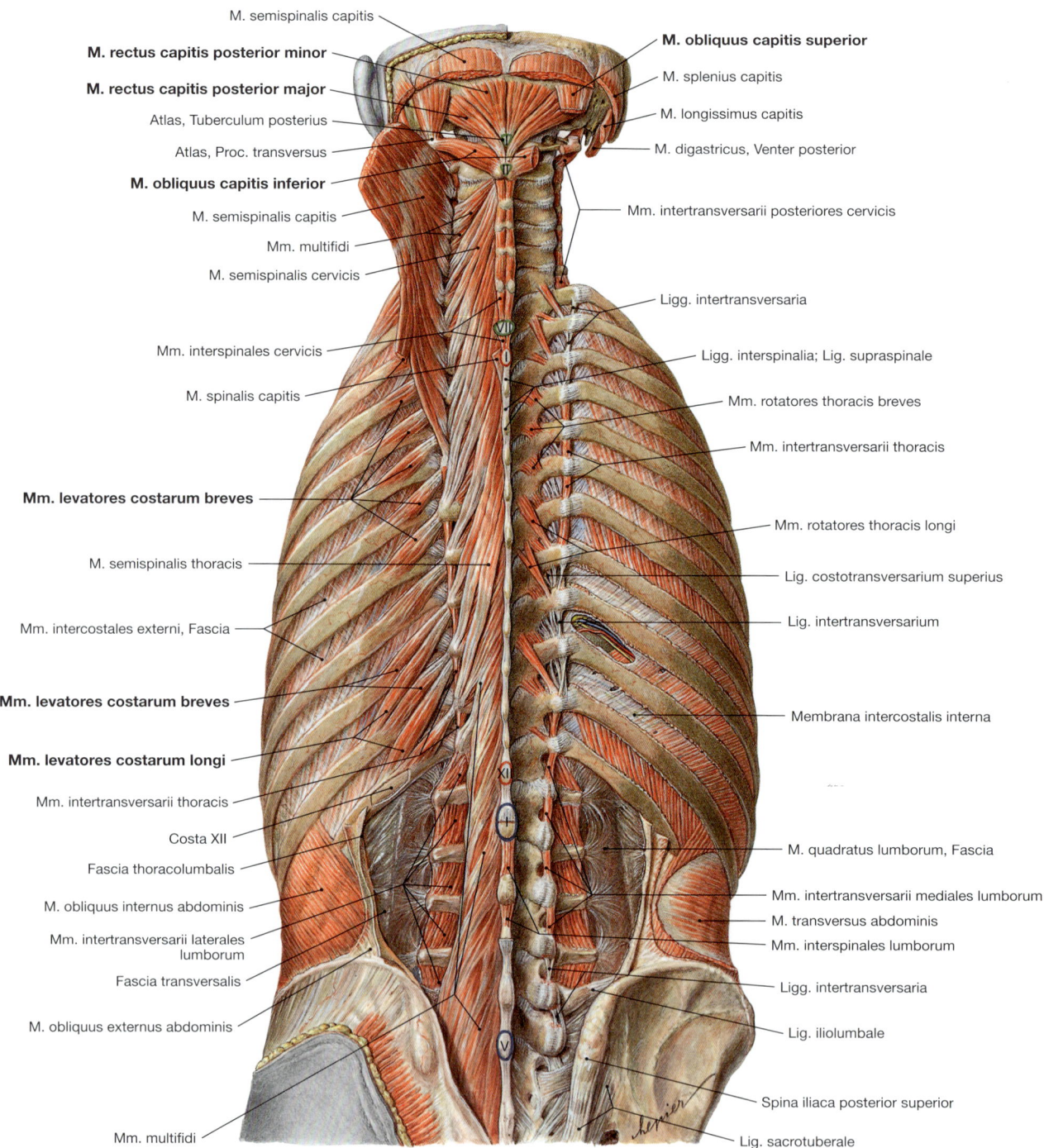

M. semispinalis capitis

M. rectus capitis posterior minor

M. rectus capitis posterior major

Atlas, Tuberculum posterius

Atlas, Proc. transversus

M. obliquus capitis inferior

M. semispinalis capitis

Mm. multifidi

M. semispinalis cervicis

Mm. interspinales cervicis

M. spinalis capitis

Mm. levatores costarum breves

M. semispinalis thoracis

Mm. intercostales externi, Fascia

Mm. levatores costarum breves

Mm. levatores costarum longi

Mm. intertransversarii thoracis

Costa XII

Fascia thoracolumbalis

M. obliquus internus abdominis

Mm. intertransversarii laterales lumborum

Fascia transversalis

M. obliquus externus abdominis

Mm. multifidi

M. obliquus capitis superior

M. splenius capitis

M. longissimus capitis

M. digastricus, Venter posterior

Mm. intertransversarii posteriores cervicis

Ligg. intertransversaria

Ligg. interspinalia; Lig. supraspinale

Mm. rotatores thoracis breves

Mm. intertransversarii thoracis

Mm. rotatores thoracis longi

Lig. costotransversarium superius

Lig. intertransversarium

Membrana intercostalis interna

M. quadratus lumborum, Fascia

Mm. intertransversarii mediales lumborum

M. transversus abdominis

Mm. interspinales lumborum

Ligg. intertransversaria

Lig. iliolumbale

Spina iliaca posterior superior

Lig. sacrotuberale

Abb. 2.78   Rückenmuskeln, Mm. dorsi, und Nackenmuskeln, Mm. suboccipitales; Ansicht von dorsal.

Nach Ablösung der Mm. splenius capitis und semispinalis capitis werden die kurzen Nackenmuskeln (Mm. rectus capitis posterior minor, rectus capitis posterior major, obliquus capitis superior, obliquus capitis inferior) sichtbar.

Die ebenfalls abgebildeten Mm. levatores costarum werden nicht der autochthonen Rückenmuskulatur zugerechnet, da sie auch von den Rr. ventrales der Spinalnerven innerviert werden. Ihre Kontraktion führt auf der kontralateralen Seite zur Drehung und auf der ipsilateralen Seite zur Seitwärtsneigung. Manche Autoren diskutieren auch eine Funktion im Rahmen der Inspiration. Zur Einteilung der übrigen dargestellten autochthonen Rückenmuskeln → Abbildung 2.77.

→ T 18

Tiefe Rückenmuskeln

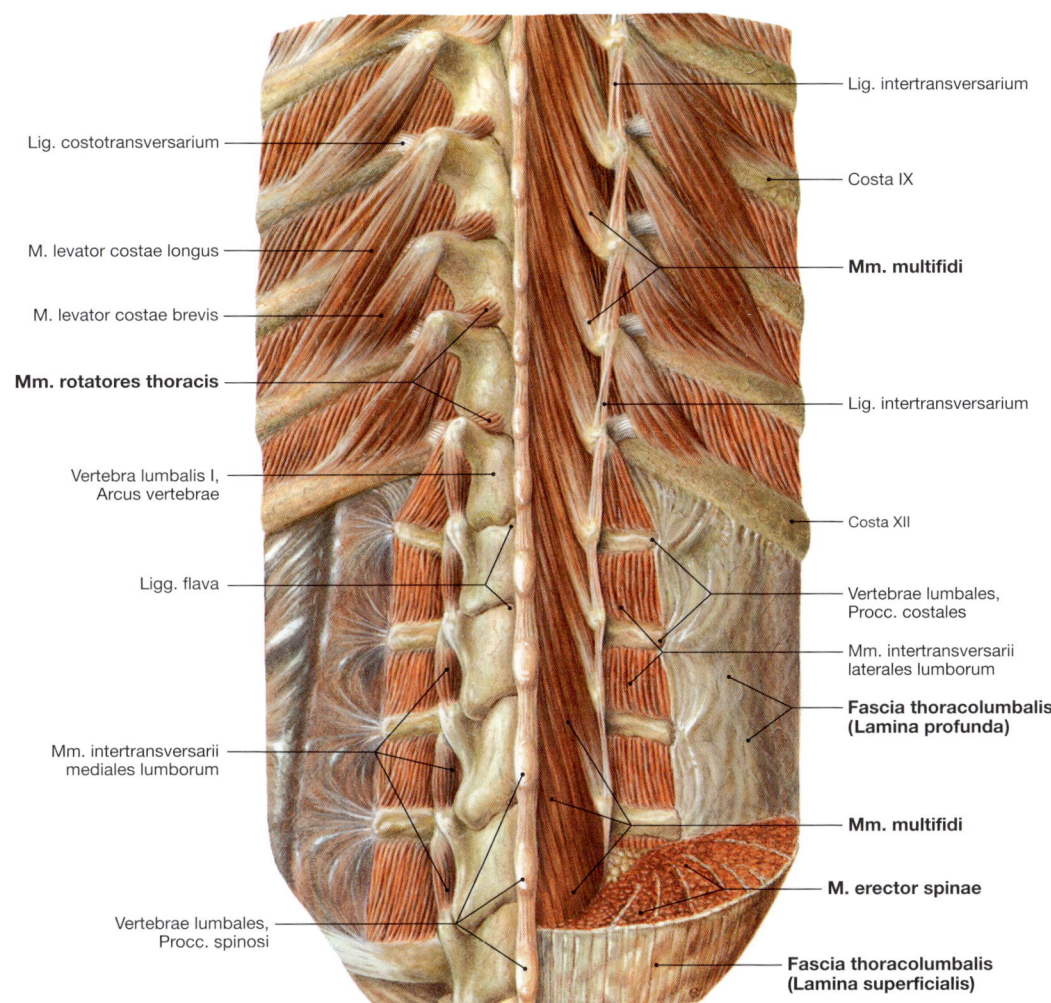

Lig. costotransversarium

M. levator costae longus

M. levator costae brevis

Mm. rotatores thoracis

Vertebra lumbalis I,
Arcus vertebrae

Ligg. flava

Mm. intertransversarii
mediales lumborum

Vertebrae lumbales,
Procc. spinosi

Lig. intertransversarium

Costa IX

Mm. multifidi

Lig. intertransversarium

Costa XII

Vertebrae lumbales,
Procc. costales

Mm. intertransversarii
laterales lumborum

**Fascia thoracolumbalis
(Lamina profunda)**

Mm. multifidi

M. erector spinae

**Fascia thoracolumbalis
(Lamina superficialis)**

**Abb. 2.79   Tiefe Schicht der Rückenmuskeln, Mm. dorsi, im
Bereich der unteren Brust- und der Lendenwirbelsäule;** Ansicht
von dorsal.
Auf der rechten Seite sieht man im kaudalen Bereich einen Querschnitt
durch den M. erector spinae. Medial befinden sich die zum medialen

Trakt gehörenden Mm. multifidi sowie das oberflächliche und tiefe
Blatt der Fascia thoracolumbalis. Auf der linken Körperseite sind die
Mm. rotatores thoracis sichtbar.

→ T 18

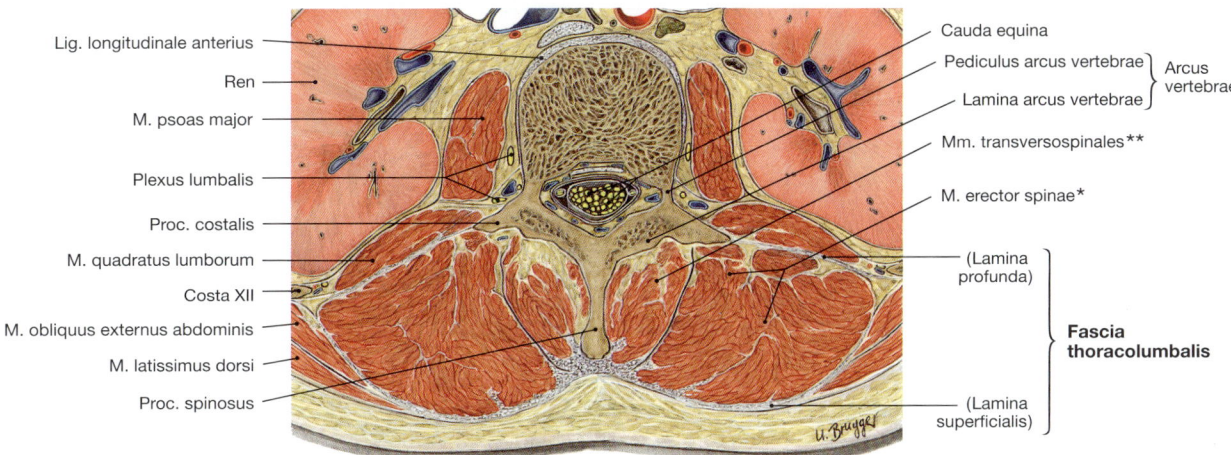

Lig. longitudinale anterius

Ren

M. psoas major

Plexus lumbalis

Proc. costalis

M. quadratus lumborum

Costa XII

M. obliquus externus abdominis

M. latissimus dorsi

Proc. spinosus

Cauda equina

Pediculus arcus vertebrae ⎱ Arcus
Lamina arcus vertebrae ⎰ vertebrae

Mm. transversospinales **

M. erector spinae *

(Lamina
profunda) ⎱
               ⎰ **Fascia
            thoracolumbalis**
(Lamina
superficialis)

Abb. 2.80   Autochthone Rückenmuskeln; Transversalschnitt auf
Höhe des 2. Lendenwirbels; Ansicht von kaudal.
Die autochthone Rückenmuskulatur liegt in einem osteofibrösen Kanal,
der innen von den dorsalen Wirbelanteilen und außen von der Fascia

thoracolumbalis umschlossen wird. Sie gliedert sich in einen lateralen
Trakt (*) und in einen medialen Trakt (**).

→ T 18

Nackenmuskeln

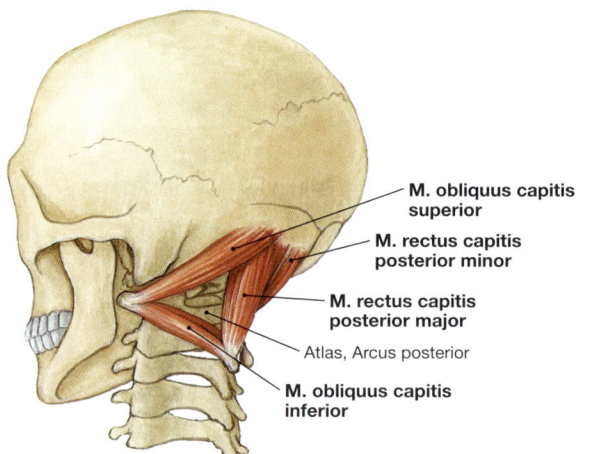

M. obliquus capitis
superior

M. rectus capitis
posterior minor

M. rectus capitis
posterior major

Atlas, Arcus posterior

M. obliquus capitis
inferior

Abb. 2.81   Kurze Nackenmuskeln, Mm. suboccipitales; Ansicht von schräg dorsal.

Die Mm. rectus capitis posterior major, obliquus capitis superior und obliquus capitis inferior bilden gemeinsam ein Dreieck **(Vertebralis-Dreieck).** Der M. rectus capitis posterior minor liegt medial des M. rectus capitis posterior major. Funktionell führen die vier Muskeln präzise Bewegungen in den Kopfgelenken (Articulationes atlantooccipitalis und atlantoaxialis) durch und dienen der Feineinstellung des Kopfes im Atlantookzipital- und im Atlantoaxialgelenk.

→ T 18

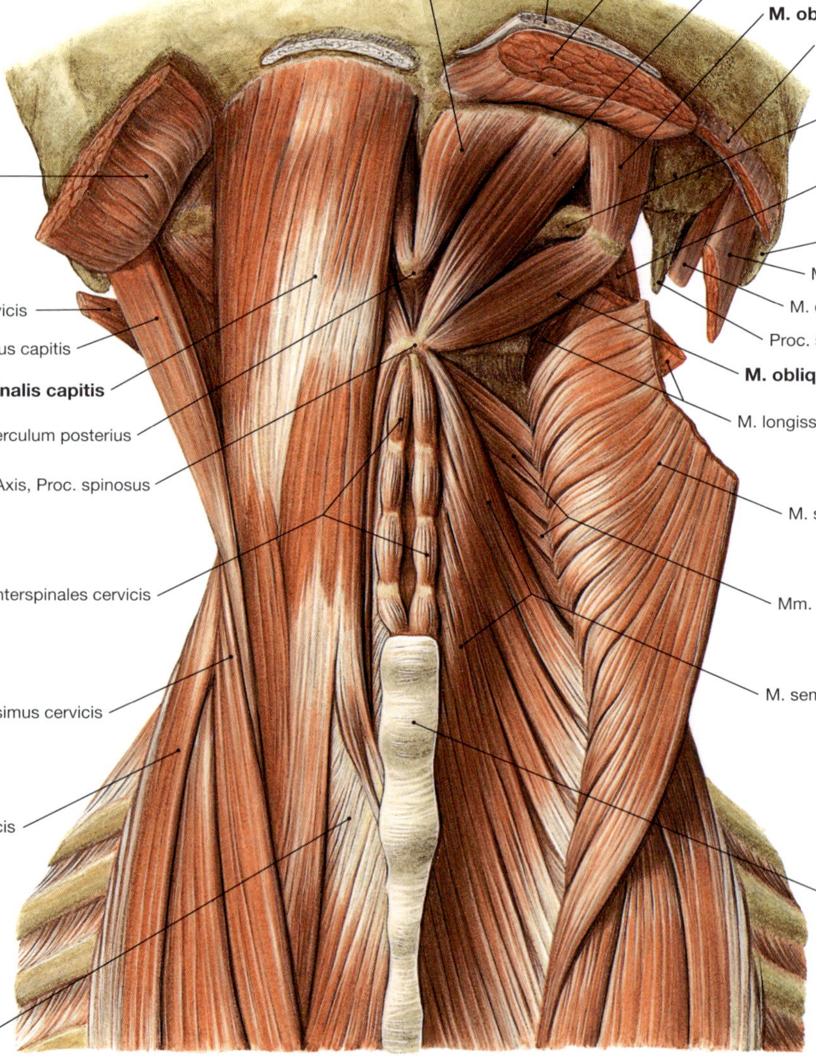

M. rectus capitis posterior minor

M. trapezius

M. semispinalis capitis

M. rectus capitis posterior major

M. obliquus capitis superior

M. splenius capitis

Atlas, Arcus posterior

M. splenius cervicis

Proc. mastoideus

M. longissimus capitis

M. digastricus, Venter posterior

Proc. styloideus

M. obliquus capitis inferior

M. longissimus capitis

M. semispinalis capitis

Mm. multifidi

M. semispinalis cervicis

Lig. supraspinale

M. splenius capitis

M. splenius cervicis

M. longissimus capitis

M. semispinalis capitis

Atlas, Tuberculum posterius

Axis, Proc. spinosus

Mm. interspinales cervicis

M. longissimus cervicis

M. iliocostalis cervicis

M. semispinalis thoracis

Abb. 2.82   Rückenmuskeln, Mm. dorsi, und Nackenmuskeln, Mm. suboccipitales; Ansicht von dorsal.

Zur Freilegung der kurzen Nackenmuskeln wurden auf der rechten Seite die Mm. splenius capitis und semispinalis capitis abgetrennt. Der M. rectus capitis posterior minor entspringt am Tuberculum posterius des Atlas und inseriert medial an der Linea nuchalis inferior. Der M. rectus capitis posterior major entspringt am Proc. spinosus des Axis und setzt lateral neben dem M. rectus capitis posterior minor an der Linea nuchalis inferior an. Der M. obliquus capitis superior entspringt am Proc. transversus des Atlas und inseriert oberhalb und lateral des M. rectus capitis posterior major. Der M. obliquus capitis inferior kommt vom Proc. spinosus des Axis und inseriert am Proc. transversus des Atlas.

→ T 18

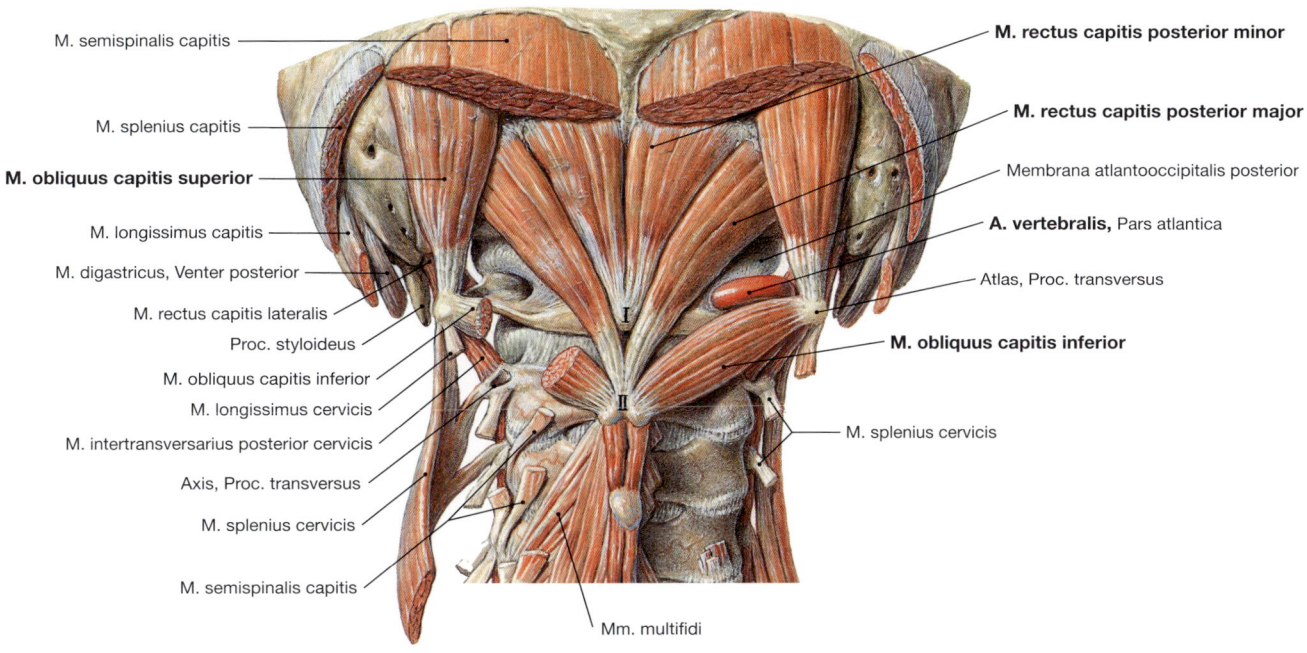

M. semispinalis capitis

M. splenius capitis

M. obliquus capitis superior

M. longissimus capitis

M. digastricus, Venter posterior

M. rectus capitis lateralis

Proc. styloideus

M. obliquus capitis inferior

M. longissimus cervicis

M. intertransversarius posterior cervicis

Axis, Proc. transversus

M. splenius cervicis

M. semispinalis capitis

Mm. multifidi

M. rectus capitis posterior minor

M. rectus capitis posterior major

Membrana atlantooccipitalis posterior

A. vertebralis, Pars atlantica

Atlas, Proc. transversus

M. obliquus capitis inferior

M. splenius cervicis

Abb. 2.83 Nackenmuskeln, Mm. suboccipitales; Ansicht von dorsal.
Die Mm. rectus capitis posterior major, obliquus capitis superior und obliquus capitis inferior begrenzen gemeinsam das Vertebralis-Dreieck **(Trigonum arteriae vertebralis).** Hier verläuft in der Tiefe über dem Arcus posterior atlantis die A. vertebralis.

I = Tuberculum posterius des Atlas
II = Proc. spinosus des Axis

→ T 18

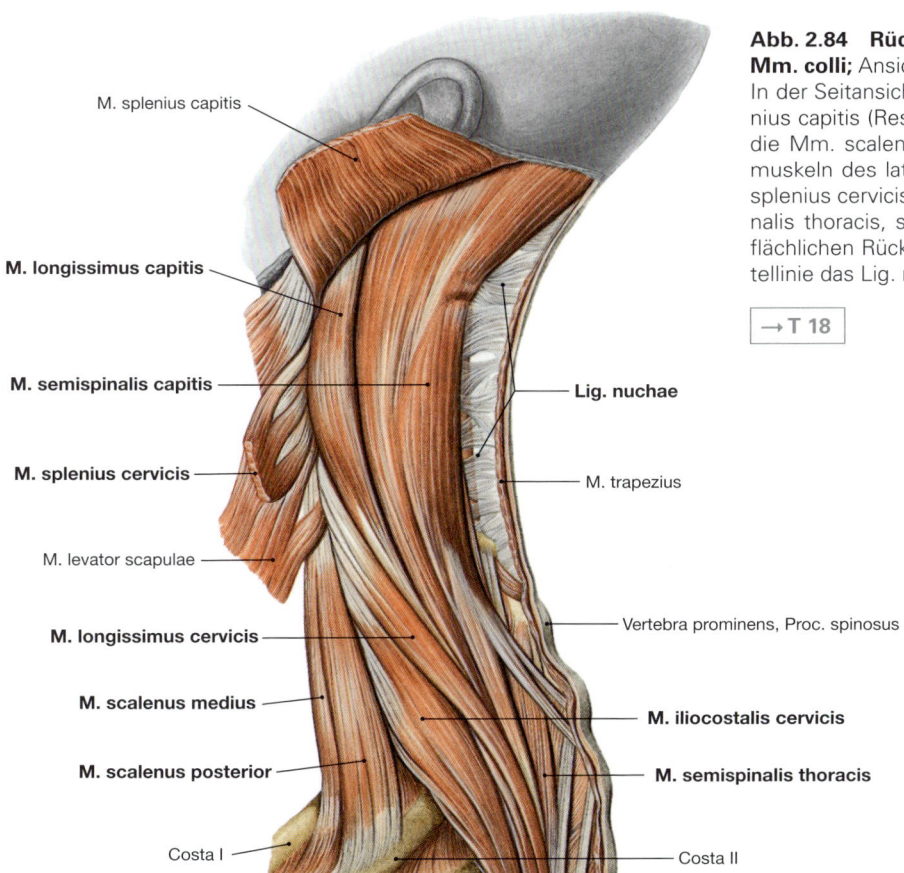

M. splenius capitis

M. longissimus capitis

M. semispinalis capitis

M. splenius cervicis

M. levator scapulae

M. longissimus cervicis

M. scalenus medius

M. scalenus posterior

Costa I

Lig. nuchae

M. trapezius

Vertebra prominens, Proc. spinosus

M. iliocostalis cervicis

M. semispinalis thoracis

Costa II

Abb. 2.84 Rückenmuskeln, Mm. dorsi, und Halsmuskeln, Mm. colli; Ansicht von links.
In der Seitansicht des Halses sieht man nach Entfernung des M. splenius capitis (Rest nach kranial hochgeschlagen) von vorne nach hinten die Mm. scalenus medius und posterior sowie autochthone Rückenmuskeln des lateralen (Mm. iliocostalis cervicis, longissimus cervicis, splenius cervicis, longissimus capitis) und des medialen (Mm. semispinalis thoracis, semispinalis capitis) Trakts. Durch Abtragung der oberflächlichen Rückenmuskeln im Nackenbereich erkennt man in der Mittellinie das Lig. nuchae sowie Reste des M. trapezius.

→ T 18

Brust- und Bauchwandmuskeln

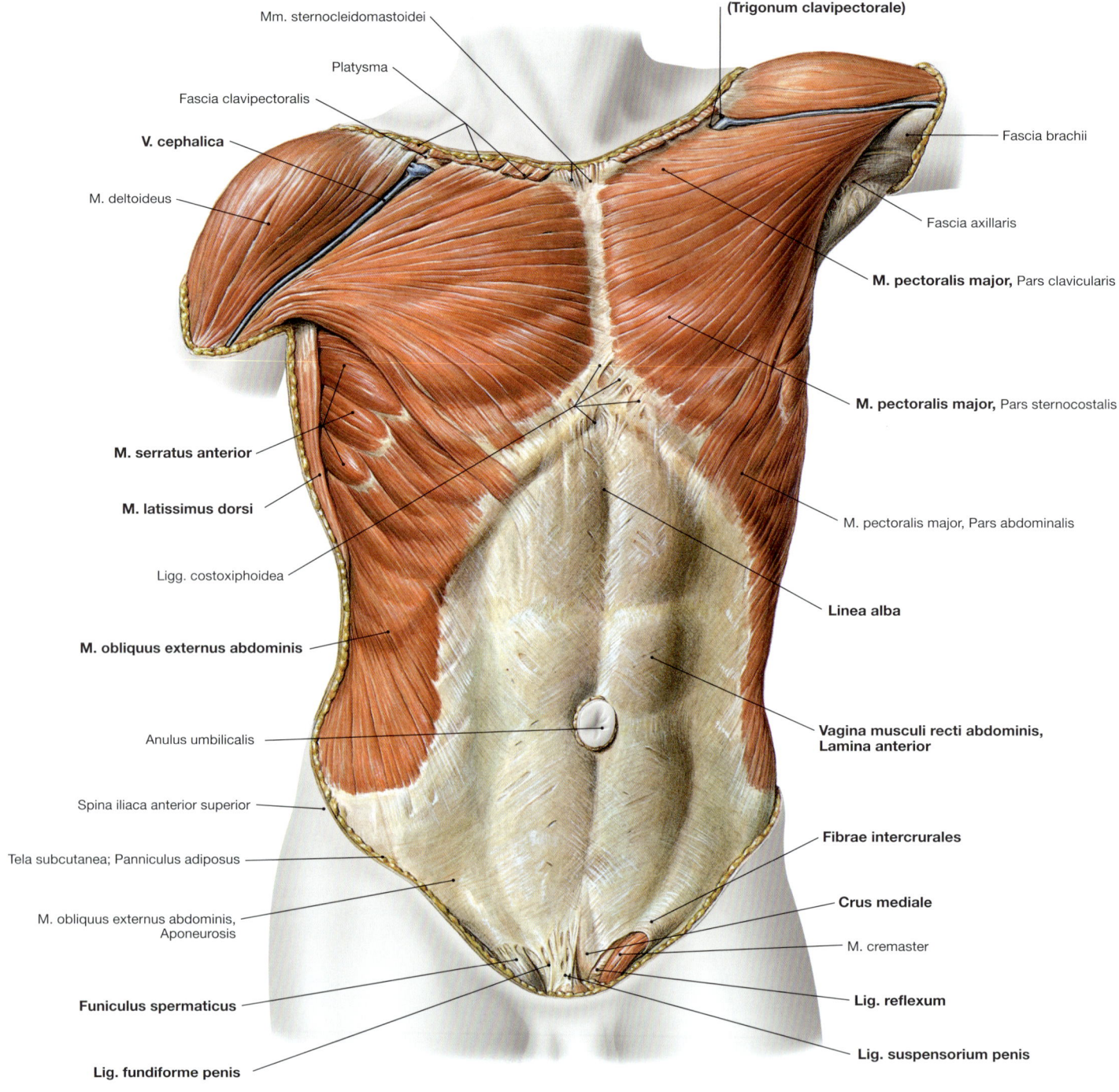

Mm. sternocleidomastoidei

Platysma

Fascia clavipectoralis

V. cephalica

M. deltoideus

M. serratus anterior

M. latissimus dorsi

Ligg. costoxiphoidea

M. obliquus externus abdominis

Anulus umbilicalis

Spina iliaca anterior superior

Tela subcutanea; Panniculus adiposus

M. obliquus externus abdominis, Aponeurosis

Funiculus spermaticus

Lig. fundiforme penis

(Trigonum clavipectorale)

Fascia brachii

Fascia axillaris

M. pectoralis major, Pars clavicularis

M. pectoralis major, Pars sternocostalis

M. pectoralis major, Pars abdominalis

Linea alba

**Vagina musculi recti abdominis,
Lamina anterior**

Fibrae intercrurales

Crus mediale

M. cremaster

Lig. reflexum

Lig. suspensorium penis

**Abb. 2.85   Oberflächliche Schicht der Muskeln der Brust- und
Bauchwand, Mm. thoracis und Mm. abdominis;** Ansicht von ventral.
Die V. cephalica verläuft an der Grenze zwischen M. deltoideus und
M. pectoralis major zum Trigonum clavipectorale (MOHRENHEIM-Grube)
und tritt hier in die Tiefe, um in die V. axillaris einzumünden. Der Unter-
rand des M. pectoralis major bildet die vordere Axillarfalte, der Vorder-
rand des M. latissimus dorsi bildet die hintere Axillarfalte; der M. serratus anterior bildet den Boden der Axilla.
Der **M. pectoralis major** ist funktionell an der Anteversion (= Flexion)
des Arms im Schultergelenk beteiligt und ist ferner ein kräftiger Adduk-
tor und Innenrotator. Er kann darüber hinaus bei fixiertem Arm die
Schulter nach vorne ziehen und senken. Zudem ist er ein Hilfsmuskel
bei der Inspiration.

Im Abdominalbereich blickt man auf die Rektusscheide, die von den
Aponeurosen der schrägen Bauchmuskeln gebildet wird. Außen sieht
man jeweils den **M. obliquus externus abdominis,** der mit seiner
Aponeurose die Außenfläche der Rektusscheide bildet.
In der Mittellinie stoßen die Aponeurosen in der Linea alba zusammen.
Kaudal sind Haltebänder des Penis, Ligg. fundiforme und suspensorium penis dargestellt. Seitlich davon sieht man den Funiculus spermaticus und auf der gegenüberliegenden Seite den Anulus inguinalis superficialis mit Crus mediale, Fibrae intercrurales und Lig. reflexum.

→ T 15, 24, 25, 28

Brust- und Bauchwandmuskeln

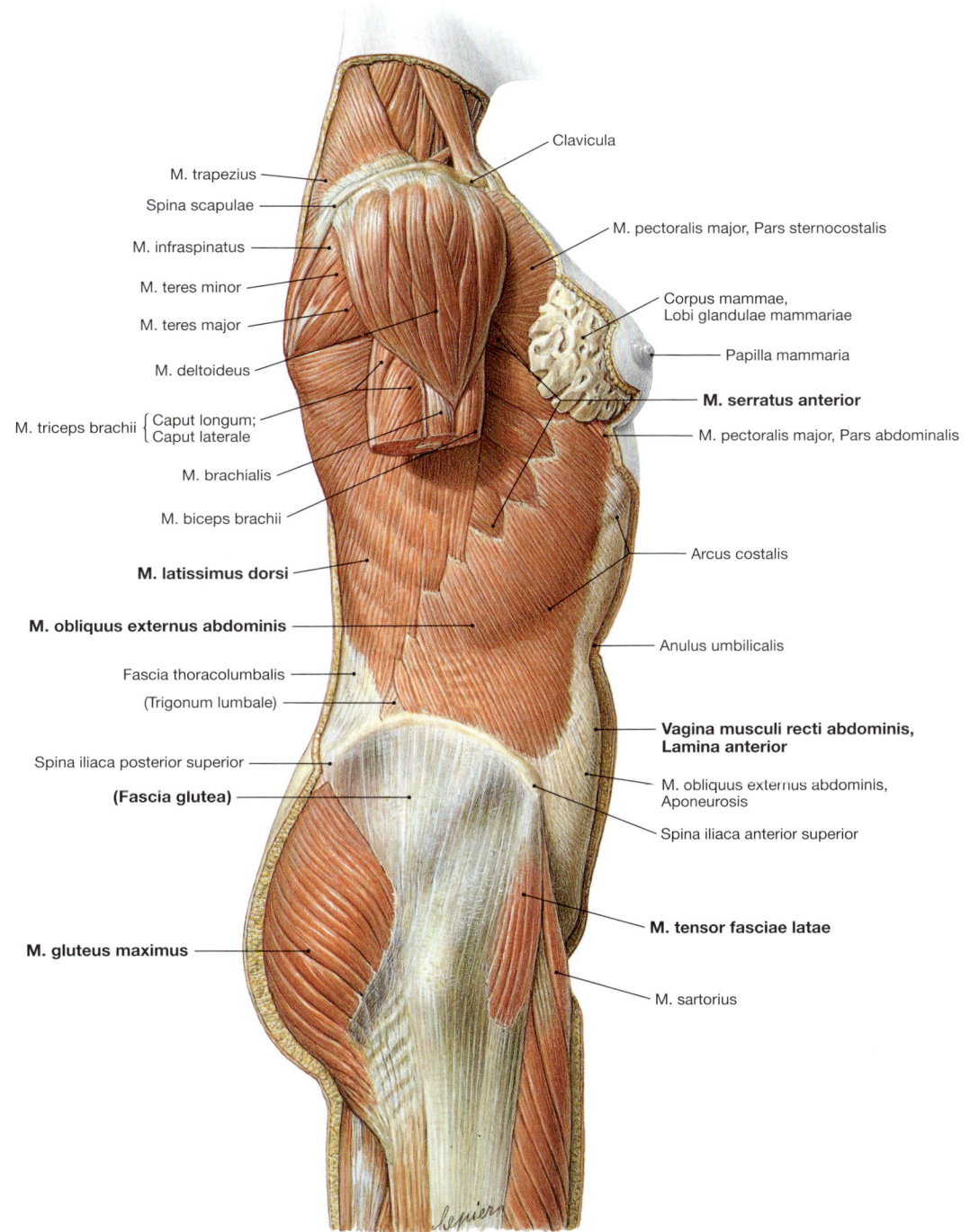

M. trapezius

Spina scapulae

M. infraspinatus

M. teres minor

M. teres major

M. deltoideus

M. triceps brachii { Caput longum; Caput laterale }

M. brachialis

M. biceps brachii

M. latissimus dorsi

M. obliquus externus abdominis

Fascia thoracolumbalis

(Trigonum lumbale)

Spina iliaca posterior superior

(Fascia glutea)

M. gluteus maximus

Clavicula

M. pectoralis major, Pars sternocostalis

Corpus mammae, Lobi glandulae mammariae

Papilla mammaria

M. serratus anterior

M. pectoralis major, Pars abdominalis

Arcus costalis

Anulus umbilicalis

Vagina musculi recti abdominis, Lamina anterior

M. obliquus externus abdominis, Aponeurosis

Spina iliaca anterior superior

M. tensor fasciae latae

M. sartorius

Abb. 2.86   Muskeln der Brust- und Bauchwand, Mm. thoracis und Mm. abdominis; Ansicht von rechts.
Die Seitansicht zeigt die dem M. pectoralis major aufliegende weibliche Brust (Mamma). Im Seitbereich durchflechten sich die Ursprungsköpfe des M. obliquus externus abdominis mit den Ursprungszacken des **M. serratus anterior.** Dorsal legt sich der M. latissimus dorsi darüber. Der **M. obliquus externus abdominis** verläuft von lateral oben hinten nach medial vorne unten. Die von den unteren Rippen kommenden Fasern verlaufen nahezu senkrecht zum Labium externum der Crista iliaca. Die übrigen Fasern gehen an der ventralen Rumpfwand in eine flächenhafte Aponeurose über, die sich am Aufbau der Rektusscheide (Vagina musculi recti abdominis) beteiligt. Am Oberschenkel sieht man die Fascia glutea sowie die in den Tractus iliotibialis einstrahlenden **Mm. gluteus maximus** und **tensor fasciae latae.**

→ T 24, 25, 27, 28

Brust- und Brustwandmuskeln

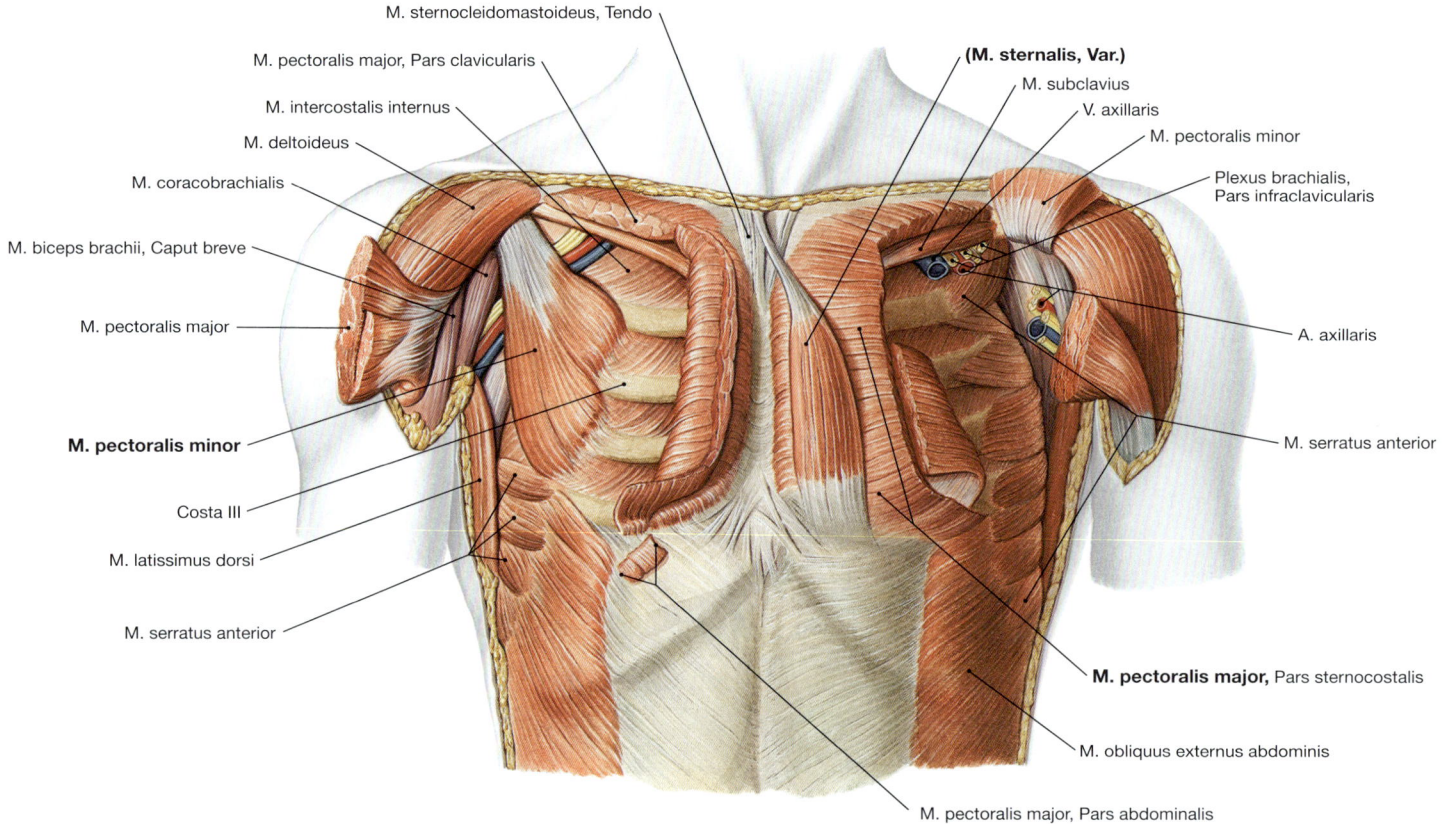

M. sternocleidomastoideus, Tendo

M. pectoralis major, Pars clavicularis

M. intercostalis internus

M. deltoideus

M. coracobrachialis

M. biceps brachii, Caput breve

M. pectoralis major

M. pectoralis minor

Costa III

M. latissimus dorsi

M. serratus anterior

(M. sternalis, Var.)

M. subclavius

V. axillaris

M. pectoralis minor

Plexus brachialis, Pars infraclavicularis

A. axillaris

M. serratus anterior

M. pectoralis major, Pars sternocostalis

M. obliquus externus abdominis

M. pectoralis major, Pars abdominalis

Abb. 2.87   Muskeln der Brustwand, Mm. thoracis; Ansicht von ventral.
Auf beiden Seiten wurde der M. pectoralis major abgelöst, auf der linken Seite zusätzlich der M. pectoralis minor. Man sieht auf der rechten Körperseite unterhalb des M. pectoralis minor den Verlauf des Gefäß-Nerven-Strangs zur oberen Extremität. Der **M. pectoralis minor** wird zwar zu den Schultermuskeln gerechnet, setzt aber nicht an der oberen

Extremität an, sondern am Proc. coracoideus. Er entspringt von der III. bis V. Rippe und ist an der Senkung und Drehung der Scapula beteiligt. Als gar nicht seltene Variante tritt ein sehr variabler M. sternalis auf dem M. pectoralis major auf.

→ T 13, 15, 24

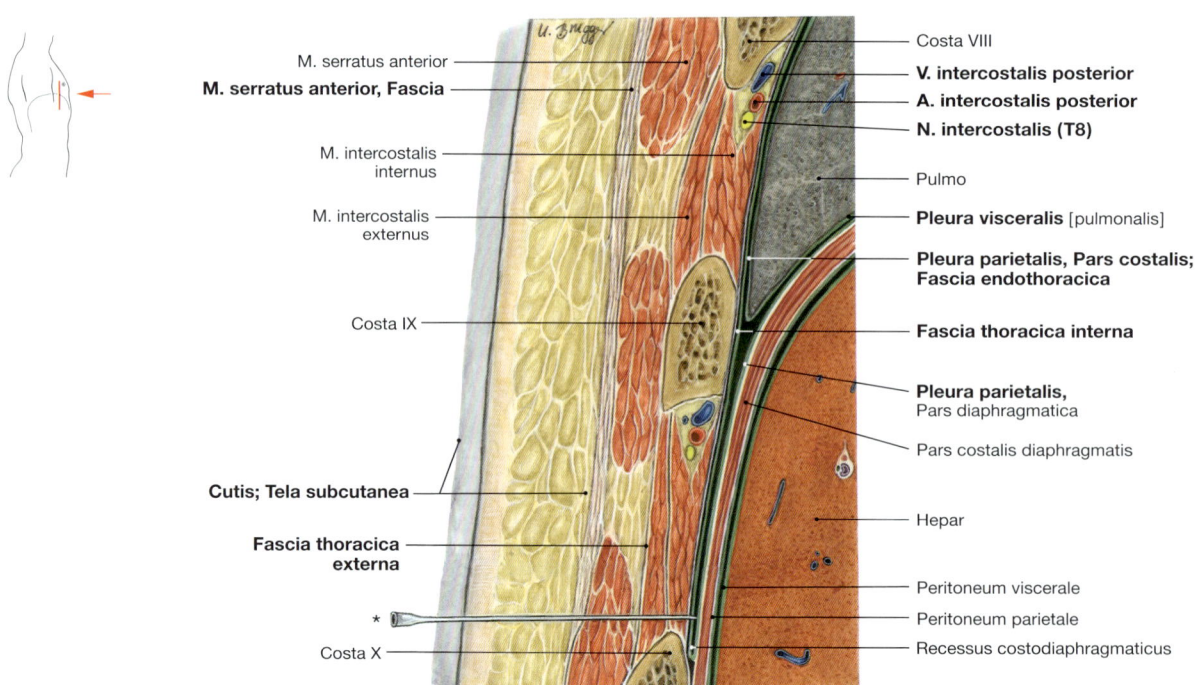

M. serratus anterior

M. serratus anterior, Fascia

M. intercostalis internus

M. intercostalis externus

Costa IX

Cutis; Tela subcutanea

Fascia thoracica externa

*

Costa X

Costa VIII

V. intercostalis posterior

A. intercostalis posterior

N. intercostalis (T8)

Pulmo

Pleura visceralis [pulmonalis]

Pleura parietalis, Pars costalis; Fascia endothoracica

Fascia thoracica interna

Pleura parietalis, Pars diaphragmatica

Pars costalis diaphragmatis

Hepar

Peritoneum viscerale

Peritoneum parietale

Recessus costodiaphragmaticus

Abb. 2.88   Muskeln der Brustwand, Mm. thoracis; Frontalschnitt durch zwei Interkostalräume.
Zur Pleurapunktion werden die folgenden Strukturen durchstochen: Cutis/Subcutis, Fascia musculi serrati, M. serratus anterior, Fascia thoracica externa, M. intercostalis externus, M. intercostalis internus, Fascia intercostalis interna, Fascia endothoracica, Pleura parietalis. Die Pleura-

punktion erfolgt immer am Oberrand der Rippe, da knapp unterhalb der Rippe die Leitungsbahnen (V., A. und N. intercostalis) verlaufen.

* Nadellage bei der Pleurapunktion

→ T 13

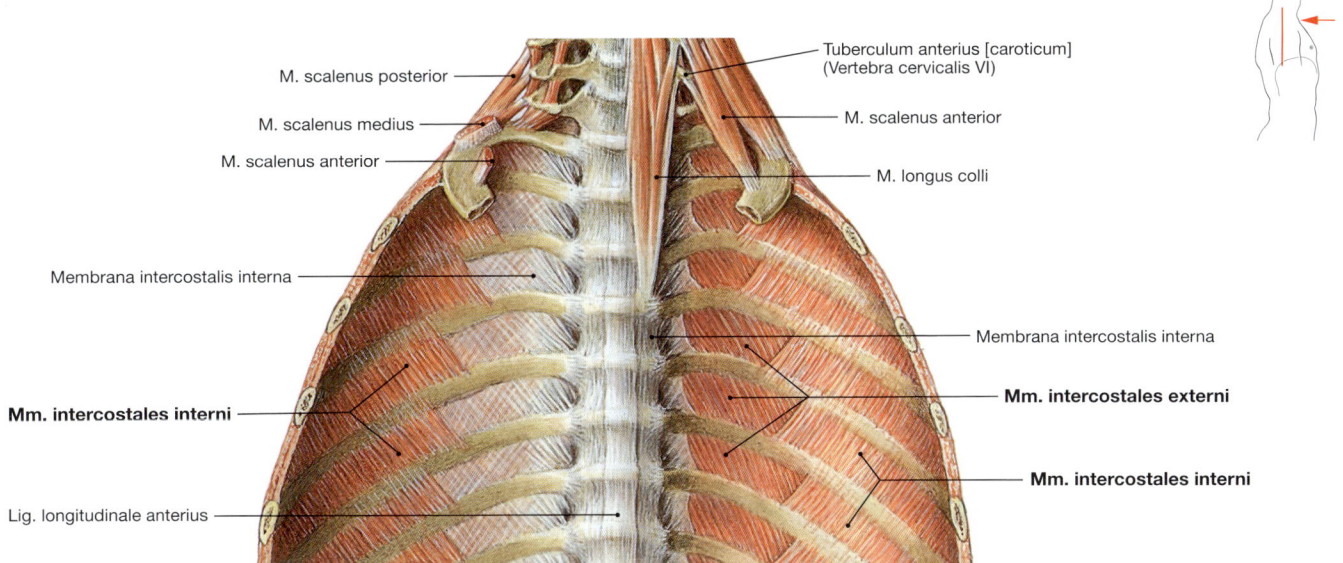

M. scalenus posterior

M. scalenus medius

M. scalenus anterior

Membrana intercostalis interna

Mm. intercostales interni

Lig. longitudinale anterius

Tuberculum anterius [caroticum] (Vertebra cervicalis VI)

M. scalenus anterior

M. longus colli

Membrana intercostalis interna

Mm. intercostales externi

Mm. intercostales interni

Abb. 2.89   Hinterwand des Brustkorbs, Cavea thoracis; Ansicht von ventral.

Die **Mm. intercostales externi** verlaufen von hinten oben nach vorne unten. Sie beginnen an den Tubercula costarum und laufen nach vorne bis zum Knorpelübergang parasternal (nicht sichtbar). Die Muskeln wirken gemeinsam mit den Mm. intercartilaginei (nicht dargestellt) bei der Inspiration als **Rippenheber.**

Die **Mm. intercostales interni** ziehen von hinten unten nach vorne oben. Sie beginnen am Angulus costae und verlaufen bis zum Sternum

(nicht dargestellt). Sie wirken bei der Exspiration als **Rippensenker.** Eine Ausnahme bilden die zwischen den knorpeligen Abschnitten der Rippen verlaufenden Anteile (Mm. intercartilaginei), die der Inspiration dienen. Nicht dargestellt sind Muskelanteile der Mm. intercostales interni über mehrere Segmente, die als Mm. subcostales bezeichnet werden und die gleiche Funktion wie die Mm. intercostales interni haben.

→ T 11–13

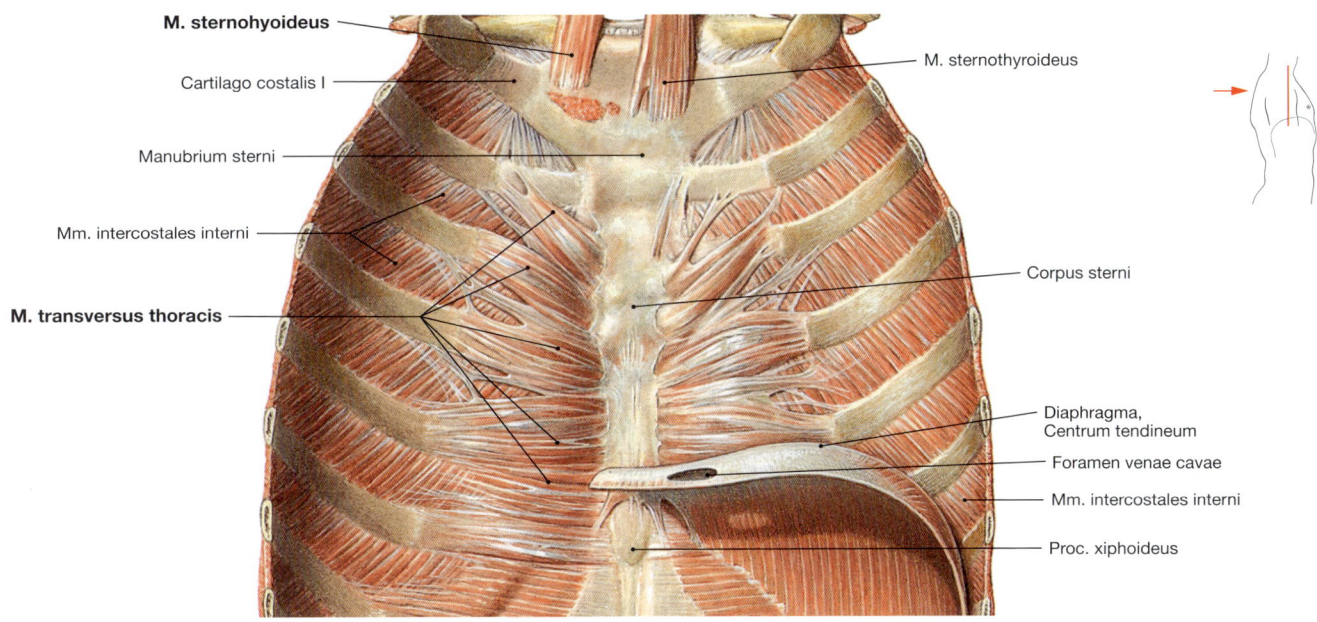

M. sternohyoideus

Cartilago costalis I

Manubrium sterni

Mm. intercostales interni

M. transversus thoracis

M. sternothyroideus

Corpus sterni

Diaphragma, Centrum tendineum

Foramen venae cavae

Mm. intercostales interni

Proc. xiphoideus

Abb. 2.90   Vorderwand des Brustkorbs, Cavea thoracis; Ansicht von dorsal.

Der Blick auf die vordere Brustkorbinnenwand zeigt neben dem Sternum die Bündel des **M. transversus thoracis.** Sie entspringen am Seitenrand des Sternums und des Proc. xiphoideus und setzen an der In-

nenseite des 2. bis 6. Rippenknorpels an. Sie wirken als **Exspiratoren.** Auf der Rückseite des Manubrium sterni entspringt der M. sternothyroideus und der M. sternohyoideus.

→ T 13

Bauchmuskeln

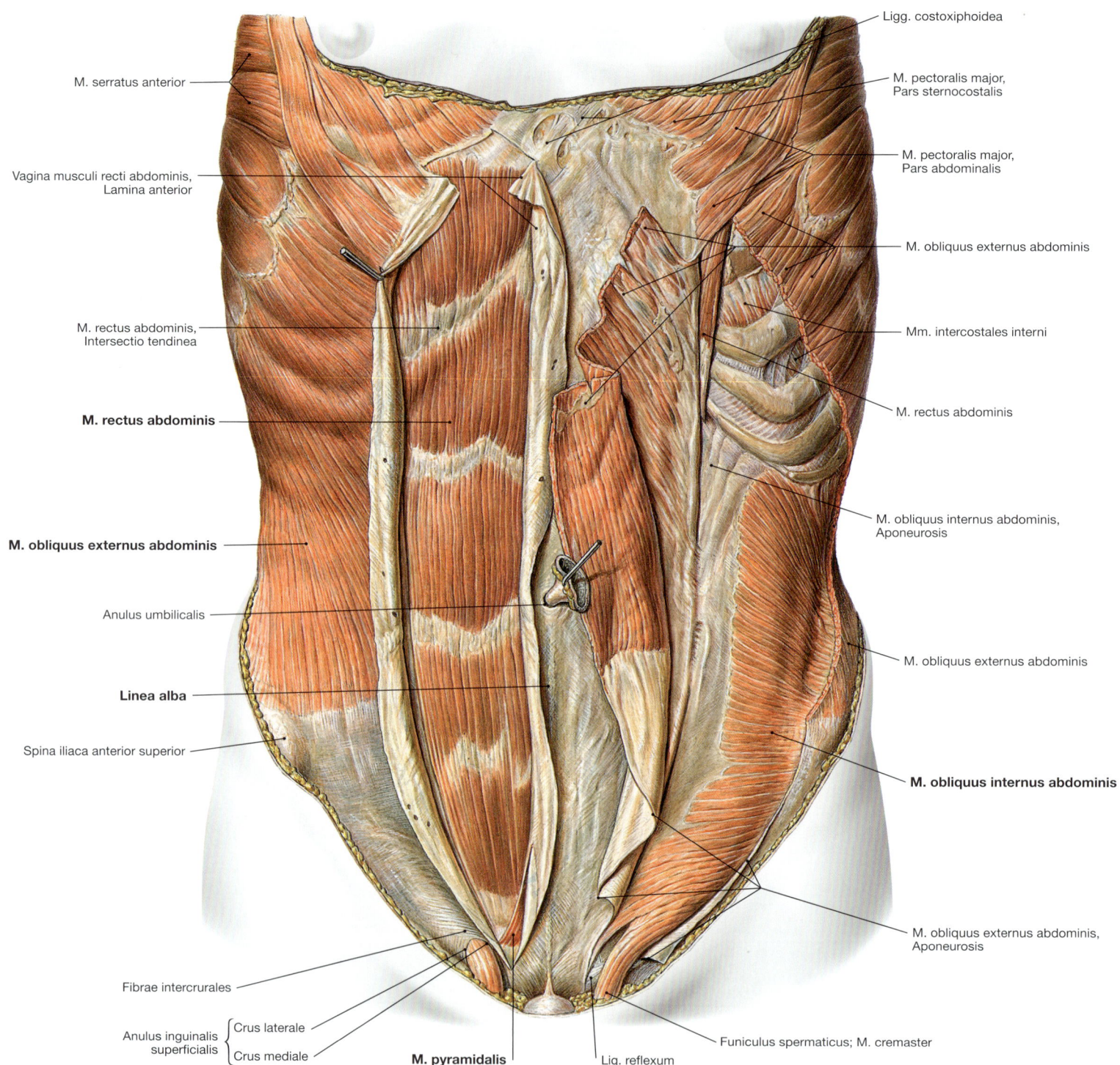

M. serratus anterior

Vagina musculi recti abdominis, Lamina anterior

M. rectus abdominis, Intersectio tendinea

M. rectus abdominis

M. obliquus externus abdominis

Anulus umbilicalis

Linea alba

Spina iliaca anterior superior

Fibrae intercrurales

Anulus inguinalis superficialis { Crus laterale Crus mediale

M. pyramidalis

Ligg. costoxiphoidea

M. pectoralis major, Pars sternocostalis

M. pectoralis major, Pars abdominalis

M. obliquus externus abdominis

Mm. intercostales interni

M. rectus abdominis

M. obliquus internus abdominis, Aponeurosis

M. obliquus externus abdominis

M. obliquus internus abdominis

M. obliquus externus abdominis, Aponeurosis

Funiculus spermaticus; M. cremaster

Lig. reflexum

Abb. 2.91 Oberflächliche und mittlere Schicht der Bauchmuskeln, Mm. abdominis; Ansicht von ventral.
Auf der rechten Seite ist das oberflächliche Blatt (Lamina anterior) der Rektusscheide (Vagina musculi recti abdominis) eröffnet. Man blickt auf den darin liegenden **M. rectus abdominis**. Er ist von drei bis vier Intersectiones tendinei unterbrochen, die bei ausgiebigem Training für die Unterteilung in das sog. Sixpack zuständig sind. Der in der Rektusscheide gelegene Muskel dient der Rumpfbeugung und der Seitwärtsneigung. Im kaudalen Abschnitt der Rektusscheide sieht man noch den kleinen dreieckigen **M. pyramidalis,** der vom Os pubis entspringt und in die Linea alba einstrahlt. Der M. pyramidalis ist ein rudimentärer Beutelmuskel (vergleichend anatomisch besitzt das Känguru einen stark ausgebildeten M. pyramidalis).

Auf der linken Seite ist der **M. obliquus externus abdominis** abgelöst und nach medial über die Rektusscheide geschlagen. Der größte Teil geht in eine Aponeurose über, die am Aufbau des oberflächlichen Blatts (Lamina anterior) der Rektusscheide beteiligt ist. Funktionell wirkt er beim Vorbeugen, Seitbeugen und Seitdrehen des Oberkörpers mit, dient der Schräggurtung und Bauchdeckenverspannung und bildet mit dem Muskel der Gegenseite sowie den Mm. obliqui interni und transversi abdominis eine Funktionsgemeinschaft.

→ T 13–15, 24

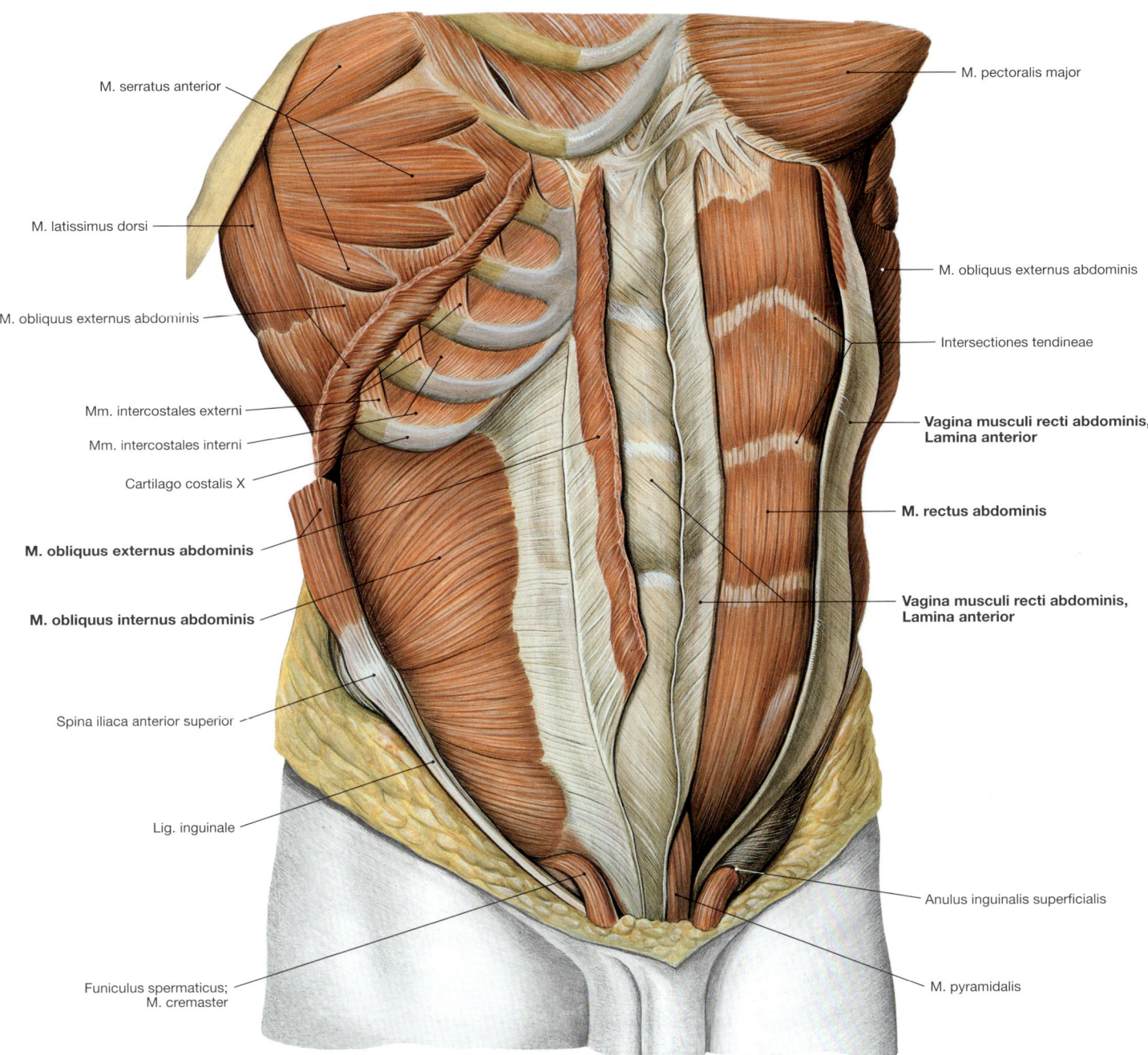

M. serratus anterior

M. latissimus dorsi

M. obliquus externus abdominis

Mm. intercostales externi

Mm. intercostales interni

Cartilago costalis X

M. obliquus externus abdominis

M. obliquus internus abdominis

Spina iliaca anterior superior

Lig. inguinale

Funiculus spermaticus;
M. cremaster

M. pectoralis major

M. obliquus externus abdominis

Intersectiones tendineae

**Vagina musculi recti abdominis,
Lamina anterior**

M. rectus abdominis

**Vagina musculi recti abdominis,
Lamina anterior**

Anulus inguinalis superficialis

M. pyramidalis

Abb. 2.92   Mittlere Schicht der Bauchmuskeln, Mm. abdominis;
Ansicht von ventral.
Auf der rechten Seite ist der M. obliquus externus abdominis größtenteils abgetragen. Darunter sieht man den **M. obliquus internus abdominis.** Seine Aponeurose beteiligt sich am Aufbau sowohl des oberflächlichen (Lamina anterior) als auch des tiefen (Lamina posterior)
Blatts der Rektusscheide. Der M. obliquus internus abdominis verläuft

von lateral kaudal nach medial kranial. Wie der M. obliquus externus
abdominis ist er an der Schräggurtung und Bauchdeckenverspannung
beteiligt und dient dem Vorbeugen, Seitbeugen und Seitdrehen des
Oberkörpers.

→ T 13–15, 24

Bauchmuskeln

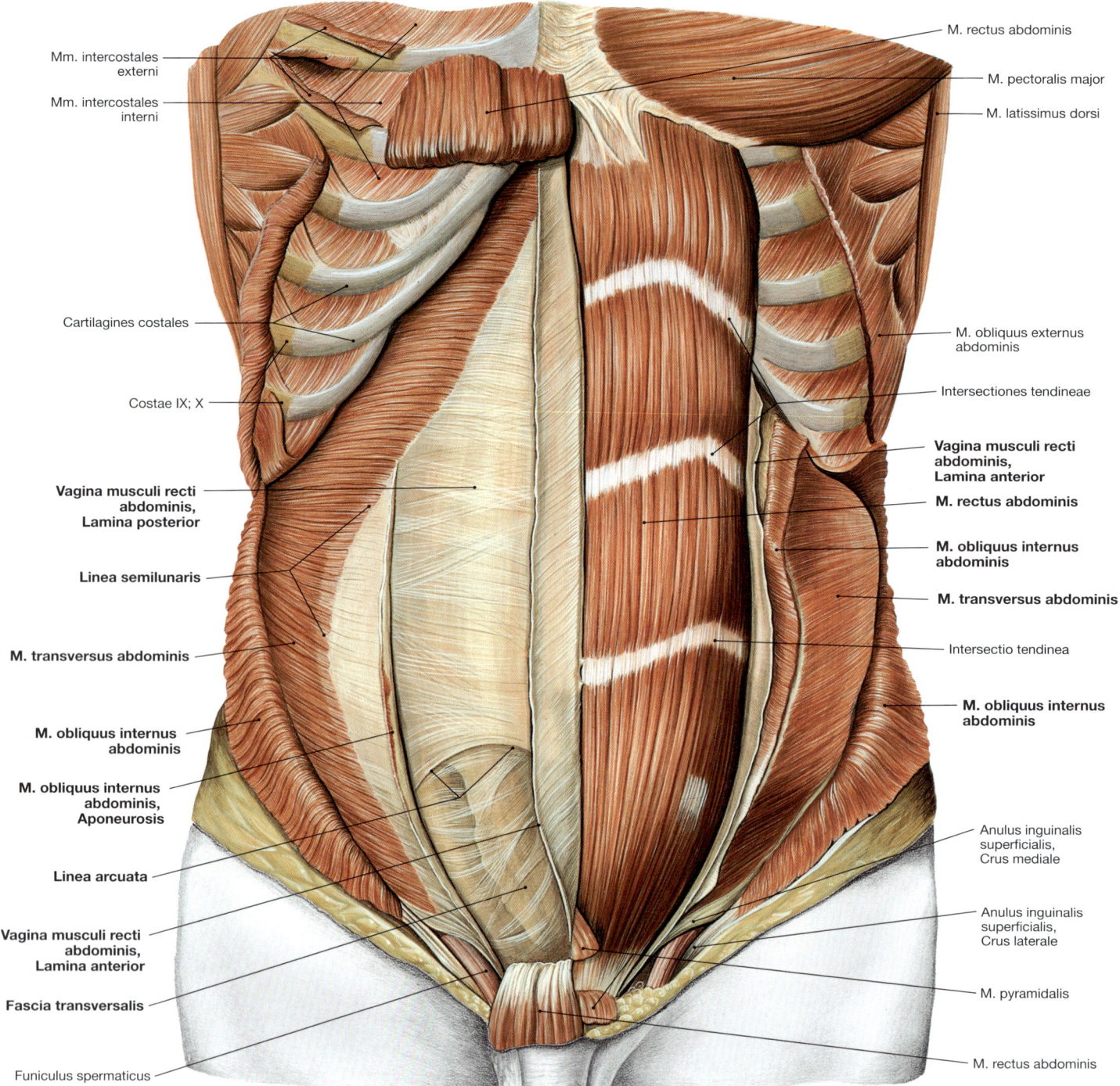

Mm. intercostales externi

Mm. intercostales interni

Cartilagines costales

Costae IX; X

Vagina musculi recti abdominis, Lamina posterior

Linea semilunaris

M. transversus abdominis

M. obliquus internus abdominis

M. obliquus internus abdominis, Aponeurosis

Linea arcuata

Vagina musculi recti abdominis, Lamina anterior

Fascia transversalis

Funiculus spermaticus

M. rectus abdominis

M. pectoralis major

M. latissimus dorsi

M. obliquus externus abdominis

Intersectiones tendineae

Vagina musculi recti abdominis, Lamina anterior

M. rectus abdominis

M. obliquus internus abdominis

M. transversus abdominis

Intersectio tendinea

M. obliquus internus abdominis

Anulus inguinalis superficialis, Crus mediale

Anulus inguinalis superficialis, Crus laterale

M. pyramidalis

M. rectus abdominis

Abb. 2.93   Tiefe Schicht der Bauchmuskeln, Mm. abdominis; Ansicht von ventral.

Auf der rechten Abdominalseite sieht man den M. transversus abdominis. Außerdem ist das vordere Blatt (Lamina anterior) der Rektusscheide (Vagina musculi recti abdominis) abgetragen und der M. rectus abdominis aus der Rektusscheide entfernt.

Die Muskelfasern des **M. transversus abdominis** gehen im Bereich einer halbmondförmigen Linie (Linea semilunaris) in die Muskelaponeurose über, die größtenteils die Hinterwand des tiefen Blatts (Lamina posterior) der Rektusscheide bildet. Kaudal von der Linea (Zona) arcuata beteiligt sich die Aponeurose am Aufbau der Lamina anterior der Rektusscheide (→ Abb. 2.96). Die Aponeurose strahlt in die Linea alba

ein. Funktionell ist der M. transversus abdominis hauptsächlich an der Bauchpresse beteiligt und wirkt unterstützend bei der forcierten Exspiration.

Das tiefe Blatt (Lamina posterior) der Rektusscheide wird im oberen Abschnitt (vom Sternum bis zur Linea [Zona] arcuata) von einem Teil der Aponeurose des M. obliquus internus abdominis und von der Aponeurose des M. transversus abdominis gebildet. Unterhalb (von der Linea arcuata bis zum Os pubis) besteht die Lamina posterior nur noch aus Fascia transversalis und Peritoneum parietale.

→ T 13–15

Klinik

Am lateralen Rand der Linea arcuata an der Grenze zur Linea semilunaris kann es zur seltenen **SPIEGHEL-Hernie** kommen.

Operationsnarben im Bereich der Bauchwand können Ausgangspunkt für **Narbenhernien** sein.

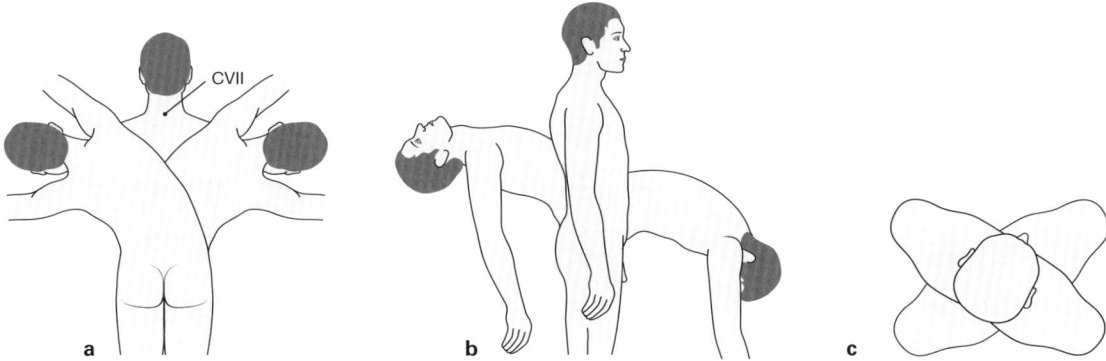

Abb. 2.94a bis c   Bewegungsrichtungen des Rumpfes.
a Seitwärtsneigung (Lateralflexion) des Rumpfes
Eine Seitwärtsneigung ist normalerweise auf beiden Seiten bis 40° möglich (0°/40°). Die Winkelmessung erfolgt zwischen Vertebra prominens (CVII) und SI bei aufrechtem Stand und in maximaler Seitwärtsneigung. An der Seitwärtsneigung des Rumpfes sind die Mm. obliquus externus abdominis, obliquus internus abdominis, quadratus lumborum, iliocostalis, psoas major, longissimus und splenius beteiligt.
b Vorwärts- (Flexion) und Rückwärtsneigung (Extension) des Rumpfes in den Wirbelgelenken.
Der Bewegungsumfang liegt zwischen ca. 100° Flexion und 50° Extension. Als Messlinie dient eine Gerade zwischen Acromion der Scapula und Crista iliaca des Femurs. An der Vorwärtsneigung des Rumpfes sind die Mm. rectus abdominis, obliquus externus abdominis, obliquus internus abdominis und psoas major beteiligt. Die Mm. iliocostalis, psoas major, longissimus, splenius, spinalis, semispinalis, multifidus, trapezius und levatores costarum beugen die Wirbelsäule nach dorsal.

c Torsion des Rumpfes.
Die Torsion des Rumpfes ist auf beiden Seiten von vorne nach hinten bis ca. 40° möglich. Als Orientierungsachse dient eine Linie durch das Acromion der Scapula auf beiden Seiten. An der Drehung des Rumpfes zur ipsilateralen Seite sind die Mm. obliquus internus abdominis, iliocostalis, longissimus und splenius beteiligt. Die Drehung des Rumpfes zur kontralateralen Seite wird von den Mm. obliquus externus abdominis, semispinalis, multifidus, rotatores und levatores costarum ermöglicht.
Der Bewegungsumfang der einzelnen Abschnitte der Wirbelsäule wird vor allem durch die Wirbelgelenke eingeschränkt. In Bezug auf die gesamte Wirbelsäule sind eine Vorwärtsneigung (Flexion) und eine Rückwärtsneigung (Extension) von ca. 100°/0°/50°, eine Seitwärtsneigung (Lateralflexion) von 0°/40° und eine Drehung (Rotation) von 40°/0°/40° möglich; sie dienen als Größen für die Abschätzung von Bewegungseinschränkungen.

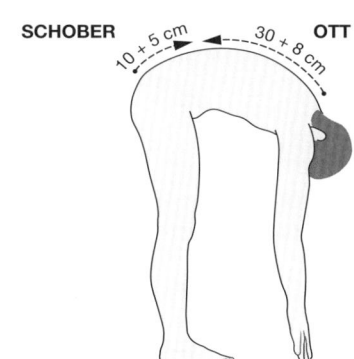

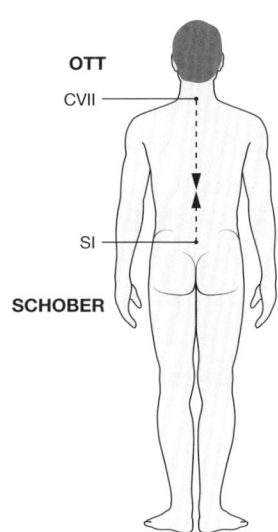

Abb. 2.95   Objektivierung von Bewegungseinschränkungen der Lendenwirbelsäule (Methode nach SCHOBER) und der Brustwirbelsäule (OTT-Zeichen).

Klinik

Methode nach SCHOBER: Zur Objektivierung einer Bewegungseinschränkung in der Lendenwirbelsäule wird bei aufrechtem Stand des Patienten der rechte Daumen des Untersuchers auf die Spitze des kranialen Anteils der Crista sacralis mediana aufgesetzt und der Zeigefinger der gleichen Hand auf den Proc. spinosus eines Lendenwirbels ca. eine Handbreit (10 cm) darüber. Nach maximaler Flexion vergrößert sich der Abstand beider Punkte normalerweise um 5 cm (4–6 cm).

OTT-Zeichen: Vergleichbares gilt für das OTT-Zeichen, das die Beweglichkeit im Bereich der Brustwirbelsäule misst. Die Messstrecke beginnt am Proc. spinosus des 7. Halswirbels (Vertebra prominens) und führt 30 cm in Richtung Steißbein. Auch hier werden die Änderungen der Messstrecke (normalerweise 8 cm) nach Bewegungen festgehalten.

Bauchmuskeln, Rektusscheide

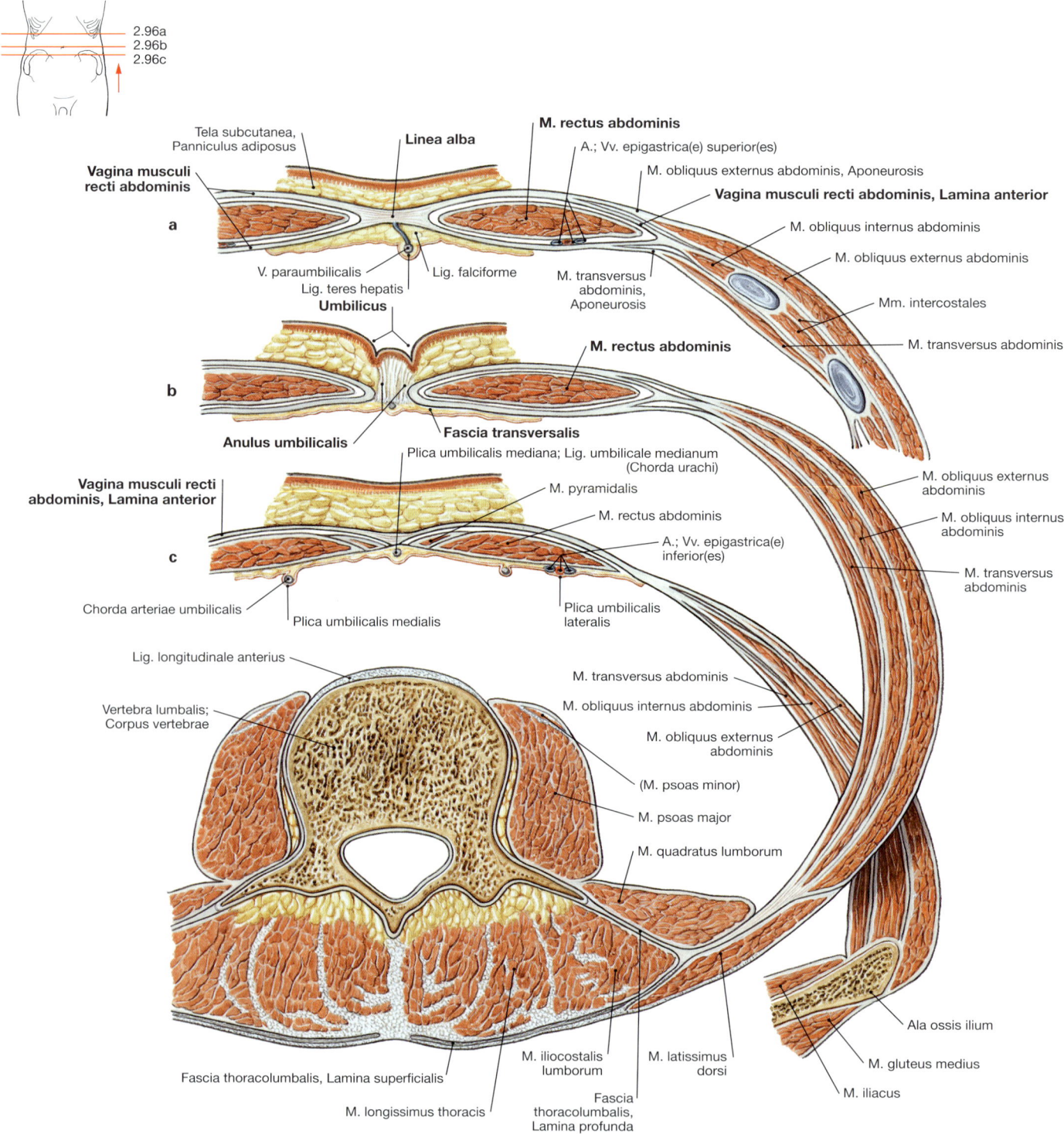

Abb. 2.96a bis c Aufbau der Rektusscheide, Vagina musculi recti abdominis; Horizontalschnitte; Ansicht von kaudal.
Die Mm. rectus abdominis und pyramidalis sind in eine feste Bindegewebehülle eingelagert (Vagina musculi recti abdominis), die von den Aponeurosen der schrägen Bauchmuskeln (Mm. obliquus externus abdominis, obliquus internus abdominis und transversus abdominis sowie der Fascia transversalis und dem Peritoneum parietale auf der Innenseite der Bauchwand) gebildet wird. Alle Aponeurosen strahlen in die median liegende Linea alba ein. Der Aufbau der Rektusscheide unterscheidet sich im oberen Abschnitt von dem im unteren Abschnitt. Grenze ist die **Linea (Zona) arcuata.**
Im **oberen Abschnitt** wird das vordere Blatt (Lamina anterior) der Rektusscheide von der Aponeurose des M. obliquus externus abdominis und dem vorderen Anteil der Aponeurose des M. obliquus internus ab-

dominis gebildet; das hintere Blatt (Lamina posterior) besteht aus dem hinteren Anteil der Aponeurose des M. obliquus internus abdominis, der Aponeurose des M. transversus abdominis sowie der Fascia transversalis und dem Peritoneum parietale (**a, b**).
Im **unteren Abschnitt** verlaufen alle drei Aponeurosen vor dem M. rectus abdominis (**c**). Die Hinterseite der Rektusscheide ist hier sehr dünn und wird nur von der Fascia transversalis und dem Peritoneum parietale gebildet (→ Abb. 2.93).
Der Bauchnabel (Umbilicus) ist eine potentielle Schwachstelle der vorderen Bauchwand, die hier im Bereich der Nabelgrube und der Papilla umbilicalis dünner als in anderen Bereichen ist (**b**).

→ T 14–16, 18, 42

Bauchwand, CT

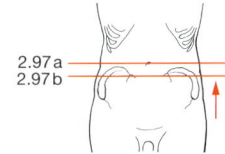

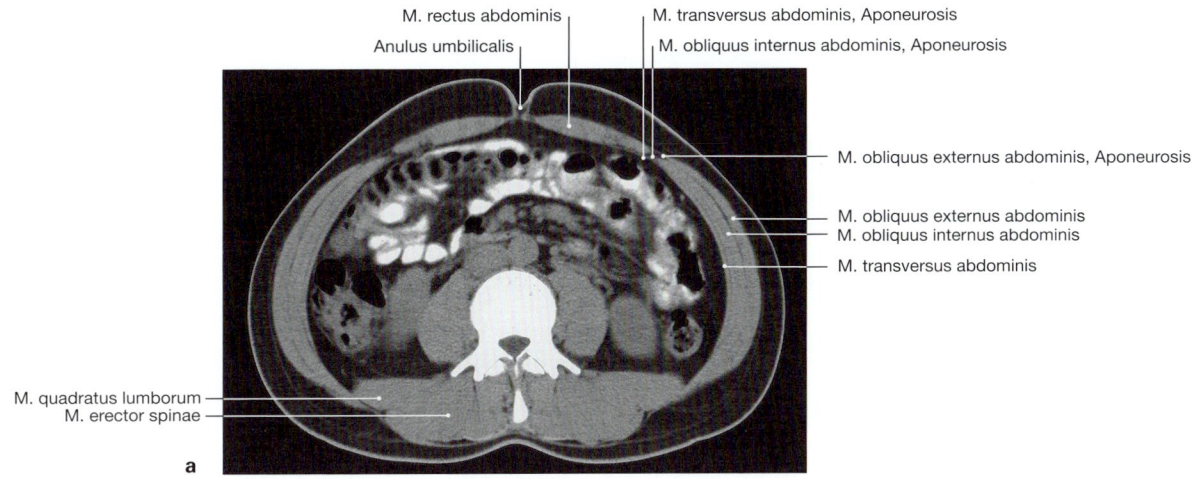

M. rectus abdominis
Anulus umbilicalis
M. transversus abdominis, Aponeurosis
M. obliquus internus abdominis, Aponeurosis
M. obliquus externus abdominis, Aponeurosis
M. obliquus externus abdominis
M. obliquus internus abdominis
M. transversus abdominis
M. quadratus lumborum
M. erector spinae

a

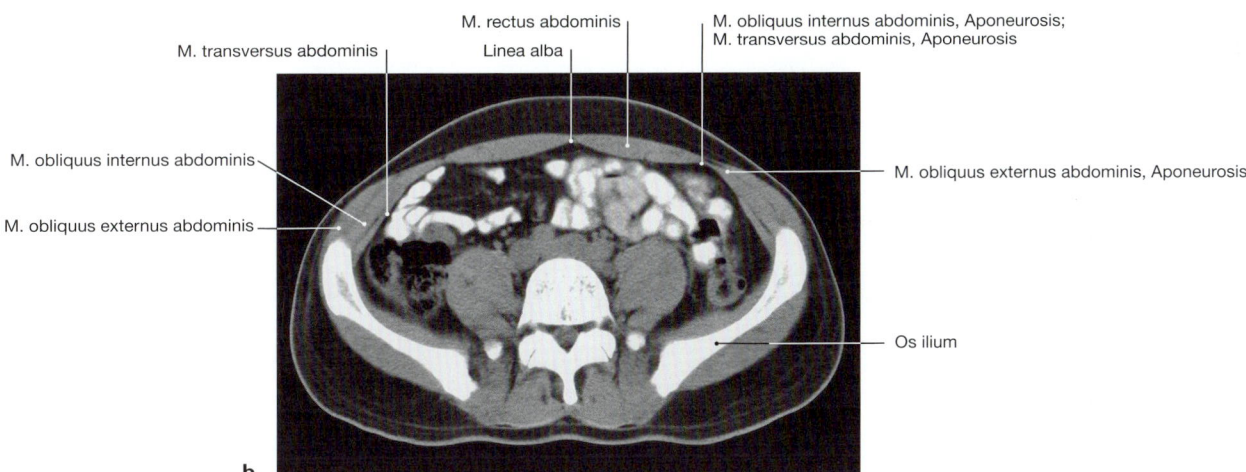

M. transversus abdominis
M. rectus abdominis
Linea alba
M. obliquus internus abdominis, Aponeurosis;
M. transversus abdominis, Aponeurosis
M. obliquus internus abdominis
M. obliquus externus abdominis, Aponeurosis
M. obliquus externus abdominis
Os ilium

b

Abb. 2.97a und b   Bauchmuskeln, Mm. abdominis; computertomographische Querschnitte (CT).
Im CT können die schrägen und die geraden Bauchmuskeln voneinander abgegrenzt werden. Auch der M. erector spinae und der M. quadratus lumborum sind gut sichtbar.

Klinik

Nabelhernien kommen beim Neugeborenen und beim Erwachsenen vor – beim Neugeborenen im Bereich der noch nicht ausgebildeten Nabelpapille, beim Erwachsenen durch Auseinanderweichen des Bindegewebes der Nabelpapille bei starker Überdehnung der Bauchwand (Schwangerschaft, Adipositas). Bruchpforte ist der Nabelring (Anulus umbilicus).

Eine **Omphalozele** (angeborener Nabelschnurbruch) ist eine Hemmungsfehlbildung, die auf der Persistenz des physiologischen Nabelschnurbruchs in der Embryonalzeit beruht.

Innenseite der Bauchwand

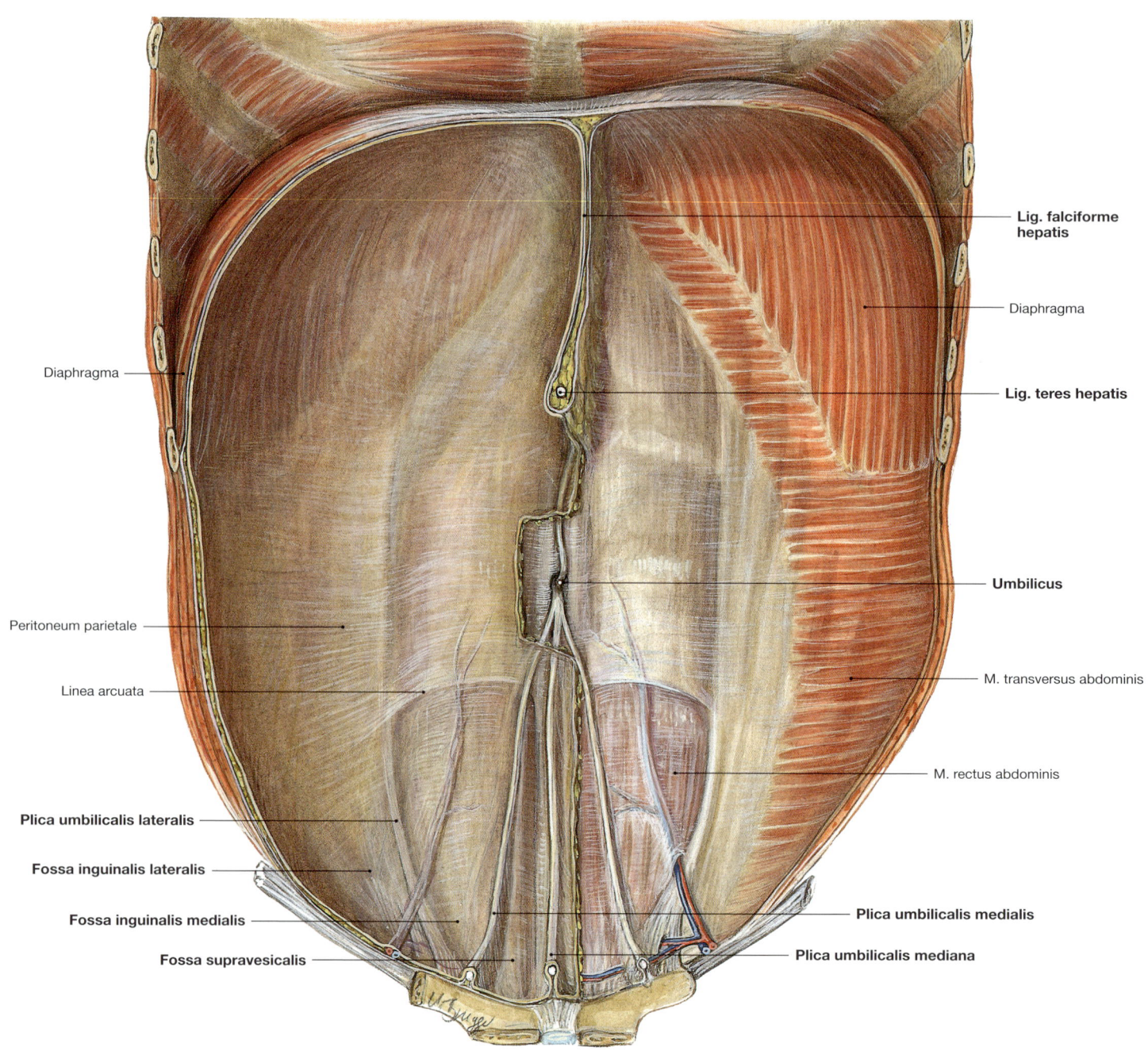

Lig. falciforme hepatis

Diaphragma

Lig. teres hepatis

Umbilicus

M. transversus abdominis

M. rectus abdominis

Plica umbilicalis medialis

Plica umbilicalis mediana

Diaphragma

Peritoneum parietale

Linea arcuata

Plica umbilicalis lateralis

Fossa inguinalis lateralis

Fossa inguinalis medialis

Fossa supravesicalis

Abb. 2.98   Innenseite der vorderen Bauchwand; Ansicht von dorsal. Auf der rechten Seite sind die Faszien und das Peritoneum auf dem Zwerchfell und dem M. transversus abdominis entfernt.
Auf der Bauchwandinnenseite sieht man verschiedene Falten (Plicae), Gruben (Fossae) und Bänder (Ligamenta). Vom Zwerchfell und von der Leber zieht das **Lig. falciforme hepatis** („sichelförmiges Leberband") rechtwinkelig zur Bauchseite. Es reicht bis zum Bauchnabel (Umbilicus), da es ursprünglich beim Fetus das Gekröse der Nabelvene darstellt. Die Nabelvene selbst verschließt sich unmittelbar nach der Geburt und bleibt als rundlicher bindegewebiger Strang **(Lig. teres hepatis)** am freien Rand des Lig. falciforme hepatis erhalten. Unterhalb

des Bauchnabels sieht man die **Plica umbilicalis mediana** (enthält den obliterierten Urachus – Urharngang, der sich vom Blasenscheitel bis zum Bauchnabel erstreckt) und lateral davon die **Plicae umbilicales mediales** (enthalten die obliterierten Aa. umbilicales) und **laterales** (enthalten die Vasa epigastrica inferiora). Zwischen den Falten bilden sich Gruben (Fossae supravesicales, inguinales mediales und inguinales laterales). Die **Fossa inguinalis lateralis** entspricht dem darunter liegenden inneren Leistenring; die **Fossa inguinalis medialis** liegt auf der Höhe des äußeren Leistenrings.

→ T 14, 15, 19

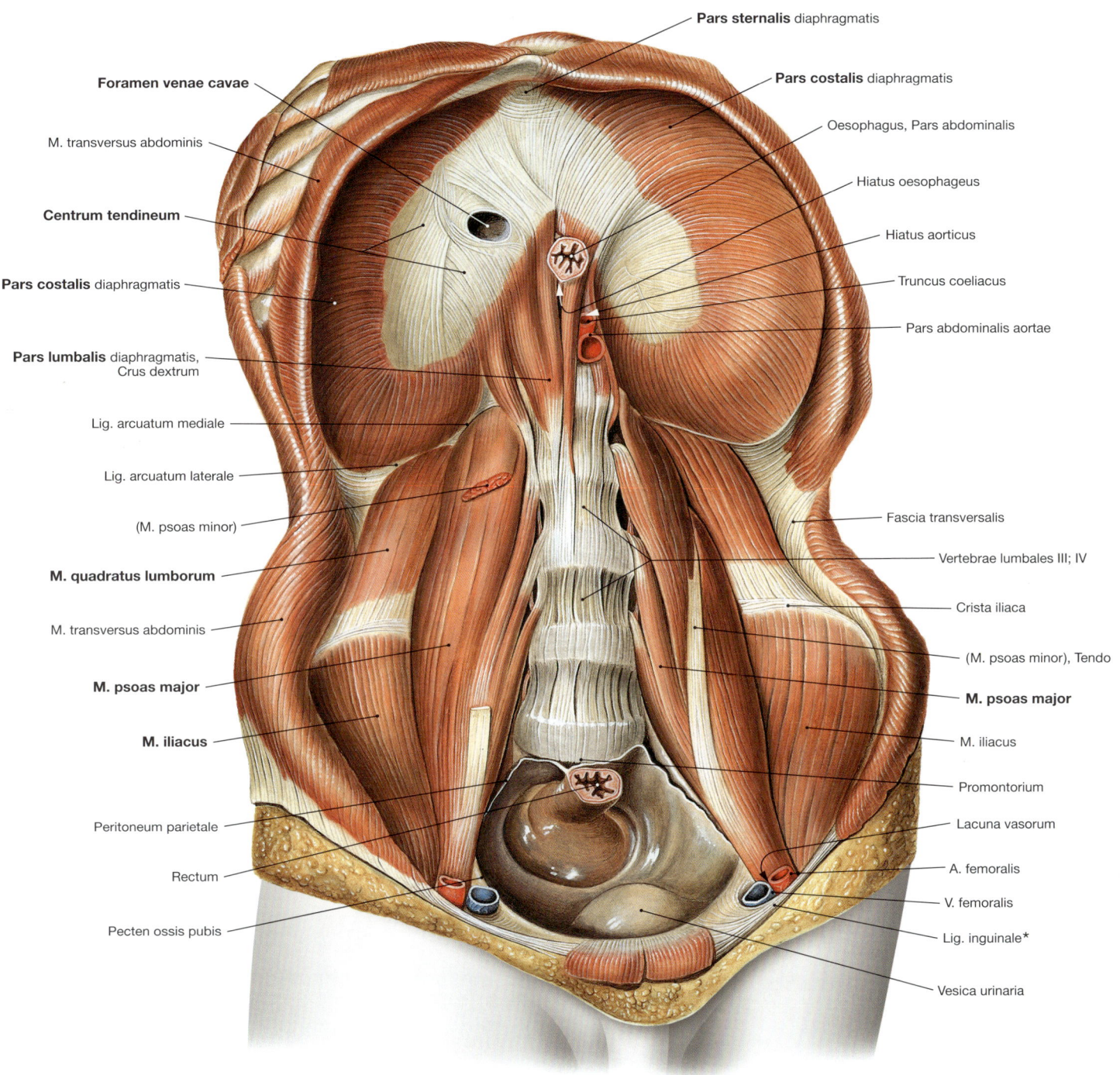

Pars sternalis diaphragmatis

Foramen venae cavae

M. transversus abdominis

Centrum tendineum

Pars costalis diaphragmatis

Pars lumbalis diaphragmatis, Crus dextrum

Lig. arcuatum mediale

Lig. arcuatum laterale

(M. psoas minor)

M. quadratus lumborum

M. transversus abdominis

M. psoas major

M. iliacus

Peritoneum parietale

Rectum

Pecten ossis pubis

Pars costalis diaphragmatis

Oesophagus, Pars abdominalis

Hiatus oesophageus

Hiatus aorticus

Truncus coeliacus

Pars abdominalis aortae

Fascia transversalis

Vertebrae lumbales III; IV

Crista iliaca

(M. psoas minor), Tendo

M. psoas major

M. iliacus

Promontorium

Lacuna vasorum

A. femoralis

V. femoralis

Lig. inguinale*

Vesica urinaria

Abb. 2.99   Zwerchfell, Diaphragma, und Bauchmuskeln, Mm. abdominis; Ansicht von ventral.
Das Zwerchfell besteht aus einer zentralen Sehnenplatte **(Centrum tendineum)** und daran ansetzenden Muskelpartien, die am Sternum (Pars sternalis), an den Rippen (Pars costalis) und im Lumbalbereich der Wirbelsäule (Pars lumbalis) ihren Ursprung haben.
Paravertebral sieht man nach Entfernung des Retroperitoneums die Mm. iliopsoas (bestehend jeweils aus M. psoas major und M. iliacus), den M. quadratus lumborum und als Variante einen M. psoas minor.
Der **M. psoas major** inseriert gemeinsam mit dem aus der Fossa iliaca kommenden **M. iliacus** am Trochanter minor des Femurs und ist der

stärkste Beuger im Hüftgelenk. Er kann den Oberkörper aus der liegenden in die sitzende Position führen und ist an der Seitwärtsneigung des Rumpfs beteiligt. Der **M. quadratus lumborum** entspringt vom Labium internum der Crista iliaca und inseriert an der XII. Rippe sowie an den Procc. costales des 1. bis 4. Lendenwirbels. Er kann die XII. Rippe senken und ist an der Seitwärtsneigung des Rumpfes beteiligt.

* FALLOPIO-Band oder POUPART-Band

→ T 15, 16, 19, 42

Zwerchfell

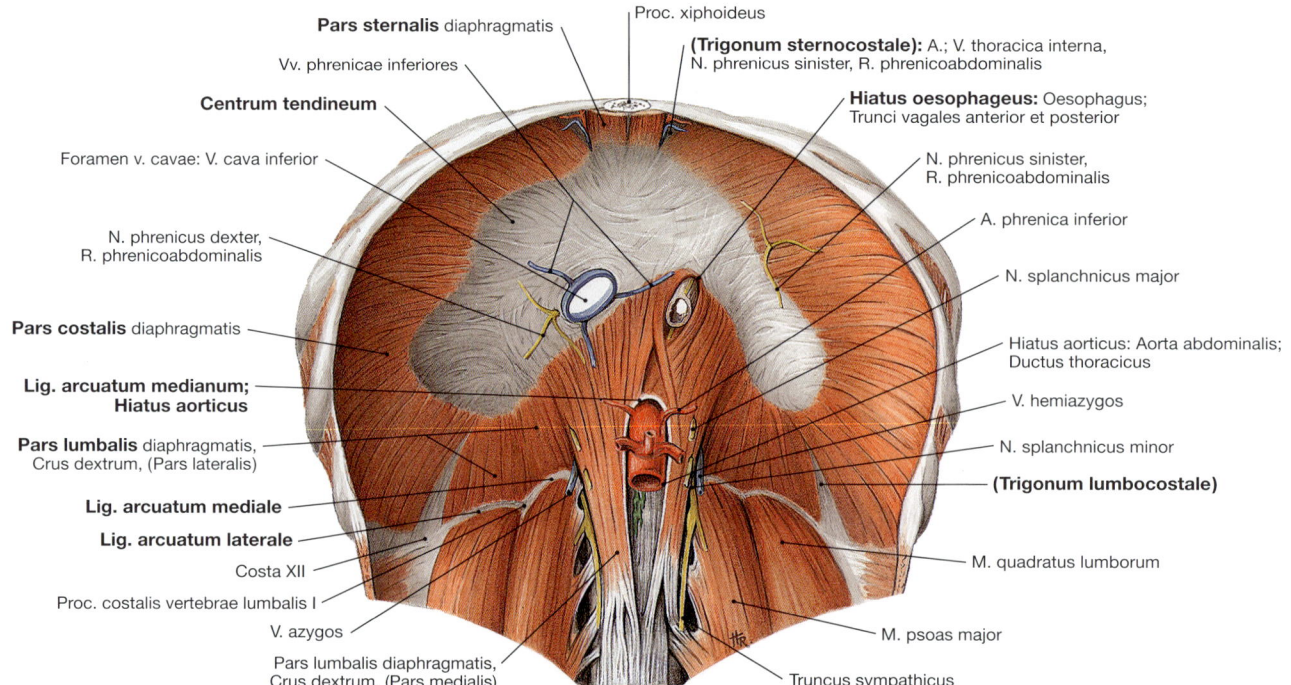

Abb. 2.100   Zwerchfell, Diaphragma; Ansicht von kaudal.
Das Zwerchfell gliedert sich in das Centrum tendineum sowie in die Partes sternales, costales und lumbales. Zwischen Pars sternalis und Pars costalis liegt das **Trigonum sternocostale** (LARREY-Spalte), zwischen Pars costalis und Pars lumbalis das **Trigonum lumbocostale** (BOCHDALEK-Dreieck).
Die **Pars lumbalis** gliedert sich weiter in Crus dextrum und sinistrum, die ihrerseits jeweils in Crura mediale, intermedium und laterale unterteilt werden. Das Crus dextrum ist an den Lendenwirbelkörpern L1 bis L3 sowie den dazwischen liegenden Disci intervertebrales befestigt, das Crus sinistrum an den Lendenwirbeln L1 und L2 und der dazwi-

schen liegenden Bandscheibe. Das Crus mediale dextrum bildet um die Speiseröhre eine Schlinge (Hiatus oesophageus). Rechter und linker Zwerchfellschenkel sind über der Wirbelsäule durch einen Sehnenbogen (Hiatus aorticus) verbunden, hinter dem die Aorta verläuft. Über dem M. psoas major bildet das Zwerchfell das Lig. arcuatum mediale (Psoasarkade), über dem M. quadratus lumborum das Lig. arcuatum laterale (Quadratusarkade).

→ T 19

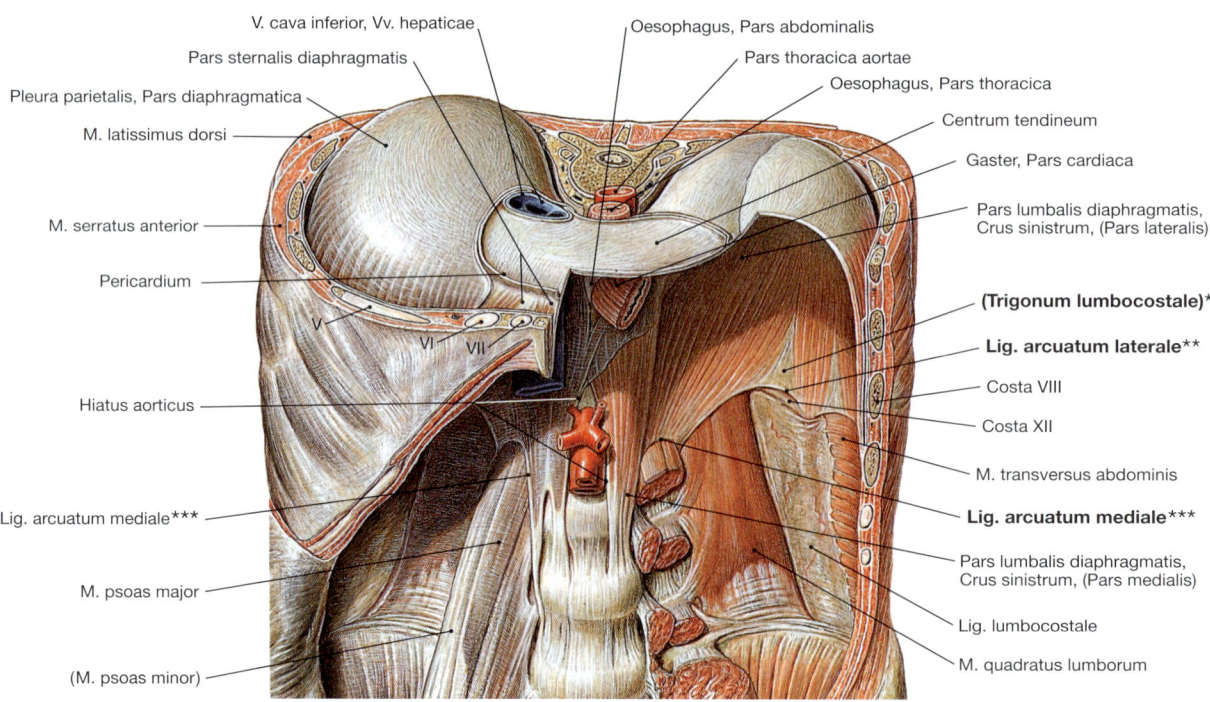

Abb. 2.101   Zwerchfell, Diaphragma, mit Durchtrittspforten und hintere Bauchwandmuskeln; Ansicht von ventral.
Das Zwerchfell ist in Form einer Doppelkuppel zwischen Brust- und Bauchhöhle ausgespannt (→ Abb. 2.99 und 2.102).

*   klin.: BOCHDALEK-Dreieck
**   Quadratusarkade
***   Psoasarkade

→ T 19

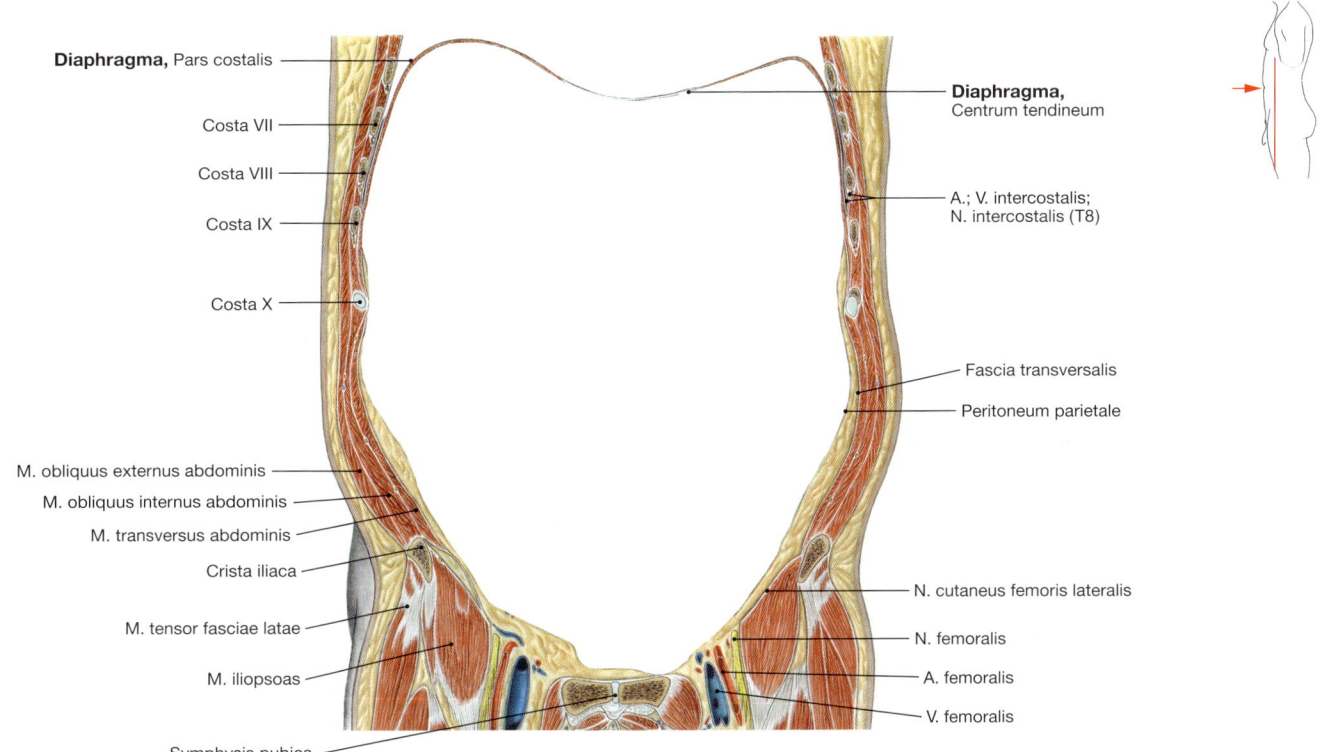

Abb. 2.102 Zwerchfell, Diaphragma, und schräge Bauchmuskeln, Mm. abdominis; Frontalschnitt; Ansicht von ventral.
Die Abbildung zeigt die kuppelförmige Ausdehnung des dünnen Zwerchfells. Die Partes costales entspringen seitlich an der IX. Rippe und strahlen in das Centrum tendineum ein. Die Zwerchfellkuppeln ste-

hen in Atemruhelage zwischen dem 5. und 6. Interkostalraum. Die seitliche Bauchwand wird von den schrägen Bauchmuskeln (Mm. obliquus externus abdominis, obliquus internus abdominis und transversus abdominis) gebildet.

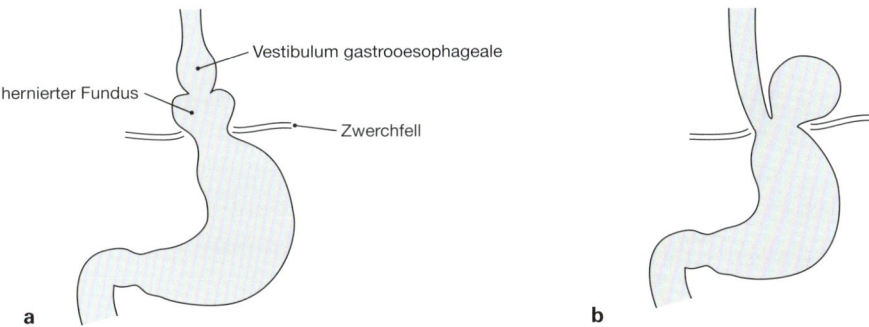

Abb. 2.103a und b   Axiale (Gleithernie) (a) und paraösophageale Hiatushernie (b); schematische Darstellung. [17]

Klinik

Man unterscheidet angeborene (Hernia diaphragmatica spuria) und erworbene (Hernia diaphragmatica vera) **Zwerchfellhernien.** Sind die hochgerutschten Organe von Peritoneum überzogen (Bruchsack), spricht man von echten Hernien.
Bei den **angeborenen** Formen handelt es sich meist um eine Lücke im Zwerchfell, durch die Bauchorgane (Magen, Darm, Leber, Milz) in den Brustkorb übertreten können. Angeborene Hernien (meist sind die physiologischen Schwachstellen des Zwerchfells im Trigonum sterno- oder lumbokostale [MORGAGNI-Hernie] betroffen) besitzen häufig keinen Bruchsack.

Bei **erworbenen** Zwerchfellhernien handelt es sich meist um Gleithernien oder paraösophageale Hiatushernien (→ Abb. 2.103). Bei einer **Hiatushernie** tritt ein Teil des Magens durch die schlitzförmige Öffnung des Zwerchfells für den Durchtritt der Speiseröhre (Hiatus oesophageus). Bei der axialen **Gleithernie** ist die Kardia durch das Zwerchfell in den Brustraum hochgezogen.
Darüber hinaus gibt es **Mischformen.** Eine besonders schwere Form ist der **Upside-down-stomach** (Thoraxmagen, große Teile des Magens sind in den Thoraxraum gerutscht).

Arterien der vorderen Rumpfwand

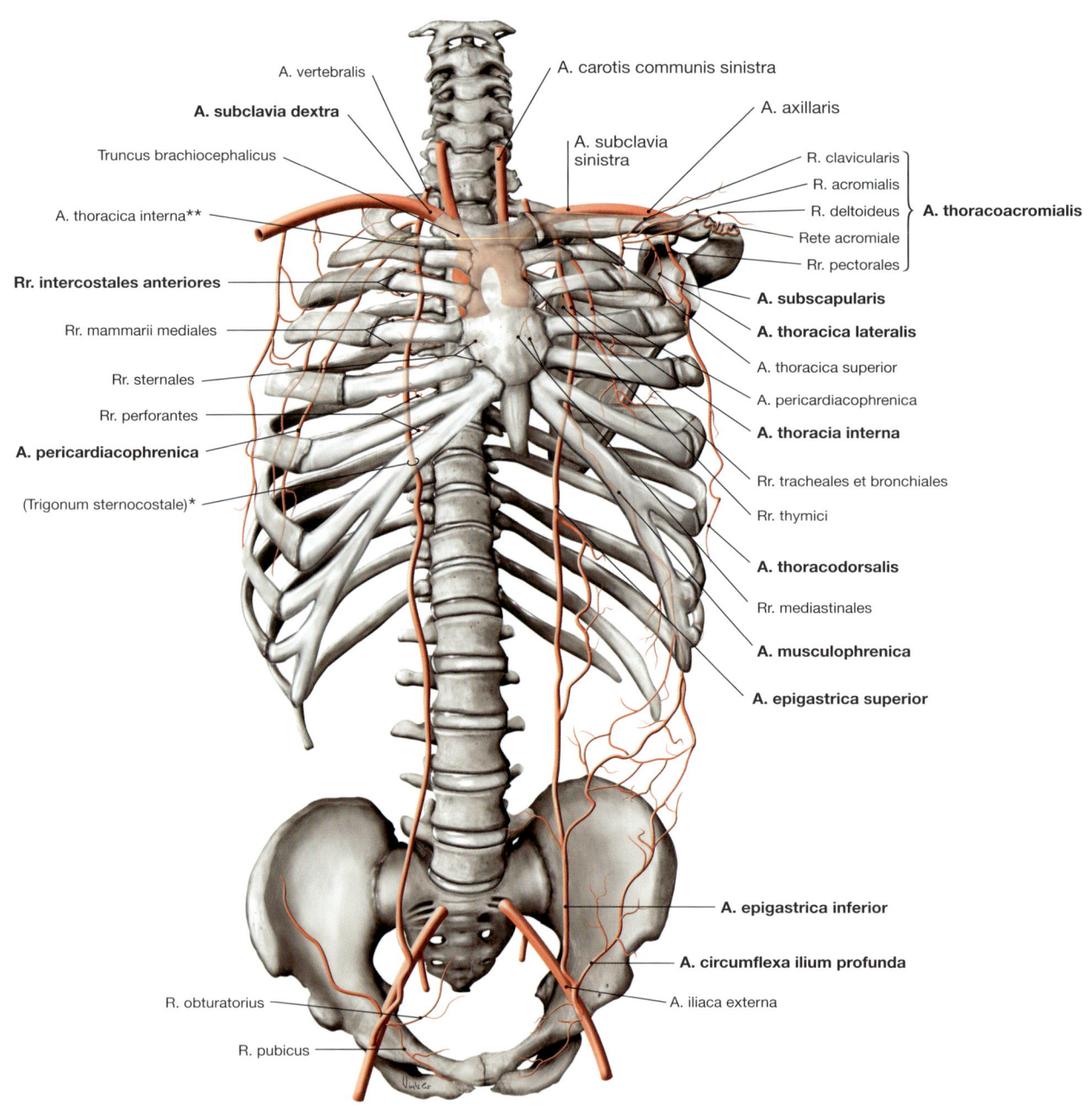

A. vertebralis

A. carotis communis sinistra

A. subclavia dextra

A. axillaris

Truncus brachiocephalicus

A. subclavia sinistra

R. clavicularis
R. acromialis
R. deltoideus
Rete acromiale
Rr. pectorales
} **A. thoracoacromialis**

A. thoracica interna**

Rr. intercostales anteriores

A. subscapularis

Rr. mammarii mediales

A. thoracica lateralis

A. thoracica superior

Rr. sternales

A. pericardiacophrenica

Rr. perforantes

A. thoracia interna

A. pericardiacophrenica

Rr. tracheales et bronchiales

Rr. thymici

(Trigonum sternocostale)*

A. thoracodorsalis

Rr. mediastinales

A. musculophrenica

A. epigastrica superior

A. epigastrica inferior

A. circumflexa ilium profunda

R. obturatorius

A. iliaca externa

R. pubicus

Abb. 2.104 Arterien der vorderen Rumpfwand.
Die vordere Rumpfwand wird aus Ästen der Aa. subclavia, axillaris, iliaca externa und femoralis mit Blut versorgt. Die Bauchwandmuskeln erhalten Blut über die segmental angeordneten Aa. lumbales aus der Aorta abdominalis (nicht dargestellt).

* klin.: LARREY-Spalte
** klin.: A. mammaria interna

Äste der A. thoracica interna

- Rr. mediastinales
- Rr. thymici
- Rr. bronchiales
- Rr. tracheales
- A. pericardiacophrenica
- Rr. sternales

- Rr. perforantes
  – Rr. mammarii mediales
- Rr. intercostales anteriores
- A. musculophrenica
- A. epigastrica superior

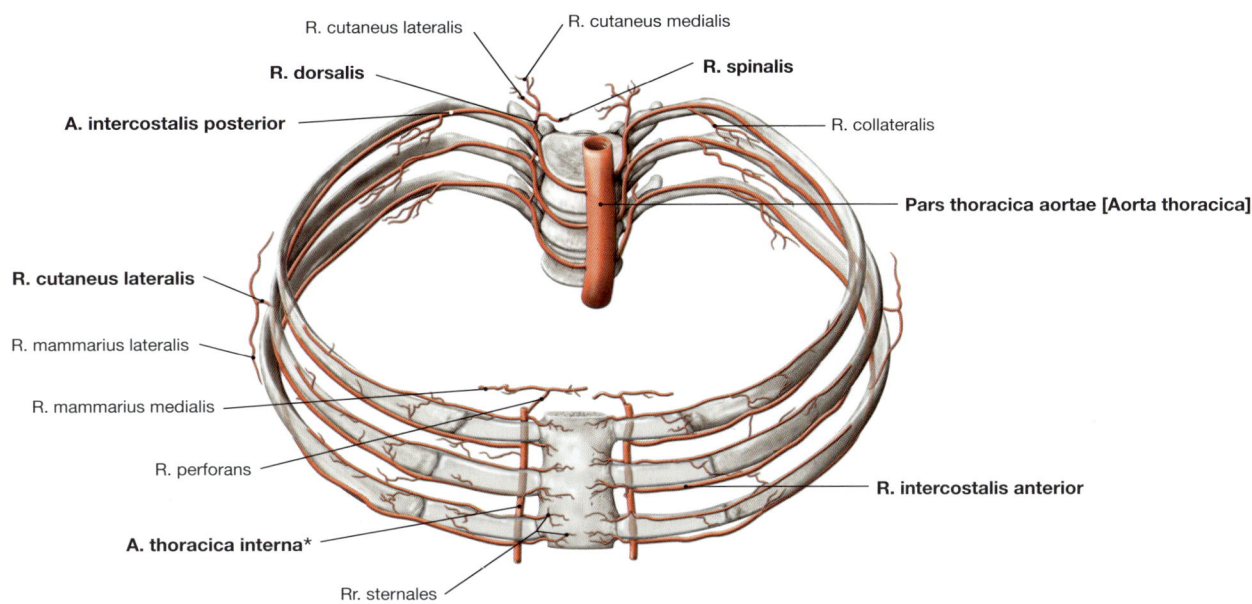

R. cutaneus lateralis

R. cutaneus medialis

R. dorsalis

R. spinalis

A. intercostalis posterior

R. collateralis

Pars thoracica aortae [Aorta thoracica]

R. cutaneus lateralis

R. mammarius lateralis

R. mammarius medialis

R. perforans

R. intercostalis anterior

A. thoracica interna*

Rr. sternales

Abb. 2.105 Arterien der Brustwand.
Die Interkostalarterien bilden Anastomosen zwischen A. thoracica interna und Pars thoracica aortae.

* klin.: A. mammaria interna

Äste der Pars thoracicae aortae [Aorta thoracica]	

• Aa. intercostales posteriores
– R. dorsalis
  – R. cutaneus medialis
  – R. cutaneus lateralis
– R. spinalis
	– R. collateralis
	– R. cutaneus lateralis
	  – Rr. mammarii laterales

Klinik

Bei einer **Aortenisthmusstenose,** einer Einengung der Aorta im Bereich des Aortenbogens, kommt es zur Ausbildung eines vertikalen und eines horizontalen Umgehungskreislaufs:
• **vertikaler Umgehungskreislauf:** zwischen Aa. subclaviae und iliacae externae über Aa. thoracicae internae, epigastricae superiores und epigastricae inferiores (innerhalb der Rektusscheide) sowie im Bereich der Bauchwand über Aa. musculophrenicae, epigastricae inferiores und circumflexae ilium profundae

• **horizontaler Umgehungskreislauf:** zwischen Aa. thoracicae internae sowie Aorta thoracica über Rr. intercostales anteriores und Aa. intercostales posteriores zur Versorgung der Brust- und Bauchorgane. Die Erweiterung der Interkostalarterien führt zur Ausbildung von Rippenusuren (→ Klinikkasten S. 47). Die Umgehungskreisläufe tragen zur Aufrechterhaltung der Blutversorgung von Teilen der Rumpfwand und der unteren Extremitäten bei (eine Blutdruckdifferenz zwischen oberer und unterer Extremität ist allerdings meist dennoch messbar).

Venen der vorderen Rumpfwand

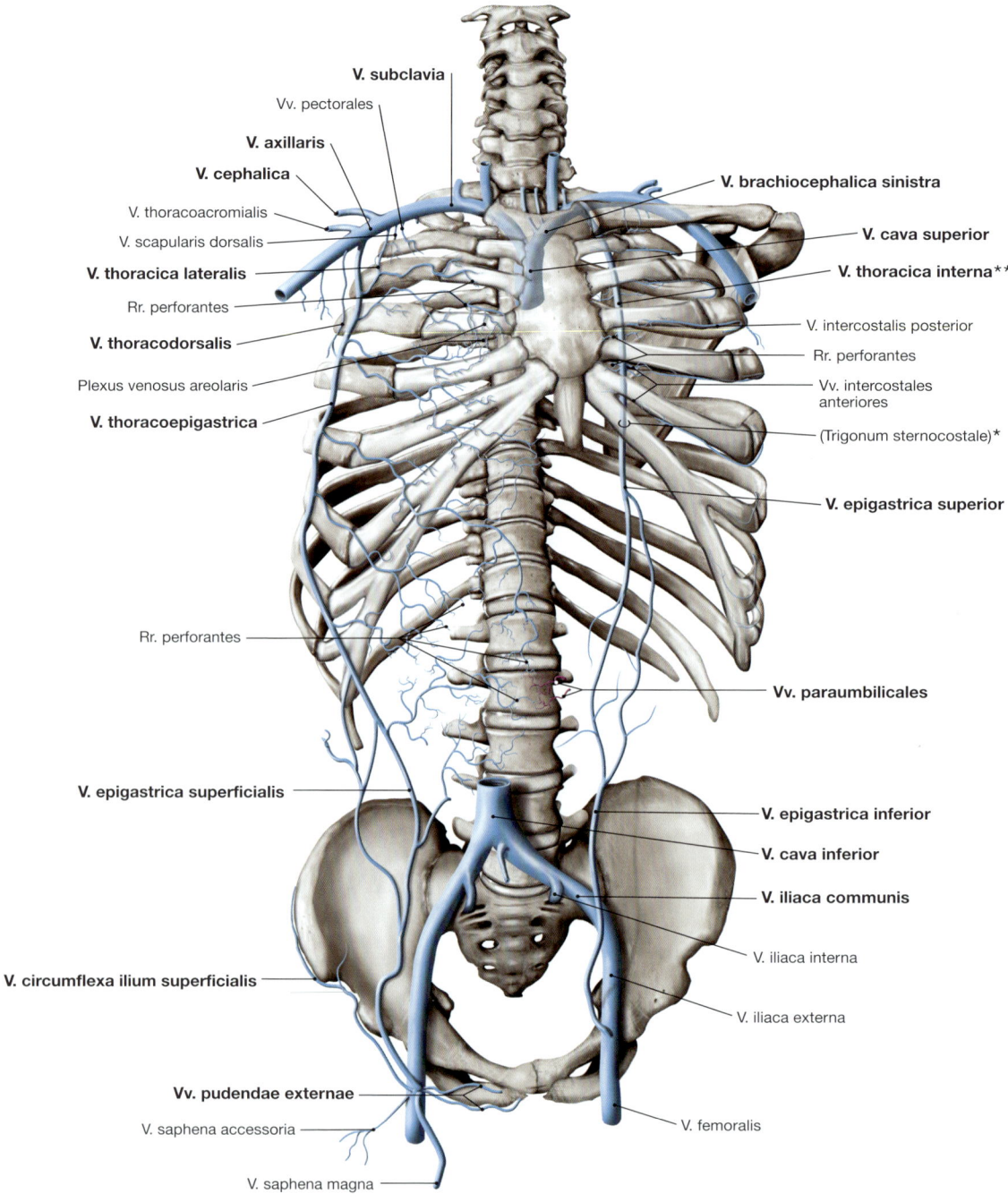

V. subclavia
Vv. pectorales
V. axillaris
V. cephalica
V. thoracoacromialis
V. scapularis dorsalis
V. thoracica lateralis
Rr. perforantes
V. thoracodorsalis
Plexus venosus areolaris
V. thoracoepigastrica

Rr. perforantes

V. epigastrica superficialis

V. circumflexa ilium superficialis

Vv. pudendae externae
V. saphena accessoria

V. saphena magna

V. brachiocephalica sinistra
V. cava superior
V. thoracica interna**
V. intercostalis posterior
Rr. perforantes
Vv. intercostales anteriores
(Trigonum sternocostale)*
V. epigastrica superior

Vv. paraumbilicales

V. epigastrica inferior
V. cava inferior
V. iliaca communis
V. iliaca interna
V. iliaca externa

V. femoralis

Abb. 2.106   Venen der vorderen Rumpfwand.
Im Bereich der vorderen Rumpfwand bilden die Venen ein oberflächliches (rechte Körperseite) und ein tiefes (linke Körperseite) **Anasto-
mosensystem** zwischen Vv. cavae superior und inferior.

*   klin.: LARREY-Spalte
**   klin.: V. mammaria interna

Azygossystem

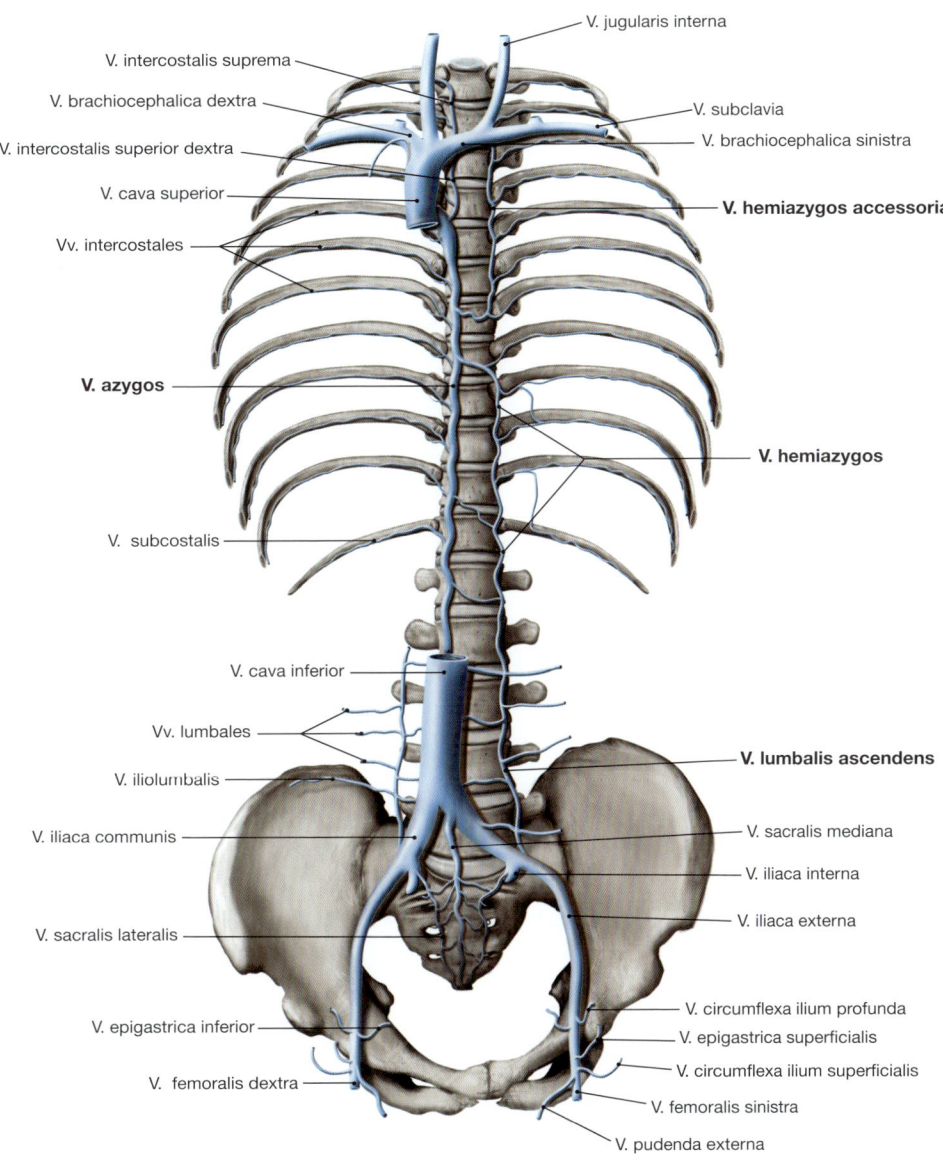

V. jugularis interna
V. intercostalis suprema
V. brachiocephalica dextra
V. intercostalis superior dextra
V. subclavia
V. brachiocephalica sinistra
V. cava superior
V. hemiazygos accessoria
Vv. intercostales
V. azygos
V. hemiazygos
V. subcostalis
V. cava inferior
Vv. lumbales
V. lumbalis ascendens
V. iliolumbalis
V. iliaca communis
V. sacralis mediana
V. iliaca interna
V. iliaca externa
V. sacralis lateralis
V. circumflexa ilium profunda
V. epigastrica inferior
V. epigastrica superficialis
V. circumflexa ilium superficialis
V. femoralis dextra
V. femoralis sinistra
V. pudenda externa

Abb. 2.107 Azygossystem.
Das Azygossystem drainiert Blut zwischen V. iliaca interna und V. cava superior. Die V. lumbalis ascendens auf der rechten Seite, die die V. azygos mit V. iliaca communis dextra verbindet, ist durch die V. cava inferior verdeckt. Zusätzlich gibt es auch direkte Verbindungen der Vv. lumbales ascendentes zur V. cava inferior. In das System sind der Plexus venosus sacralis und die Plexus venosi vertebrales externi und interni sowie die Vv. lumbales eingeschaltet.

Klinik

In der Folge von Einflussstauungen der V. cava superior, der V. cava inferior oder der Vv. iliacae communes durch eine Thrombose, eine Raumforderung oder das Einwachsen von Tumoren kann es zur Ausbildung von Umgehungskreisläufen zwischen V. cava superior und V. cava inferior kommen **(kavokavale Anastomosen):**
- zwischen V. iliaca externa und V. cava superior über V. epigastrica inferior, V. epigastrica superior, V. thoracica interna und V. brachiocephalica
- zwischen V. femoralis und V. cava superior über V. circumflexa ilium superficialis/epigastrica superficialis, V. thoracoepigastrica, V. axillaris und V. brachiocephalica

- zwischen V. iliaca interna und V. cava superior über Plexus venosus sacralis, Plexus venosi vertebrales externi und interni, Vv. azygos und hemiazygos
- zwischen Vv. lumbales und V. cava superior über Vv. lumbales ascendentes, Vv. azygos und hemiazygos

Portokavale Anastomosen
- Als portokavale Anastromosen bezeichnet man dagegen Verbindungen zwischen Pfortader und oberer/unterer Hohlvene.

Arterien und Venen der Brustwand

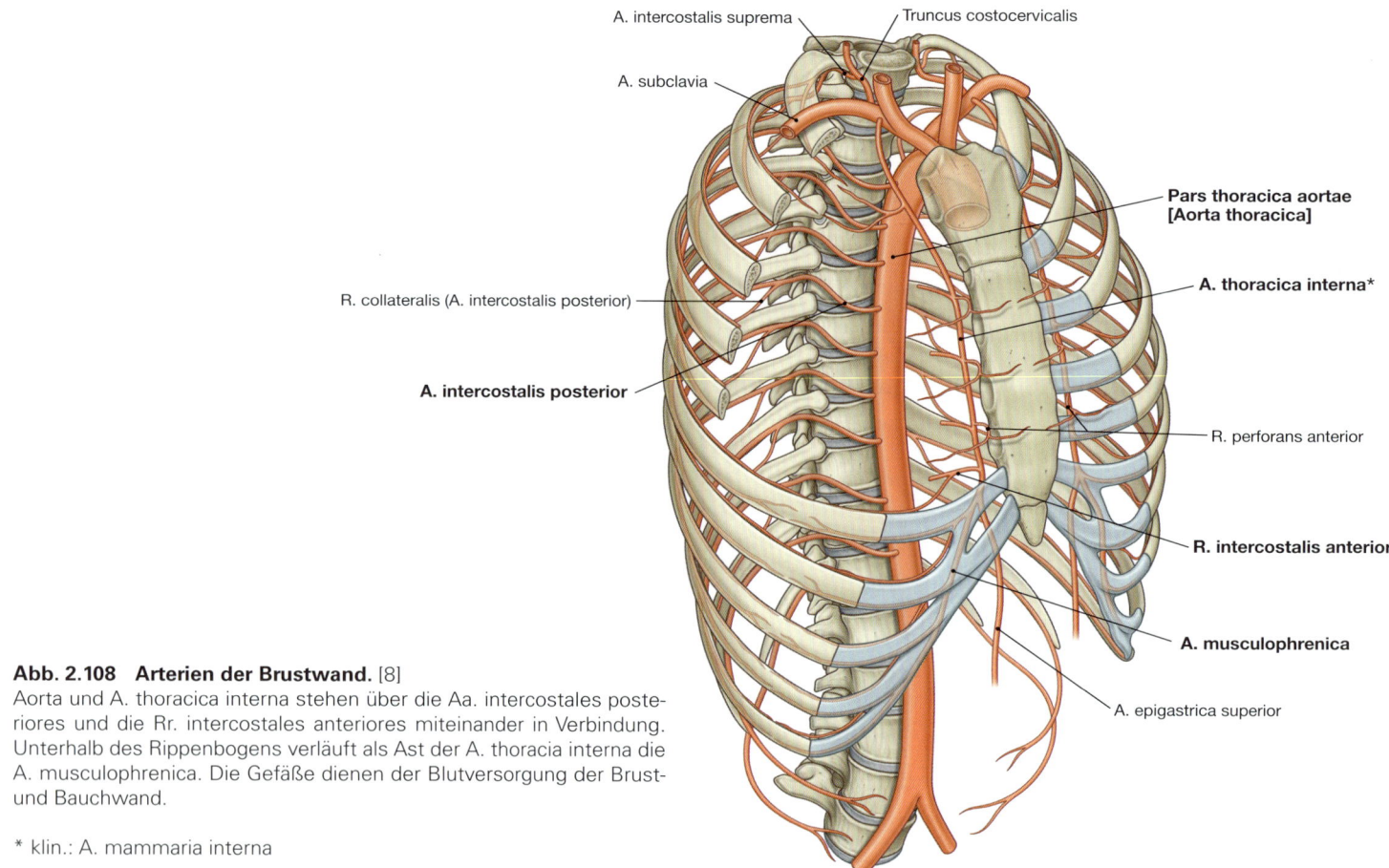

A. intercostalis suprema
Truncus costocervicalis
A. subclavia
Pars thoracica aortae [Aorta thoracica]
R. collateralis (A. intercostalis posterior)
A. thoracica interna*
A. intercostalis posterior
R. perforans anterior
R. intercostalis anterior
A. musculophrenica
A. epigastrica superior

Abb. 2.108 Arterien der Brustwand. [8]
Aorta und A. thoracica interna stehen über die Aa. intercostales posteriores und die Rr. intercostales anteriores miteinander in Verbindung. Unterhalb des Rippenbogens verläuft als Ast der A. thoracia interna die A. musculophrenica. Die Gefäße dienen der Blutversorgung der Brust- und Bauchwand.

* klin.: A. mammaria interna

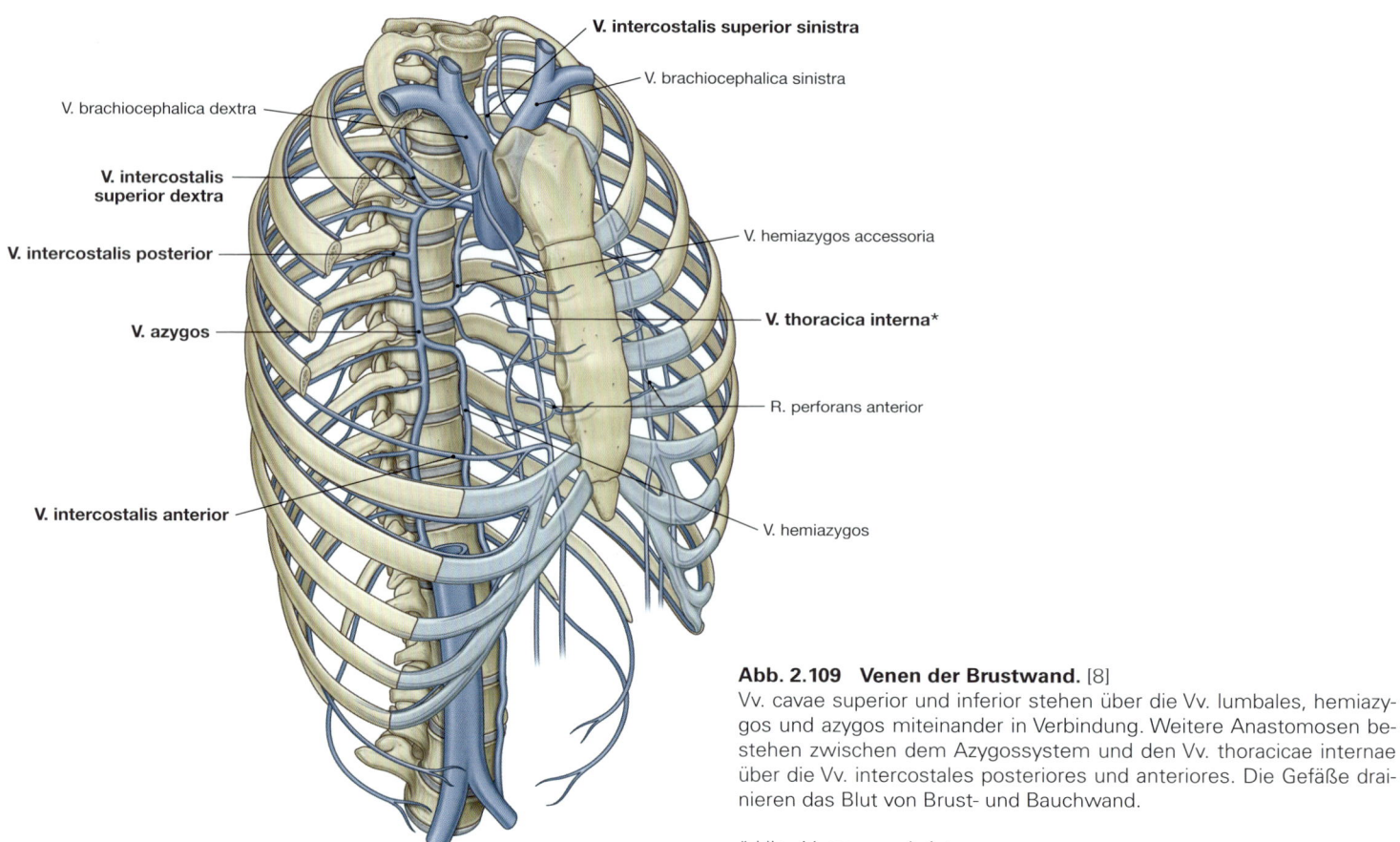

V. intercostalis superior sinistra
V. brachiocephalica sinistra
V. brachiocephalica dextra
V. intercostalis superior dextra
V. hemiazygos accessoria
V. intercostalis posterior
V. azygos
V. thoracica interna*
R. perforans anterior
V. intercostalis anterior
V. hemiazygos

Abb. 2.109 Venen der Brustwand. [8]
Vv. cavae superior und inferior stehen über die Vv. lumbales, hemiazygos und azygos miteinander in Verbindung. Weitere Anastomosen bestehen zwischen dem Azygossystem und den Vv. thoracicae internae über die Vv. intercostales posteriores und anteriores. Die Gefäße drainieren das Blut von Brust- und Bauchwand.

* klin.: V. mammaria interna

Arterien und Venen der vorderen Rumpfwand

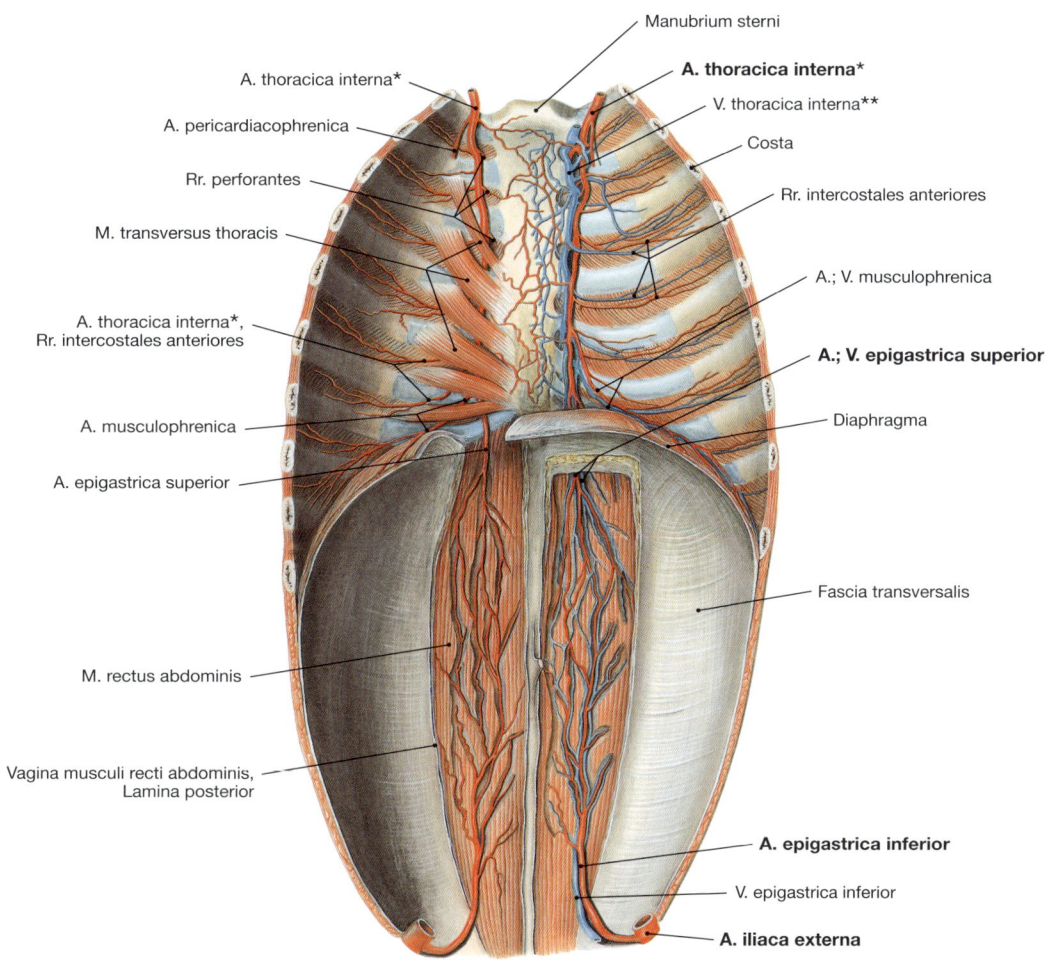

Abb. 2.110   Gefäße an der Innenseite der vorderen Rumpfwand; Ansicht von dorsal.
Die epigastrischen Gefäße (Vasa epigastrica superiora und inferiora) verlaufen auf der Rückseite des M. transversus abdominis und sind nach Entfernung der Rektusscheide in den oberen zwei Dritteln des Bauchraums und nach Entfernung der Fascia transversalis sichtbar. Die A. thoracica interna wird auf der linken Körperseite vom M. transversus

thoracis verdeckt. Unterhalb davon tritt sie durch das Trigonum sternocostale des Zwerchfells in die Rektusscheide ein und wird zur A. epigastrica superior. Die A. epigastrica inferior kommt aus der A. iliaca externa.

*   klin.: A. mammaria interna
**   klin.: V. mammaria interna

Klinik

Die A. thoracica (mammaria) interna wird außer der V. saphena magna häufig zur operativen Revaskularisation des Herzens bei hochgradiger **Koronarstenose** (Verengung der Herzkranzarterien) als **Bypass** verwendet. Umgehungskreisläufe bei Aortenisthmusstenose → Seite 97; kavokavale Anastomosen → Seite 99.

Lymphgefäße

Abb. 2.111 Oberflächliche Lymphgefäße und regionäre Lymphknoten der vorderen Rumpfwand.
Die **axillären Lymphknoten** (Nodi lymphoidei axillares, zu ihnen gehören die Nodi lymphoidei brachiales und pectorales) sammeln die Lymphe der gesamten oberen Extremität, eines Großteils der ventralen Rumpfwand bis zur Wasserscheide auf Höhe des Bauchnabels sowie des Rückens bis zur entsprechenden Wasserscheide (→ Abb. 2.112).
Die **oberflächlichen inguinalen Lymphknoten** (Nodi lymphoidei inguinales superficiales) bestehen aus einer vertikalen und einer horizontalen Gruppe. Sie sammeln die Lymphe der gesamten unteren Extremität, der ventralen Rumpfwand bis zur Wasserscheide auf Höhe des Bauchnabels, der Gesäß- und Rückenregion bis zur Wasserscheide sowie der äußeren Genitalien (einschließlich Penis), der Dammregion und des Analbereichs.
Bei der **Frau** drainieren Lymphgefäße, die vom Corpus uteri und vom Tubenwinkel kommen und mit dem Lig. teres uteri durch den Leistenkanal ziehen (→ Abb. 2.114), ihre Lymphe in die oberflächlichen Leistenlymphknoten.
Beim **Mann** wird die Lymphe des Hodens zu den paraaortalen Lymphknoten drainiert (nicht dargestellt).

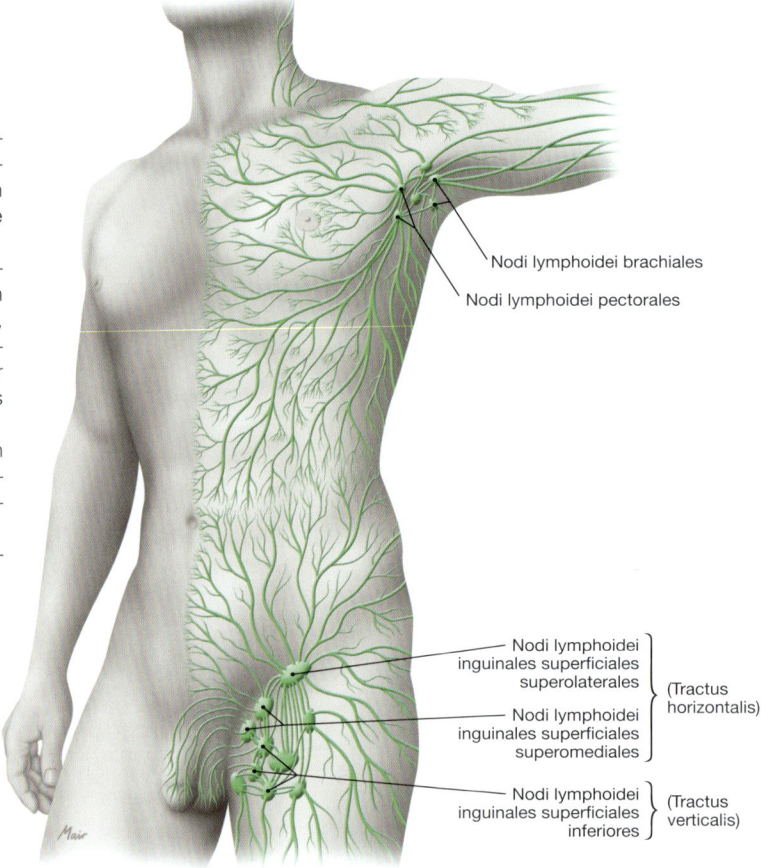

Nodi lymphoidei brachiales

Nodi lymphoidei pectorales

Nodi lymphoidei inguinales superficiales superolaterales } (Tractus horizontalis)

Nodi lymphoidei inguinales superficiales superomediales }

Nodi lymphoidei inguinales superficiales inferiores } (Tractus verticalis)

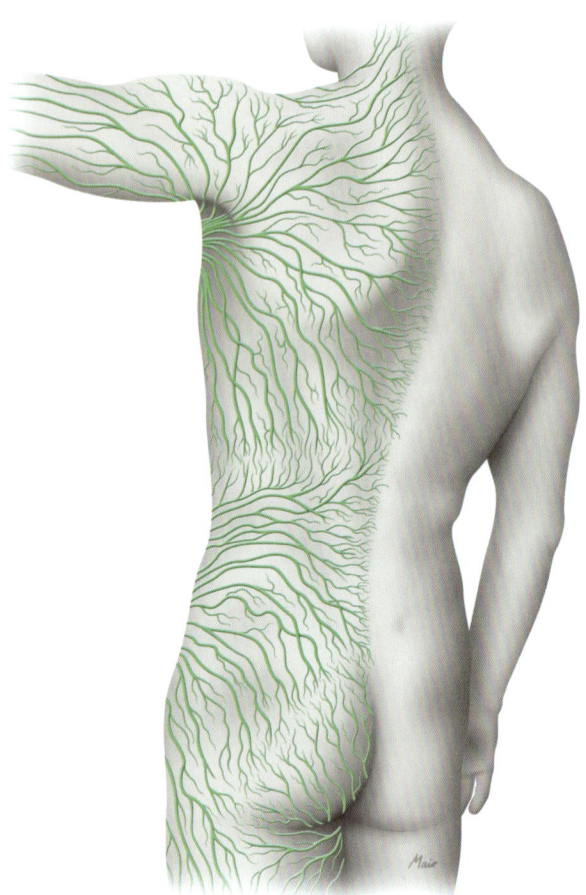

Abb. 2.112 Oberflächliche Lymphgefäße der hinteren Rumpfwand.
Die Lymphe der Rückenregion wird oberhalb des Bauchnabels zu den axillären Lymphknoten drainiert, unterhalb davon in die oberflächlichen inguinalen Lymphknoten.

Lymphgefäße

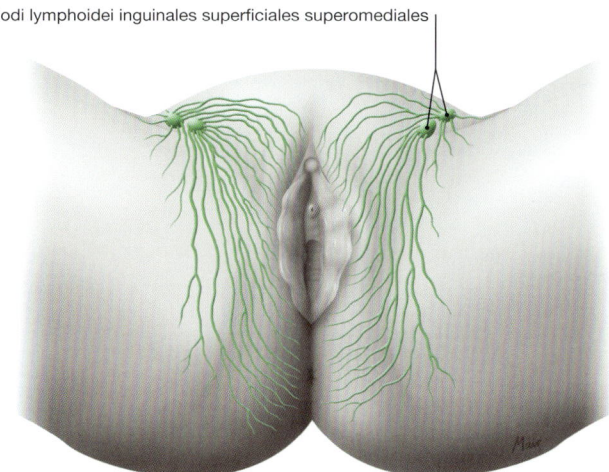

Nodi lymphoidei inguinales superficiales superomediales

Abb. 2.113 Oberflächliche Lymphgefäße und regionäre Lymphknoten des äußeren Genitales der Frau sowie von Dammregion und Analbereich; Ansicht von kaudal.
Die Lymphe aus äußerem Genitale, Dammregion und Analbereich drainiert in die oberflächlichen Leistenlymphknoten. Erste Lymphstation sind die **Nodi lymphoidei inguinales superficiales superomediales.**

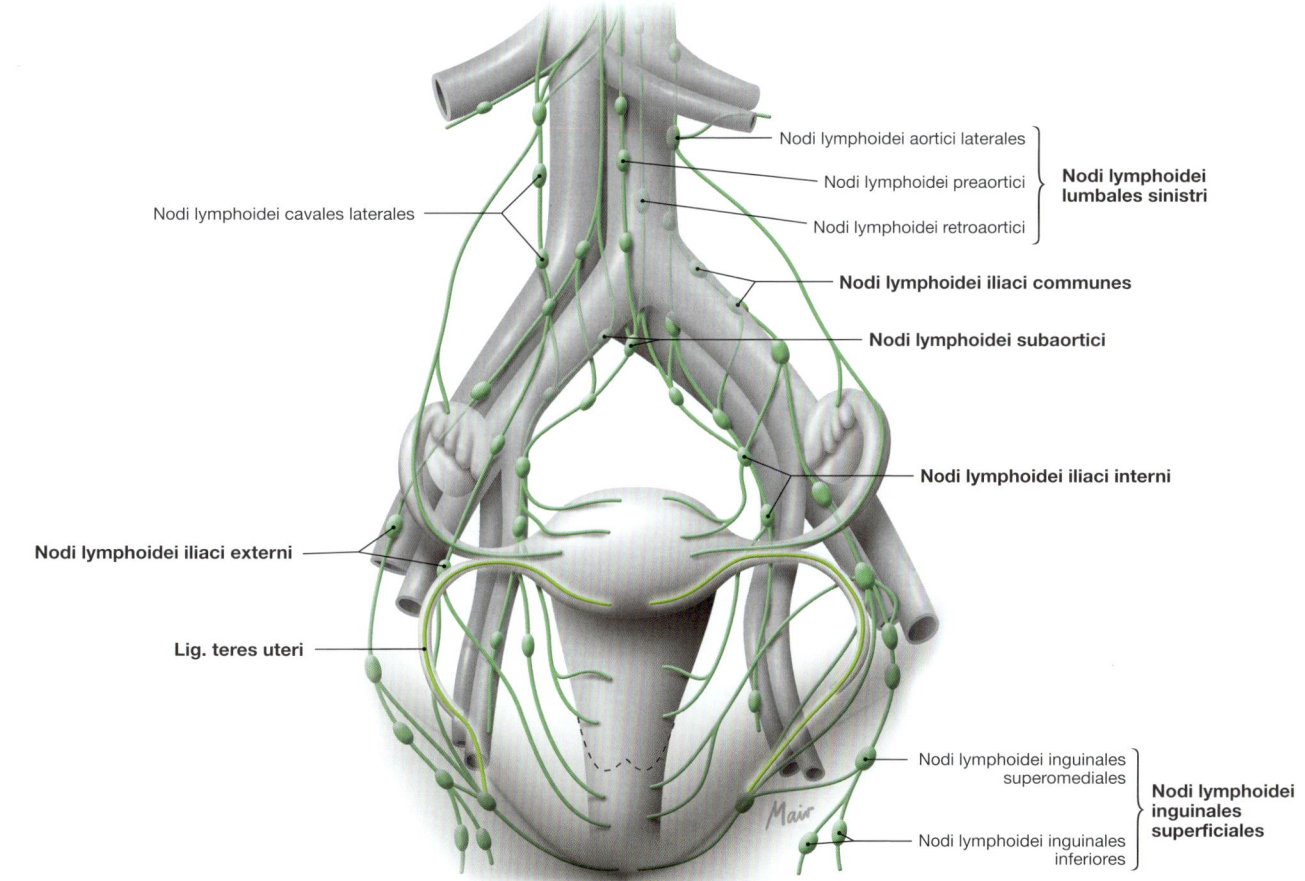

Nodi lymphoidei cavales laterales

Nodi lymphoidei aortici laterales
Nodi lymphoidei preaortici
Nodi lymphoidei retroaortici

Nodi lymphoidei lumbales sinistri

Nodi lymphoidei iliaci communes

Nodi lymphoidei subaortici

Nodi lymphoidei iliaci interni

Nodi lymphoidei iliaci externi

Lig. teres uteri

Nodi lymphoidei inguinales superomediales
Nodi lymphoidei inguinales inferiores

Nodi lymphoidei inguinales superficiales

Abb. 2.114 Oberflächliche und tiefe Lymphgefäße sowie regionäre Lymphknoten von Scheide, Vagina, Gebärmutter, Uterus, Eileiter, Tuba uterina, und Eierstock, Ovar; Ansicht von ventral.
- Die oberen zwei Drittel der Vagina drainieren die Lymphe in die pelvinen Lymphknoten, das untere Vaginaldrittel fließt in die Leistenlymphknoten ab.

- Die Lymphe von Ovar, Tube und eines Teils von Uterusfundus und -corpus gelangt entlang der A. ovarica, die sich im Lig. suspensorium ovarii befindet, in die **Nodi lymphoidei lumbales.**
- Ein zweiter Teil der Uteruslymphe von Fundus, Corpus und Cervix gelangt zur A. uterina in die **Nodi lymphoidei iliaci.**
- Ein dritter Teil der Uteruslymphe von Fundus und Corpus wird entlang dem Lig. teres uteri zu den **Nodi lymphoidei inguinales superficiales** drainiert (farblich hervorgehoben).

Klinik

Die inguinalen Lymphknoten sind im Rahmen von Entzündungen und Malignomen von klinischer Bedeutung, da eine Vergrößerung ein erster Hinweis auf einen pathologischen Prozess im Einzugsgebiet sein kann. In diesem Zusammenhang muss bei Frauen an einen **Metastasierungsweg** vom Uterus über die Lymphbahnen am Lig. teres uteri durch den Leistenkanal gedacht werden.

Hautinnervation des Rückens

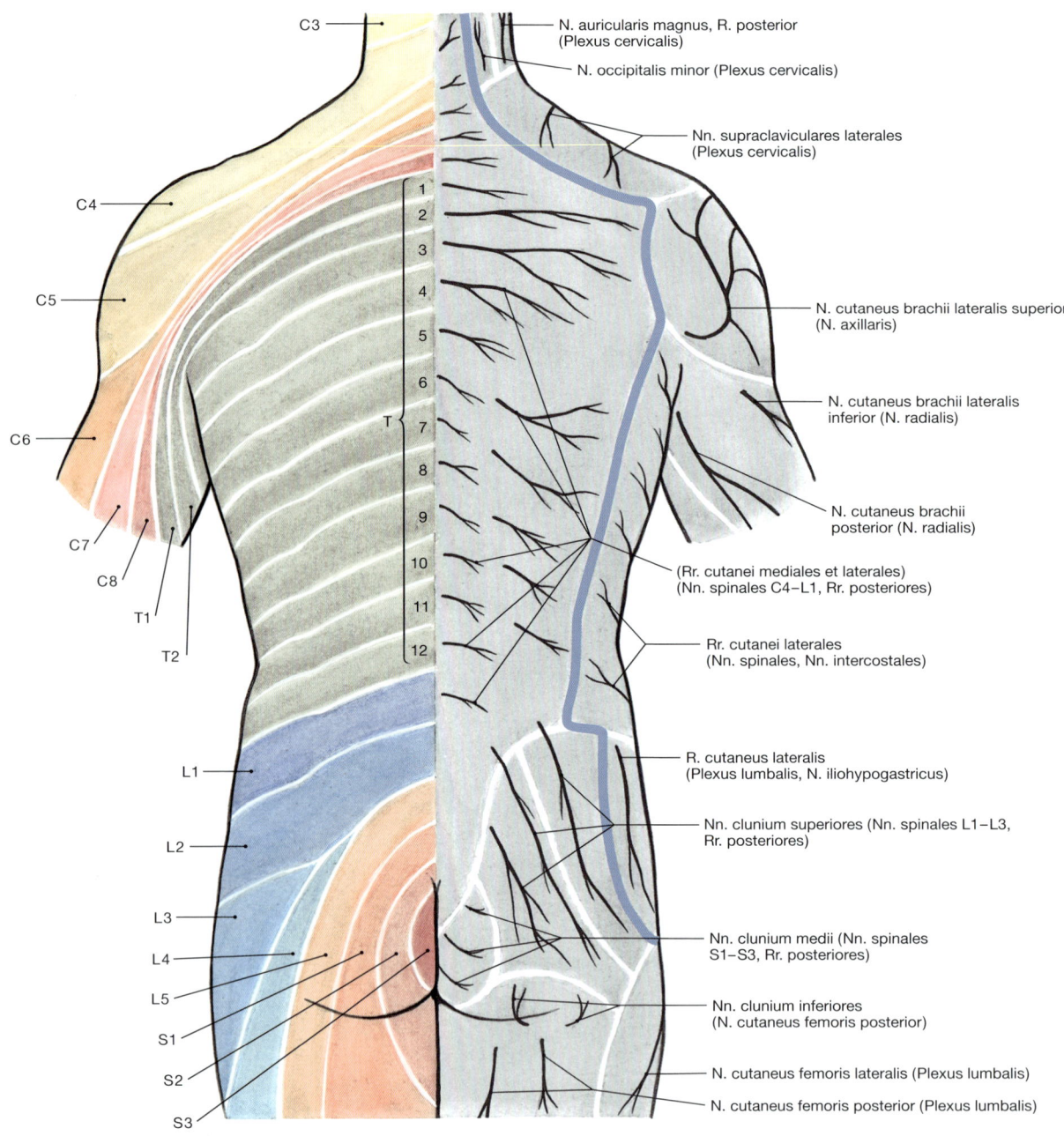

C3
N. auricularis magnus, R. posterior
(Plexus cervicalis)
N. occipitalis minor (Plexus cervicalis)
Nn. supraclaviculares laterales
(Plexus cervicalis)
C4
C5
1
2
3
4
N. cutaneus brachii lateralis superior
(N. axillaris)
5
6
N. cutaneus brachii lateralis
inferior (N. radialis)
C6
T 7
8
N. cutaneus brachii
posterior (N. radialis)
C7
9
(Rr. cutanei mediales et laterales)
(Nn. spinales C4–L1, Rr. posteriores)
C8
10
T1
11
Rr. cutanei laterales
(Nn. spinales, Nn. intercostales)
T2
12
L1
R. cutaneus lateralis
(Plexus lumbalis, N. iliohypogastricus)
L2
Nn. clunium superiores (Nn. spinales L1–L3,
Rr. posteriores)
L3
L4
Nn. clunium medii (Nn. spinales
S1–S3, Rr. posteriores)
L5
S1
Nn. clunium inferiores
(N. cutaneus femoris posterior)
S2
N. cutaneus femoris lateralis (Plexus lumbalis)
N. cutaneus femoris posterior (Plexus lumbalis)
S3

**Abb. 2.115 Segmentale Hautinnervation (Dermatome) und Haut-
nerven des Rückens;** Ansicht von dorsal.
Da sich viele Hautnerven aus Fasern mehrerer Spinalnerven zusam-
mensetzen, unterscheiden sich die Dermatome von den Innervations-
feldern der Hautnerven. Die dunkelblaue Linie auf der rechten Seite
markiert die Grenze der Versorgungsgebiete zwischen Rr. posteriores
(dorsales) und Rr. anteriores (ventrales) der Spinalnerven.

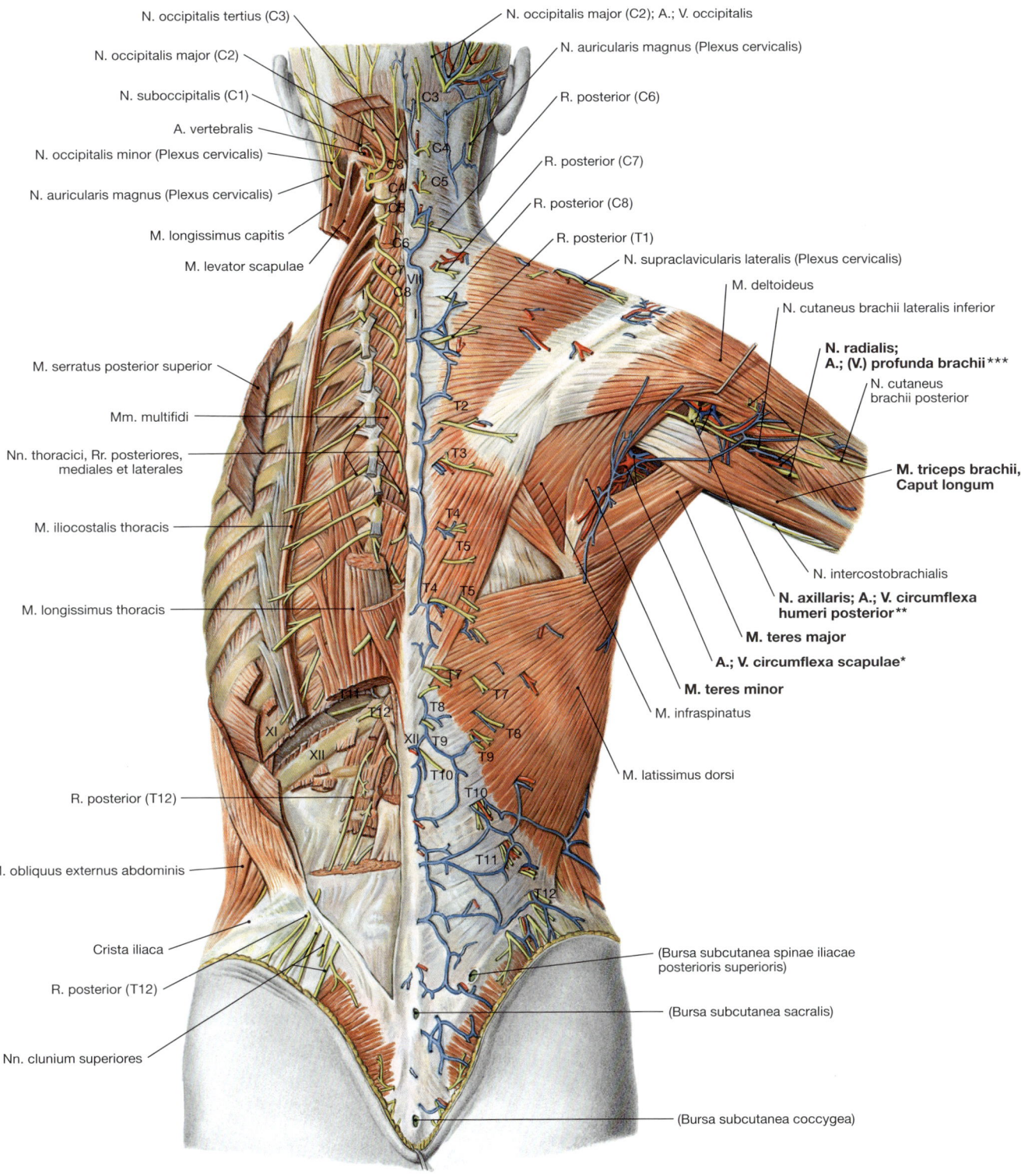

N. occipitalis tertius (C3)

N. occipitalis major (C2); A.; V. occipitalis

N. occipitalis major (C2)

N. auricularis magnus (Plexus cervicalis)

N. suboccipitalis (C1)

R. posterior (C6)

A. vertebralis

R. posterior (C7)

N. occipitalis minor (Plexus cervicalis)

R. posterior (C8)

N. auricularis magnus (Plexus cervicalis)

R. posterior (T1)

M. longissimus capitis

N. supraclavicularis lateralis (Plexus cervicalis)

M. levator scapulae

M. deltoideus

N. cutaneus brachii lateralis inferior

M. serratus posterior superior

**N. radialis;
A.; (V.) profunda brachii*****

Mm. multifidi

N. cutaneus
brachii posterior

Nn. thoracici, Rr. posteriores,
mediales et laterales

M. iliocostalis thoracis

**M. triceps brachii,
Caput longum**

M. longissimus thoracis

N. intercostobrachialis

**N. axillaris; A.; V. circumflexa
humeri posterior****

M. teres major

A.; V. circumflexa scapulae*

M. teres minor

M. infraspinatus

M. latissimus dorsi

R. posterior (T12)

M. obliquus externus abdominis

Crista iliaca

(Bursa subcutanea spinae iliacae
posterioris superioris)

R. posterior (T12)

(Bursa subcutanea sacralis)

Nn. clunium superiores

(Bursa subcutanea coccygea)

Abb. 2.116 Gefäße und Nerven des Rückens; Ansicht von dorsal; nach Abtragung der oberflächlichen Muskeln und des Schultergürtels auf der linken Seite.

- Gefäße und Nerven in der **medialen Achsellücke:** A. und V. circumflexa scapulae (Begrenzungen: kranial M. teres minor, kaudal M. teres major, lateral Caput longum des M. triceps brachii)
- Gefäße und Nerven in der **lateralen Achsellücke:** A. und V. circumflexa humeri posterior, N. axillaris (Begrenzungen: kranial M. teres minor, kaudal M. teres major, medial Caput longum des M. triceps brachii, lateral Humerusschaft)

- Gefäße und Nerven im **Trizeps-Schlitz:** A. und V. profunda brachii, N. radialis (Begrenzungen: kranial M. teres major, medial Caput longum des M. triceps brachii, lateral Humerusschaft)

*   Gefäße und Nerven in der medialen Achsellücke
**   Gefäße und Nerven in der lateralen Achsellücke
***   Gefäße und Nerven im Trizeps-Schlitz

Gefäße und Nerven des Nackens

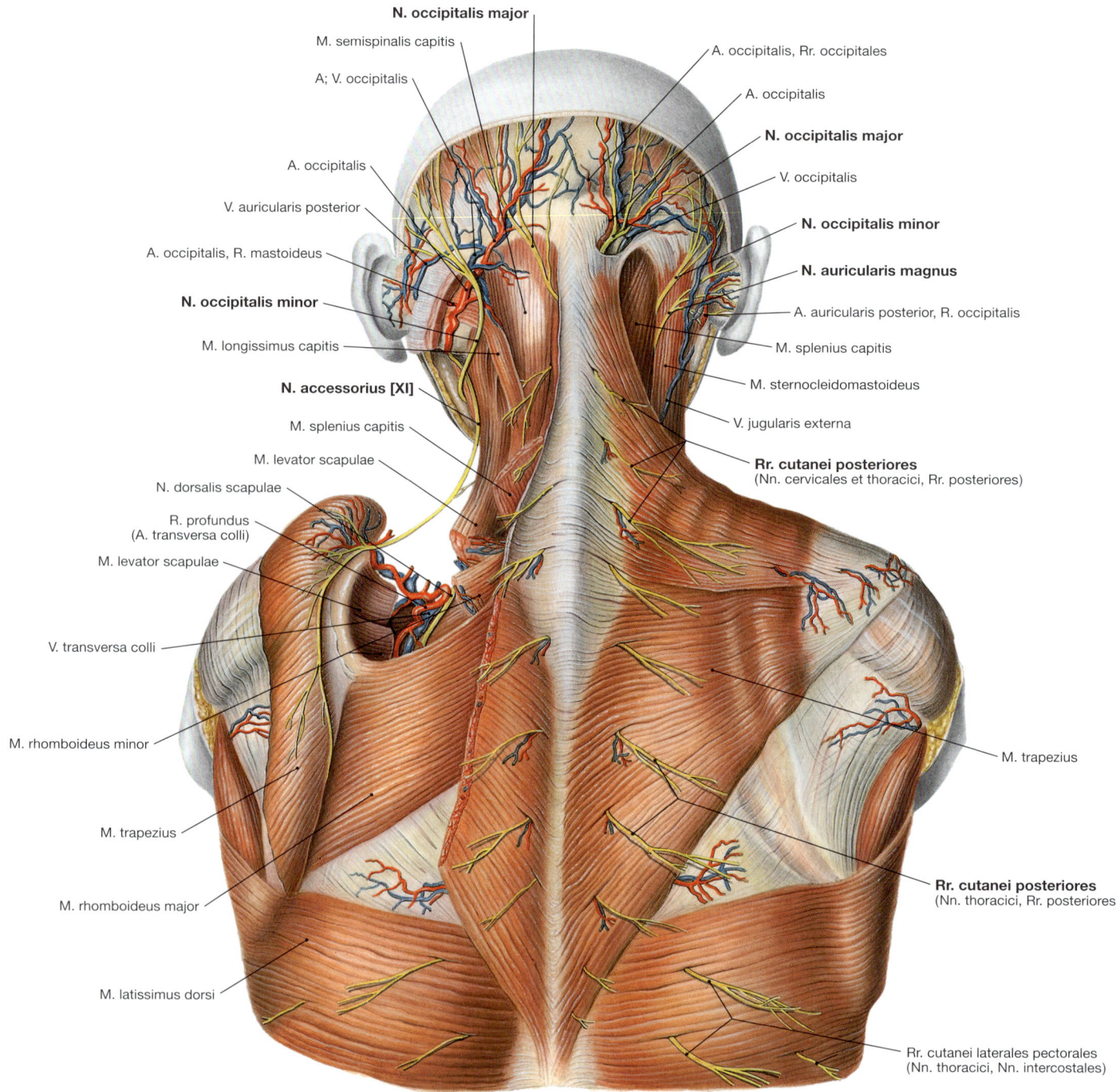

N. occipitalis major

M. semispinalis capitis

A; V. occipitalis

A. occipitalis

V. auricularis posterior

A. occipitalis, R. mastoideus

N. occipitalis minor

M. longissimus capitis

N. accessorius [XI]

M. splenius capitis

M. levator scapulae

N. dorsalis scapulae

R. profundus (A. transversa colli)

M. levator scapulae

V. transversa colli

M. rhomboideus minor

M. trapezius

M. rhomboideus major

M. latissimus dorsi

A. occipitalis, Rr. occipitales

A. occipitalis

N. occipitalis major

V. occipitalis

N. occipitalis minor

N. auricularis magnus

A. auricularis posterior, R. occipitalis

M. splenius capitis

M. sternocleidomastoideus

V. jugularis externa

Rr. cutanei posteriores
(Nn. cervicales et thoracici, Rr. posteriores)

M. trapezius

Rr. cutanei posteriores
(Nn. thoracici, Rr. posteriores)

Rr. cutanei laterales pectorales
(Nn. thoracici, Nn. intercostales)

Abb. 2.117 Gefäße und Nerven von Hinterhauptregion, Regio occipitalis, Nacken, Regio cervicalis posterior [(Regio nuchalis)], und oberem Rückenbereich; Ansicht von dorsal.
Die Haut des Rückens wird bis zur Skapularlinie segmental von den Rr. posteriores [dorsales] der Spinalnerven (Rr. cutanei posteriores) innerviert. Hautäste im Nacken- und Hinterhauptbereich (Rr. mediales der Rr. posteriores [dorsales]) sind der N. occipitalis major aus C2 und der N. occipitalis tertius aus C3 (nicht sichtbar). Der N. occipitalis minor kommt aus dem Plexus cervicalis (Rr. anteriores [ventrales]) über das Punctum nervosum (ERB-Punkt). Dargestellt ist auch der Verlauf des N. accessorius [XI] im Hals- und Schulterbereich.

Gefäße und Nerven des Nackens

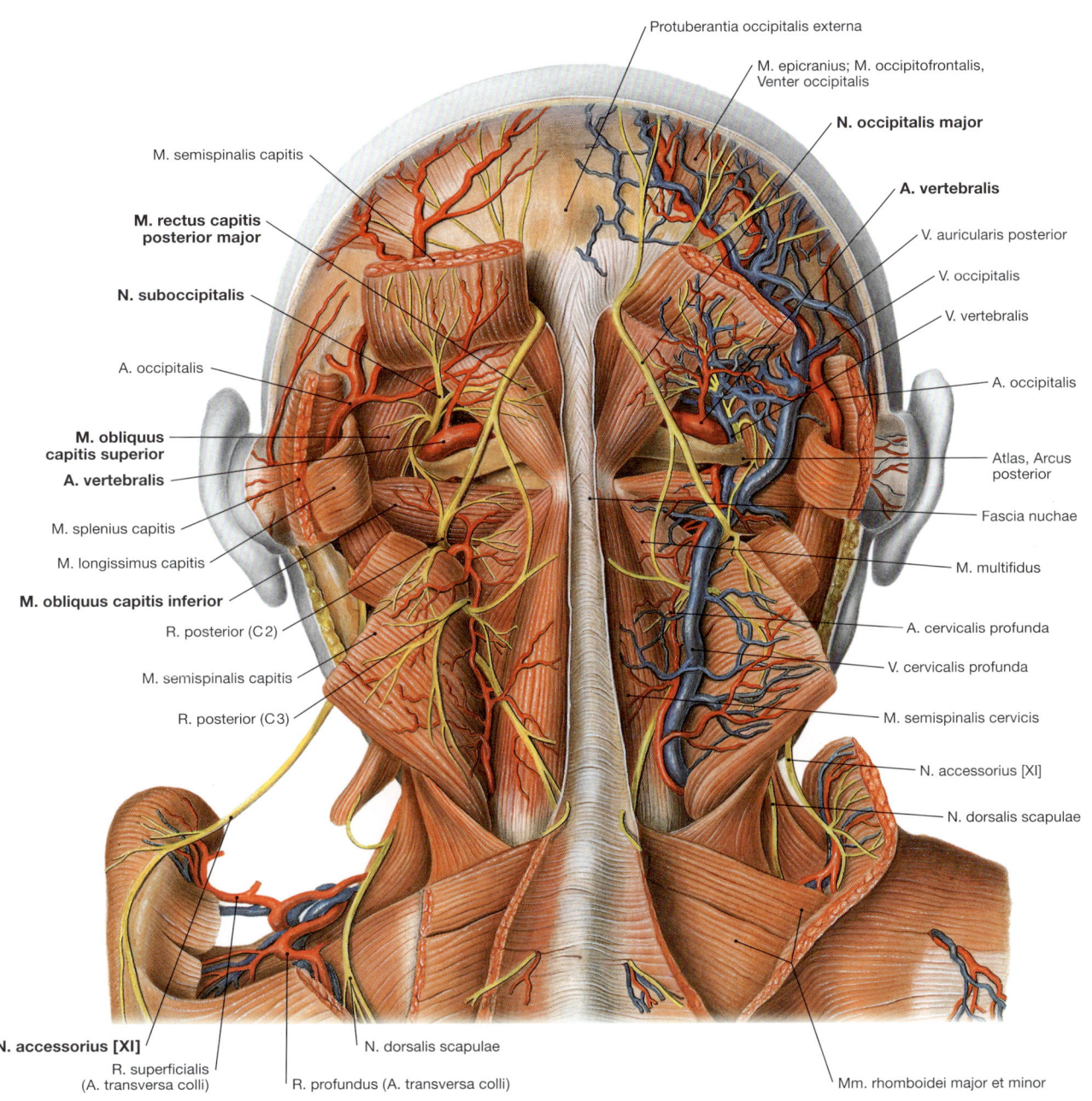

Protuberantia occipitalis externa

M. epicranius; M. occipitofrontalis, Venter occipitalis

N. occipitalis major

A. vertebralis

V. auricularis posterior

V. occipitalis

V. vertebralis

A. occipitalis

Atlas, Arcus posterior

Fascia nuchae

M. multifidus

A. cervicalis profunda

V. cervicalis profunda

M. semispinalis cervicis

N. accessorius [XI]

N. dorsalis scapulae

Mm. rhomboidei major et minor

M. semispinalis capitis

M. rectus capitis posterior major

N. suboccipitalis

A. occipitalis

M. obliquus capitis superior

A. vertebralis

M. splenius capitis

M. longissimus capitis

M. obliquus capitis inferior

R. posterior (C2)

M. semispinalis capitis

R. posterior (C3)

N. accessorius [XI]

R. superficialis (A. transversa colli)

R. profundus (A. transversa colli)

N. dorsalis scapulae

Abb. 2.118   Gefäße und Nerven von Hinterhauptregion, Regio occipitalis, und Nacken, Regio cervicalis posterior; Ansicht von dorsal.
Auf beiden Seiten sind zur Darstellung der tiefen Leitungsbahnen die Mm. trapezius, sternocleidomastoideus, splenius capitis und semispinalis capitis abgelöst und teilweise entfernt. Man blickt auf beiden Seiten auf die kurzen Nackenmuskeln (Mm. recti capitis posterior minor und major sowie Mm. obliqui capitis superior und inferior), die das **Vertebralis-Dreieck** (Trigonum arteriae vertebralis) umrahmen. Dargestellt sind außer den Arterien und Venen die Nn. occipitales major und suboccipitalis sowie die Nn. accessorii [XI].

Nerven des Nackens und der tiefen hinteren Halsregion

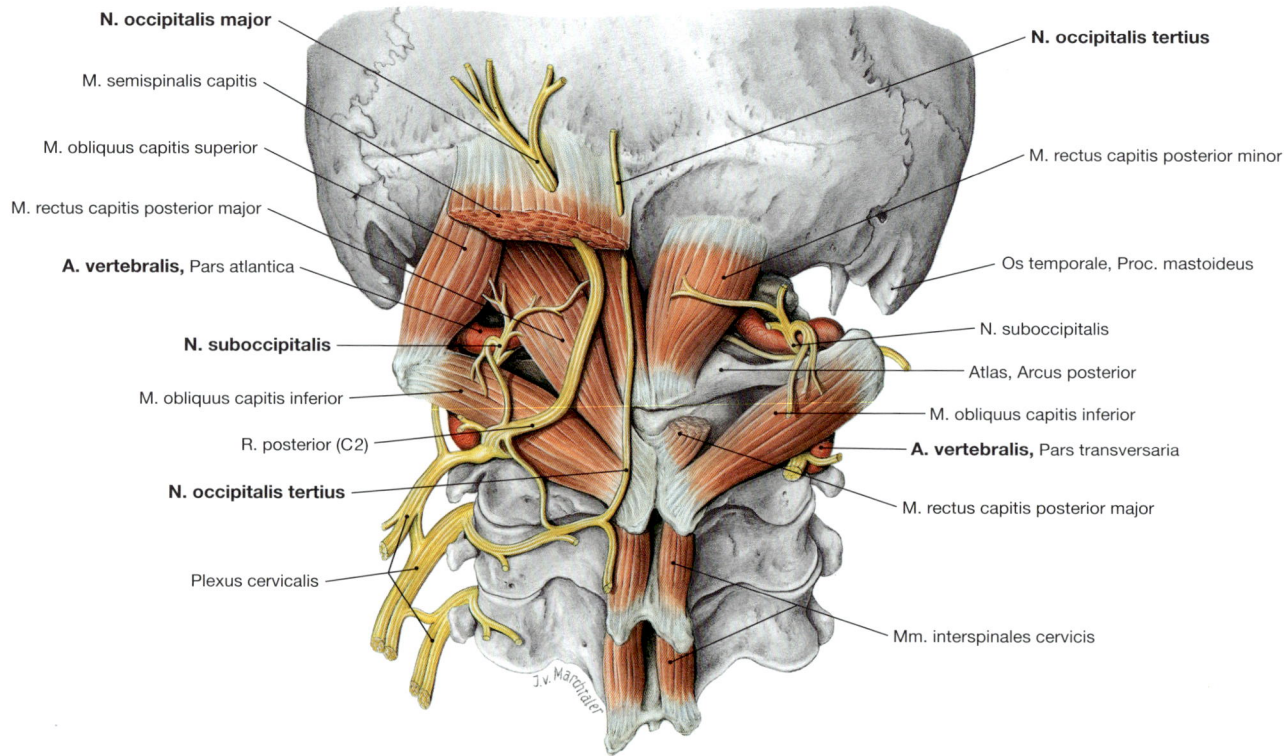

Abb. 2.119   Nerven des Nackens, Regio cervicalis posterior; Ansicht von dorsal.
Der R. posterior aus C2 setzt sich als **N. occipitalis major** auf dem Hinterhaupt fort. Der R. posterior aus C3 setzt sich als **N. occipitalis**

tertius im Bereich des Lig. nuchae kranialwärts fort. Aus der Tiefe des Vertebralis-Dreiecks (Trigonum arteriae vertebralis), in dem auch die A. vertebralis liegt, kommt der R. posterior aus C1 und innerviert als **N. suboccipitalis** die kurzen Nackenmuskeln.

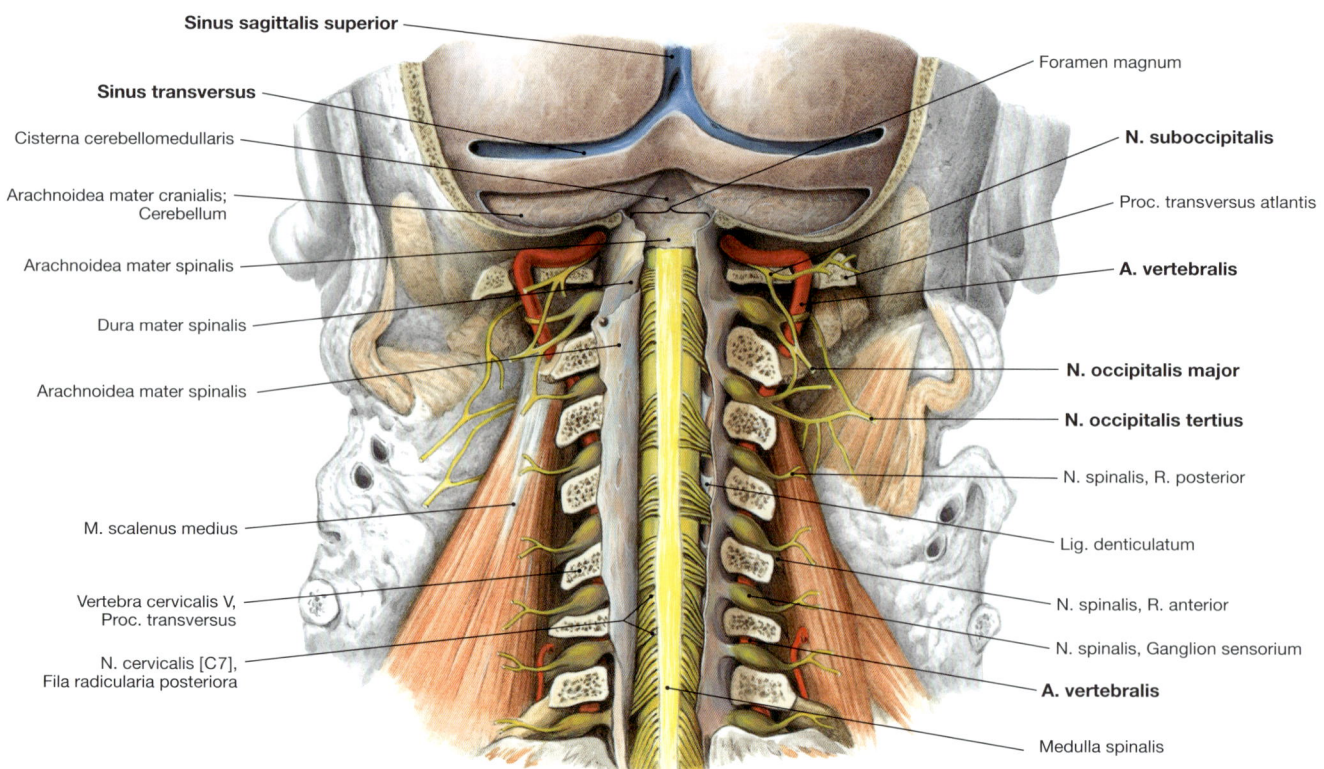

Abb. 2.120   Gefäße und Nerven der tiefen hinteren Halsregion, Regio cervicalis posterior, und Inhalt des Wirbelkanals; Ansicht von dorsal.

Der Wirbelkanal ist von dorsal eröffnet, das Hinterhauptbein ist entfernt und gibt den Blick auf die Dura mater mit eröffneten Sinus sagittalis superior und Sinus transversus frei.
Zwischen den Halswirbeln sieht man die **A. vertebralis** aufsteigen.

Cauda equina und Lumbalpunktion

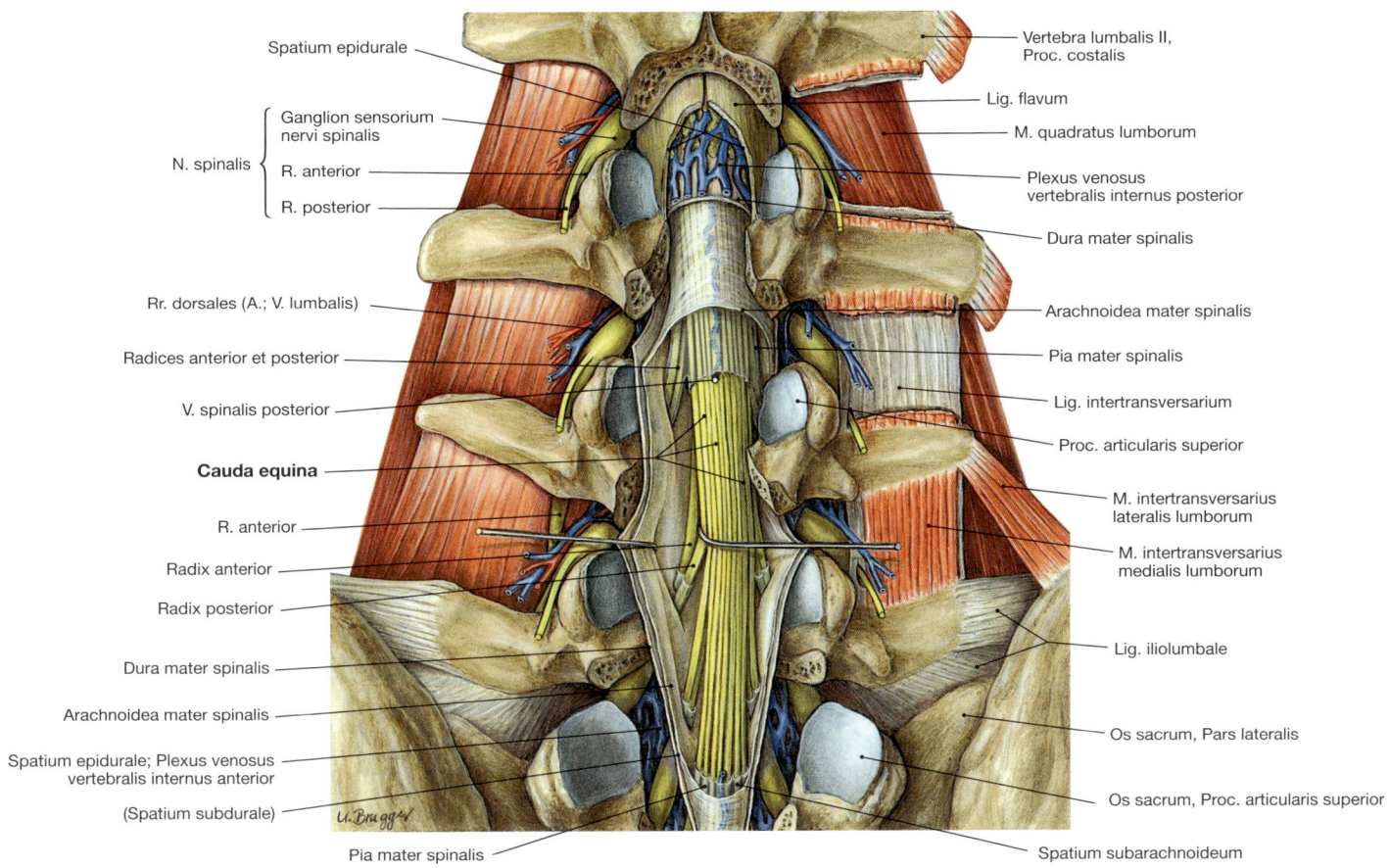

Spatium epidurale

Ganglion sensorium
nervi spinalis
N. spinalis
R. anterior
R. posterior

Rr. dorsales (A.; V. lumbalis)

Radices anterior et posterior

V. spinalis posterior

Cauda equina

R. anterior

Radix anterior

Radix posterior

Dura mater spinalis

Arachnoidea mater spinalis

Spatium epidurale; Plexus venosus
vertebralis internus anterior

(Spatium subdurale)

Pia mater spinalis

Vertebra lumbalis II,
Proc. costalis

Lig. flavum

M. quadratus lumborum

Plexus venosus
vertebralis internus posterior

Dura mater spinalis

Arachnoidea mater spinalis

Pia mater spinalis

Lig. intertransversarium

Proc. articularis superior

M. intertransversarius
lateralis lumborum

M. intertransversarius
medialis lumborum

Lig. iliolumbale

Os sacrum, Pars lateralis

Os sacrum, Proc. articularis superior

Spatium subarachnoideum

Abb. 2.121 Gefäße und Nerven des eröffneten Wirbelkanals der Lendenwirbelsäule, Regio lumbalis; Ansicht von dorsal.

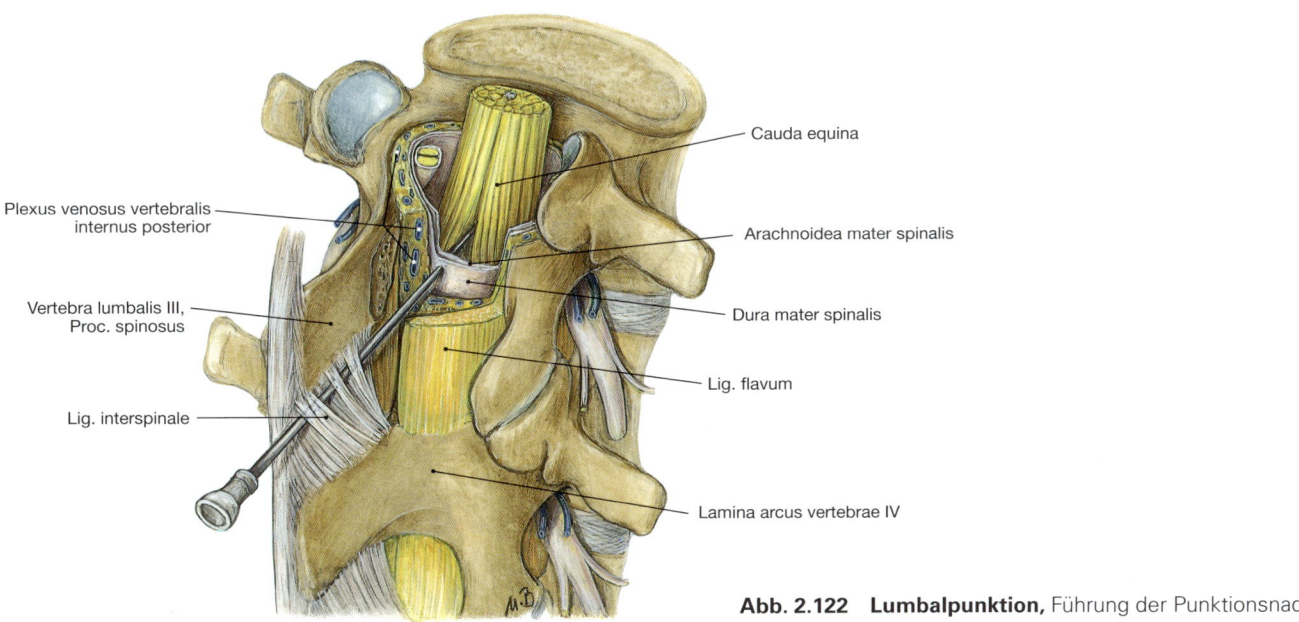

Plexus venosus vertebralis
internus posterior

Vertebra lumbalis III,
Proc. spinosus

Lig. interspinale

Cauda equina

Arachnoidea mater spinalis

Dura mater spinalis

Lig. flavum

Lamina arcus vertebrae IV

Abb. 2.122 Lumbalpunktion, Führung der Punktionsnadel.

Klinik

Um Liquor für diagnostische Zwecke zu gewinnen oder Medikamente in den Liquorraum zu applizieren, wird eine **Liquorpunktion** durchgeführt. Diese wird unterhalb des 2. Lumbalwirbels, typischerweise zwischen den Dornfortsätzen von LIII/LIV oder LIV/LV, durchgeführt, um das Rückenmark nicht zu verletzen. Auf dieser Höhe liegt die Cauda equina; der Subarachnoidealraum besitzt hier seine größte Ausdehnung. Mit der Punktionsnadel werden die Ligg. supraspinale und interspinale, der Epiduralraum, die Dura mater und die Arachnoidea durchstochen, bis die Nadel in den Subarachnoidalraum gelangt (→ Abb. 2.122).

Spinalnerv und Foramen intervertebrale

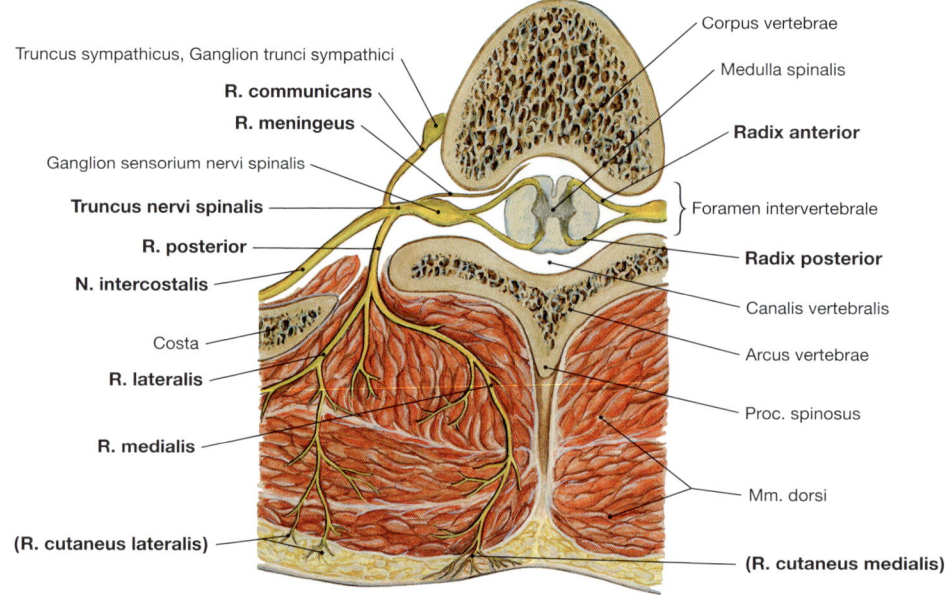

Abb. 2.123   Spinalnerv, N. spinalis, im Thorakalbereich; Ansicht von kaudal.

Der Stamm des Spinalnervs ist nur wenige Millimeter lang (Truncus nervi spinalis). Er wird aus den Radices anterior und posterior gebildet, die sich zum Truncus nervi spinalis zusammenschließen. Aus dem Trunkus gehen der größere R. anterior (im Thorakalbereich als N. intercostalis) und der kleinere R. posterior hervor. Dieser teilt sich in einen medialen (R. medialis) und einen lateralen (R. lateralis) Ast auf, die die autochthone Rückenmuskulatur (Mm. dorsi) sowie mit ihren Endästen die Haut des Rückens (Rr. cutanei medialis und lateralis) innervieren. Der Spinalnerv steht über einen R. communicans mit dem Grenzstrang (Truncus sympathicus) in Verbindung. Der R. meningeus des Spinalnervs verläuft rückläufig in den Wirbelkanal und innerviert die Bänder der Wirbelsäule und die Rückenmarkhäute. Der N. intercostalis verläuft unterhalb der Rippe (nicht dargestellt) nach ventral, innerviert die Mm. intercostales externi und interni und gibt die Rr. cutanei laterales und anterior zur Hautinnervation ab.

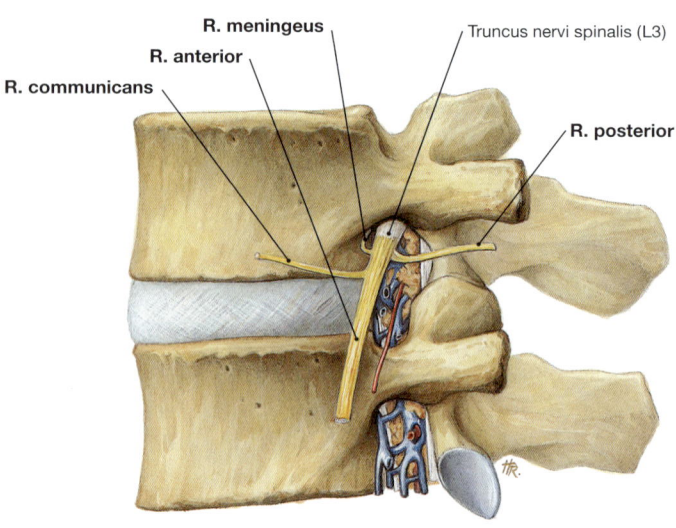

Abb. 2.124   Spinalnerv, N. spinalis, im Lumbalbereich; Ansicht von links lateral. [1]

Nach Durchtritt des Spinalnervs durch das Foramen intervertebrale teilt sich der Spinalnerv in die Rr. anterior, posterior, meningeus und communicans auf.

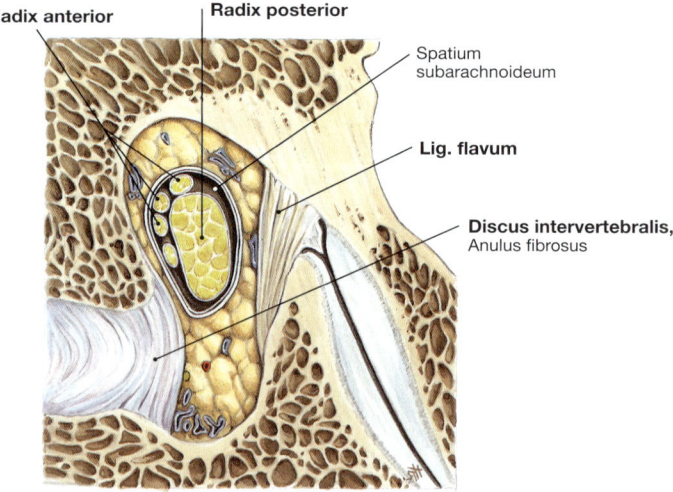

Abb. 2.125   Spinalnerv, N. spinalis, im Lumbalbereich. Sagittalschnitt auf Höhe des Foramen intervertebrale; Ansicht von links. [1]

Im Foramen intervertebrale haben sich die Radices anterior und posterior noch nicht zum Spinalnerv vereinigt. Sie liegen hier noch in einer Tasche der Dura und werden von Liquor umspült. Man sieht ventral die Zwischenwirbelscheibe (Discus intervertebralis) und dorsal das Lig. flavum sowie das angrenzende Zygapophysialgelenk.

Klinik

Posterolaterale Bandscheibenvorfälle, Spondylophyten oder Tumoren können zur **Einengung des Foramen intervertebrale** mit Kompression der Spinalnervenwurzeln und daraus resultierenden Ausfallerscheinungen führen.

Spinalnerv

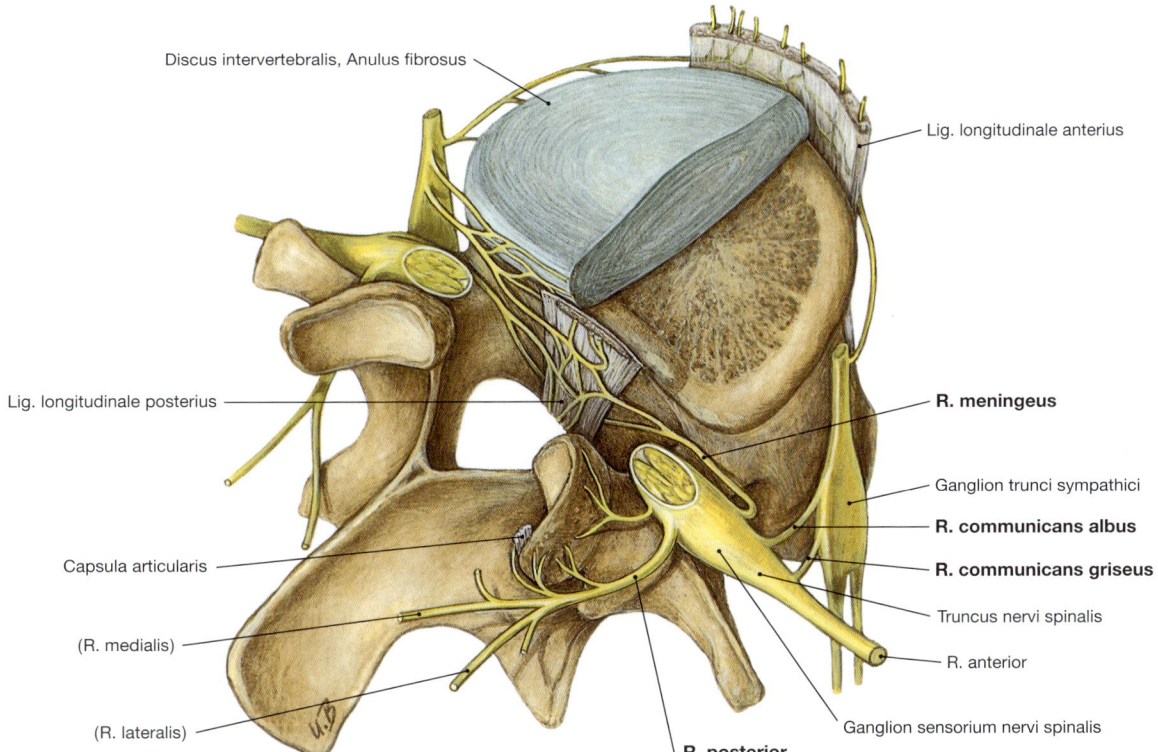

Discus intervertebralis, Anulus fibrosus

Lig. longitudinale anterius

Lig. longitudinale posterius

R. meningeus

Ganglion trunci sympathici

R. communicans albus

Capsula articularis

R. communicans griseus

Truncus nervi spinalis

(R. medialis)

R. anterior

(R. lateralis)

Ganglion sensorium nervi spinalis

R. posterior

Abb. 2.126   Nerven der Wirbelsäule, Columna vertebralis; Ansicht von schräg rechts.
Dargestellt sind aus dem Spinalnerv abgehende Äste, die zu unmittelbar benachbarten Strukturen ziehen. Hierzu gehören der **R. meningeus,** der die Rückenmarkhäute sensibel innerviert, aus dem **R. posterior** abgehende kleine Äste zur Capsula articularis der Zygapophysialgelenke sowie die Rr. communicantes albus und griseus zum Truncus sympathicus.

Über den **R. communicans albus** verlaufen präganglionäre sympathische Fasern aus dem Seitenhorn des Rückenmarks zum Truncus sympathicus. Über den **R. communicans griseus** ziehen postganglionäre sympathische Fasern vom Grenzstrang zurück zum Spinalnerv. Vegetative Fasern des Grenzstrangs innervieren Bandscheiben und Bänder der Wirbelsäule.

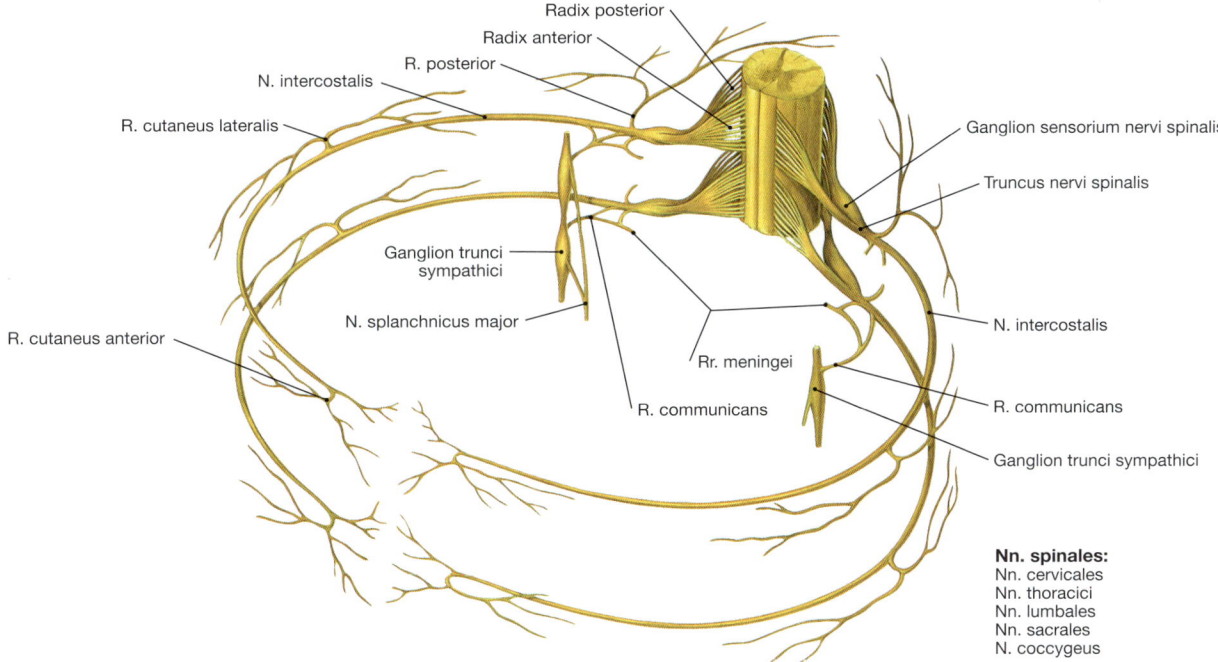

Radix posterior

Radix anterior

R. posterior

N. intercostalis

R. cutaneus lateralis

Ganglion sensorium nervi spinalis

Truncus nervi spinalis

Ganglion trunci sympathici

N. splanchnicus major

N. intercostalis

Rr. meningei

R. cutaneus anterior

R. communicans

R. communicans

Ganglion trunci sympathici

Nn. spinales:
Nn. cervicales
Nn. thoracici
Nn. lumbales
Nn. sacrales
N. coccygeus

Abb. 2.127   Bauprinzip von Spinalnerv, N. spinalis, und Rückenmarksegment, am Beispiel zweier Thorakalnerven, Nn. thoracici; Ansicht von schräg vorne.
Jeder Spinalnerv besitzt eine Vorderwurzel (Radix anterior) und eine Hinterwurzel (Radix posterior). Die Zellkörper (Perikarya) motorischer Nervenfasern liegen in der grauen Substanz des Rückenmarks und verlassen es über die Vorderwurzel; die Perikarya sensibler Nervenfasern

liegen im dorsalen Wurzelganglion (Ganglion sensorium nervi spinalis) und treten über die Hinterwurzel in das Rückenmark ein. Über Rr. communicantes bestehen Verbindungen vom Rückenmark zum Grenzstrang des Truncus sympathicus (Ganglion trunci sympathici). Die dorsalen Spinalnervenäste sind segmental angeordnet; die ventralen Äste schließen sich, abgesehen von den Interkostalnerven 2 bis 11, zu Plexus zusammen.

Gefäße und Nerven des Wirbelkanals

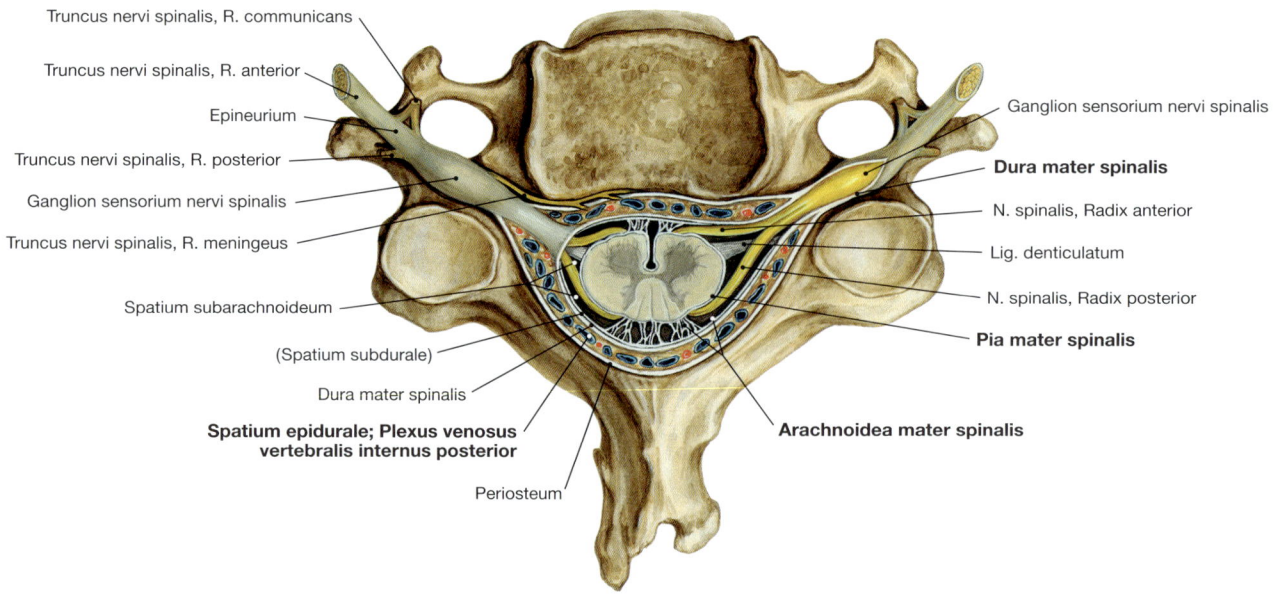

Truncus nervi spinalis, R. communicans
Truncus nervi spinalis, R. anterior
Epineurium
Truncus nervi spinalis, R. posterior
Ganglion sensorium nervi spinalis
Truncus nervi spinalis, R. meningeus
Spatium subarachnoideum
(Spatium subdurale)
Dura mater spinalis
Spatium epidurale; Plexus venosus vertebralis internus posterior
Periosteum

Ganglion sensorium nervi spinalis
Dura mater spinalis
N. spinalis, Radix anterior
Lig. denticulatum
N. spinalis, Radix posterior
Pia mater spinalis
Arachnoidea mater spinalis

Abb. 2.128 Inhalt des Wirbelkanals, Canalis vertebralis; Querschnitt auf Höhe des 5. Halswirbels; Ansicht von kranial.
Das Rückenmark wird von Dura, Arachnoidea und Pia mater umgeben und von Liquor cerebrospinalis im Subarachnoidalraum (Spatium subarachnoideum) umspült. Der Duraschlauch und die austretenden Spinalnervenwurzeln sind im Wirbelkanal durch Fettgewebe mit eingelagerten Venenplexus (Plexus venosus vertebralis internus anterior und posterior) sowie versorgenden Blutgefäßen abgepolstert.

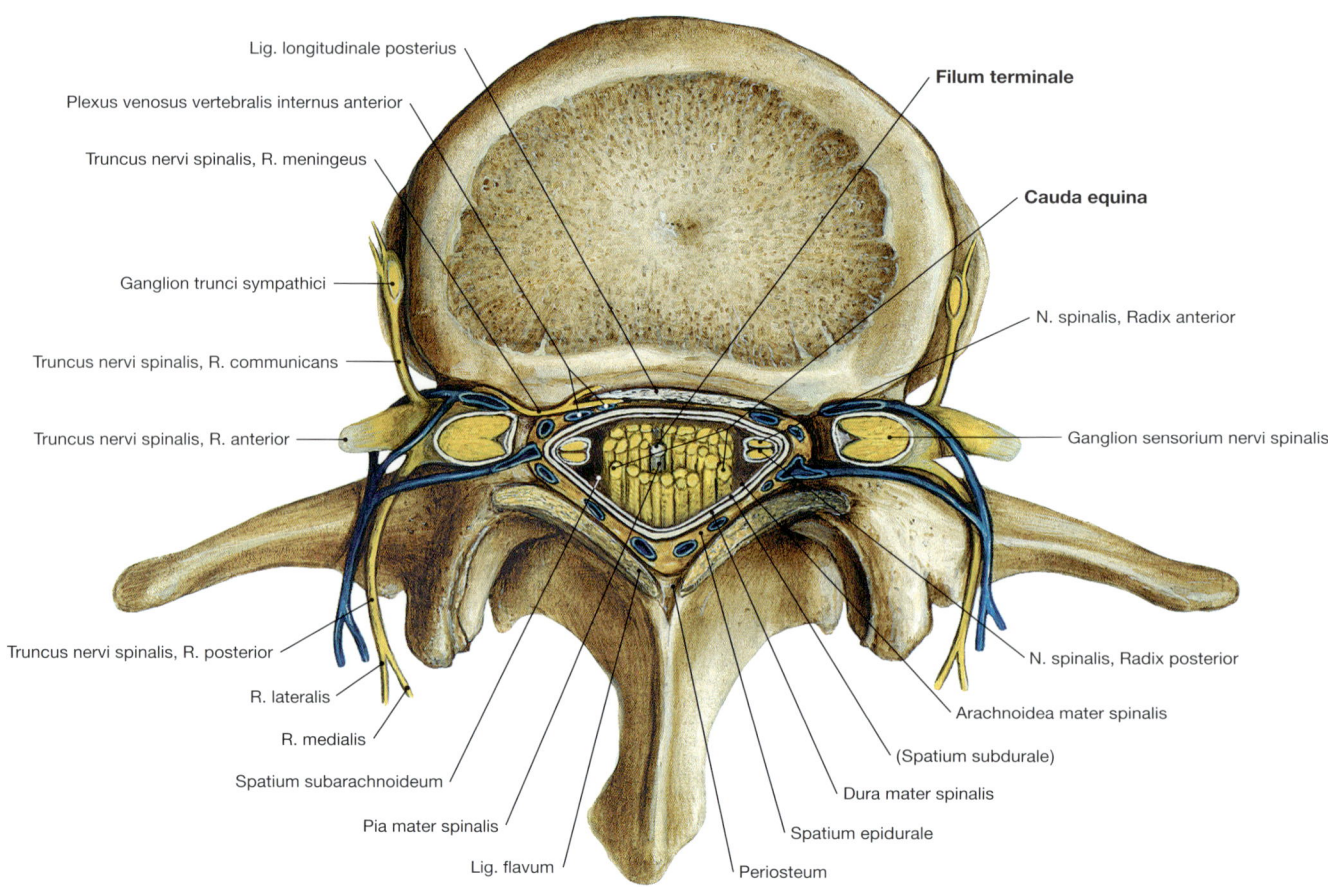

Lig. longitudinale posterius
Plexus venosus vertebralis internus anterior
Truncus nervi spinalis, R. meningeus
Ganglion trunci sympathici
Truncus nervi spinalis, R. communicans
Truncus nervi spinalis, R. anterior
Truncus nervi spinalis, R. posterior
R. lateralis
R. medialis
Spatium subarachnoideum
Pia mater spinalis
Lig. flavum

Filum terminale
Cauda equina
N. spinalis, Radix anterior
Ganglion sensorium nervi spinalis
N. spinalis, Radix posterior
Arachnoidea mater spinalis
(Spatium subdurale)
Dura mater spinalis
Spatium epidurale
Periosteum

Abb. 2.129 Inhalt des Wirbelkanals, Canalis vertebralis; Querschnitt auf Höhe des 3. Lendenwirbels; Ansicht von kranial.
Unterhalb des 1./2. Lendenwirbels ziehen die Nervenwurzeln von L2 bis einschließlich des N. coccygeus im Duralsack als loses Bündel nach kaudal zu ihren Austrittsstellen. Die Gesamtheit der Nervenwurzeln wird als **Cauda equina** bezeichnet. Zwischen den Nervenfaserfortsätzen sieht man das sich an den Conus medullaris des Rückenmarks anschließende fadendünne **Filum terminale.**

Gefäße und Nerven des Wirbelkanals

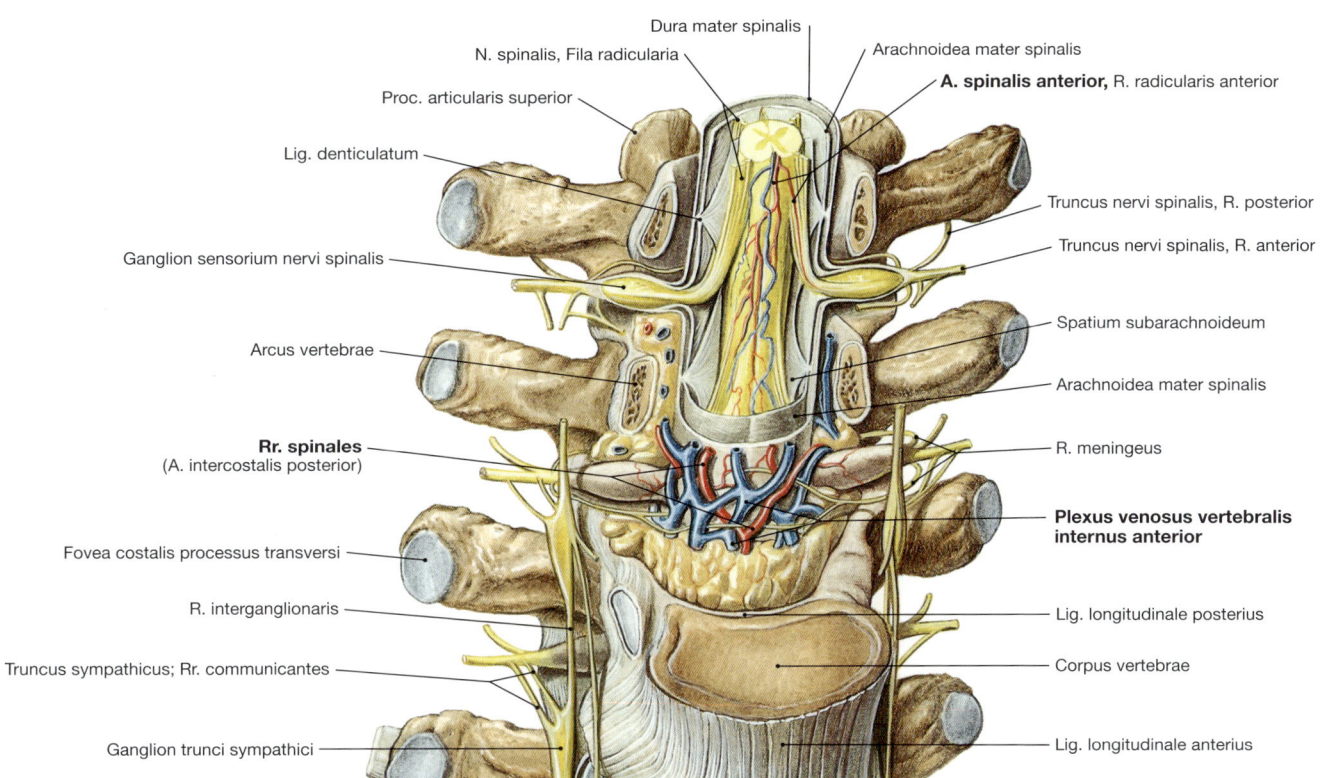

Dura mater spinalis

N. spinalis, Fila radicularia

Proc. articularis superior

Lig. denticulatum

Ganglion sensorium nervi spinalis

Arcus vertebrae

Rr. spinales
(A. intercostalis posterior)

Fovea costalis processus transversi

R. interganglionaris

Truncus sympathicus; Rr. communicantes

Ganglion trunci sympathici

Arachnoidea mater spinalis

A. spinalis anterior, R. radicularis anterior

Truncus nervi spinalis, R. posterior

Truncus nervi spinalis, R. anterior

Spatium subarachnoideum

Arachnoidea mater spinalis

R. meningeus

**Plexus venosus vertebralis
internus anterior**

Lig. longitudinale posterius

Corpus vertebrae

Lig. longitudinale anterius

Abb. 2.130 Brustwirbelsäule mit Rückenmark, Medulla spinalis, und Grenzstrang des Sympathicus, Truncus sympathicus; Ansicht von ventral.

Man sieht das die Hirnhäute im Wirbelkanal ummantelnde Spatium epidurale, in dessen Fettgewebe der Plexus venosus vertebralis internus anterior sowie die Rr. spinales der A. intercostalis posterior sichtbar sind. Auf dem Rückenmark verläuft die A. spinalis anterior.

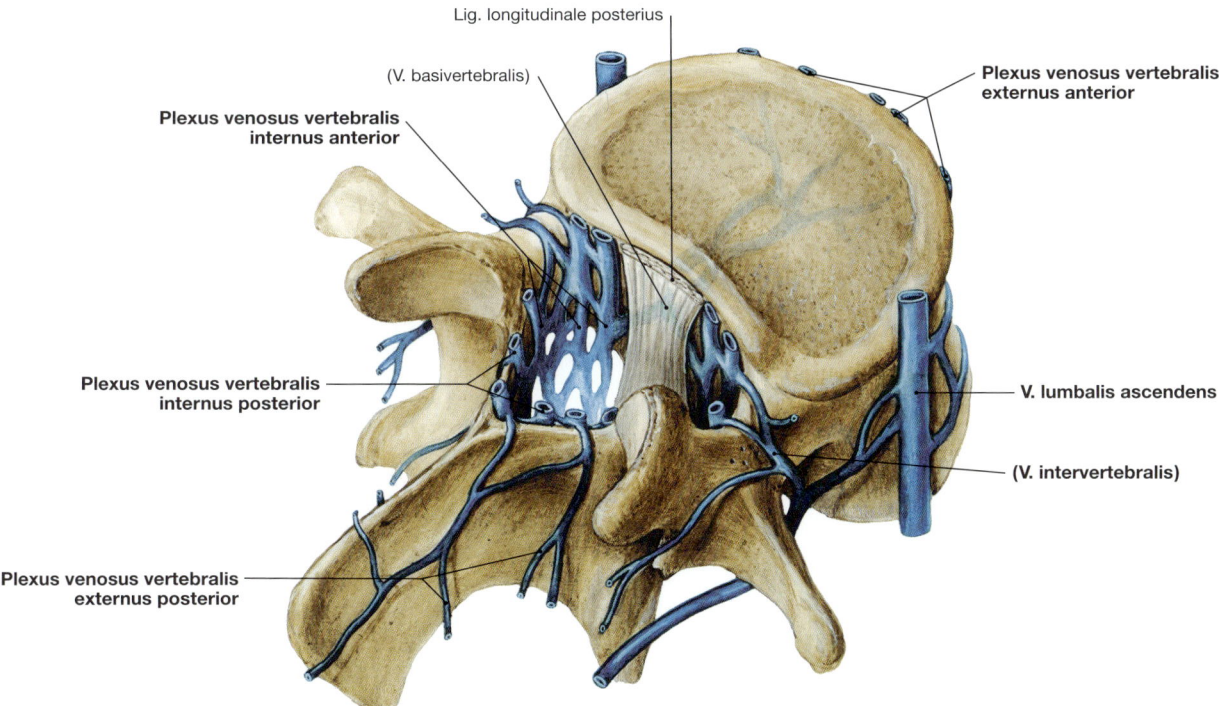

Lig. longitudinale posterius

(V. basivertebralis)

Plexus venosus vertebralis
internus anterior

Plexus venosus vertebralis
internus posterior

Plexus venosus vertebralis
externus posterior

Plexus venosus vertebralis
externus anterior

V. lumbalis ascendens

(V. intervertebralis)

Abb. 2.131 Venen des Wirbelkanals, Canalis vertebralis; Ansicht von schräg dorsal rechts.
Der Wirbelkanal wird von einem dichten System aus Venen ausgekleidet, die die **Plexus venosi vertebrales interni anterior** und **posterior** bilden. Sie liegen im Spatium epidurale und umlagern die Hirnhäute mit dem darin enthaltenen Rückenmark und der Cauda equina. Die beiden Plexus stehen über Vv. intervertebrales mit dem **Plexus venosus ver-**

tebralis externus posterior in Verbindung. Dieser drainiert sein Blut (im Bereich der Lendenwirbelsäule) in die paravertebral verlaufenden Vv. lumbales ascendentes (im Thorakalbereich verlaufen hier die Vv. azygos, hemiazygos und hemiazygos accessoria). Diese nehmen auch Blut aus dem auf der Vorderseite der Wirbelkörper und der Bandscheiben gelegenen **Plexus venosus vertebralis externus anterior** auf.

Übersicht und Entwicklung

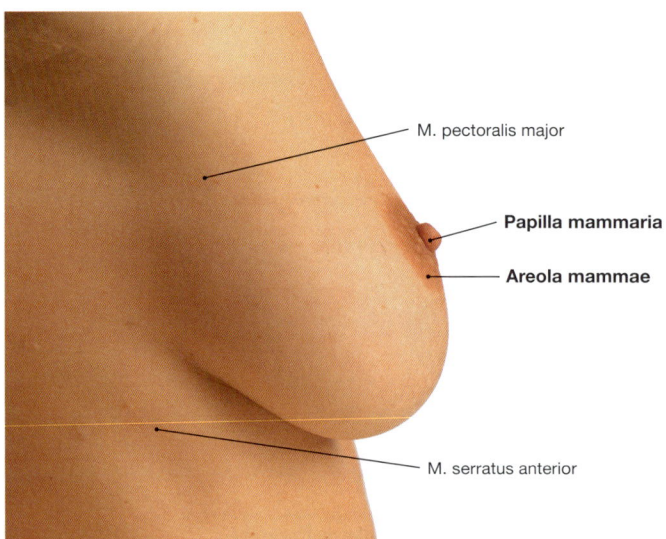

Abb. 2.132　Brust, Mamma; Ansicht von lateral.

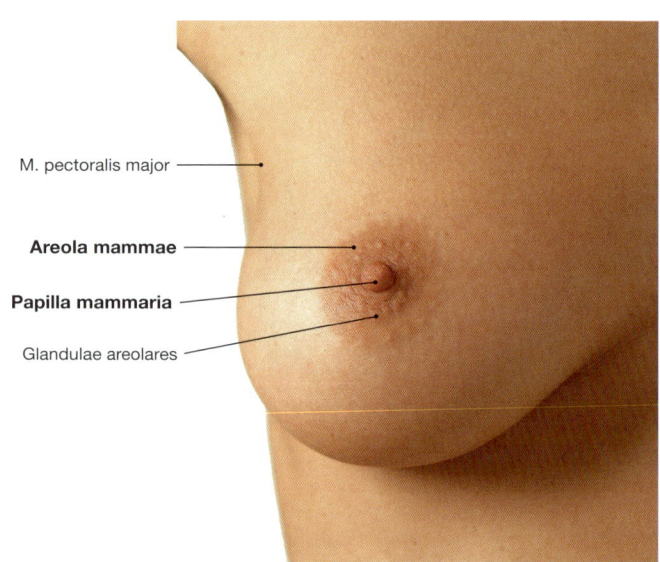

Abb. 2.133　Brust, Mamma; Ansicht von ventral.

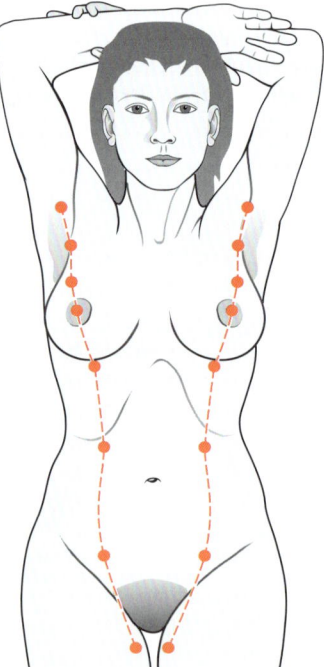

Abb. 2.134　Milchleiste.
Die Brustdrüsenentwicklung beginnt in der Milchleiste, einem Streifen verdickten Epithels, der sich in der 6. Entwicklungswoche im Oberflächenektoderm bildet und von der Achselhöhle bis in die Leistenregion reicht. Die Milchleiste bildet sich bis auf den Bereich über dem M. pectoralis major wieder zurück. Hier entwickelt sich dann die Brust (Mamma).

Klinik

Fehlen der Brustwarzen **(Athelie)** oder der Brüste **(Amastie, Mammaaplasie)** sind seltene angeborene Anomalien, die uni- oder bilateral auftreten können. Bei überzähligen Brustwarzen oder Brüsten spricht man von **Polythelie** bzw. **Polymastie.** Dies ist meist erblich bedingt und kann auch Männer betreffen.

Das rudimentäre Brustdrüsengewebe entwickelt sich bei Männern normalerweise nach der Geburt nicht mehr weiter. Kommt es dennoch zum Brustwachstum beim Mann (oftmals im Rahmen hormoneller Störungen), spricht man von **Gynäkomastie.**

Manche Frauen leiden unter zu großen Brüsten **(Mammahypertrophie),** die mit Schulter- und Rückenschmerzen einhergehen können. In solchen Fällen ist eine Brustreduktionsoperation angezeigt. Bei zu kleinen Brüsten oder beim Fehlen von Brüsten können Brustaugmentationen, z. B. durch Einlage von Silikonprothesen, indiziert sein.

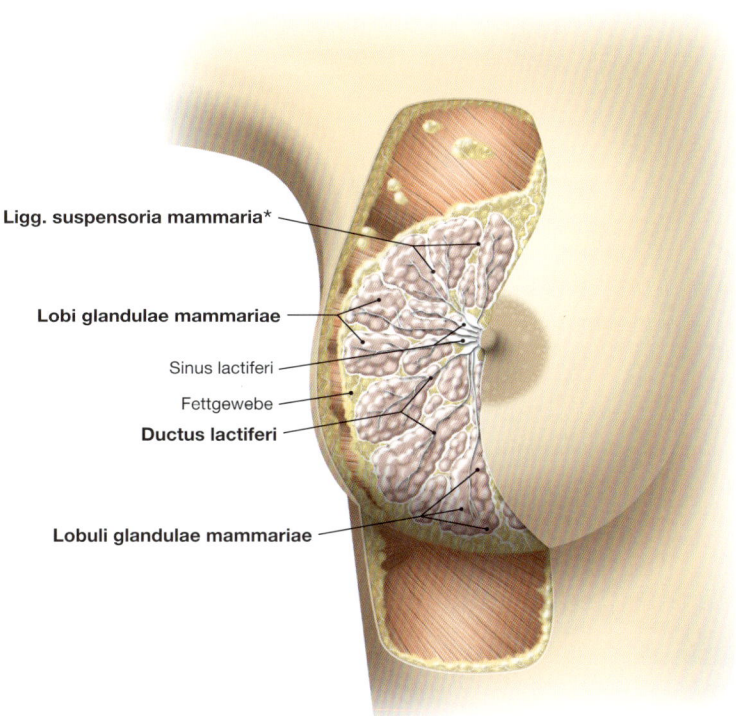

Abb. 2.135   Brust, Mamma; Ansicht von ventral.
Die Brust besteht aus der Brustdrüse (Glandula mammaria) und einem bindegewebigen Stroma, das Fettgewebe enthält. Sie umfasst bis zu 20 Einzeldrüsen (Lobi), die jeweils mit einem eigenen Ausführungsgang auf der Brustwarze (Papilla mammaria) münden. An den Enden der verzweigten Ausführungsgänge sitzen Endstücke, die in Gruppen (Lobuli) angeordnet sind. Im Rahmen der Schwangerschaft wird das Drüsengewebe zur laktierenden Brustdrüse umgebaut.

* klin.: COOPER-Bänder

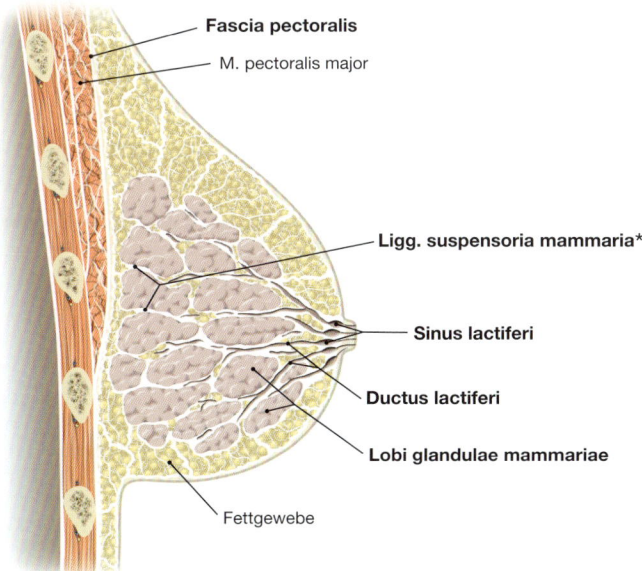

Abb. 2.136   Brust, Mamma; Sagittalschnitt.
Die Brust ist über kräftige Bindegewebestränge (Ligg. suspensoria mammaria, COOPER-Bänder) an der Fascia pectoralis des M. pectoralis major verschieblich fixiert.

* klin.: COOPER-Bänder

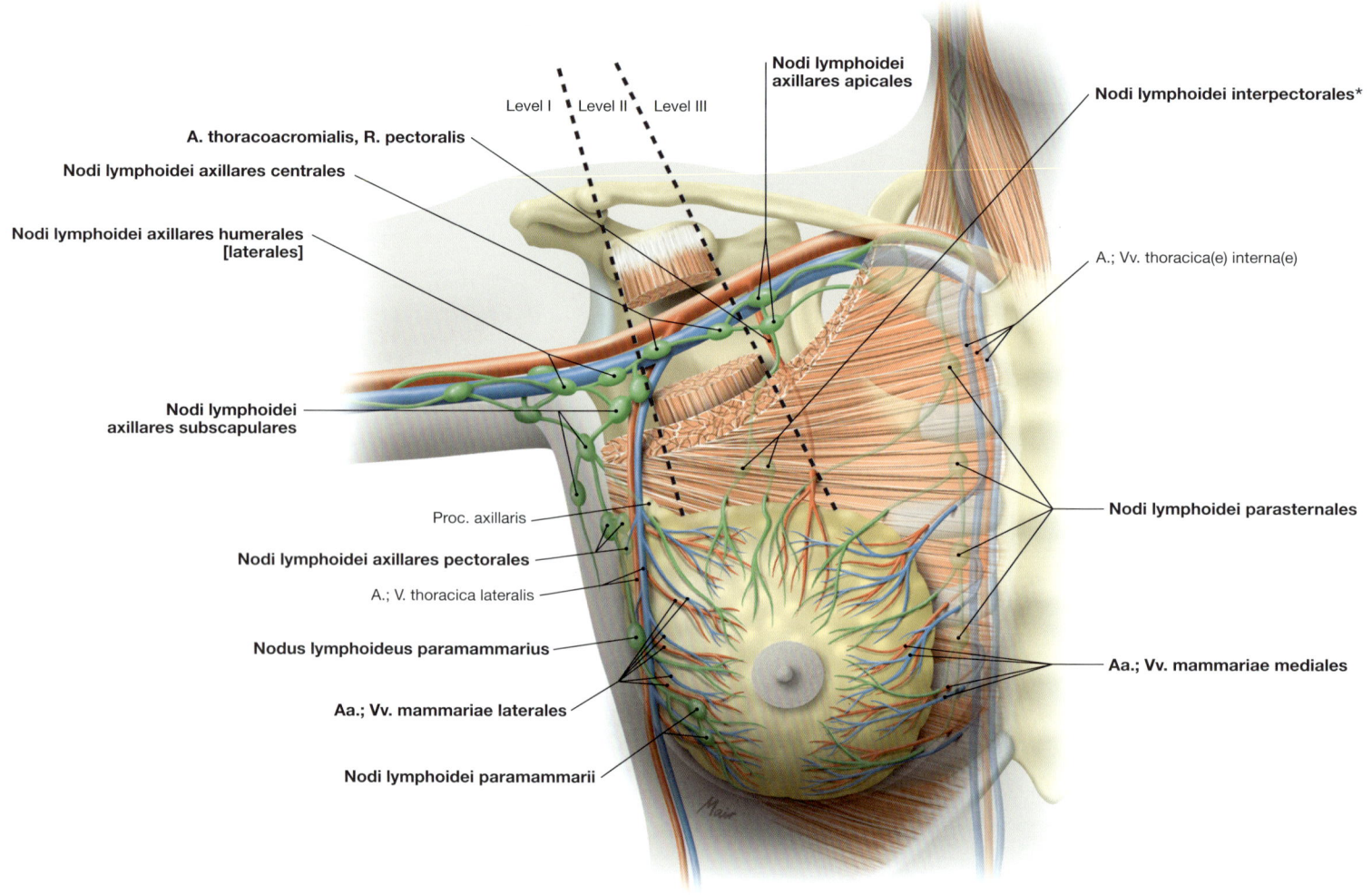

Abb. 2.137   Blutversorgung der weiblichen Brustdrüse, Abfluss-wege der Lymphe der weiblichen Brustdrüse und Lage der regio-nären Lymphknoten.
Durch die etwa 40 axillären Lymphknoten fließt nicht nur die Lymphe nahezu der gesamten oberen Extremität, sondern auch drei Viertel der Lymphe aus der Mamma sowie den überwiegenden Teil der Lymphe aus der Brust- und der oberen Bauchwand. Der **Truncus subclavius** sammelt die Lymphe der axillären Lymphknoten und drainiert sie rechts in den **Ductus lymphaticus dexter** und links in den **Ductus thoraci-cus** (nicht dargestellt).

* klin.: ROTTER-Knoten

Klinik

Unter klinisch topographischen und onkochirurgischen Gesichts-punkten werden die Lymphknoten der weiblichen Brust in **drei Level** unterteilt. Dabei fungiert der M. pectoralis minor als Grenze:
• Level I liegt lateral vom M. pectoralis minor.
• Level II liegt unter dem M. pectoralis minor.
• Level III liegt medial vom M. pectoralis minor.

Die parasternalen Lymphknoten beider Seiten stehen miteinander in Verbindung. Die Lymphe wird über Level I in Level II und von hier in die Nodi lymphoidei axillares apicales in Level III drainiert. Von hier gelangt die Lymphe in den Truncus subclavius.

Klinik

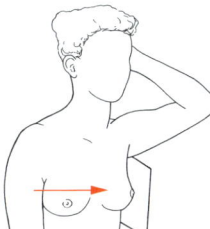

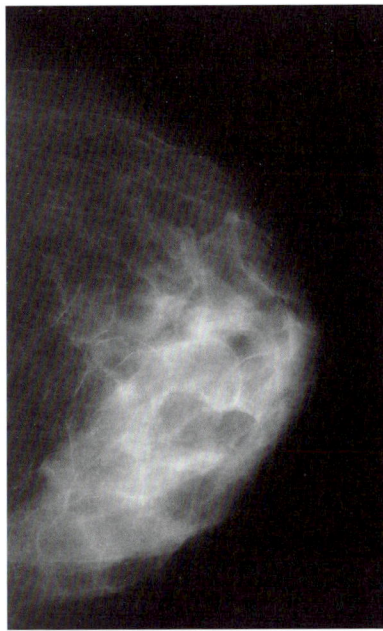

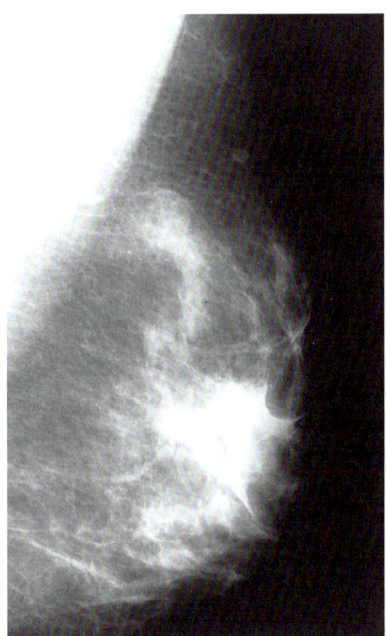

Abb. 2.138 Röntgenaufnahme der Brust (Mammographie) einer 47-jährigen Frau.
Die Mammographie ist eine Röntgenuntersuchung zur Früherkennung von Brustkrebs (Mammakarzinom), der häufigsten Krebserkrankung der Frau.

Abb. 2.139 Röntgenaufnahme der Brust (Mammographie) einer 23-jährigen Frau. [19]
Man sieht das normale Mammaparenchym als unscharf begrenzte weiße Verdichtungen, die vorwiegend hinter der Mamille liegen. Bei jungen Frauen kann das Brustdrüsengewebe extrem dicht sein und nur geringe Mengen eingestreuten Fetts aufweisen.

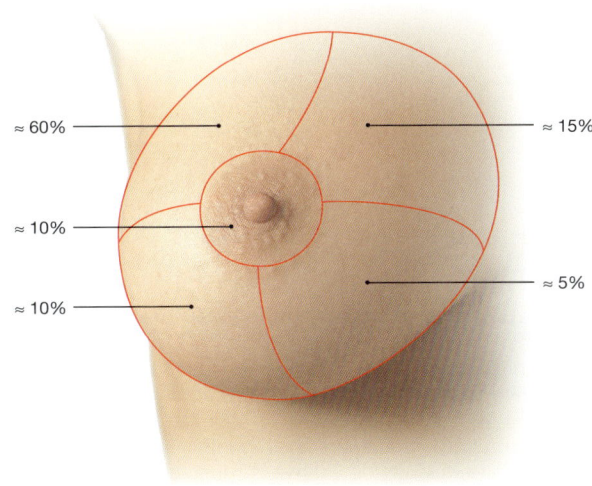

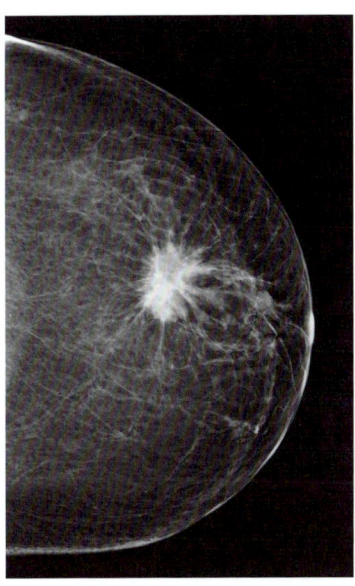

Abb. 2.140 Häufigkeit des Auftretens von Mammkarzinomen in Bezug auf die Lokalisation in Prozent.

Abb. 2.141 Mammographie eines malignen Brusttumors.

Klinik

Brustkrebs ist in Deutschland für 18% aller Krebstodesfälle bei Frauen verantwortlich. Damit steht Brustkrebs als krebsbedingte Todesursache an erster Stelle, noch vor Darm- und Lungenkrebs. Bei Frauen im Alter zwischen 35 und 55 Jahren ist Brustkrebs die häufigste Todesursache überhaupt. Am häufigsten ist der obere äußere Quadrant der Mamma mit ca. 60% aller Fälle betroffen (→ Abb. 2.140). Mammakarzinome gehen meist vom Epithel der Ductus lactiferi aus (duktales Karzinom) und metastasieren überwiegend in die axillären Lymphknoten, seltener in retrosternale (parasternale) Lymphknoten.

Der erste im Lymphabflussgebiet befindliche Lymphknoten wird als **Sentinel-**(= Wächter-)**Lymphknoten** bezeichnet. Er stellt zumeist die erste metastatische Lymphknotenabsiedlung dar. Die Anzahl befallener Lymphknoten in den drei Level steht in direktem Zusammenhang mit der Überlebensrate. Mammakarzinome der medialen Quadranten können über die miteinander in Verbindung stehenden parasternalen Lymphknoten auf die Gegenseite metastasieren.

Hautinnervation der Brust- und Bauchwand

**Abb. 2.142 Segmentale sensible Innervation der vorderen Brust-
und Bauchwand (Dermatome).**
Die Region der Haut, die durch die sensiblen Fasern eines einzelnen
Spinalnervs innerviert wird, nennt man Dermatom. Die Brustwarze liegt
im Dermatom T4 bis T5; der Bauchnabel im Dermatom T10.

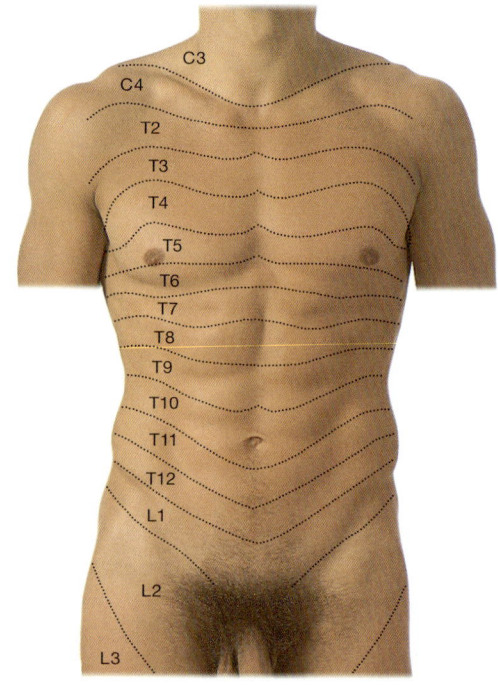

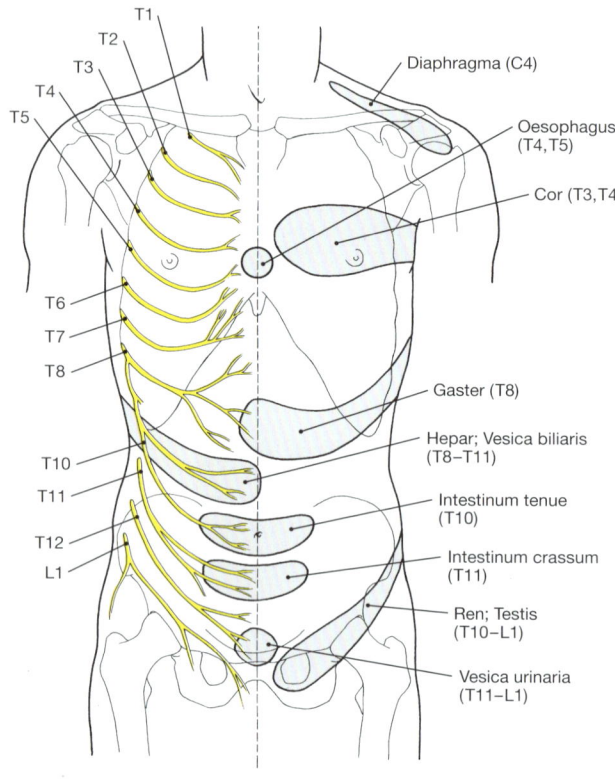

**Abb. 2.143 Segmentale sensible Innervation der Brust- und
Bauchwand.**
Auf der rechten Seite sind die Spinalnervenäste dargestellt, die für die
Innervation der Dermatome (→ Abb. 2.142) verantwortlich sind.
Unter einer HEAD-Zone versteht man ein Hautareal, in dem aufgrund
des gegliederten Körperaufbaus (Metamerie) eine über das zugehörige
Rückenmarksegment laufende Querverbindung zwischen dem somati-
schen (= animalen) und dem vegetativen Nervensystem besteht. Die-
sem Areal sind bestimmte innere Organe zugeordnet. Die HEAD-Zone,
die einem bestimmten Organ zugeordnet ist, kann sich über mehrere
Dermatome erstrecken, weist jedoch einen reflektorisch bedeutsamen
Maximalpunkt auf.

Klinik

Die Gürtelrose **(Herpes zoster)** ist die häufigste Infektion des peripheren Nervensystems. Dabei kommt es zu einer akuten Neural-
gie, die auf das Dermatom einer spezifischen sensiblen Spinal- oder
Hirnnervenwurzel beschränkt ist. Ursache ist eine Infektion mit dem
Varizella-Zoster-Virus, das bei Erstinfektion Windpocken verursacht
hat und nun reaktiviert wurde. Es kommt zu einem vesikulären Exan-
them (Bläschenbildung), das auf das Innervationsgebiet eines sensiblen Wurzelganglions oder eines sensiblen Hirnnervs beschränkt

ist. Anfangs leidet der Patient unter intensiven, brennenden, um-
schriebenen Schmerzen, denen drei bis fünf Tage später die Bläschen folgen. Eine Irritation des zugehörigen inneren Organs einer
HEAD-Zone (→ Abb. 2.143) kann über einen viszerokutanen Reflex
Schmerzen in einer bestimmten, meist gleichseitigen Zone zur Folge
haben (Hyperalgesiezone). Dieses Phänomen wird **übertragener
Schmerz** genannt. Der Schmerz kann manchmal auf Nachbarseg-
mente oder auf die ganze Körperhälfte übergreifen (Generalisation).

Gefäße und Nerven der Rumpfwand

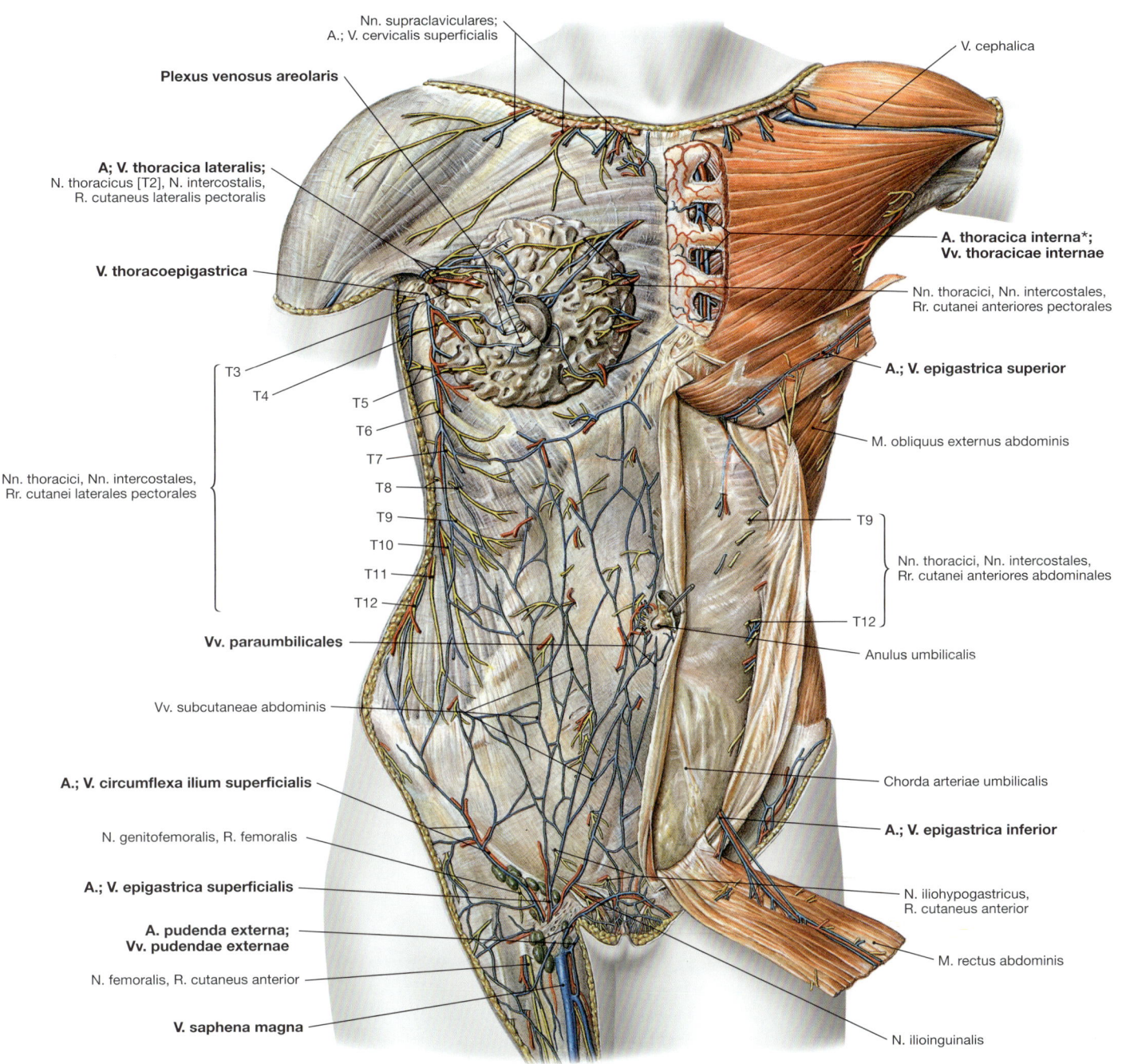

Nn. supraclaviculares;
A.; V. cervicalis superficialis

V. cephalica

Plexus venosus areolaris

A; V. thoracica lateralis;
N. thoracicus [T2], N. intercostalis,
R. cutaneus lateralis pectoralis

A. thoracica interna*;
Vv. thoracicae internae

V. thoracoepigastrica

Nn. thoracici, Nn. intercostales,
Rr. cutanei anteriores pectorales

T3

T4

T5

T6

T7

A.; V. epigastrica superior

M. obliquus externus abdominis

Nn. thoracici, Nn. intercostales,
Rr. cutanei laterales pectorales

T8

T9

T10

T11

T12

T9

Nn. thoracici, Nn. intercostales,
Rr. cutanei anteriores abdominales

T12

Vv. paraumbilicales

Anulus umbilicalis

Vv. subcutaneae abdominis

Chorda arteriae umbilicalis

A.; V. circumflexa ilium superficialis

N. genitofemoralis, R. femoralis

A.; V. epigastrica inferior

A.; V. epigastrica superficialis

N. iliohypogastricus,
R. cutaneus anterior

A. pudenda externa;
Vv. pudendae externae

M. rectus abdominis

N. femoralis, R. cutaneus anterior

V. saphena magna

N. ilioinguinalis

Abb. 2.144 Epifasziale und tiefe Gefäße sowie Nerven der Rumpfwand der Frau; Ansicht von ventral.
Auf der rechten Körperseite sind die Fasciae deltoidea, pectoralis, thoracica, abdominis und lata mit den epifaszialen Leitungsbahnen sowie die Brustdrüse dargestellt. Die Blutversorgung der Mamma erfolgt über die Rr. mammarii mediales aus der A. thoracica interna und über die Rr. mammarii laterales aus den Aa. thoracica lateralis und thoracodorsalis.

Auf der linken Körperseite ist die oberflächliche Faszie zur Darstellung der Muskeln abgetragen. Die Rektusscheide ist eröffnet, der M. rectus abdominis in der Mitte durchtrennt; seine Anteile sind nach oben und unten geschlagen. Auf seiner Rückseite sieht man die Vasa epigastrica superiora und inferiora.

* klin.: A. mammaria interna

Innenrelief der vorderen Bauchwand

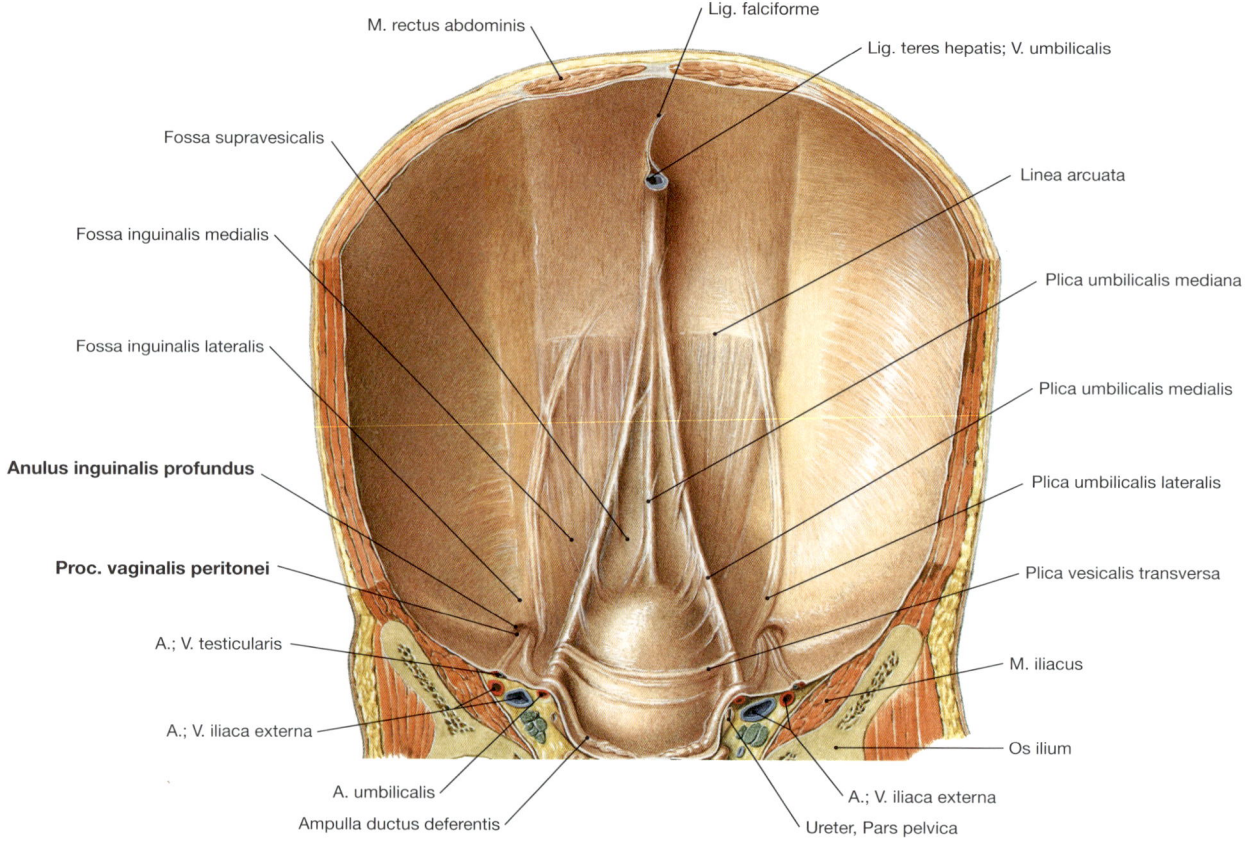

M. rectus abdominis

Lig. falciforme

Lig. teres hepatis; V. umbilicalis

Fossa supravesicalis

Linea arcuata

Fossa inguinalis medialis

Plica umbilicalis mediana

Fossa inguinalis lateralis

Plica umbilicalis medialis

Anulus inguinalis profundus

Plica umbilicalis lateralis

Proc. vaginalis peritonei

Plica vesicalis transversa

A.; V. testicularis

M. iliacus

A.; V. iliaca externa

Os ilium

A. umbilicalis

A.; V. iliaca externa

Ampulla ductus deferentis

Ureter, Pars pelvica

Abb. 2.145   Vordere Bauchwand eines Neugeborenen; Ansicht von innen.
Beim reifen Neugeborenen ist der Abstieg des Hodens in den Hodensack (Descensus testis) abgeschlossen. Über dem Anulus inguinalis profundus senkt sich das Peritoneum parietale als Proc. vaginalis peritonei geringgradig in den Leistenkanal.

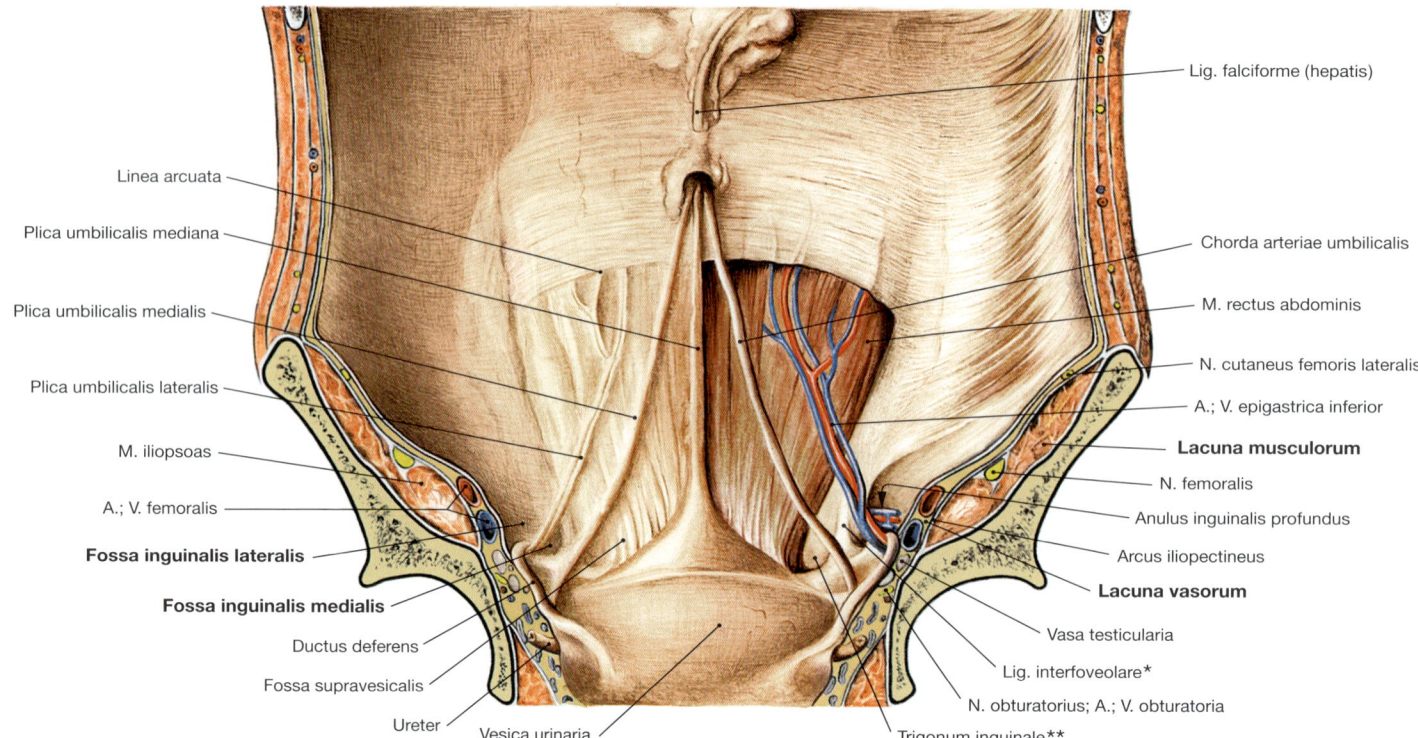

Lig. falciforme (hepatis)

Linea arcuata

Plica umbilicalis mediana

Chorda arteriae umbilicalis

Plica umbilicalis medialis

M. rectus abdominis

Plica umbilicalis lateralis

N. cutaneus femoris lateralis

A.; V. epigastrica inferior

M. iliopsoas

Lacuna musculorum

N. femoralis

A.; V. femoralis

Anulus inguinalis profundus

Fossa inguinalis lateralis

Arcus iliopectineus

Fossa inguinalis medialis

Lacuna vasorum

Ductus deferens

Vasa testicularia

Fossa supravesicalis

Lig. interfoveolare*

Ureter

N. obturatorius; A.; V. obturatoria

Vesica urinaria

Trigonum inguinale**

Abb. 2.146   Vordere Bauchwand; Ansicht von innen.
Es sind Fossa inguinalis medialis, Fossa inguinalis lateralis, Lacuna vasorum und Lacuna musculorum dargestellt. Zur Freilegung der Leitungsbahnen wurden das Peritoneum parietale und die Fascia transversalis auf der rechten Körperseite entfernt.

*   klin.: HESSELBACH-Band
** klin.: HESSELBACH-Dreieck

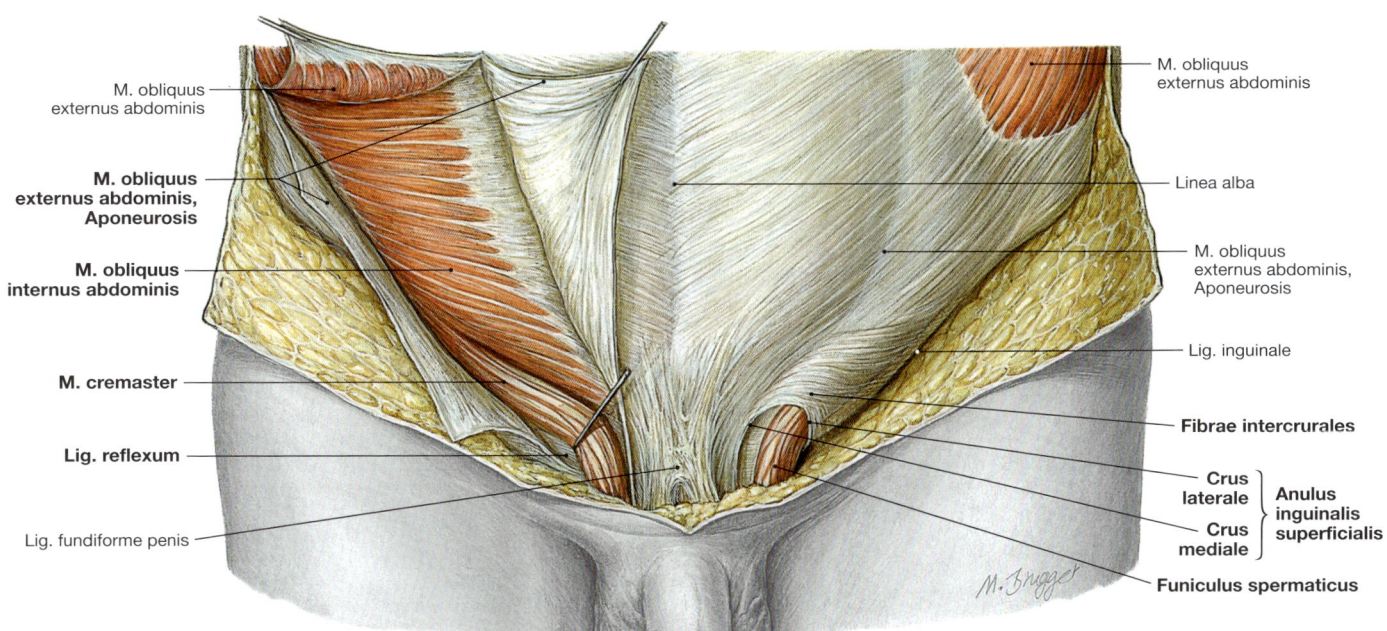

M. obliquus externus abdominis

M. obliquus externus abdominis, Aponeurosis

M. obliquus internus abdominis

M. cremaster

Lig. reflexum

Lig. fundiforme penis

M. obliquus externus abdominis

Linea alba

M. obliquus externus abdominis, Aponeurosis

Lig. inguinale

Fibrae intercrurales

Crus laterale

Crus mediale

Anulus inguinalis superficialis

Funiculus spermaticus

Abb. 2.147 Äußerer Leistenring, Anulus inguinalis superficialis; Ansicht von ventral.
Begrenzungen des äußeren Leistenrings sind die von der Aponeurose des M. obliquus externus abdominis gebildeten **Crus mediale** und **Crus laterale,** zwischen denen sich die Fibrae intercrurales ausspannen. Die kaudale Begrenzung bildet das **Lig. reflexum** als Teil des Lig. inguinale.

Auf der rechten Körperseite ist die Aponeurose des M. obliquus externus abdominis zurückgeschlagen und gibt den Blick auf den **M. obliquus internus abdominis** frei. Muskelfasern des M. obliquus internus abdominis spalten sich als **M. cremaster** ab und ziehen auf dem Funiculus spermaticus bis in den Hodensack (Scrotum).

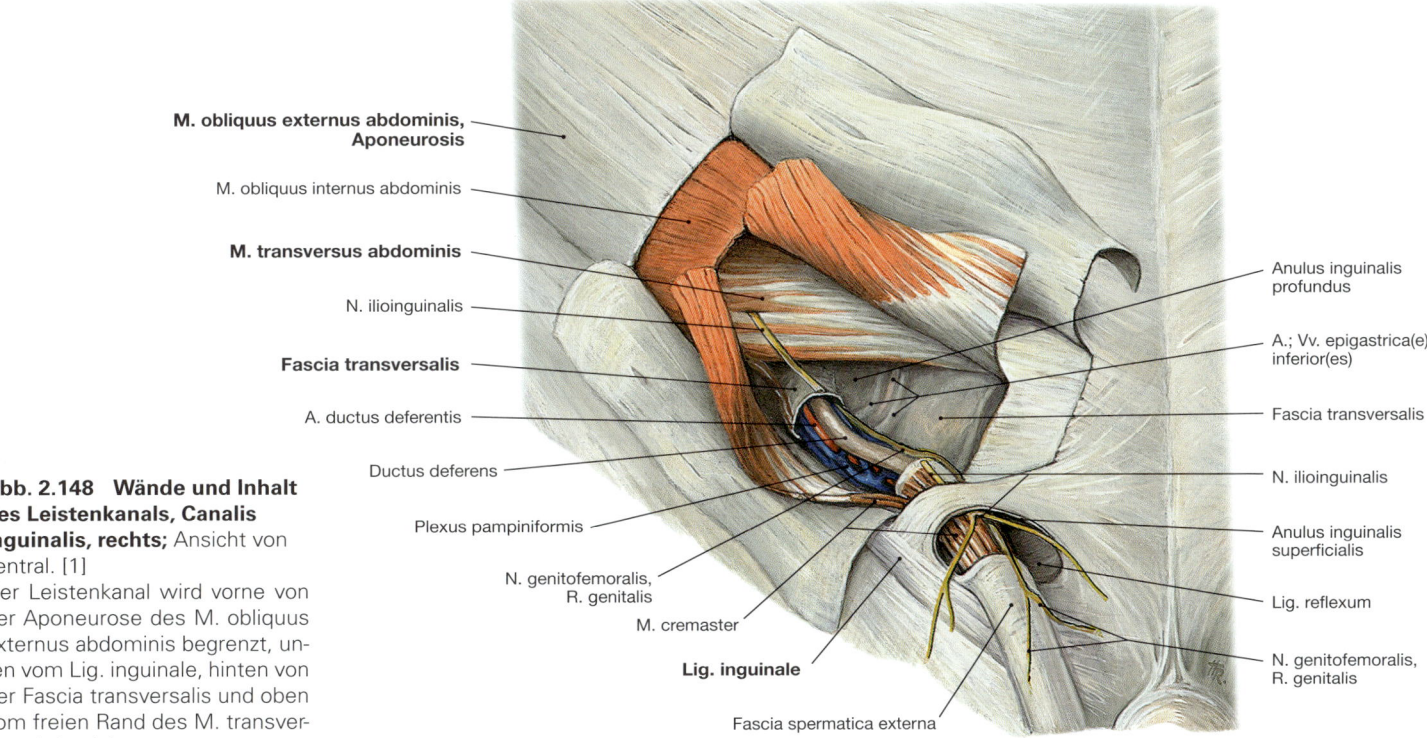

M. obliquus externus abdominis, Aponeurosis

M. obliquus internus abdominis

M. transversus abdominis

N. ilioinguinalis

Fascia transversalis

A. ductus deferentis

Ductus deferens

Plexus pampiniformis

N. genitofemoralis, R. genitalis

M. cremaster

Lig. inguinale

Fascia spermatica externa

Anulus inguinalis profundus

A.; Vv. epigastrica(e) inferior(es)

Fascia transversalis

N. ilioinguinalis

Anulus inguinalis superficialis

Lig. reflexum

N. genitofemoralis, R. genitalis

Abb. 2.148 Wände und Inhalt des Leistenkanals, Canalis inguinalis, rechts; Ansicht von ventral. [1]
Der Leistenkanal wird vorne von der Aponeurose des M. obliquus externus abdominis begrenzt, unten vom Lig. inguinale, hinten von der Fascia transversalis und oben vom freien Rand des M. transversus abdominis.

Klinik

Als **Kremasterreflex** wird die Kontraktion des M. cremaster bei Bestreichen der Innenseite des Oberschenkels bezeichnet, wodurch eine Hebung des Hodens auf der gleichen Seite ausgelöst wird. Es handelt sich um einen physiologischen Fremdreflex. Die afferenten Fasern verlaufen im R. femoralis des N. genitofemoralis, die efferenten Fasern im R. genitalis des N. genitofemoralis.

Der Anulus inguinalis profundus ist die **innere Bruchpforte** für indirekte Leistenhernien, die Fossa inguinalis medialis (HESSELBACH-Dreieck, → Abb. 2.146) ist die innere Bruchpforte für direkte Leistenhernien und das Septum femorale in der Lacuna vasorum die innere Bruchpforte für **Femoral-(Schenkel-)Hernien**.

Leistenkanal

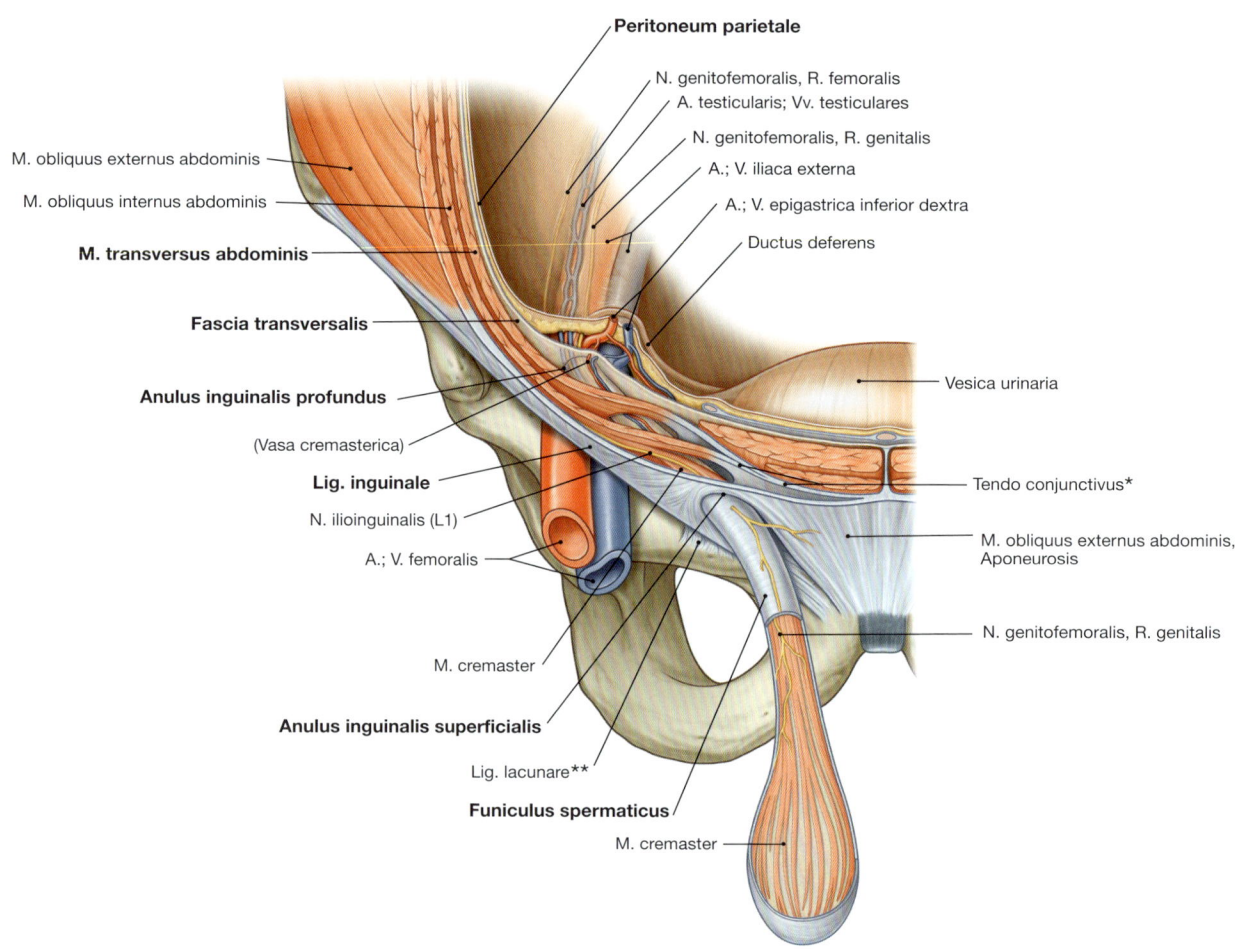

Abb. 2.149 Leistenkanal, Canalis inguinalis, und Samenstrang, Funiculus spermaticus, rechts; Ansicht von ventral. [10]
Der ca. 4–6 cm lange Leistenkanal tritt schräg von hinten-lateral-kranial nach vorne-medial-kaudal oberhalb des Leistenbandes durch die vordere Bauchwand. Innere Öffnung ist der **Anulus inguinalis profundus,** der hinten durch das Peritoneum und die Fascia transversalis, oben durch den M. transversus abdominis und unten durch das Lig. inguinale gebildet wird. Äußere Öffnung ist der **Anulus inguinalis superficialis,** der vorne von der Aponeurose des M. obliquus externus abdominis und unten vom Lig. inguinale (Lig. reflexum) begrenzt wird. Aus dem Leistenkanal tritt der **Funiculus spermaticus,** auf dessen Fascia sper-

matica externa der N. scrotalis anterior aus dem N. ilioinguinalis zum vorderen Abschnitt des Scrotums gelangt. Der **M. obliquus internus abdominis** verläuft wie der M. transversus abdominis über dem Funiculus spermaticus und gibt Fasern ab (M. cremaster), die auf dem Funiculus spermaticus, eingehüllt in eine eigene Faszie (Fascia cremasterica), zwischen Fasciae spermaticae externa und interna bis auf den Hoden ziehen und für die Temperaturregulation der Spermatogenese eine entscheidende Rolle spielen.

* Transversus-Sehnenbogen
** klin.: GIMBERNAT-Band

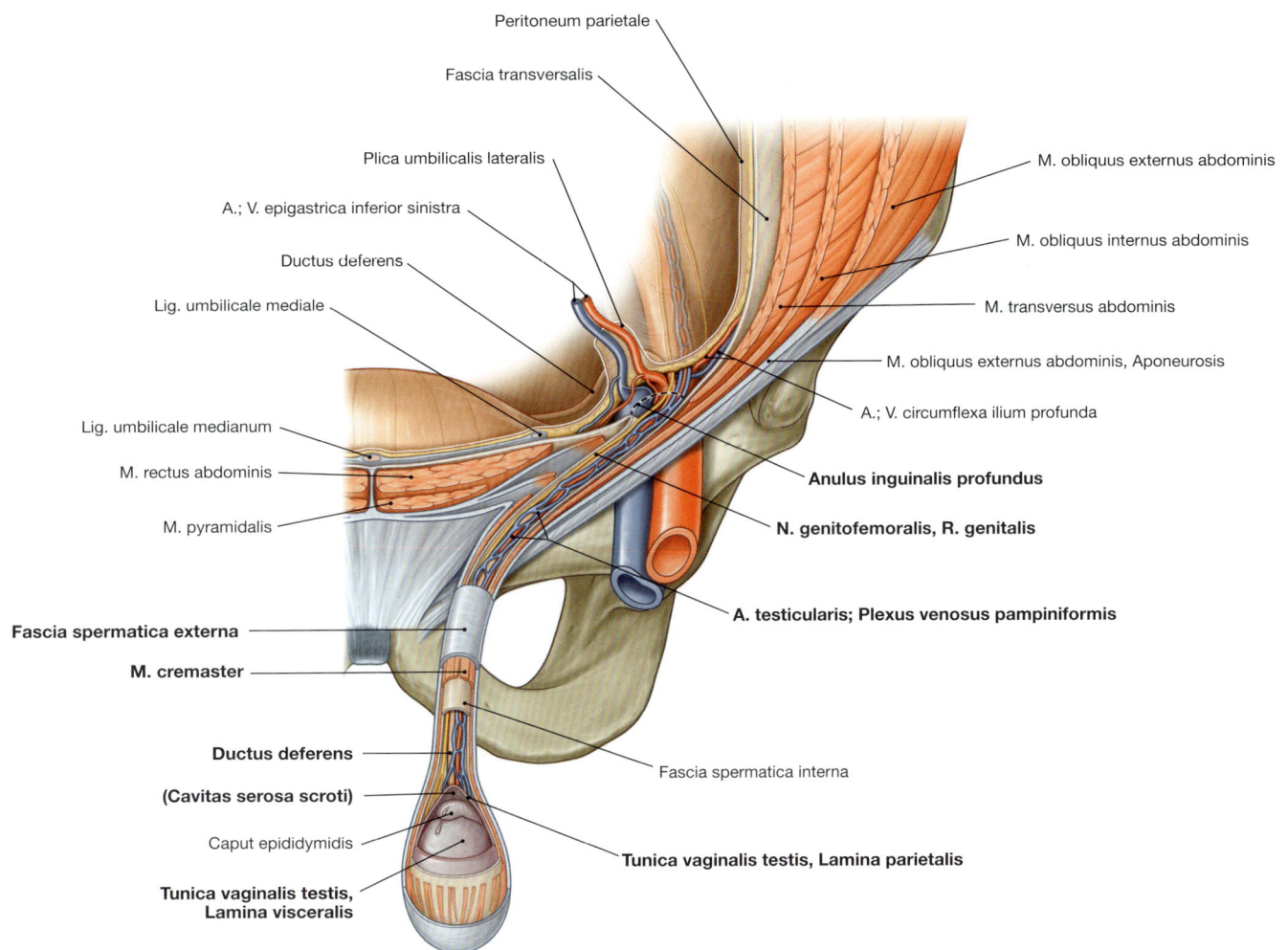

Peritoneum parietale

Fascia transversalis

Plica umbilicalis lateralis

A.; V. epigastrica inferior sinistra

Ductus deferens

Lig. umbilicale mediale

Lig. umbilicale medianum

M. rectus abdominis

M. pyramidalis

Fascia spermatica externa

M. cremaster

Ductus deferens

(Cavitas serosa scroti)

Caput epididymidis

Tunica vaginalis testis, Lamina visceralis

M. obliquus externus abdominis

M. obliquus internus abdominis

M. transversus abdominis

M. obliquus externus abdominis, Aponeurosis

A.; V. circumflexa ilium profunda

Anulus inguinalis profundus

N. genitofemoralis, R. genitalis

A. testicularis; Plexus venosus pampiniformis

Fascia spermatica interna

Tunica vaginalis testis, Lamina parietalis

Abb. 2.150   Inhalt des Samenstrangs, Funiculus spermaticus, und Hodenhüllen, links; Ansicht von ventral. [10]
Der von Fascia spermatica externa, M. cremaster und Fascia spermatica interna umschlossene Inhalt des **Samenstrangs** umfasst den Samenleiter (Ductus deferens), die A. ductus deferentis, die A. testicularis (direkter Ast aus der Aorta), den Plexus pampiniformis (drainiert in die V. testicularis und von hier rechts in die V. cava inferior und links in die V. renalis), den R. genitalis des N. genitofemoralis und das Vestigium processus vaginalis (obliterierter Proc. vaginalis testis, an dessen Seite der Hoden von der Bauchhöhle in das Scrotum abgestiegen ist, → Abb. 2.151).

Der **Hoden** wird von der Laminia visceralis der Serosa (Epiorchium) überzogen und ist durch das Cavum serosum scroti (einen Spaltraum) von der umhüllenden Lamina parietalis (Periorchium) abgegrenzt. Epiorchium und Periorchium sind über das Mesorchium miteinander verwachsen. Nach außen schließen sich Fascia spermatica interna, Fasern des M. cremaster sowie Fascia spermatica externa an. Die beiden Hoden (Testes) sind in den Hodensack (Scrotum, nicht dargestellt) eingebettet, der von der Fleischhaut (Tunica dartos) ausgepolstert ist. Letztere enthält viele Myoepithelzellen, die das Scrotum zusammenziehen können und so an der Temperaturregulation für die Spermatogenese beteiligt sind.

Klinik

Flüssigkeitsansammlungen in der Cavitas serosa scroti werden als **Hydrozele** bezeichnet. Zysten innerhalb des Proc. vaginalis testis führen zu Erweiterungen des Funiculus spermaticus und werden als Hydrocele funiculi spermatici bezeichnet.
Retentionszysten des Nebenhodens werden **Spermatozelen** genannt. Bei Fehlentwicklung des Mesorchiums (Anheftungszone von Hoden und Nebenhoden) kann es zur **Hodentorsion** kommen (häufig in der Pubertät) mit Drosselung des venösen Rückflusses über den

Plexus pampiniformis und schließlich Strangulierung der A. testicularis mit Gefahr der aseptischen Nekrose des Hodens.
Rückstau von Blut in den Plexus pampiniformis wird als **Varikozele** bezeichnet, die in 80% der Fälle links auftritt (da die linke V. testicularis in die linke V. renalis drainiert). Ursache sind häufig Abflusshindernisse, z. B. durch einen Nierentumor. Varikozelen können zur Infertilität führen.

Entwicklung des Leistenkanals

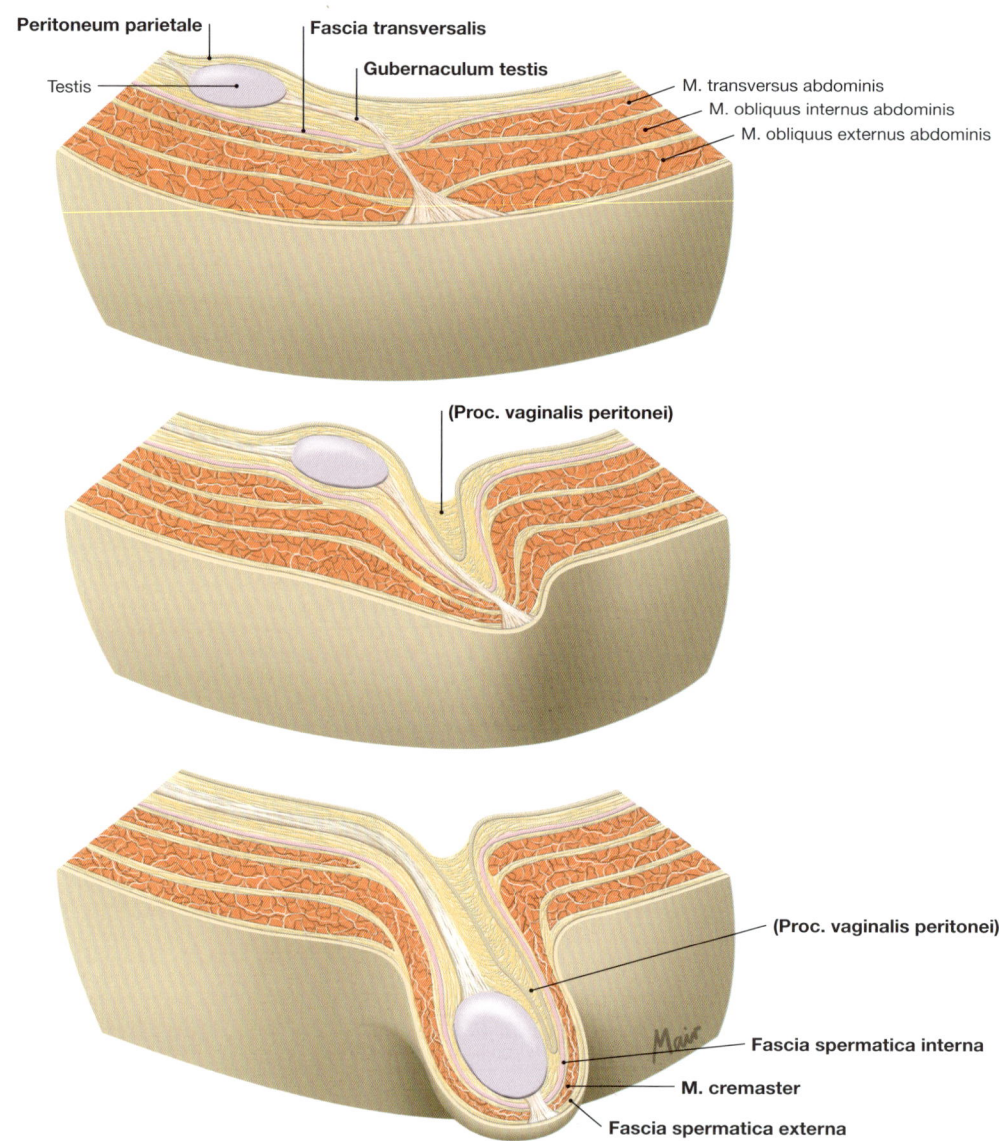

Peritoneum parietale   Fascia transversalis
Testis   Gubernaculum testis
M. transversus abdominis
M. obliquus internus abdominis
M. obliquus externus abdominis

(Proc. vaginalis peritonei)

(Proc. vaginalis peritonei)

Fascia spermatica interna

M. cremaster

Fascia spermatica externa

Abb. 2.151 Descensus testis von der 7. Woche (post conceptionem) bis zur Geburt.
Beim männlichen Embryo werden die Hoden im Laufe der Fetalzeit aus der Bauchhöhle ausgelagert, indem sie entlang dem unteren Keimdrüsenband (Gubernaculum testis) unter dem Peritoneum parietale an der dorsalen Leibeswand in das Scrotum absteigen. Das Peritoneum parietale bildet im Leistenkanal eine Aussackung (Proc. vaginalis peritonei), der bis in das Scrotum hinabreicht und über dem Hoden zu liegen kommt. Der Proc. vaginalis peritonei obliteriert bis auf einen Rest im Hodenbereich (Tunica vaginalis testis) kurz nach der Geburt.

Klinik

Der Descensus testis in den Hodensack ist ein Reifezeichen des Fetus bei der Geburt. **Störungen des Descensus testis** kommen bei ca. 3% aller Neugeborenen vor. Der Hoden kann dabei in der Bauchhöhle oder im Leistenkanal liegen bleiben (Hodenretention, Kryptorchismus, Hodenektopie). Bedingt durch die zu hohe Umgebungstemperatur (die Spermatogenese läuft normalerweise bei 35 °C ab), kann eine **Hodenektopie** u. a. Fertilitätsstörungen und ein erhöhtes Risiko einer malignen Entartung zur Folge haben.

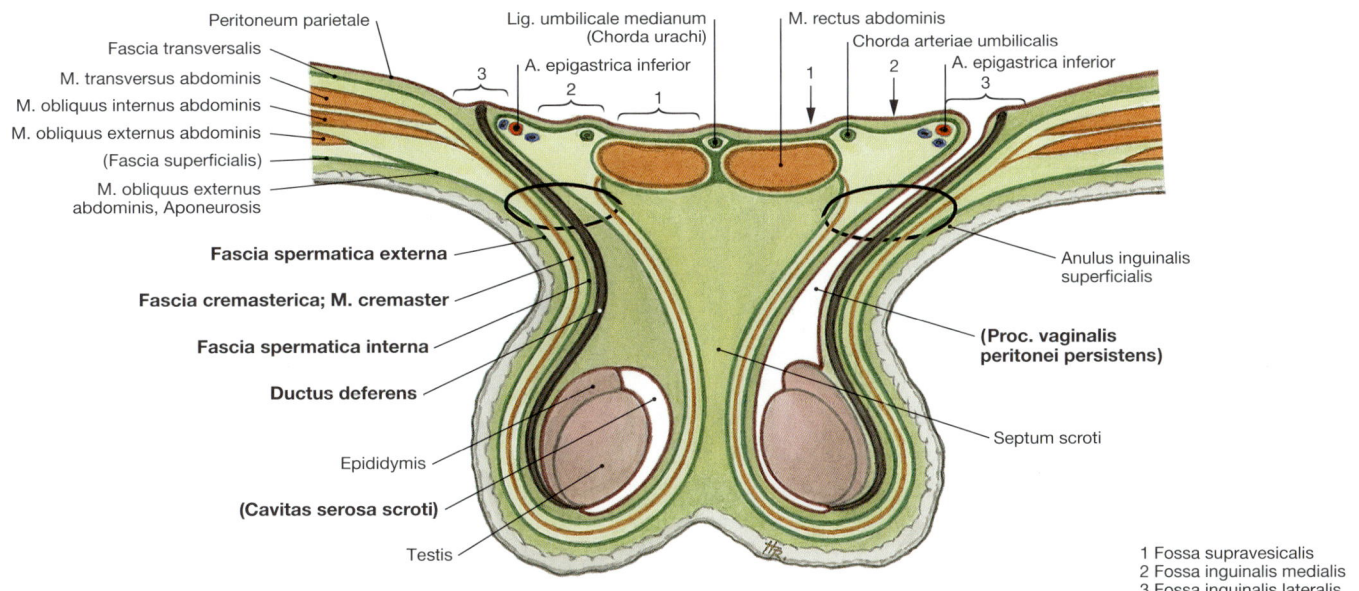

Peritoneum parietale
Fascia transversalis
M. transversus abdominis
M. obliquus internus abdominis
M. obliquus externus abdominis
(Fascia superficialis)
M. obliquus externus abdominis, Aponeurosis
Lig. umbilicale medianum (Chorda urachi)
A. epigastrica inferior
M. rectus abdominis
Chorda arteriae umbilicalis
A. epigastrica inferior

Fascia spermatica externa
Fascia cremasterica; M. cremaster
Fascia spermatica interna
Ductus deferens
Epididymis
(Cavitas serosa scroti)
Testis

Anulus inguinalis superficialis
(Proc. vaginalis peritonei persistens)
Septum scroti

1 Fossa supravesicalis
2 Fossa inguinalis medialis
3 Fossa inguinalis lateralis

Abb. 2.152   Wandaufbau der Bauchwand und der Hüllen von Samenstrang, Funiculus spermaticus, und Hoden, Testis; schematische Darstellung. Aus didaktischen Gründen sind der Leistenkanal, der Samenstrang und das Scrotum in einer Ebene gezeichnet. (nach [1])
Aufgrund des Descensus testis liegt der Hoden in einer Aussackung der Bauchwand, die sich als Tasche in das Scrotum erstreckt. Hodensack und Samenstrang haben daher den gleichen Aufbau wie die Bauchwand.
Die Faszie des M. obliquus externus abdominis setzt sich als **Fascia spermatica externa** auf den Funiculus spermaticus fort. Darunter liegt

als Abspaltung des M. obliquus internus abdominis der M. cremaster, der in die **Fascia cremasterica** eingehüllt ist. Unter dem M. cremaster folgt als Abspaltung der Aponeurose des M. transversus abdominis die **Fascia spermatica interna**, die den Inhalt des Funiculus spermaticus umhüllt. Der Proc. vaginalis peritonei ist bis auf einen Rest im Hodenbereich (Tunica vaginalis testis mit Lamina parietalis = Periorchium und Lamina visceralis = Epiorchium) zum **Vestigium processus vaginalis** (einem bindegewebigen Strang) obliteriert (linke Bildseite). Auf der rechten Bildseite hat sich der Proc. vaginalis testis nicht verschlossen, sondern persistiert (Proc. vaginalis peritonei persistens). Es besteht eine offene Verbindung zwischen Bauchhöhle und Cavitas serosa scroti.

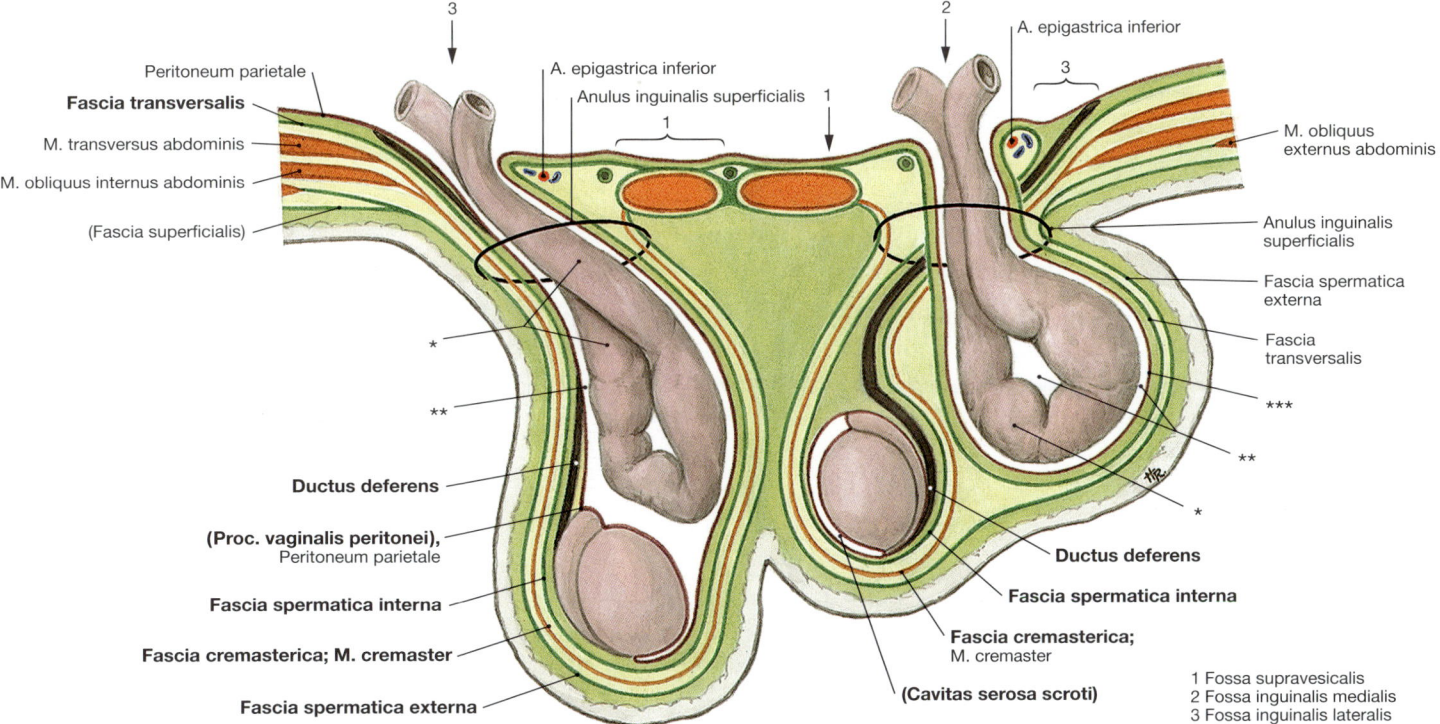

Peritoneum parietale
Fascia transversalis
M. transversus abdominis
M. obliquus internus abdominis
(Fascia superficialis)
A. epigastrica inferior
Anulus inguinalis superficialis
A. epigastrica inferior

M. obliquus externus abdominis
Anulus inguinalis superficialis
Fascia spermatica externa
Fascia transversalis

Ductus deferens
(Proc. vaginalis peritonei), Peritoneum parietale
Fascia spermatica interna
Fascia cremasterica; M. cremaster
Fascia spermatica externa

Ductus deferens
Fascia spermatica interna
Fascia cremasterica; M. cremaster
(Cavitas serosa scroti)

1 Fossa supravesicalis
2 Fossa inguinalis medialis
3 Fossa inguinalis lateralis

Abb. 2.153   Leistenbrüche; schematische Darstellung. Linke Bildseite: laterale, indirekte Hernie; rechte Bildseite: mediale, direkte Hernie. (nach [1])
Indirekte Leistenhernien (Kanalhernien) treten in der Fossa inguinalis lateralis durch den Anulus inguinalis profundus in den Leistenkanal ein.
Direkte Leistenhernien treten durch das muskelfreie Trigonum inguinale (HESSELBACH-Dreieck) in der Fossa inguinalis medialis hindurch,

das eine Schwachstelle in der Bauchwand darstellt. Hier besteht die hintere Bauchwand nur aus Fascia transversalis und Peritoneum parietale (Paries dorsalis tenuis canalis inguinalis).

*   Darmschlinge im Bruchsack
* *   Peritonealraum
* * *   neu gebildeter peritonealer Bruchsack

Plexus lumbosacralis

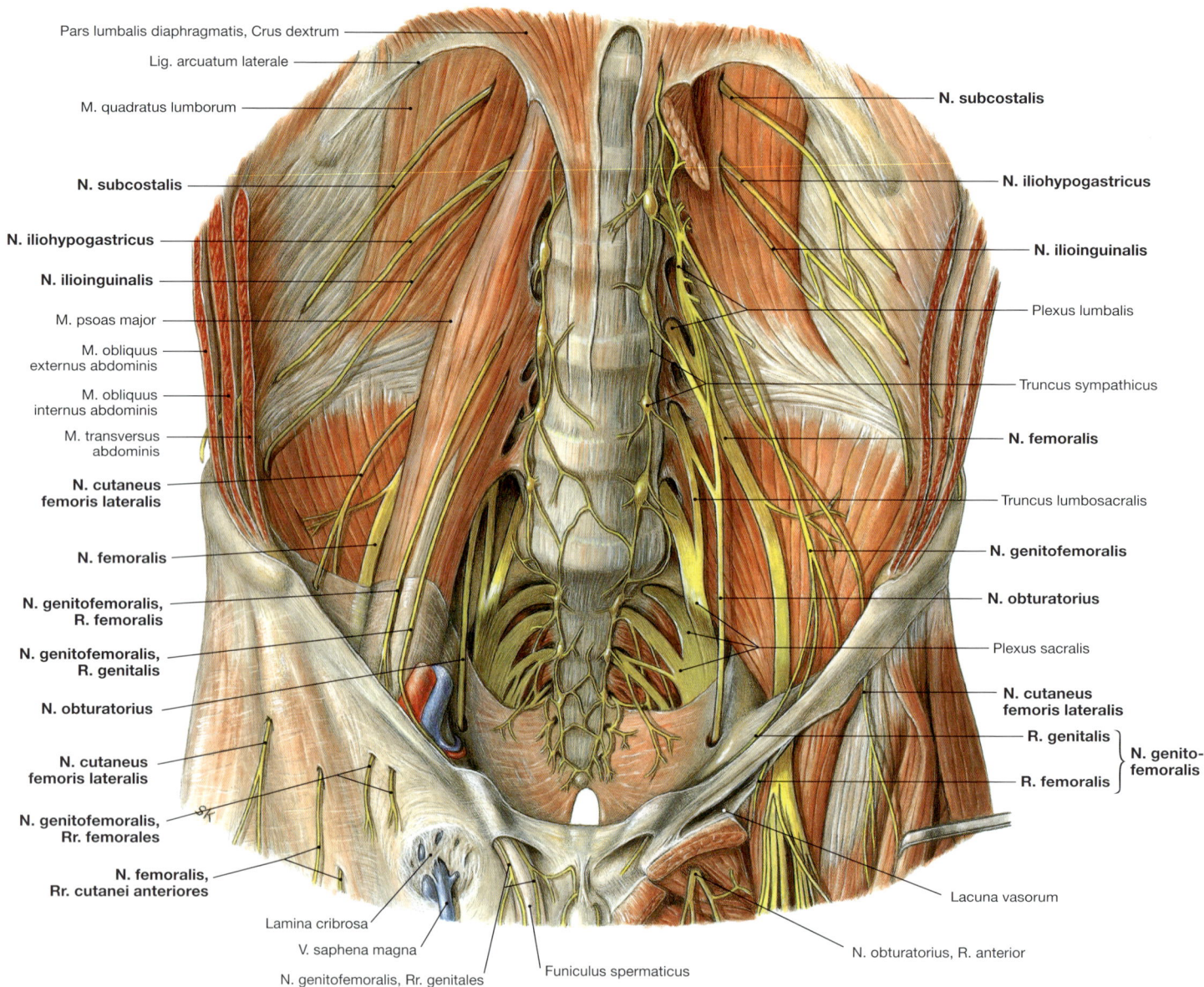

Pars lumbalis diaphragmatis, Crus dextrum

Lig. arcuatum laterale

M. quadratus lumborum

N. subcostalis

N. iliohypogastricus

N. ilioinguinalis

M. psoas major

M. obliquus externus abdominis

M. obliquus internus abdominis

M. transversus abdominis

N. cutaneus femoris lateralis

N. femoralis

N. genitofemoralis, R. femoralis

N. genitofemoralis, R. genitalis

N. obturatorius

N. cutaneus femoris lateralis

N. genitofemoralis, Rr. femorales

N. femoralis, Rr. cutanei anteriores

Lamina cribrosa

V. saphena magna

N. genitofemoralis, Rr. genitales

N. subcostalis

N. iliohypogastricus

N. ilioinguinalis

Plexus lumbalis

Truncus sympathicus

N. femoralis

Truncus lumbosacralis

N. genitofemoralis

N. obturatorius

Plexus sacralis

N. cutaneus femoris lateralis

R. genitalis ⎫ N. genito-
R. femoralis ⎭ femoralis

Lacuna vasorum

N. obturatorius, R. anterior

Funiculus spermaticus

Abb. 2.154 Hintere Bauchwand mit Plexus lumbosacralis; Ansicht von ventral.
Der Plexus lumbosacralis setzt sich aus dem Plexus lumbalis (T12, L1–L3 [L4]) und dem Plexus sacralis ([L4] L5, S1–S5) zusammen. Für die Innervation der Rumpfwand ist der Plexus lumbalis von Bedeutung. Die Abbildung stellt den segmentalen Austritt und den Verlauf der **Rr. anteriores [ventrales] der Spinalnerven des Plexus lumbalis** dar, die die Bauchmuskeln, die Inguinalregion und den Oberschenkel inner-vieren. Dies sind von kranial nach kaudal die Nn. subcos-talis (intercos-talis XII), iliohypogastricus (T12, L1), ilioinguinalis (L1), genitofemoralis (L1, L2) mit R. femoralis und R. genitalis und der N. cutaneus femoris lateralis (L2, L3). Außerdem sieht man den Austritt des N. femoralis (L1–L4), der nach Durchtritt durch die Lacuna musculorum Rr. cutanei anteriores zur Hautinnervation am Oberschenkel abgibt und den N. ob-turatorius ([L1] L2–L4), der in den Canalis obturatorius eintritt.

→ T 40

Anhang

Glossar

Erläuterungen zum Glossar

Abkürzungen:

f	femininum
m	masculinum
n	neutrum
(Pl)	Plural
P.p.a.	Partizip Präsens aktiv
P.p.p.	Partizip Präsens passiv
Adj.	Adjektiv
Dim.	Diminutiv (Verkleinerungs-form)
Komp.	Komparativ
Sup.	Superlativ
(ahd)	althochdeutsch
(altind)	altindisch
(altiran)	altiranisch
(altnord)	altnordisch
(arab)	arabisch
(etrusk)	etruskisch
(got)	gotisch
(gr)	griechisch
(idg)	indogermanisch
(l)	lateinisch
(lit)	litauisch
(mhd)	mittelhochdeutsch

Allgemeine, d. h. nicht fachspezifische Vorsilben (Präfixe):

a- (gr)	(verneinendes Präfix)
a-, ab-, abs- (l)	von, von...her
ac-, ad-, af- (l)	zu, zu...hin, an, bei, heran
amphi- (gr)	ringsum, herum, zu beiden Seiten
ana- (gr)	auf, hinauf
ante- (l)	vor, vorher
anti- (l)	gegen
apo- (gr)	von...weg, von...her, voran, gleich nach
bi- (l)	zweifach
circum- (l)	rundum, um...herum
co-, col-, con-, com- (l)	mit, zusammen
de- (l)	weg, von, herab
dia- (gr)	durch, hindurch, auseinander
di-, dis- (gr)	zwei
e-, ex- (l)	aus, heraus
en- (gr)	innen, drin, hinein
endo- (gr)	innen, drinnen
ep-, epi- (gr)	auf, drauf, über
hemi- (gr)	halb
hyper- (gr)	über, darüber, oberhalb
hypo- (gr)	darunter, unter, unterhalb
infra- (l)	unterhalb von, unten, gering
in-, im- (l)	hinein
inter- (l)	zwischen
intra-, intro- (l)	innerhalb von

meso- (gr)	mittlere, zwischen; Mitte
meta- (gr)	nach, hinter
ob-, op- (l)	entgegen, gegenüber
par-, para- (gr)	neben, bei
per- (l)	durch, hindurch, ganz, völlig
peri- (gr)	um, herum, ringsum
post- (l)	nach, hinter, hinten
prae-, pre- (l)	vor, vorne, wegen, vor...her
pro- (l)	vorne hin, voran, für
pro-, pros- (gr)	vorwärts, vorne
quadri- (l)	vier(fach)
re- (l)	hinten, wieder
retro- (l)	zurück, dahinter
semi- (gr)	halb
sub- (l)	unter, unterhalb
super- (l)	über, nach oben
supra- (l)	oberhalb, über, darüber
syn-, sym- (gr)	mit, zusammen
tri-, tris- (l)	drei(fach)

Allgemeine, d. h. nicht fachspezifische Nachsilben (Suffixe):

-aris, -e (l), -alis, -e (l), -eus, -a, -um (l): -isch, -ig Herkunft oder Zugehörigkeit ausdrückend)
-ideus, -a, -um (l): -förmig, -artig (Ähnlichkeit ausdrückend)
-icus, -a, -um (l), -ivus, -a, -um (l): (betreffend)
-osus, -a, -um (l): (reich an etwas)
-ulus, -a, -um (l): (Verkleinerungsform)

Glossar anatomischer Begriffe

Abdomen, -inis n (l) = Bauch, Unterleib. – abdere (l): wegtun, verbergen.

abducens, -entis (l) = wegführend. – P.p.a. von abducere (l): wegführen, wegziehen.

Abductor, -oris m (l) = der Abzieher, Wegführer.

aberrans (l) = abirrend. – P.p.a. von aberrare (l): abirren, sich irren, abkommen.

accessorius, -a, -um (l) = hinzukommend, zusätzlich. – accedere (l): dazugeben, dazutreten; cedere (l): treten, gehen, zuteil werden.

Acetabulum, -i n (l) = Hüftgelenkspfanne; urspr. das Essigschälchen.

Achilles, -is m (l) = Achilleus: griechischer Held vor Troja; wurde von Paris durch einen von Apoll gelenkten Pfeil an der Ferse tödlich verwundet.

acromialis, -e (l) = zur Schulterhöhe gehörend. – Adj. zu Acromion, -ii n (l).

Acromion, -ii n (l) = Akrómion (gr): Schulterhöhe, Schulterspitze. – akros (gr): das Äußerste; ő mos (gr): die Schulter, die höchstgelegene Stelle an der Schulter.

acusticus, -a, -um (l) = das Hören betreffend. – akoúein (gr): hören.

Adductor, -oris m (l) = Heranführer, Hinzuziehender. – adducere (l): heranführen, hinzuziehen; ducere (l): führen, ziehen.

Adhesio, -onis f (l) = Anhaften. – adhaerere (l): an etwas hängen, festhängen, angrenzen, anhaften.

adiposus, -a, -um (l) = fettreich, fetthaltig. – Adeps, -ipis m u. f (l): weiches Fett.

Aditus, -us m (l) = Zugang, Eingang. – adire (l): hinzugehen, herangehen.

Adminiculum, -i n (l) = Stütze, Beihilfe. – Minae, -arum f (l): die Zinnen, die Mauern.

Aequator [Equator], -oris m (l) = größter Breitenkreis, Äquator.

afferens, -entis (l) = herbeitragend. – P.p.a. von afferre (ad-ferre) (l): herbeitragen, herbeibringen, herantragen.

affixus, -a, -um (l) = angeheftet, befestigt. – P.p.p. von affigere (ad-figere) (l): anheften.

Agger, -eris m (l) = Wall, Damm. – aggerere (ad-gerere) (l): aufdämmen, vermehren.

aggregatus, -a, -um (l) = zusammengeschart, nahe beieinanderliegend. – P.p.p. von aggregare (ad-gregare) (l): zusammenscharen, beigesellen.

Ala, -ae f (l) = 1. der Flügel a) als Bewegungsorgan, b) als Ruder der Segelschiffe, c) als Flanken der Legionen; 2. die Achsel: als Reproduktion der Ala (Flügel) des Vogels.

albicans (l) = weiß schimmernd. – P.p.a. von albicare (l): weiß sein, schimmern.

albugineus, -a, -um (l) = weiß schimmernd. – Adj. zu Albugo, Tunica albuginea: derbe, weiße Bindegewebshülle.

Albugo, -inis f (l) = weißer Fleck. – albus (l): weiß.

albus, -a, -um (l) = weiß, weißglänzend. – Alphós (gr): weißer Ausschlag (Hautausschlag).

Allantois f (gr) = wurstähnliche Haut, Harnsack. – Állas (gr): Wurst.

Alveolus, -i m (l) = kleine Mulde, Bienenzelle.

ambiguus, -a, -um (l) = sich nach zwei Seiten neigend. – ambigere (l): nach zwei Seiten treiben, schwanken.

Amnion, -ii n oder **Amnios, -ii** m (l) = Schafhaut. – Ámnos (gr): Schaf.

Amphiarthrosis, -is f (l) = ringsum bebändertes Gelenk. – amphi (gr): ringsum, herum, zu beiden Seiten; Arthron (gr): Glied, Gelenk.

Ampulla, -ae f (l) = Gefäß aus Ton/Glas mit engem Hals und blasig aufgetriebenem Bauch; kolbenförmige Verdickung. – Amphora, -ae f (l): zweihenkeliger Krug mit engem Hals; Amphoreús (gr): zweihenkeliges Gefäß; etwa: Krug mit zwei Henkeln; Volumenmaß; Griff von Ampha, -ae (l) (Griff) und Bulla, -ae f (l) (Blase).

amygdaloideus, -a, -um (l) = mandelähnlich, zu etwas Mandelähnlichem gehörend. – Amýgdale (gr): Mandel.

analis, -e (l) = zum After gehörend. – Adj. zu Anus.

Anastomosis, -is f (l) = Vereinigung oder Verbindung zweier Kanäle. – anastomóein (gr): eine Mündung herstellen, öffnen, eröffnen.

Anatomia, -ae f (l) = die Kunst des Zergliederns. – anatemnein (gr): zerschneiden, zergliedern.

anconeus, -a, -um (l) = zum Ellenbogen gehörig. – Ankōn (gr): der gebogene Arm, Ellenbogen.

Angiologia, -ae f (l) = Gefäßlehre. – Angeion (gr): (Blut-)Gefäß; Logos (gr): Wort, Sprache, Lehre.

Ansa, -ae f (l) = Öse, Schlinge, Henkel. – Hänia oder Ansia (gr): Zügel, der dem Zugvieh durch die Nase gezogene Zügel.

ante (l) = 1. Präp.: vor, voran, voraus; 2. Adv.: vorne, vorwärts, vorher.

Angulus, -i m (l) = Winkel, Ecke. – Etym. unsicher; ankylos (gr): krumm.

Antebrachium, -ii n (l) = Unterarm, Vorderarm. – **Brachium, -ii** n (l): Arm.

anterior, -ius (l) = vorderer. – Komp. zu ante (l): vor, vorn gelegen.

Anthelix, -icis f (l) = Gegenwindung. – antí (gr): gegen; Hélix (gr): Windung.

Antitragus, -i m (l) = kleiner Höcker gegenüber dem Tragus. – Trágos (gr): Bock.

Antrum, -i n (l) = Grotte, Höhlung, Höhle. – Ántron (gr): Höhle.

Anulus, -i m (l) = kleiner Ring.

Anus, -i m (l) = Kreis, Ring, After(ring).

Aorta, -ae f (l) = Hauptschlagader. – aéirein (gr): etwas in die Höhe heben, um es zu tragen.

Apertura, -ae f (l) = Öffnung, Loch. – aperire (l): öffnen, erschließen, aufdecken.

Apex, -icis m (l) = äußerste Spitze.

apicalis, -e (l) = zur Spitze gehörend. – Adj. zu Apex.

Aponeurosis, -is f (l) = flächenhafte, platte Sehne. – neuróein (gr): die Sehne anspannen.

Appendix, -icis f (l) = Anhang, Anhängsel, Zugabe. – pendere: hängen, schweben.

Aqu(a)eductus, -us m (l) = Wasserleitung. – Aqua, -ae f (l): Wasser; Ductus, -us m (l): Zug, Leitung.

Arachnoidea, -ae f (l) = Spinnwebenhaut. – Aráchne (gr): Spinne.

Arbor, -oris f (l) = Baum.

arcuatus, -a, -um u. **arcualis, -e** (l) = bogenförmig gekrümmt. – Adj. zu Arcus.

Arcus, -us m (l) = Bogen, Kreisbogen.

Area, -ae f (l) = Bezirk, freie Fläche, Stelle.
Areola, -ae f (l): Dim. zu Area.
Arteria, -ae f (l) = Schlagader, Arterie. – von Áer (gr): Luft u. täréein (gr): enthalten, bewahren.
Articulatio, -onis f (l) = Gelenk. – Articulus, -i m (l): Fingerglied, Knoten; Dim. zu Artus, -us m (l): Gelenk, Glied; artýein (gr): zusammenfügen, gliedern; Arthron (gr): Glied, Verbindung.
arytenoideus, -a, -um (l) = dem Schnabel einer Gießkanne ähnlich. – Arytaina (gr): Gießbecken, Gießkanne.
ascendens (l) = aufsteigend. P.p.a. von ascendere (l): aufsteigen, sich erheben, emporsteigen.
asper, -era, -erum (l) = rau, uneben.
Atlas, -antis m (l) = 1. Halswirbel. – Atlas: griechischer Heros, der die Säulen des Himmels trug. – tlas: P.p.a. von tlenai (gr): tragen; der starke Träger.
atrioventricularis, -e (l) = zum Vorhof und zur Kammer gehörig. – Atrium, -ii n (l): Vorhof, Vorraum; Ventriculus, -i m (l): Dim. zu Venter: Hohlraum, 1. Magen, 2. Herzkammer, 3. Hirnkammer; ventricularis, -e (l): Adj. zu Ventriculus.
Atrium, -ii n (l) = Vorhof, Halle. – etrusk. Ursprungs; Atarr (etrusk): befestigtes Gebäude.
auditivus, -a, -um (l) = das Hören betreffend. – audire: hören.
Auricula, -ae f (l) = „kleines Ohr". 1. Ohrmuschel, 2. Herzohr. – Dim. zu Auris.
Auris, -is f (l) = Ohr. – Ous (gr): Ohr.
autonomicus, -a, -um (l) = unabhängig. – autónomos (gr): selbständig, autonom.
Avis, -is f (l) = Vogel, Vorbedeutung.
axillaris, -e (l) = zur Achselhöhle gehörig. – Adj. zu Axilla, -ae f (l): die Achselhöhle; Dim. zu Ala.
Axis, -is m (l) = 1. Achse, 2. zweiter Halswirbel; er gibt die ruhende Achse an, um welche sich der 1. Halswirbel dreht. – Áxon (gr): Wagenachse, Himmelsachse.
azygos, -on (gr) = unpaar, nicht gepaart, nicht verbunden.

basalis, -e u. **basilaris, -e** (l) = zur Basis gehörend, an der Basis liegend. – Adj. zu Basis.
basilicus, -a, -um (l) = königlich. – basilikos (gr): königlich; (arab): innen. – Basileus (gr): König.
Basis, -eos f (gr) = Grundfläche, Untergrund, Grundlage, „Basis".
biceps, -itis m (l) = zweiköpfig. – Caput, -itis n (l): der Kopf.
Bifurcatio, -onis f (l) = Gabelung. – Furca, -ae f (l): Gabel.
bilifer, -fera, -ferum (l) = Galle leitend. – Bilis, -is f (l): Galle; ferre (l): tragen, führen.
biliosus, -a, -um (l) = reich an Galle.
bipartitus, -a, -um (l) = zweigeteilt. – Pars, -tis f (l): Teil.
Brachium, -ii n (l) = Arm, Zweig, Stiel. – Brachion (gr): Oberarm, Arm.
Bregma, -atis n (l) = Vereinigungsstelle von Kranz- und Pfeilnaht. – Brégma (gr): Vorderkopf.
brevis, -e (l) = kurz, klein, schmal. – brachýs (gr): kurz.
bronchialis, -e (l) = zum Bronchus gehörend. – Adj. zu Bronchus.
Bronchus, -i m (l) = Hauptast der Luftröhre. – Bronchós (gr): Luftröhre, Kehle.
Bucca, -ae f (l) = Wange, Backe, Mund. – byktäs (gr): heulend (vom Wind); bu (idg): aufblasen, schwellen.
Buccinator (richtig: **Bucinator), -oris** m (l) = Hornbläser. – Bucina, -ae f (l) = Hirten- und Waldhorn; Bykánä (gr): Horn, Trompete; Bos, bovis m (l): das Rind; canere (l): singen.
buccopharyngeus, -a, -um (l) = von der Wange zum Pharynx verlaufend.
bulbospongiosus, -a, -um (l) = zum schwammigen Schwellkörper gehörend.
bulbourethralis, -e (l) = zum Schwellkörper und zur Harnröhre gehörig.

Caecum, -i n (l) = das Blinde. – caecus, -a, -um (l): blind, dunkel; Kaikias (gr): Nordostwind als der dunkle; kaikos (idg): blind, einäugig.
caeruleus, -a, -um (l) = blau, bläulich. – Caelum, -i n (l): Himmel.
Calamus, -i m (l) = Rohr, Schreibfeder, Halm, Stängel. – Kálamos (gr): Rohr, Halm.
Calcaneus, -i m, auch Calcaneum, -i n (l) = Fersenbein. – Calx, -cis f (l): Ferse, Fuß; calcare (l): mit Füßen treten, stoßen.
calcaneus, -a, -um (l) = zum Calcaneus gehörig. – Adj. zu Calcaneus.
Calcar, -aris n (l) = Sporn (z.B. des Hahns). – calcare (l): treten, betreten, mit Füßen treten.
callosus, -a, -um (l) = schwielig, dickkantig. – Callum, -i n (l): Schwiele, Schwarte.
Calvaria, -ae f (l) = Hirnschale, Schädel, Schädeldach. – Calva, -ae f (l): Hirnschale. – calvus, -a, -um (l): kahl, haarlos.
Calyx (richtig: **Calix), -icis** f (l) = Kelch, Blumenkelch, Knospe. – Kályx (gr): Becher, Trinkbecher.
Camera, -ae f (l) = Kammer, Gewölbe. – Kamara (gr): Gewölbe.
Canaliculus, -i m oder Canalicula, -ae f (l): Dim. zu Canalis; urspr.: Kánna (gr): Rohr.
canalis, -e (l) = röhrenförmig. – Adj. zu Canna, -ae f (l): die Röhre, der Kanal; ebenso
Canalis, -is m u. f (l) = Röhre, Kanal, Rinne.
caninus, -a, -um (l) = zum Hunde gehörig. – Canis, -is m u. f (l): Hund.
capitalis, -e u. **capitatus, -a, -um** (l): Adj. zu Caput.
Capitulum, -i n (l) = Köpfchen. – Dim. zu Caput.
Capsula, -ae f (l) = kleine Kapsel. – Dim. zu Capsa, -ae f (l): Kapsel (für die Bücherrollen); capere (l): fassen, packen; Kápsa (gr): die Kapsel; káptein (gr): fassen, greifen.
Caput, -itis n (l) = Kopf, Haupt, Hauptsache. – Kephalé (gr): Kopf.
Cardia, -ae f (l) = Magenmund, Öffnung. – Kardía (gr): 1. Herz, 2. Magenmund.
Carina, -ae f (l) = Kiel; vorspringende Leiste. – Káronon (gr): Nuss, Nussbaum.
Carotis, -idis f (l) = Kopfschlagader. – Kar(a) (gr): Kopf; Karos (gr): Schwindel; karoein (gr): betäuben.
Carpus, -i m (l) = Handgelenk, Handwurzel, urspr.: Abgepflücktes, Frucht. – carpere (l): pflücken, ernten; karpízesthai (gr): ernten; Karpós (gr): Stelle, durch welche die Hand mit dem Vorderarm beweglich zusammenhängt.
Cartilago, -inis f (l) = Knorpel am menschlichen und tierischen Körper sowie an Pflanzen.
Caruncula, -ae f (l) = Fleischwärzchen, warzenförmige Erhebung. – Dim. zu Caro, carnis f (l): das Fleisch; Kréas (gr): Fleisch.
Cauda, -ae f (l) = Schwanz, Schweif; anat.: allgemein Endabschnitt (von allen Organen).
caudalis, -e (l) = zum Schwanz (nach unten) weisend. – Adj. zu Cauda.
caudatus, -a, -um (l) = geschwänzt.
Caverna, -ae f (l) = Höhle, Kaverne. – vgl. Cavum.
cavernosus, -a, -um (l) = höhlenreich. – Adj. zu Caverna. Corpus cavernosum penis: Penisschwellkörper.
Cavitas, -atis f (l) = Höhlung.
Cavum, -i n, auch Cavus, -i m (l) = Hohlraum, Höhlung, Loch. – kóilos (gr): hohl.
centralis, -e (l) = im Mittelpunkt liegend, in der Mitte befindlich. – Adj. zu Centrum, -i n (l): Mittelpunkt.
cephalicus, -a, -um (l) = den Kopf betreffend.
cerato- (l) = anat. in Zusammensetzungen für das große Zungenbeinhorn und für das untere Horn des Schildknorpels gebrauchte Bezeichnung. – Kéras (gr): Horn, Bogen, Geweih.

ceratopharyngeus, -a, -um (l) = vom Zungenbein zum Pharynx ziehend.
Cerebellum, -i n (l) = kleines Gehirn, Kleinhirn. – Dim. zu Cerebrum.
Cerebrum, -i n (l) = Gehirn, Großhirn. – Von Karára und Kára (gr): Kopf.
Cervix, -icis f (l) = Hals, Nacken. – Kerbikárion (gr): Kopfbänder, Kopfhalter.
Chiasma, -atis n (l) = Zeichen eines schiefen Kreuzes ähnlich dem des griechischen Buchstabens Chi: X. – chiazein (gr): spalten, ritzen.
Choana, -ae f (l) = hintere Nasenöffnung. – Choáne (gr): Trichter, Schmelzgrube, Schmelztiegel.
choledochus, -a, -um (l) = galleführend. – Chole (gr): Galle; déchesthai (gr): aufnehmen, enthalten.
chondro- (gr): Vorsilbe, von Chondros (gr): Knorpel, Korn, Graupe.
chondropharyngeus, -a, -um (l) = vom Zungenbein zum Pharynx ziehend; siehe chondro- u. pharyngeus.
Chorda, -ae f (l) = Darmsaite; anat.: Strang, Saite. – Chórde (gr): Darm.
Choroidea, -ae f (l) = Aderhaut des Auges. – Chórion (gr): Haut; -eidés (gr): ähnlich; Corium, -i n (l): Haut.
Chylus, -i m (l) = Darmlymphe. – Chylos (gr): Saft, Brühe, Feuchtigkeit.
ciliaris, -e (l) = zum Augenlid, zu den Wimpern gehörend, wimpernähnlich.
Cilium, -ii n (l) = Wimper; urspr. Augenlid.
cinereus, -a, -um (l) = aschgrau. – Adj. zu Cinis, -eris m (l): Asche, Totenasche; Konis (gr): Staub.
Cingulum, -i n (l) = Gürtel. – Kinklís (gr): Gitter, Umfriedung; cingere (l): gürten.
Circulus, -i m (l) = Kreis. – Dim. zu Circus, -i m (l): Kreis, Ring; Kirkos (gr): Ring, Kreis.
Circumferentia, -ae f (l) = Umkreis, Umfang. – circum (l): Adv. von Circus: im Kreis; Vorsilbe für: ringsumher, ringsum; ferentia von ferre (l) u. pherein (gr): tragen, bringen.
circumflexus, -a, -um (l) = umgebogen. – als Subst. (Wölbung) oder als P.p.p. von circumflectere (l): umbiegen, umfahren.
Cisterna, -ae f (l) = Zisterne, unterirdischer Behälter für Ansammlung des Regenwassers. – Cista, -ae f (l): die Kiste; Kístä (gr): Korb, Kiste.
Claustrum, -i n (l) = Schloß, Riegel, Schranke. – claúdere (l): schließen, zumachen; kleíein (gr): absperren.
Clavicula, -ae f (l) = Schlüsselchen; anat.: Schlüsselbein. – Dim. von Clavis, -is f (l): der Schlüssel. Kleis (gr): Riegel, hakenförmige Öse, Ruderrolle, Schlüsselbein; kleíein (gr): verschließen mit einem Riegel, Balken.
clinoideus, -a, -um (l) = lagerähnlich, bettlägerig. – klinoeides (l): lagerähnlich; Klínä: Lager, Bett, Sofa; -eidés: ähnlich, -förmig.
Clitoris, -idis f (l) = Kitzler. – Kleitoris (gr): Kitzler.
Clivus, -i m (l) = Hügel, Abhang. – clivis (l): ansteigend, abschüssig, geneigt; klinein (gr): neigen, beugen.
Clunis, -is m (l) = Hinterbacke. – Clunes, -ium (Pl): Gesäß; Klónis (gr): Steißbein.
coccygeus, -a, -um (l) = zum Steißbein gehörend. – Adj. zu Coccyx, -igis m (l): der Kuckuck.
Cochlea, -ae f (l) = Schnecke mit gewundener Schale, Wendeltreppe. – Kochlías (gr): Schnecke; Cochlear, -aris m (l): Löffel.
cochlearis, -e (l) = zur Schnecke gehörend. – Adj. zu Cochlea.
coeliacus, -a, -um (l) = zur Bauchhöhle gehörend. – Koilia (gr): Höhle, jede Höhle im menschlichen Leib, Bauchhöhle, Unterleib; koilíakos (gr): Adj. zu Koilia.
colicus, -a, -um (l): Adj. zu Colon.
collateralis, -e (l) = seitlich, zusammen auf einer Seite. – lateralis, -e (l): Adj. zu Latus, -eris n (l): Seite, Flanke.
Colliculus, -i m (l) = kleiner Hügel. – Dim. zu Collis.
Collis, -is m (l) = Anhöhe, Hügel. – Kolonós (gr): Hügel, Gipfel, Spitze.

Glossar

Collum, -i n oder Collus, -i m *(l)* = Hals von Menschen und Tieren. – Kýklos *(gr)* u. Colxs *(got)*: Kreis, Hals.

Colon, -i n *(l)* = Hauptteil des Dickdarms: der Grimmdarm. Vielleicht von cholázesthai *(gr)*: winden, krümmen (Kolikschmerz) oder von kohlýein *(gr)*: zurückhalten, wehren.

Columna, -ae f *(l)* = kleine Säule, Fuß, Zäpfchen. – Kylindros *(gr)*: Rundholz, Walze.

comitans, -antis *(l)* = begleitend. – P.p.a. von comitare *(l)*: begleiten; Comes, -itis, m u. f *(l)*: Begleiter; ire *(l)*: gehen.

Commissura, -ae f *(l)* = Verbindung. – committere *(l)*: zusammenfügen, vereinigen, verbinden.

communicans: P.p.a. von communicare *(l)*: verbinden.

communis, -e *(l)* = gemeinsam, mitleistend, mitpflichtend. – Adj. zu Commune, -is n *(l)*: gemeinsames Gut, Gemeingut; co-, com- *(l)*: mit, zusammen; Moenia, -ium n *(l)*: Leistungen, Pflichten.

Compages, -is f *(l)* = Zusammenfügung, Gefüge. – compingere *(l)*: zusammenfügen. Compages thoracis: Brustkorb.

Concha, -ae f *(l)* = Muschel, Höhle. – Kónche *(gr)*: Muschel, Schnecke.

Condylus, -i m *(l)* = Gelenkhöcker, Gelenkkopf. – Kondylos *(gr)*: Fingerknöchel, Gelenkkopf; kondos *(gr)*: rundlich.

condyloideus, -a, -um *(l)* = einem Höcker ähnlich.

condylaris, -e *(l)* = höckerig.

Confluens, -entis m *(l)* = Zusammenfluss. – confluere *(l)*: zusammenfließen, zusammenkommen.

conicus, -a, -um *(l)* = kegelförmig, konisch. – Adj. zu Conus.

Coniotomia, -ae f *(l)* = Querschnitt durch das Lig. cricothyroideum medianum zwischen Schild- u. Ringknorpel in den Conus laryngis hinein.

Conjugatio, -onis m u. Conjugata, -ae f *(l)* = Verbindung. – conjugare = conjungere *(l)*: verbinden, zusammenhängen; con- *(l)*: zusammen, mit; jugare *(l)*: jochen, paaren.

conjunctivus, -a, -um *(l)* = der Verbindung dienend. – conjungere *(l)*: verbinden, vereinigen.

connexus, -a, -um *(l)* = verbunden, verknüpft. – P.p.p. von connectere *(l)*: verbinden; con- *(l)*: zusammen, mit; nectere *(l)*: knüpfen, binden, fassen.

conoideus, -a, -um *(l)* = kegelförmig. – konoides *(gr)*: kegelähnlich; Kónos: Keil; -eidés: ähnlich.

Constrictor, -oris m *(l)* = Zusammenzieher. – constringere *(l)*: zusammenziehen, zusammenschnüren.

contortus, -a, -um *(l)* = gewunden, schwungvoll, kräftig. – P.p.p. von contorquere *(l)*: winden, herumdrehen, schwingen, herumwenden.

Conus, -i m *(l)* = Kegel, Konus. – Kónos *(gr)*: Kegel.

Cor, cordis n *(l)* = Herz als Organ und als Gemüt; anat.: Herz. – Kár *(idg)*: Herz, Gemüt.

coracobrachialis, -e *(l)* = zum Rabenschnabelfortsatz und zum Arm gehörend.

coracoideus, -a, -um *(l)* = rabenschnabelähnlich. – Korax *(gr)*: Rabe; -eidés *(gr)*: ähnlich.

Corium, -i n *(l)* = Haut, Lederhaut, dicke Haut. – Chórion *(gr)*: Haut, Leder, besonders die Haut der Eingeweide.

Cornea (ergänze Membrana ...) = Hornhaut des Auges. – Cornu, -us n *(l)*: Horn.

corniculatus, -a, -um *(l)* = mit einem Hörnchen versehen. – Corniculus, -i m *(l)*: Hörnchen, Dim. zu Cornu.

Corona, -ae f *(l)* = Kranz, Krone, Haken. – Koróne *(gr)*: 1. Krähe; 2. Bezeichnung für verschiedene gekrümmte und gerundete Gegenstände; 3. Haken am Ende des Bogens, an welchem die Bogensehne mittels eines Ringes eingehängt wird.

Corpus, -oris n *(l)* = Körper, Leib, Rumpf.

Corrugator, -oris m *(l)* = Runzeler. – corrugare *(l)*: runzelig machen, zusammenrümpfen; cor-, con- *(l)*: zusammen, mit; Ruga, -ae f *(l)*: Hautfalte.

Cortex, -icis m *(l)* = Rinde, Baumrinde, Schale, Kork.

Costa, -ae f *(l)* = Rippe.

costalis, -e *(l)* = zur Rippe gehörend, die Rippe betreffend. – Adj. zu Costa.

costodiaphragmaticus, -a, -um *(l)* = von der Rippe zum Zwerchfell ziehend.

costomediastinalis, -e *(l)* = von der Rippe zum Mittelfell ziehend.

Coxa, -ae f *(l)* = Hüfte; eigentl. Schenkelbein. – Káksa *(altind)*: Achselgrube.

cranialis, -e *(l)* = kopfwärts, zum Schädel gehörend oder weisend. – Adj. zu Cranium.

Cranium, -ii *(l)* = Schädel, knöcherner Schädel. – Kránion *(gr)*: Schädel, Hirnschale, eigentl.: Helm.

crassus, -a, -um *(l)* = dick, fett, stark. – Vielleicht von: krátos *(gr)*: stark, hart.

Cremaster, -eris m *(l)* = Aufhänger. – kremánnymi *(gr)*: aufhängen, schweben lassen.

crenatus, -a, -um *(l)* = gekerbt. – Crena, -ae f *(l)*: Kerbe, Spalte, Einschnitt.

cribrosus, -a, -um *(l)* = siebartig, reich an Sieben. – Cribrum, -i m *(l)*: Sieb; cernere *(l)* u. krínein *(gr)*: unterscheiden, scheiden, sich entscheiden.

cricoarytenoideus, -a, -um *(l)* = vom Ringknorpel zum Gießbeckenknorpel verlaufend; siehe cricoideus u. arytenoideus.

cricoideus, -a, -um *(l)* = ringförmig. – Kríkos *(gr)*: Ring.

cricopharyngeus, -a, -um *(l)* = vom Ringknorpel zum Pharynx verlaufend; siehe cricoideus u. pharyngeus.

cricothyroideus, -a, -um *(l)* = vom Ringknorpel zum Schildknorpel verlaufend.

cricotrachealis, -e *(l)* = vom Ringknorpel zur Trachea verlaufend; siehe cricoideus u. trachealis.

Crista, -ae f *(l)* = Leiste, Kante, Kamm auf dem Helm, eigentl.: Federbusch auf dem Kamm.

cruciatus, -a, -um *(l)* = gekreuzt; 1. gemartert; 2. anat.: gekreuzt im Sinne des X. – P.p.p. von cruciare *(l)*: kreuzigen, martern; Crux, crucis f *(l)*: Kreuz sowohl in Form eines T als auch X (meist T), Marterholz.

cruciformis, -e = kreuzähnlich, kreuzförmig. – Crux, crucis f *(l)*: Kreuz; Forma, -ae f *(l)*: Form.

Crus, cruris n *(l)* = 1. Unterschenkel, Bein; 2. Gebilde, die nach Form und Anordnung mit Schenkeln verglichen werden.

Cubitus, -i m *(l)* oder Cubitum, -i n *(l)* = Ellenbogen, Ellenbogengelenk, Unterarm. – cubare *(l)*: liegen; Kybiton *(gr)*: Ellenbogen, Schale, Schüssel, daraus Cubus, -i m *(l)*: Kubus, Würfel (Kubik); Kybos *(gr)*: Höhlung vor der Hüfte beim Vieh, Wirbelknochen, Würfel, eigentl.: Auge auf dem Würfel.

cuboideus, -a, -um *(l)* = würfelförmig.

Culmen, -inis n *(l)* = Gipfel, Spitze, der höchste Punkt. – Columna, -ae f *(l)*: Säule.

Cumulus, -i m *(l)* = Hügel, Masse, Gipfel, Schwall. – cumulare *(l)*: anhäufen, zunehmen, wachsen; Kýma *(gr)*: Wall; Kymelos *(idg)*: Anschwellung, Zuwachs.

cuneiformis, -e *(l)* = keilförmig. – Cuneus, -i m *(l)*: Keil, keilförmige Anordnung; Forma, -ae f *(l)*: Form.

Cuneus, -i m *(l)* = Keil, keilförmige Anordnung.

Cupula, -ae f *(l)* = Kuppel. – Dim. zu Cupa, -ae f *(l)*: die Tonne, das Grab; Kýpae *(gr)*: Grube, Gewölbe, Dach in Form einer Halbkugel, Kuppe.

Curvatura, -ae f *(l)* = Krümmung, Biegung. – curvare *(l)*: krümmen, biegen, beugen; korónos *(gr)*: gekrümmt; kýrtos *(gr)*: krumm.

Cuspis, -idis f *(l)* = Spitze, Spieß, Stachel; anat.: Zipfel, Segel.

cutaneus, -a, -um: Adj. zu Cutis.

Cutis, -is f *(l)* = Haut, Hülle, Oberfläche. – Kýtos *(gr)*: Hülle, Haut, Gefäß, Urne; Skýtos *(gr)*: Haut, Leder; vgl. Corium.

Cymba, -ae f *(l)* = anat.: nachenartige Vertiefung an der Ohrmuschel. – Kymbe *(gr)*: Nachen.

cysticus, -a, -um *(l)* = zur Blase gehörend. – Adj. zu Cystis, -is f *(l)*: Blase, Gallen-, Harnblase; Kýstis *(gr)*: Harnblase.

dartos *(gr)* = anat.: in Tunica dartos: Fleischhaut des Hodensacks. – dartós *(gr)*: abgehäutet, und zwar abgehäutete Haut; dárein *(gr)*: abhäuten, schinden.

deciduus, -a, -um *(l)* = abfallend, hinfällig. – decidere *(l)*: abfallen, wegfallen.

Declive, -is n *(l)* = Abhang. – declivis, -e *(l)*: abschüssig; de *(l)*: ab, herab; Clivus, -i m *(l)*: Hügel, Lehne; clinare *(l)* u. klínein *(gr)*: lehnen, sich neigen.

Decussatio, -ionis *(l)* = Kreuzung. – decussare *(l)*: in die Form eines X bringen.

decussatus, -a, -um *(l)* = X-geformt. – P.p.p. von decussare *(l)*.

deferens, -entis *(l)* = herabtragend, herabführend. – P.p.a. von deferre *(l)*: herabtragen, herabführen, abführen, wegtragen.

deltoideopectoralis, -e *(l)* = zum M. deltoideus und M. pectoralis gehörend.

deltoideus, -a, -um *(l)* = deltaförmig. – Délta *(gr)*: dreieckiger griech. Buchstabe. -

Dens, dentis m *(l)* = Zahn, Zinke. – Odoús *(gr)*: Zahn, Zinke.

dentalis, -e *(l)* = zum Zahn gehörend. – Adj. zu Dens.

dentatus, -a, -um *(l)* = mit Zähnen versehen.

denticulatus, -a, -um *(l)* = mit Zähnchen bzw. Zacken versehen. – Denticulus: Zähnchen, Zacke; Dim. zu Dens.

Dentinum, -i n *(l)* = Zahnbein. – Dens, dentis m *(l)*: der Zahn; Dentinum ist Substantiv. Adj. dentinus, -a, -um *(l)*: zum Zahn gehörig.

depellatus, -a, -um *(l)* = hinabgetrieben, weggeführt. – P.p.p. von depellare *(l)*: hinabtreiben, weg-, fortleiten; de- *(l)*: weg, von, herab; pellere *(l)*: treiben.

Depressor, -oris m *(l)* = Herabdrücker. – deprimere *(l)*: herabdrücken.

descendens, -entis *(l)* = herabsteigend. – P.p.a. von descendere *(l)*: herabsteigen, herabgehen, sich herablassen.

dexter, -tra, -trum *(l)* = rechts, günstig, (der, die, das) Rechte. – dexios *(gr)*: rechts, günstig.

diagonalis, -e *(l)* u. Diagonalis, -is f *(l)* = schräg und die Schräge; diá- *(gr)*: durch, hindurch; Gônia *(gr)*: Winkel, Ecke.

Diameter, -tri f *(l)* = Durchmesser. – diá- *(gr)*: durch, hindurch; Metron *(gr)*: Maß.

Diaphragma, -atis n *(l)* = Scheidewand, Grenzwand, Zwerchfell. – diaphrássein *(gr)*: durch eine Scheidewand trennen; phrássein: abtrennen, umzäunen.

Diaphysis, -is f *(l)* = Diaphyse, Mittelstück des Röhrenknochens. – diaphýsthai *(gr)*: dazwischenwachsen, durchwachsen, auseinander wachsen.

Diarthrosis, -is f *(l)* = freie Gelenkverbindung. – Diárthrosis *(gr)*: das Zerlegen in Glieder; Árthron *(gr)*: Gelenk, Glied.

Diencephalon, -i n *(l)* = Zwischenhirn. – diá- *(gr)*: durch, zwischen; Enképhalos *(gr)*: das, was im Kopf ist (Gehirn).

Digastricus, -i m *(l)* = der Zweibäuchige. – Gastär *(gr)*: Bauch, Magen.

digitalis, -e *(l)* = zum Finger gehörend. – Adj. zu Digitus.

Digitatio, -onis f *(l)* = finger- (klauen)artige Bildung. – Digitus, -i m *(l)*: Finger, zehenförmige Eindrücke.

digitatus, -a, -um u. **digitus, -a, -um** = mit fingerartigen Gebilden versehen. – Adj. zu Digitus.

Digitus, -i m *(l)* = Finger, Zehe. – Dáktylos *(gr)*: Finger, Zehe.

Dilatator [Dilator], -oris m *(l)* = Erweiterer, Auseinanderzieher. – dilatare *(l)*: erweitern, ausbreiten, ausdehnen.

Diploe, -oes f *(l)* = Diploë. – Diplóa *(gr)*: Doppelteil, das zwischen den Tafeln Liegende.

diploicus, -a, -um *(l)* = zur Diploë gehörend. – Adj. zu Diploë.

Discus, -i m *(l)* = (Wurf-)Scheibe. – Diskos *(gr)*: Scheibe, Wurfscheibe.

distalis, -e *(l)* = distal, weiter vom Rumpf entfernt liegend; Gegensatz zu proximal. – di- *(l)*: auseinander; stare *(l)*: stehen.

Diverticulum, -i n *(l)* = Seitenweg, Abzweigung, Herberge, Divertikel; anat.: Ausstülpung umschriebener Wandteile eines Hohlorgans. – divertere *(l)*: abwenden, vom Weg gehen, einkehren.

dorsalis, -e *(l)* = 1. zum Rücken gehörend; 2. dorsal, zum Rücken hin, rückenwärts. – Adj. zu Dorsum.

Dorsum, -i n *(l)* = Rücken, Bergrücken. – De(i)rás *(gr)*: Anhöhe, Hügel.

Ductus, -us m *(l)* = Führung, Leitung; anat.: Gang, Kanal. – deuco *(idg)* u. ducere *(l)*: führen, leiten, ziehen.

Duodenum, -i n *(l)* = das Zwölffache; anat.: Zwölffingerdarm. – duodenus *(l)*: zwölffach; duodeni *(l)*: je zwölf; dodekadáktylon *(gr)*: zwölf Finger.

durus, -a, -um *(l)* = hart, derb. – Drýs *(gr)*: Eiche.

efferens, -entis *(l)* = herausführend, abführend. – P.p.a. von efferre *(l)*: herausführen, emporsteigen, hervorbringen, abführen.

ejaculatorius, -a, -um *(l)* = dem Herausschleudern dienend. – eiaculári *(l)*: herausschleudern, auswerfen; eicere *(l)*: herauswerfen; vgl.: Ejakulat.

elasticus, -a, -um *(l)* = elastisch im Sinne reversibler Dehnbarkeit. – elaúnein *(gr)*: treiben, in die Länge ziehen.

emboliformis, -e *(l)* = pfropfenförmig. – Émbolos *(gr)*: Pfropf; Forma, -ae f *(l)*: Gestalt, Form.

Eminentia, -ae f *(l)* = Erhöhung, das Hervorragende. – eminere *(l)*: hervor-, herausragen; Mons, -tis m *(l)*: Berg.

Emissarium, -ii n *(l)* = Abflusskanal, Abzugsgraben. – mittere *(l)*: schicken, senden.

enamelum, -i n *(l)* = Zahnschmelz. – Enamel *(engl)*: Schmelz; willkürliche moderne Wortschöpfung über altfranzösisch: esmail und althochdeutsch: smelzen.

encephalicus, -a, -um: Adj. zu Encephalon.

Encephalon, -i n *(l)* = Gehirn, was im Kopf ist. – Kephalé *(gr)*: Kopf.

Endocardium, -ii n *(l)* = Herzinnenhaut, Endokard. – Kardía *(gr)*: Herz.

Endolympha, -ae f *(l)* = Flüssigkeit innerhalb des häutigen Labyrinths. – Lympha: Quellwasser, klare Flüssigkeit.

Endometrium, ii n *(l)* = Schleimhaut der Gebärmutter. – Mátra *(gr)*: Gebärmutter.

endothoracicus, -a, -um *(l)* = innerhalb des Brustkorbs gelegen. – Thórax *(gr)*: Brustharnisch.

entericus, -a, -um *(l)* = zu den Eingeweiden gehörend. – Énteron *(gr)*: Darm, Eingeweide.

Ependyma, -atis n *(l)* = gliöse Auskleidung der Binnenräume des Zentralnervensystems. – Epéndyma *(gr)*: Oberkleid, Überzug; endýein *(gr)*: bekleiden.

Epicardium, -ii n *(l)* = dem Herz aufliegendes, viszerales, seröses Blatt des Herzbeutels. – Kardía *(gr)*: Herz.

Epicondylus, -i m *(l)* = der auf dem Condylus liegende Fortsatz. – Kondylos *(gr)*: Knorren, Condylus.

epicranius, -a, -um *(l)* = auf dem Schädel befindlich. – Kraníon *(gr)*: Kopf, Schädel.

Epidermis, -idis f *(l)* = Oberhaut, epithelialer Anteil der Haut. – Dérma *(gr)*: Haut.

Epididymis, -idis f *(l)* = Nebenhoden. – Dídymoi *(gr)*: Zwillinge, Hoden.

epiduralis, -e *(l)* = auf der Dura mater liegend.

Epigastrium, -i n *(l)* = Magengrube. – Gastér *(gr)*: Magen.

epigastricus, -a, -um *(l)* = auf dem Magen befindlich, zur Bauchwand gehörend. – gastricus *(l)*: Adj. zu Gaster.

epiglotticus, -a, -um *(l)*: zum Kehldeckel gehörend. – Adj. zu Epiglottis.

Epiglottis, -idis f *(l)* = Kehldeckel. – Glótta *(gr)*: Stimmapparat, Sprache.

Epipharynx, -yngis f *(l)* = Nasenrachen.

Epiphysis, -eos f *(l)* = 1. Gelenkende des Röhrenknochens; 2. Zirbeldrüse. – Epiphýsis *(gr)*: Zuwachs, Ansatz; epiphýomai *(gr)*: auf etwas wachsen, anwachsen; phýein: wachsen lassen.

epiploicus, -a, -um *(l)* = zum großen Netz gehörend. – Epiplóon *(gr)*: das darauf Schwimmende; pleéin *(gr)*: schwimmen, segeln.

episcleralis, -e *(l)* = auf der Sclera liegend. – Skléra *(gr)*: feste Hülle des Augapfels; skléros *(gr)*: hart.

Epistropheus, -ei m *(l)* = 2. Halswirbel, jetzt Axis.– Epistrópheus *(gr)*: Umdreher; stréphein *(gr)*: wenden.

Epithalamus, -i m *(l)* = auf dem Thalamus liegender Gehirnabschnitt. – Thálamos *(gr)*: Schlafgemach, Hohlraum.

epitympanicus, -a, -um *(l)* = auf der Paukenhöhle befindlich. – Týmpanon *(gr)*: Handpauke, Tamburin.

Eponychium, -ii n *(l)* = am hinteren Nagelrand liegender Epithelstreifen. – Ónyx *(gr)*: Nagel, Nagelbett, Kralle, Klaue.

Epoophóron, -i n *(l)* = Nebeneierstock. – ōophóros *(gr)*: Eier tragend; Óon *(gr)*: Ei; phérein *(gr)*: tragen, bringen.

equinus, -a, -um *(l)* = zum Pferde gehörend. – Equus, -i m *(l)*: Pferd; Híppos *(gr)*: Pferd.

Erector, -oris m *(l)* = Aufrichter (Erektion). – erigere *(l)*: aufrichten; regere *(l)*: lenken, richten (regieren).

ethmoidalis, -e *(l)* = siebähnlich, siebartig. – Éthmos *(gr)*: Sieb, Seihetuch.

Excavatio, -onis f *(l)* = Aushöhlung. – excavare *(l)*: aushöhlen.

excretorius, -a, -um *(l)* = der Ausscheidung dienend. – excernere *(l)*: ausscheiden, aussondern, absondern.

Extensor, -oris m *(l)* = Strecker, Ausspanner. – extendere *(l)*: ausstrecken, ausspannen; – tendere *(l)*: spannen, strecken, ziehen; teínein *(gr)*: spannen, strecken, ziehen.

externus, -a, -um *(l)* = äußere, äußerlich. – exter *(l)*: außerhalb, außen.

Extremitas, -atis f *(l)* = äußerster Punkt, Ende. – extremus, -a, -um *(l)*: später, äußerstes Ende, Gliedmaße (extrem).

facialis, -e *(l)*: Adj. zu Facies.

Facies, -ei f *(l)* = Gestalt, Körperbau, Figur, Aussehen, Erscheinung, Gesicht. – facere *(l)*: tun, machen, bewirken, hervorbringen.

falciformis, -e *(l)* = sichelförmig. – Adj. zu Falx.

Falx, falcis f *(l)* = Sichel. – Zánklon *(gr)*: Sichel.

Fascia, -ae f *(l)* = Binde, Band. – Fascis, -is m *(l)*: Bündel, Rutenbündel; Phákelos *(gr)*: Bündel.

Fasciculus, -i m *(l)*: Dim. zu Fascia.

fasciolaris, -e *(l)* = zum Band gehörend, bandähnlich. – Adj. zu Fasciola, -ae f *(l)*: kleine Binde, Bändchen; Dim. zu Fascia.

Fastigium, -i n *(l)* = Giebel, Steigung, Erhebung. – fastigo *(l)* u. farstigo *(idg)*: aufsteigen lassen.

Fauces, faucium f *(l)* = Schlund, Kehle.

felleus, -a, -um *(l)* = gallig. – Adj. zu Fel, Fellis n *(l)*: Galle.

femoralis, -e *(l)*: Adj. zu Femur.

Femur, -oris n *(l)* = Oberschenkel, Oberschenkelbein.

Fenestra, -ae f *(l)* = Fenster, Öffnung, Loch. – phanerós *(gr)*: hell, klar, sichtbar, vor allen Augen sichtbar.

ferrugíneus, -a, -um *(l)* = schwarz, schwärzlich, dunkel, rostfarbig. – Ferrúgo, -inis f *(l)*: Eisenrost, rostbraune Farbe; Ferrum *(l)*: Eisen; Aerugo, -inis f *(l)*: Grünspan.

Fetus, -us m *(l)* = Leibesfrucht, Gebären, Zeugung, Brut, Frucht. – féo: trächtig sein, ergiebig sein.

Fibra, -ae f *(l)* = Faser (Pflanzen-, Wurzelfaser).

fibrinus, -a, -um *(l)*: Adj. zu Fiber, -bri m *(l)*: Biber (Fibrin).

Fibrocartilago, -inis m *(l)* = Faserknorpel.

fibrosus, -a, -um *(l)* = faserig, fibrös. – Adj. zu Fibra.

Fibula, -ae f *(l)* = Spange, Klammer, Schnalle, Wadenbein. – fibulare *(l)*: heften; Fibulatio: Verbolzung.

filiformis, -e *(l)* = fadenförmig. – Adj. zu Filum: Faden und Forma, -ae f *(l)*: Gestalt, Form.

Filum, -i n *(l)* = Faden, Saite.

Fimbria, -ae f *(l)* = Franse, Haargekräusel. – evtl.: Fibra.

fimbriatus, -a, -um *(l)*: Adj. zu Fimbria.

Fissura, -ae f *(l)* = Spalte, Ritze, Fissur. – findere *(l)*: spalten.

flaccidus, -a, -um *(l)* = schlaff, welk, mit herabhängenden Ohren, schlapp. – bláx *(gr)*: schlaff.

Flexor, -oris m *(l)* = Beuger. – flectere *(l)*: beugen, biegen.

Flexura, -ae f *(l)* = Biegung, Flexur, Krümmung. – flectere *(l)*: beugen, biegen, krümmen.

Flocculus, -i m *(l)* = (kleine) Flocke. – Dim. zu Floccus, -i m *(l)*: Flocke; phlázo *(gr)*: zerreißen.

Flumen, -inis n *(l)* = Fluss, Strömung, Fluten. – fluere *(l)*: fließen, strömen.

foliatus, -a, -um *(l)* = mit Blättern versehen, blattähnlich. – Adj. zu Folium, -ii n *(l)*: Blatt, Folie; Phýllon *(gr)*: Blatt, Laub.

Folliculus, -i m *(l)* = kleiner Schlauch, Beutel, Ledersack, Bläschen, Knötchen, Follikel. – Dim. zu Follis, -is m *(l)*: Blasebalg; Thýllis *(gr)*: Blasebalg.

Fonticulus, -i m *(l)* = kleine Quelle. – Dim. zu Fons, fontis m *(l)*: Quelle; fundere *(l)*: gießen, strömen.

Foramen, -inis n *(l)* = Loch, gebohrte Öffnung. – forare *(l)*: durchbohren, graben.

Forceps, -ipis m u. f *(l)* = Zange, Feuerzange. – Formus *(idg)* u. Thérmes *(gr)*: Feuerzange.

Formatio, -onis f *(l)* = Bildung, Gestaltung, Formation. – formare *(l)*: bilden, gestalten, formen. – anat.: Formatio reticularis.

Fornix, -icis m *(l)* = Bogen, Gewölbe, Wölbung. – fórnikos *(idg)*: ofenartig gewölbt; Fornus *(idg)*: Ofen, Kuppelform des Ofens.

Fossa, -ae f *(l)* = Graben, Abzugsgraben, Kanal. – fodere *(l)*: stechen, graben, stochern.

Fossula, -ae f *(l)*: Dim. zu Fossa.

Fovea, -ae f *(l)* = (rundliche) Grube, Fallgrube für Wild.

Frenulum, -i n *(l)* = kleiner Zügel; Bändchen. – Dim. zu Frenum, -i n *(l)*: Zaum, Zügel; frénom *(idg)*: das, womit man einhält.

Frons, frontis m *(l)* = Stirn, Stirnseite, Vorderseite, Front. – bhront *(idg)*: hervorstehen.

frontalis, -e *(l)* = 1. zur Stirn gehörig; 2. stirnwärts, frontal. – Adj. zu Frons.

fundiformis, e *(l)* = schleuderförmig. – Adj. zu Funda, -ae f *(l)*: Schleuder, Schleuderriemen; Forma, -ae f *(l)*: Form, Gestalt.

Fundus, -i m *(l)* = Boden, Grund (Fundament). – Pythmän *(gr)*: Basis von Körperteilen; Pýndax *(gr)*: Grund, Gefäßboden.

fungiformis, -e *(l)* = pilzförmig. – Adj. zu Fungus, -i m *(l)*: Pilz u. Forma, -ae f *(l)*: Gestalt, Aussehen; Spóngos oder Sphóngos *(gr)*: Schwamm, Pilz.

Funiculus, -i m *(l)* = kleiner Strang. – Dim. zu Funis, -is m *(l)*: Seil, Tau, Strick; Dhumis *(idg)* u. Thómis *(gr)*: Strick, Schnur, Bogensehne.

Galea, -ae f *(l)* = (lederner) Helm, Haube. – Galéä *(gr)*: die aus dem Wieselfell gemachte Sturmhaube.

Gallus, -i m *(l)* = Hahn.

Ganglion, -ii n (l) = 1. Überbein; 2. anat.: Nervenknoten. – Ganglíon *(gr)*: Überbein, Nervenknoten.

Gaster, gastris f *(l)* = Bauch; anat.: Magen. – Gastér *(gr)*: Magen, Bauch, Unterleib.

gastricus, -a, -um *(l)* = mit dem Magen in Verbindung stehend. – Adj. zu Gaster.

gastrocnemius, -a, -um *(l)* = zur Wade gehörig. – Gastroknámion *(gr)*: Wadenmuskel; Gastér *(gr)*: Bauch; Knemá *(gr)*: Wade.

gelatinosus, -a, -um *(l)* = gallertig. – Gelatina, Gallerte; gelare *(l)*: gefrieren; Gelu, -us n *(l)* u. Gelandrón *(gr)*: Eis, Frost, Erstarrung.

Gemellus, -i m u. **gemellus, -a, -um** *(l)* = Zwillingsbruder; doppelt. – Dim. zu Geminus: Zwilling, zweifach; geminare *(l)*: verdoppeln; Etym. unsicher.

Geniculum, -i n *(l)* = 1. kleines Knie; 2. Knoten. – Dim. zu Genu.

genioglossus, -a, -um *(l)* = vom Kinn zur Zunge verlaufend. – Géneion *(gr)*: Kinn u. Glóssa *(gr)*: Zunge, Sprache.

geniohyoideus, -a, -um *(l)* = vom Kinn zum Zungenbein verlaufend. – Géneion *(gr)*: Kinn; hyoeidés *(gr)*: ypsilonförmig; anat.: zum Zungenbein gehörend.

genitalis, -e *(l)* = zur Zeugung gehörig; anat.: in Zusammensetzungen: genito- = zu den Geschlechtsorganen gehörend. – gignere *(l)* u. gígnomai *(gr)*: erzeugen, zeugen, hervorbringen.

genitofemoralis, -e *(l)* = von den Geschlechtsteilen zum Oberschenkel verlaufend.

Genu, genus n *(l)* = Knie. – Góny *(gr)*: Knie.

Gingiva, -ae f *(l)* = Zahnfleisch. – Geng *(idg)*: Beule, Buckel u. (Sal)iva: Suff.

Glabella, -ae f *(l)* = 1. der unbehaarte Raum zwischen den behaarten Augenbrauen über der Nasenwurzel, 2. Stirnglatze.

Glandula, -ae f *(l)* = kleine Eichel; anat.: Drüse. – Dim. zu Glans, glandis f *(l)*: Eichel, eichelähnliche Früchte.

Glia, -ae f *(l)* = Kitt. – Glía *(gr)*: Leim, Kitt.

Globus, -i m *(l)* = Ball, Kugel, Klumpen. – Gleba, -ae f *(l)*: Erdscholle; globosus, -a, -um *(l)*: kugelförmig, kugelrund.

Glomus, -eris n *(l)* = Knäuel. – glomerare *(l)*: zu einem Knäuel zusammenrollen, ballen; Gláma *(gr)*: Augenbutter.

Glomerulus, -i m u. **Glomerulum, -i** n *(l)* = kleines Knäuel. – Dim. zu Glomus.

glossoepiglotticus, -a, -um *(l)* = von der Zunge zum Kehldeckel verlaufend.

glossopharyngeus, -a, -um *(l)* = von der Zunge zum Pharynx verlaufend.

glossus, -a, -um *(l)* = zur Zunge gehörend. – Glóssa *(gr)*: Zunge.

gluteus, -a, -um *(l)* = zum Gesäß gehörig. – Gloutós *(gr)*: Gesäß, Hinterbacke.

gracilis, -e *(l)* = schlank, dünn, zart *(grazil)*. – sicher nicht von Gratia, -ae f *(l)*: Anmut.

Granulatio, -onis f *(l)* = Körnelung, Granulation.

Granulum, -i n *(l)* = Körnchen. – Dim. zu Granum, -i n *(l)*: Korn, Kern, Granulat.

griseus, -a, -um *(l)* = grau. – gris *(franz)*: grau; greis *(mhd)*: grau.

Gubernaculum, -i n *(l)* = Steuerruder, Lenkung, Leitung. – gubernare *(l)*: steuern, lenken; kybernáein *(gr)*: steuern.

gustatorius, -a, -um *(l)* = dem Schmecken dienend. – gustare *(l)*: schmecken; geúein *(gr)* u. geúsein *(idg)*: kosten lassen.

Gyrus, -i m *(l)* = Windung. – Gýros *(gr)*: Krümmung, Kreis, Windung.

Habenula, -ae f *(l)* = kleiner Zügel. – Dim. zu Habena, -ae f *(l)*: Zügel, Halter; habere *(l)*: halten.

Hallux, -ucis m *(l)* = Großzehe.

hamatus, -a, -um *(l)* = 1. mit Haken versehen; 2. hakenförmig gekrümmt. – Adj. zu Hamus, -i m *(l)*: Haken, Angelhaken.

Hamulus, -i m *(l)* = kleiner Haken, Häkchen. – Dim. zu Hamus, -i m *(l)*: Haken.

Haustrum, -i n *(l)* = Schöpfrad, Eimer; Ausbuchtung. – haurire *(l)*: schöpfen.

helicinus, -a, -um *(l)* = gewunden, geschraubt. – Adj. zu Helix, -icis f *(l)*: Spirale, Windung, Schnecke.

Helicotrema, -atis n *(l)* = Schneckenloch; Verbindung zwischen Scala vestibuli und Scala tympani. – Hélix *(gr)*: Schnecke; Tréma *(gr)*: Loch.

hemiazygos, -on *(gr)* = der halben Vena azygos entsprechend. – hemí- *(gr)*: halb; azygos *(gr)*: unpaar.

Hemispherium, -i n *(l)* = Halbkugel, Hemisphäre. – Hemisphairion *(gr)*: Halbkugel; hemí- *(gr)*: halb; Sphaíra *(gr)*: Kugel.

hemorrhoidalis, -e *(l)* = zur Hämorrhoide gehörig. – Haimorrhoídes *(gr)*: Gefäße, in denen Blut fließt; Haíma *(gr)*: das Blut; rhéein *(gr)*: fließen.

Hepar, -atis n *(l)* = Leber. – Hápar *(gr)*: Leber.

hepaticus, -a, -um *(l)* = zur Leber gehörend. – Adj. zu Hepar.

Hernia, -ae f *(l)* = Leibschaden, Bruch, Eingeweidebruch. – Enterokälä *(gr)*: Darmbruch, Eingeweidebruch; Énteron *(gr)*: Darm, Eingeweide; Kälis *(gr)*: Fleck, Schandfleck.

Hiatus, -us *(l)* = klaffende Öffnung. – hiare *(l)*: klaffen, offenstehen; chásko *(gr)*: gähnen, klaffen.

Hilus, -i m *(l)* = Eintrittsstelle, Tor. – Wahrscheinlich von Hilum, -i n *(l)*: Faser, Fädchen.

Hippocampus, -i m *(l)* = Fabeltier der griechischen Mythologie (mit Pferdevorderleib und geringeltem Fischschwanz). – Híppos *(gr)*: Pferd; kámptein *(gr)*: biegen.

Hirci, -orum *(Pl)* m *(l)* = Achselhaare – Hircus, -i m *(l)*: Bock (wegen des spezifischen Geruchs des Achselschweißes).

horizontalis, -e *(l)* = horizontal, waagerecht. – Adj. zu Horizon *(gr)*: Gesichtskreis, Horizont; horízo *(gr)*: die Grenze bestimmen, begrenzen.

Humerus, -i m *(l)* = Oberarmbein, Knochen des Oberarms, Oberarm, Schulter. – Ómos *(gr)*: Schulter, Bergrücken; vgl. Brachium: der ganze Arm.

hyaloideus, -a, -um *(l)* = glasartig, zu etwas Glasartigem gehörend. – Hýalos *(gr)*: Glas; -eidés *(gr)*: ähnlich.

Hymen, -enis n *(l)* = Haut, dünne Haut; anat.: Jungfernhäutchen. – Hýmen *(gr)*: Haut, Häutchen, Band.

hyo- Vorsilbe *(gr)* = anat. in Zusammensetzungen: zum Zungenbein gehörig. – Hýs *(gr)*: Schwein.

hyoepiglotticus, -a, -um *(l)* = vom Zungenbein zum Kehldeckel verlaufend.

hyoideus, -a, -um *(l)* = ypsilonförmig, zum Zungenbein gehörig.

hyothyroideus, -a, -um *(l)* = vom Zungenbein zur Schilddrüse verlaufend.

Hypochondrium, -ii n *(l)* = das unter dem Brustknorpel Befindliche. – hypó- *(gr)* u. sub- *(l)*: unter, darunter, unterhalb; Chóndros *(gr)*: Knorpel. – Hypochonder: schwermütiger, eingebildeter Kranker.

hypochondriacus, -a, -um *(l)* = zum Hypochondrium gehörig. – Adj. zu Hypochondrium.

Hypogastrium, -i *(l)* = das unter dem Magen Gelegene. – Gastär *(gr)* = Magen.

hypogastricus, -a, -um *(l)* = unterhalb des Magens gelegen, zum Unterbauch gehörend. – hypó- *(gr)*: unter; Gastär *(gr)*: Magen, Bauch, Unterleib.

hypoglossus, -a, -um *(l)* = unter der Zunge liegend. – Glóssa *(gr)*: Zunge.

Hyponychium, -i n *(l)* = Nagelbett. – Ónyx *(gr)*: Nagel.

Hypopharynx, -yngis f *(l)* = der hinter dem Kehlkopf gelegene Schlundanteil, die Pars laryngea pharyngis. – Phárynx *(gr)*: Rachen, Schlund; vgl. auch Epipharynx.

Hypophysis, -eos f *(l)* = Hirnanhangsdrüse, Hypophyse. – phyein *(gr)*: wachsen; Hypophysis *(gr)*: Anhängsel an der Unterseite.

Hypothalamus, -i *(l)* = unterhalb des Thalamus gelegener Teil des Diencephalon. – hypó- *(gr)*: unter; Thálamos *(gr)*: Schlafgemach, Hohlraum.

Hypothenar, -aris m *(l)* = unterhalb der Handfläche, Kleinfingerballen. – Thénar *(gr)*: Handfläche.

ileocaecalis, -e *(l)* = vom Krummdarm zum Blinddarm verlaufend.

Ileum, -ei n *(l)* = Krummdarm. – Ileus = Darmverschlingung. – eileô *(gr)*: winden, krümmen.

Ilia, ilium *(Pl)* n *(l)* = Weiche, Unterleib, Eingeweide. – Ilii = Ilia = Ilei *(Nom. Pl)* = die breiten Knochen der Bauchweichen. – Íxys *(gr)*: Wechen, Gegend über den Hüften.

iliacus, -a, -um *(l)* = zur Weiche, zum Darmbein gehörend. – Adj. zu Ilia.

Impressio, -onis f *(l)* = Eindruck, Abdruck, Einstellung. – in- *(l)*: hinein; primere *(l)*: drücken, pressen.

imus, -a, -um *(l)* = unterster, letzter.

incisivus, -a, -um *(l)* = zum Schneiden geeignet, zu den Schneidezähnen gehörend.

Incisura, -ae f *(l)* = Einschnitt, Abschnitt. – incidere *(l)*: einschneiden; in- *(l)*: hinein; caedere *(l)*: schneiden, graben, meißeln.

Inclinatio, -onis f *(l)* = Neigung, Biegung, Zuneigung. – inclinere *(l)*: neigen, beugen, hinwenden, hinneigen; klínein *(gr)*: neigen, wenden, beugen.

Incus, -udis f *(l)* = Amboss, das vom Hammer = Malleus getroffene Gehörknöchelchen. – incudere *(l)*: hineinschlagen, hämmern, boxen.

Index, -icis m *(l)* = Angeber, Anzeiger, Verräter; anat.: Zeigefinger. – indicare *(l)*: anzeigen, melden; vgl.: Indikator.

Indusium, -ii n *(l)* = obere Tunika, Schleier. – induere *(l)*: anziehen, anlegen.

inferior, -ius *(l)* = niedriger, tiefer gelegen, geringer, schwächer. – infra *(l)*: unten, unterhalb.

Infundibulum, -i n *(l)* = Trichter. – infundere *(l)*: hineingießen, hineinschütten.

Inguen, -inis m *(l)* = Leistengegend, Schamgegend; eigentl.: die Stelle, wo der Zweig am Stamm sitzt. – inquinare *(l)*: besudeln; unguere *(l)*: beschmieren.

inguinalis, -e *(l)*: Adj. zu Inguen.

Inscriptio, -onis f *(l)* = Aufschrift, Überschrift; anat.: Einzeichnung (figürlich gemeint). – inscribere *(l)*: auf etwas schreiben, betiteln, bezeichnen.

Insertio, -onis f *(l)* = Anzeige, Ansatz, Ansatzstelle eines Muskels.

Insula -ae f *(l)* = Insel, Eiland.

Integumentum, -i n *(l)* = Decke, Hülle. – intégere *(l)*: bedecken; anat.: Integumentum commune: die aus drei Schichten bestehende äußere Haut.

internus, -a, -um *(l)* = innere, innen befindlich. – inter: zwischen.

Intersectio, -onis f *(l)* = Einschnitt; anat.: Zwischensehne. – intersecare *(l)*: ein-, durchschneiden. Intersectiones tendineae: Unterbrechungen des Muskelgewebes (Zwischensehnen).

Intestinum, -i n *(l)* = Darmkanal, Eingeweide. – intus *(l)*: innen, inwendig, innerlich; Énteron *(gr)*: das Innere, Eingeweide.

intimus, -a, -um *(l)* = der Innerste, innerst. – Sup. zu inter.

Intumescentia, -ae f *(l)* = Anschwellung. – intumescere *(l)*: anschwellen; Tumor, -oris m *(l)*: Geschwulst; Týlä *(gr)*: Schwiele, Wulst.

iridicus, -a, -um *(l)*: Adj. zu Iris.

Iris, -idis f *(l)* = Regenbogenhaut des Auges. – Íris *(gr)*: Regenbogen; von Íris: Göttin des Regenbogens.

ischiadicus, -a, -um *(l)* = zum Sitzbein gehörig. – Adj. zu Ischium, -ii n: Gesäß, Sitzhöcker, Sitzbein; Íschion *(gr)*: Gesäß, Sitzbein, Hinterbacke; Íschias *(gr)*: Hüftschmerz.

ischioanalis, -e *(l)* = vom Sitzbein zum After verlaufend.

ischiocavernosus, -a, -um *(l)* = vom Sitzbein zum Schwellkörper verlaufend.

Ischium, -ii n *(l)* = Gesäß, Hüftgelenk. – Íschion *(gr)*: Gesäß, Pfanne des Hüftgelenks, Hinterbacke, Sitzhöcker, Sitzbein.

Isthmus, -i m *(l)* = enge Stelle, enge Verbindung zwischen zwei Räumen. – Isthmós *(gr)*: Landenge, Isthmus, schmale Verbindung.

jejunalis, -e *(l)* = zum Jejunum gehörig; Adj. zu Jejunum.

Jejunum, -i n *(l)* = Leerdarm. – Substant. Adj. von jejunus, -a, -um: nüchtern, leer, hungrig. – Nâstis *(gr)*: Leerdarm.

jugularis, -e *(l)* = zur Drosselgrube gehörend. – Adj. zu Jugulum.

Jugulum, -i n *(l)* = 1. Grube oberhalb des Schlüsselbeins; 2. Schlüsselbein, verglichen mit einem kleinen Joch; 3. vordere Halsgegend, Kehle. – Dim. zu Jugum, -i n *(l)*: Joch; jugulare *(l)*: 1. erstechen (Gefäße); 2. erdrosseln (Luftröhre); Zýgon *(gr)*: Joch.

Junctura, -ae f *(l)* Verbindung. – jungere *(l)*: verbinden.

Labium, -ii n *(l)* oder Labrum, -i n *(l)* = 1. Lippe; 2. glatter, umgebogener Rand eines Gefäßes. – lambo *(l)*: lecken, berühren; láptō *(gr)*: lecken.

Labyrinthus, -i m *(l)* = großes Bauwerk mit vielen verschlungenen Gängen, Ohrlabyrinth. – Labýrinthos *(gr)*: Labyrinth; Etym. unsicher.

lacer, -era, -erum *(l)* = zerrissen, zerfetzt. – Lákis *(gr)*: Felsen, Zipfel; lakízō *(gr)*: zerreißen; lacerare *(l)*: zerreißen.

lacinatus, -a, -um *(l)* = in Zipfel auslaufend. – Lacinia, -ae f *(l)*: Zipfel, Fetzen; siehe lacer.

lacrimalis, -e *(l)* = zu den Tränenorganen gehörend. – Adj. zu Lacrima.

lactifer, -fera, -ferum *(l)* = milchführend. – Lac, lactis n *(l)*: Milch; ferre *(l)*: tragen; Glágos *(gr)*: Milch.

Lacuna, -ae f *(l)* = Lücke, Loch; speziell eine mit Wasser gefüllte Vertiefung.

Lacus, -us m *(l)* = See, Lache. – Lákkos *(gr)*: See, Loch, Grube, Teich.

lambdoideus, -a, -um oder **lambdoides, -is** *(l)* = lambdaähnlich. – Lambda: 11. Buchstabe des griech. Alphabets.

Lamella, -ae f *(l)*: Dim. zu Lamina.

Lamina, -ae f *(l)* = Platte, Schicht, Scheibe; Lamelle.

Lanugo, -inis f *(l)* = Wolle, Wollhaar, Flaum. – Lana, -ae f *(l)*:Wolle; Lânos *(gr)* u. Vlana *(idg)*: Wolle.

Laryngotomia, -ae f *(l)* = Eröffnung des Kehlkopfs durch Schnitt. – Lárynx *(gr)*: Kehlkopf; témnein *(gr)*: schneiden, aufschneiden.

Larynx, -yngis f *(l)* = Kehlkopf. – Lárynx *(gr)*: Kehlkopf.

lateralis, -e *(l)* = seitlich. – Adj. zu: Latus.

latissimus, -a, -um *(l)* = der breiteste. – Sup. zu latus, -a, -um.

latus, -a, -um *(l)* = breit. – Adj. zu Latus.

Latus, -eris n *(l)* = Seite, Breite, Brust.

Lemniscus, -i m *(l)* = Schleife; anat.: Faserzüge im Gehirn. – Lâmnískos *(gr)*: Band.

Lens, lentis f *(l)* = Linse.

lenticularis, -e *(l)*: Adj. zu Lens.

lentiformis, -e = linsenförmig. – Lens, lentis f *(l)*: Linse; Forma, -ae f *(l)*: Gestalt, Form.

Leptomeninx, -ingis f *(l)* = weiche, zarte Hirnhaut; zusammenfassender Begriff für Arachnoidea mater und Pia mater. – leptós *(gr)*: zart; Méninx *(gr)*: Hirnhaut.

Levator, -oris m *(l)* = Heber. – levare *(l)*: heben.

liber, -era, -erum *(l)* = frei, ungebunden, offen. – liberare *(l)*: befreien.

Lien, lienis m *(l)* = Milz.

ligamentosus, -a, -um = bänderreich; anat.: bandartig. – Adj. zu Ligamentum.

Ligamentum, -i n *(l)* = Band, Binde; anat.: 1. bandartige Struktur; 2. häutige Verbindung zweier Gelenke. – ligare *(l)*: binden.

Limbus, -i m *(l)* = Saum, Besatzstreifen, Rand.

Limen, -inis n *(l)* = Schwelle, Grenzwall. – Leímen *(idg)*: Querholz.

limitans, -antis *(l)* = begrenzend. – P.p.a. von limitare *(l)*: begrenzen; Limes, -itis m *(l)*: Grenzrain.

Linea, -ae f *(l)* = 1. Linie, Richtschnur; 2. Strich; 3. anat.: Knochenleiste. – Linus oder Linum, -i n *(l)*: Lein, Flachs, später: leinener Faden, Schnur.

Lingua, -ae f *(l)* = Zunge, Sprache. – lingere *(l)* u. leíchein *(gr)*: lecken, schmecken.

Lingula, -ae f *(l)* = Zünglein, zungenähnliches Gebilde. – Dim. zu Lingua.

Liquor, -oris m *(l)* = Flüssigkeit, flüssiger Zustand. – liquere *(l)*: flüssig, klar sein.

lobaris, -e *(l)* = zum Lappen gehörend. – Adj. zu Lobus.

lobularis, -e *(l)* = zum Läppchen gehörend. – Adj. zu Lobulus.

Lobulus, -i m *(l)* = Läppchen. – Dim. zu Lobus.

Lobus, -i m *(l)* = Lappen, Hülse, Schote. – Lóbos *(gr)*: Lappen.

Locus, -i m *(l)* = Ort, Platz, Stelle. – locare *(l)*: setzen, legen, stellen.

longitudinalis, -e *(l)* = längsgerichtet. – Longitudo, -inis f *(l)*: Länge.

longus, -a, -um *(l)* = lang, weit. – Lónchä *(gr)*: Lanze; laggs *(got)*: lang. longissimus: Superlativ zu longus.

lucidus, -a, -um *(l)* = hell, glänzend, leuchtend. – lucere *(l)*: leuchten; Leukos *(gr)*: Licht, Helle.

lumbalis, -e *(l)* = zur Lende gehörig. – Adj. zu Lumbus *(l)*: Lende; Psóas *(gr)*, Lentin *(ahd)*: Lende.

lunatus, -a, -um *(l)* = mondförmig. – Adj. zu Luna, -ae f *(l)*: Mond; lucere *(l)*: leuchten; Lux *(l)*: Licht.

Lunula, -ae f *(l)* = kleiner Mond. – Dim. zu Luna, -ae f *(l)*: Mond; Luc-sna *(idg)*: Mond, Mondschein.

luteus, -a, -um *(l)* = gelb. – Lutum, -i n *(l)*: Lehm, Kot; luo bzw. polluere (l): verschmutzen.

Lympha, -ae f *(l)* = Quellnymphe, klares Wasser; anat.: Lymphe. – Lýmphä *(gr)*: Wassergöttin, Wasser.

lymphaticus, -a, -um *(l)* = zur Lymphe gehörend. – Adj. zu Lympha.

Macula, -ae f *(l)* = Fleck, Makel. – maculare *(l)*: beflecken, besudeln.

maculosus, -a, -um = reich an Flecken, buntgefleckt, besudelt. – Adj. zu Macula.

magnus, -a, -um *(l)* = groß, gewaltig, stark. – mégas *(gr)*: groß, gewaltig.

maior, -oris = größer, stärker. – Komp. zu magnus.

Mala, -ae f *(l)* = Wange, Kinnbacken, eigentl.: Oberkiefer.

malaris, -e: Adj. zu Mala.

mallearis, -e *(l)* = zum Hammer gehörend. – Adj. zu Malleus, -ei m *(l)*: Hammer.

malleolaris, -e *(l)* = zum kleinen Hammer gehörend, zum Knöchel gehörend. – Adj. zu Malleolus.

Malleolus, -i m *(l)* = 1. kleiner Hammer; 2. Brandpfeil, Ähnlichkeit mit einem rundköpfigen Hammer, Knöchel. – Dim. zu Malleus, -ei m *(l)*: 1. Hammer; 2. Gehörknöchelchen.

Mamilla, -ae f *(l)* = Brustwarze, Mamille. – Dim. zu Mamma.

mamillothalamicus, -a, -um *(l)* = zum Corpus mamillare u. zum Thalamus gehörend. – mamillaris, -e *(l)*: brustwarzenähnlich; Thalamus, -i m *(l)*: Sehhügel.

Mamma, -ae f *(l)* = 1. Mutter, Amme; 2. Mutterbrust, Euter, Zitze; 3. anat.: weibliche Brust(-drüse). – mammare *(l)*: säugen, saugen; mammáein *(gr)*: nach der Mutterbrust verlangen.

Mandibula, -ae f *(l)* oder **Mandibulum, -i** n *(l)* = Unterkiefer, Kinnlade als Kauwerkzeug. – mandere *(l)*: kauen.

Manubrium, -i *(l)* = Griff, Stiel, Henkel; der mit der Hand zu fassende Griff, Handgriff. – Manus, -us f *(l)*: Hand.

Manus, -us f *(l)* = Hand, eigentl. Arm.

Margo, -inis m *(l)* = Rand, Einfassung. – Marka *(got)* u. *(ahd)*: Grenze, Mark.

masculinus, -a, -um *(l)* = männlich, groß. – **Mas, maris** m *(l)*: Mann, männlich.

Massa, -ae f *(l)* = Masse, Klumpen. – Máza *(gr)*: Teig, Brei aus Gerstenmehl.

Masseter, -eris m *(l)* = anat.: der Kaumuskel. – Massetär *(gr)*: der Kauende; mássein *(gr)*: kauen, kneten.

masticatorius, -a, -um *(l)* = dem Kauen dienend. – masticare *(l)*: kauen; Mastix, -icis f *(l)*: wohlriechendes Harz vom Mastixbaum, das zum Kauen benutzt wurde; Mastichá *(gr)*: Mastixbaum.

mastoideus, -a, -um *(l)* = brustwarzenähnlich. – Mastós *(gr)*: Mutterbrust, Brustwarze, Anhöhe, Hügel; -eidés: ähnlich.

Mater, -tris f *(l)* = Mutter, anat.: ernährende u. umschützende Umhüllung. – Mátär *(gr)* u. Muoter *(ahd)*: Mutter; nach ali al abbas *(arab)*: die beiden Hüllen, als die Mutter des Gehirns bezeichnet wurden: 1. die dickere als Dura mater, die harte Hirnhaut; 2. die dünne als Pia mater, die weiche Hirnhaut.

Matrix, -icis f *(l)* = Mutterboden, Matrix. – Mater, -tris f *(l)*: Mutter; eigentl. Gebärmutter.

Maxilla, -ae f *(l)* = Oberkiefer. – Dim. zu Mala.

maximus, -a, -um *(l)* = größte. – Superlativ zu magnus.

Meatus, -us m *(l)* = Gang, Durchgang. – meare *(l)*: gehen, ziehen, fließen.

medialis, -e *(l)* = in der Mitte befindlich, zur Mitte gehörig; anat.: medial, zur Mitte hin; Gegensatz zu lateral. – Mésos *(gr)*: mittlerer, Mitte.

medianus, -a, -um *(l)* = in der Mitte befindlich, zur Mitte gehörig. – Mésos *(gr)*: mittlerer, Mitte.

Mediastinum, -i n *(l)* = Mittelfell, Raum zwischen rechter und linker Lunge, eigentl. zwei senkrecht stehende Platten (Pleura), welche die Brusthöhle in eine re. u. li. Hälfte teilen und das Herz zwischen sich enthalten.

medius, -a, -um *(l)* = in der Mitte befindlich, zur Mitte gehörig, dazwischenliegend. – Mésos *(gr)*: mittlerer, Mitte.

Medulla, -ae f *(l)* = Mark, Innerstes. – Wohl von medius abzuleiten.

Membrana, -ae f *(l)* = zarte Haut, Häutchen. – Substantiviertes Adj. von Membrum, -i n *(l)*: 1. das fleischige Körperglied; 2. Glied, Teil, Extremität.

meningeus, -a, -um *(l)* = zur Hirnhaut gehörig. – Adj. zu Meninx.

Meninx, -ingis f *(l)* = Hirnhaut. – Mâninx *(gr)*: Haut.

Meniscus, -i m *(l)* = Halbmond; anat.: Zwischenknorpel. – Menískos *(gr)*: kleiner Mond; Dim. zu Meís *(gr)*: runde Bedeckung über Statuen, gebogenes Schirmdach, Monat, Mond. Meniscus articularis: halbmondförmige Gelenkzwischenscheibe.

mentalis, -e *(l)* = zum Kinn gehörig. – Adj. zu Mentum.

Mentum, -i n *(l)* = Kinn, Kinnbart, hervorragende Ecke. – prominere *(l)*: hervorragen.

Mesencephalon, -i n *(l)* = Mittelhirn. – Mésos *(gr)*: Mitte; Enképhalos *(gr)*: das, was im Kopf ist (Gehirn).

Mesenterium, -ii n *(l)* = Dünndarmgekröse. – Mesenterion *(gr)*: mittleres Eingeweide; Mésos *(gr)*: Mitte; Énteron *(gr)*: Eingeweide.

Mesopharynx, -yngis f *(l)* = Mundrachen.

Metacarpus, -i m *(l)* = Mittelhand, Zwischenhand. – meta- *(gr)*: nach, hinter, zwischen, inmitten; Karpós *(gr)*: Hand.

metatarsalis, -e *(l)* = zum Mittelfuß gehörend. – Adj. zu Metatarsus.

Metatarsus, -i m *(l)* = Mittelfuß, Fußwurzel.

Metencephalon, -i n *(l)* = Hinterhirn.

minor, minus (Gen.:-oris) *(l)* = kleiner, geringer. – Komp. zu parvus *(l)*: klein, gering.

mitralis, -e *(l)* = einer Mitra ähnlich. – Adj. zu Mitra, -ae f *(l)*: Kopfbinde, Turban; Mítra *(gr)*: Leibbinde, Hauptbinde.

Modiolus, -i m *(l)* = die im Innern ausgehöhlte Schneckenachse. – Dim. zu Modius: Hohlkörper, Radnabe, Zylinder, Scheffel.

molaris, -e *(l)* = zum Mahlen gehörend; dem Mahlen dienend. – Adj. zu Mola, -ae f *(l)*: Mühlstein, Mühle; molare *(l)* u. mýllein *(gr)*: mahlen.

mollis, -e *(l)* = weich, lind, sanft; vgl. mollig. – moldvis *(idg)*: weich; molliri *(l)*: weich machen, zähmen.

Mons, montis m *(l)* = Berg, Fels. – men *(idg)*: emporragen.

motorius, -a, -um *(l)* = anat.: zur Bewegung gehörend, der Bewegung dienend. – movere *(l)*: bewegen, in Bewegung setzen.

mucosus, -a, -um *(l)* = schleimig, mukös. – Adj. zu Mucus, -i m oder Muccus, -i m *(l)*: Schleim, Rotz; mýssein *(gr)*: schneuzen.

multifidus, -a, -um *(l)* = vielfach gespalten. – multus, -a, -um *(l)*: viel u. findere *(l)*: spalten.

muscularis, -e *(l)* = zum Muskel gehörend. – Adj. zu Musculus.

musculocutaneus, -a, -um *(l)* = zum Muskel und zur Haut gehörend.

musculotubarius, -a, -um *(l)* = zum Musculus tensor tympani und zur Ohrtrompete gehörend.

Musculus, -i m *(l)* = kleine Maus, Mäuschen, Muskel. – Dim. zu Mus, muris m *(l)* u. Mýs *(gr)*: Maus.

Myelencephalon, -i n *(l)* = Markhirn, verlängertes Mark; Bezeichnung für Medulla oblongata. – Myelós *(gr)*: Mark, Rückenmark.

myentericus, -a, -um *(l)* = zur Darmmuskulatur gehörend. – Mýs *(gr)*: Maus, Muskel; enterikós *(gr)*: zu den Eingeweiden gehörend.

mylohyoideus, -a, -um *(l)* = vom Unterkiefer zum Zungenbein verlaufend. – Mýlos *(gr)*: Mahlstein, Backenzahn.

mylopharyngeus, -a, -um *(l)* = vom Unterkiefer zum Pharynx verlaufend. – Mýlos *(gr)*: Mahlstein; Phárynx *(gr)*: Rachen.

myo- *(gr)* = anat. in Zusammensetzungen: Muskel-. – Mýs *(gr)*: Maus, Muskel.

Myocardium, -ii n *(l)* = Herzmuskulatur.

Myologia, -ae f *(l)* = Muskellehre. – myo- *(gr)*: Muskel-; Lógos (gr): Wort, Sprache, Lehre.

Myometrium, -ii n *(l)* = Gebärmuttermuskulatur. – myo- *(gr)*: Muskel- u. Mẽtra *(gr)*: Gebärmutter.

Naris, -is f *(l)* = Nasenloch.

nasalis, -e *(l)* = zur Nase gehörend. – Adj. zu Nasus.

Nasus, -i m *(l)* = äußere Nase. – Nasos *(idg)* u. Naris *(l)*: Nasenloch.

navicularis, -e *(l)* = kahnförmig, schiffförmig. – Adj. zu Navicula, -ae f *(l)*: kleines Schiff; Dim. zu Navis, -is f (l): Schiff.

neonatus, -a, -um *(l)* = neugeboren. – néos *(gr)*: neu; nasci *(l)*: geboren werden, entstehen.

nervosus, -a, -um *(l)* = nervenreich, zum Nerven gehörig; früher: sehnig, kraftvoll. – Adj. zu Nervus.

Nervus, -i m *(l)* = Nerv; früher für alles weißliche Faserige: Sehne, Band, Flechse verwendet. – Neũron *(gr)*: Sehne, Band, Nerv.

Nidus, -i m *(l)* = Nest, Wohnsitz, Ursprung. – Nidos *(idg)*: Ruheplatz.

niger, -gra, -grum *(l)* = schwarz, dunkel.

Nodulus, -i m *(l)* = kleiner Knoten. – Dim. zu Nodus.

Nodus, -i m *(l)* = Knoten, Gelenk, Knorren, Verbindung. – nodere *(l)*: in einen Knoten knüpfen; Nódes *(idg)*: großes Netz.

Norma, -ae f *(l)* = Winkelmaß.

Nucha, -ae f *(l)* = Nacken. – Nugrah *(arab)*: Nacken, Nackengrube.

Nucleus, -i m *(l)* = Nuß, kleiner Kern; 1. Zellkern; 2. Anhäufung von Nervenzellen im ZNS. – Dim. zu Nux, nucis f *(l)*: Nuß, Kern.

nutricius [nutritius], -a, -um *(l)* = ernährend, aufziehend. – nutrire *(l)*: säugen, nähren, aufziehen.

Obex, -icis m *(l)* = Riegel, Querbalken, Damm. – obicere *(l)*: entgegenwerfen, entgegentreten.

obliquus, -a, -um *(l)* = schräg, tief, seitwärts gerichtet. – ob-, op- *(l)*: entgegen, gegen, hin; Limen, -inis n (l): Schwelle.

oblongatus, -a, -um *(l)* = verlängert.

oblongus, -a, -um *(l)* = länglich.

obturatorius, -a, -um *(l)* = dem Verstopfen dienend. – obturare *(l)*: verstopfen.

obturatus, -a, -um *(l)* = verstopft. P.p.p. zu obturare *(l)*: verstopfen.

obtusus, -a, -um *(l)* = stumpf, schwach. – P.p.p. zu obtúndere *(l)*: stumpf machen, stumpf werden.

occipitalis, -e *(l)* = zum Hinterhaupt gehörig. – Adj. zu Occiput.

Occiput, -itis n *(l)* = Hinterhaupt. – ob- *(l)*: entgegen, gegen, gegen; Caput, -itis n *(l)*: Haupt, Kopf.

octavus, -a, -um *(l)* = der (die, das) achte (Hirnnerv). – ógodes *(idg)*: der Achte.

oculomotorius, -a, -um *(l)* = die Augenbewegung betreffend.

Oculus, -i m *(l)* = Auge. – Wahrscheinlich Dim. zu Ocus *(idg)*, Okje *(idg)* u. Óktallos oder Ophthalmós *(gr)*: Auge, Augenhöhle.

Oesophagus, -i m *(l)* = Speiseröhre. – oíso *(gr)*: Futur zu phérein: tragen, transportieren; phageîn *(gr)*: essen, verdauen.

Olecranon, -i n *(l)* = (Haken-)Fortsatz der Elle, Ellenbogen. – Olékranon *(gr)*: Ellenbogenkopf; Olenä/olän *(gr)*: Ellenbogen, Unterarm; Kranon *(gr)*: Kopf.

olfactorius, -a, -um *(l)* = dem Riechen dienend. – ólfacere *(l)*: riechen, wittern; olere *(l)* u. ozein *(gr)*: riechen.

Oliva, -ae f *(l)* = Olive. – Elaía *(gr)*: Olive, Ölbaum.

Omentum, -i n *(l)* = Netzhaut um die Eingeweide, Fette; Eingeweidenetz.

omentalis, -e *(l)* = zum großen Netz gehörig. – Adj. zu Omentum.

omoclavicularis, -e *(l)* = von der Schulter zur Clavicula ziehend. – Ōmos *(gr)*: Schulter; Clavicula: Schlüsselbein.

omohyoideus, -a, -um *(l)* = von der Schulter zum Zungenbein ziehend. – Ōmos *(gr)*: Schulter.

omphaloentericus, -a, -um *(l)* = zum Dottergang gehörig. – Omphalós *(gr)*: Nabel; Énteron *(gr)*: Därme, Eingeweide.

oóphorus, -a, -um *(l)* = eitragend. – Ōón *(gr)*: Ei; phérein *(gr)*: tragen, bringen.

Operculum, -i n *(l)* = Deckel; anat.: die die Insula bedeckenden Gehirnlappenteile. – operire *(l)*: bedecken, verhüllen, zudecken.

opercularis, -e *(l)*: Adj. zu Operculum.

ophthalmicus, -a, -um *(l)* = zum Auge gehörig. – Ophthalmós *(gr)*: Auge.

opponens, -entis *(l)* = gegenüberstehend, gegenüberstellend. – P.p.a. von opponere *(l)*: entgegenstellen, entgegensetzen; ob-, op- *(l)*: entgegen, gegenüber; ponere *(l)*: legen, setzen, stellen.

opticus, -a, -um *(l)* = das Sehen betreffend. – Ópsis *(gr)*: Sehen.

Ora, -ae f *(l)* = Rand, Saum, Küste. – Mit Os, oris n *(l)*: Mund verwandt.

orbicularis, -e *(l)* = kreisförmig. – Adj. zu Orbiculus, -i m *(l)*: kleiner Kreis; Dim. zu Orbis, -is m *(l)*: Kreis.

Orbita, -ae f *(l)* = Augenhöhle; eigentl.: Kreisbahn, Wagengleis, Rad, Kreisfurche.

Orificium, -ii n *(l)* = Öffnung, eigentl.: etwas, das das Aussehen des Mundes hat. – Os, oris n *(l)*: der Mund; Facies, -ei f *(l)*: Gestalt, Aussehen.

Os, oris n *(l)* = Mund, Eingang, Mündung. – ah, asan, ayam *(altind)*: Mund, Öffnung.

Os, ossis n *(l)* = Knochen, Bein, Gebein. – Ostéon oder Óstion *(gr)*: Bein, Knochen.

Osteologia, -ae f *(l)* = Knochenlehre. – Ostéon *(gr)*: Knochen; Lógos *(gr)*: Wort, Lehre.

Ostium, -ii n *(l)* = Mündung, Eingang, Tür. – Os, oris n *(l)*: der Mund.

oticus, -a, -um *(l)* = zum Ohr gehörend. – Oús, otós *(gr)*: Ohr.

ovalis, -e *(l)* = eiförmig, oval. – Adj. zu Ovum.

Ovarium, -ii n *(l)* = Eierstock. – Substant. Adj. zu Ovum.

Ovum, -i n *(l)* = Ei. – Ōón *(gr)*: Ei.

Pachymeninx, -ingis f *(l)* = derbe, faserreiche Hirnhaut. – pachýs *(gr)*: dick, derb; Mãninx *(gr)*: Hirnhaut.

palatinus, -a, -um: *(l)* = zum Gaumen gehörend. – Adj. zu Palatum.

Palato- *(l)* = vom Gaumen entspringend.

Palatum, -i n *(l)* = Gaumen. – Pala *(idg)*: Wölbung.

pallidus, -a, -um *(l)* = blass, bleich. – pallére *(l)*: blass sein, fahl sein; poliós *(gr)*: grau.

Pallium, -ii n *(l)* = Hülle, Mantel; anat.: Hirnmantel. – Palla, -ae f *(l)*: das mantelartige Gewand römischer Frauen.

Palma, -ae f *(l)* = Handfläche. – Pálamã *(gr)*: flache Hand, Hohlhand.

palmaris, -e *(l)* = zur Handfläche gehörend. – Adj. zu Palma.

palmatus, -a, -um *(l)* = palmenzweigähnlich. – Palma, -ae f *(l)*: flache Hand, Palme; Pálamã *(gr)*: flache Hand, Hohlhand.

Palpebra, -ae f *(l)* = Augenlid. – palpitare *(l)*: zucken (wegen des Lidschlags) oder palpari *(l)*: streicheln (das Lid streichelt sanft über den Augapfel).

pampiniformis, -e *(l)* = rankenförmig. – Pampinus, -i m *(l)*: die Weinranke; Forma, -ae f *(l)*: Gestalt, Form.

Pancreas, -atis f *(l)* = Bauchspeicheldrüse. – pân *(gr)*: alles, ganz; Kréas *(gr)*: Fleisch, Drüsensubstanz.

Panniculus, -i m *(l)* = Haut, Schicht. – Dim. zu Pannus, -i m *(l)*: Kleid, Tuch, Lappen; Pânos *(gr)*: Zeug, Tuch.

Papilla, -ae f *(l)* = warzenförmige Erhebung, Papille (der Haut, Niere und Zunge), urspr. nur Brustwarze. – Papula, -ae f *(l)*: Blatter, Bläschen.

Paradidymis, -idis f *(l)* = neben dem Hoden liegendes rudimentäres Organ (Urnierenrest), anat.: beiderseits blind endende Kanälchen oberhalb des Nebenhodenkopfs vor dem Samenstrang. – pará *(gr)*: neben; Dídymoi *(gr)*: Zwillinge, Hoden.

Parametrium, -i n *(l)* = Bereich neben der Gebärmutter. – Mẽtra *(gr)*: Gebärmutter.

parasympathicus, -a, -um *(l)* = der Pars sympathica des autonomen oder vegetativen Nervensystems entgegenwirkend.

Parenchyma, -atis n *(l)* = organspezifisches Gewebe. – Parénchyma *(gr)*: das daneben Hineingegossene; chéein *(gr)*: gießen.

Paries, -etis m *(l)* = Wand. – Etym. unsicher.

parietalis, -e *(l)* = parietal, seitwärts; anat.: zum Os parietale (Scheitelbein) gehörend. – Adj. zu Paries.

Paroóphoron *(gr)* = medial vom Eierstock liegendes rudimentäres Organ (Urnierenrest).

parotideus, -a, -um *(l)* = zur Ohrspeicheldrüse gehörend. – Adj. zu Parotis.

Parotis, -idis f *(l)* = Anschwellung neben dem Ohr (urspr. Mumps); Glandula parotidea = Ohrspeicheldrüse. – Oús *(gr)*: Ohr.

Pars, partis f *(l)* = Teil, Anteil, Stück, Körperteil, Seite. – partiri *(l)*: teilen.

parvus, -a, -um *(l)* = klein. – pauros *(gr)*: klein, gering, wenig.

Patella, -ae f *(l)* = Schale, Opferschale; anat.: Kniescheibe. – Dim. zu Patera, -ae f *(l)*: flache Schale; patere *(l)*: offenstehen.

Pecten, pectinis m *(l)* = Kamm, Grat. – pectare *(l)* u. pékein *(gr)*: kämmen.

pectinatus, -a, -um u. **pectineus, -a, -um** *(l)*: Adj. zu Pecten.

pectoralis, -e = zur Brust gehörig. – Adj. zu Pectus.

Pectus, -oris n *(l)* = Brust, Herz, Sinn. – Paksa *(altind)*: Flügel, Achsel.

Pediculus, -i m u. **Pediculus, -i** m *(l)* = Füßchen, Stiel. – Dim. zu Pes, pedis m *(l)*: Fuß.

pellucidus, -a, -um *(l)* = durchsichtig. – perlucere *(l)*: hervorschimmern, durchsichtig sein; per- *(l)*: völlig, hindurch; lucere *(l)*: scheinen, leuchten.

pelvinus, -a, -um *(l)*: Adj. zu Pelvis.

Pelvis, ís f *(l)* = Becken, Schüssel. – Pellís *(gr)*: Schüssel, Becken; Pélla *(gr)* u. Palavi *(altind)*: Geschirr.

Penis, -is m *(l)* = Schwanz, männliches Glied. – Pés *(gr)*: männl. Glied.

perforans, -tis *(l)* = durchbohrend. – P.p.a. von perforare *(l)*: durchbohren; per- *(l)*: durch, hindurch; forare *(l)*: bohren, graben.

perforatus, -a, -um *(l)* = durchbohrt. – P.p.p. von perforare *(l)*: durchbohren.

Pericardium, -ii n *(l)* = Herzbeutel.

Perilympha, -ae f *(l)* = die das häutige Gehörlabyrinth umgebende Flüssigkeit. – perí- *(gr)*: um, herum; Lympha *(l)*: Quellwasser.

Perimetrium, -ii n *(l)* = Bauchfellüberzug der Gebärmutter. – Mẽtra *(gr)*: Gebärmutter.

perinealis, -e *(l)*: Adj. zu Perinéum.

Perinéum, -i n *(l)* = Damm, Mittelfleisch, Gegend zwischen After und Scheide bzw. Hodensack. – Vielleicht von perinéin *(gr)*: anhäufen, aufschichten.

Periodontium, -ii n *(l)* = Wurzelhaut des Zahnes. – Odoús, odóntos *(gr)*: Zahn.

Periorbita, -ae f *(l)* = das die Augenhöhle auskleidende Periost.

Periorchium, -ii n (l) = parietales Peritonealblatt des Hodens. – Órchis (gr): Hoden.

Periosteum, -i n (l) = Knochenhaut, Periost. – Os, ossis m (l): Knochen.

Peritoneum, -ii n (l) = Bauchfell. – Peritonáion (gr): die über die Därme gespannte Haut; teínein (gr): spannen.

permanens, -entis (l) = bleibend, verbleibend. – P.p.a. von permanere (l): bleiben, verbleiben, fortdauern.

peroneus, -a, -um u. peronealis, -e (l) = zum Wadenbein gehörend, auf der Seite des Wadenbeins gelegen. – Pero, -onis m (l): Stiefel aus rohem Leder; Peróné (gr): Spange, Stachel.

perpendicularis, -e (l) = senkrecht, lotrecht. – Perpendiculum, -i (l): Richtblei, Lot; perpendere (l): genau abwägen.

Pes, pedis m (l) = Fuß, Bein. – Poús (gr): Fuß, Bein.

Petiolus, -i m (l) = Stiel, Füßchen. – Dim. zu Pes; statt Pediolus später Petiolus.

petrosus, -a, -um (l) = felsig, steinig. – Pétra (gr): Fels, Stein.

petrotympanicus, -a, -um (l) = vom Felsenbein zur Paukenhöhle ziehend.

Phalanx, -angis f (l) = Walze, Stamm, Ballen, Schlachtreihe; anat.: Phalanx, Finger-, Zehenglied. – Phálanx (gr): 1. Rundholz, Balken; 2. Finger-, Zehenglied; 3. Schlachtreihe.

pharyngeus, -a, -um (l) = zum Rachen gehörend. – Adj. zu Pharynx.

Pharynx, -ngis m u. f (l) = Rachen, Schlund. – Phárynx (gr): Rachen, Kehle, Schlund.

Philtrum, -i n (l) = Nasen-Lippen-Rinne. – Phíltron (gr): Liebeszauber, Liebestrunk.

phrenicus, -a, -um (l) = zum Zwerchfell gehörend. – Phrenes, -um f (l): Zwerchfell; Phrén (gr): Zwerchfell, Sitz des Gemüts.

Pigmentum, -i (l) = Farbstoff; Schminke. – pingere (l): malen; poíkilos (gr): bunt.

Pilus, -i m (l) = einzelnes Haar. – Pílos (gr): Filz.

pinealis, -e (l) = zum Fichtenzapfen gehörend, fichtenzapfenähnlich. – Pinus, -us f (l) und picsmus (idg): Fichte.

piriformis, -e (l) = birnenförmig. – Pirum, -i n (l): Birne; Forma, -ae f (l): Form, Gestalt.

pisiformis, -e (l) = erbsenförmig. – Pisum, -i n (l) u. Píson (gr): Erbse; Forma, -ae f (l): Form, Gestalt.

pituitarius, -a, -um (l) = schleimig. – Pituita, -ae f (l): der Schleim. – Glandula pituitaria.

pius, -a, -um (l) = fromm, zart. – Pia mater: weiche Hirnhaut.

Placenta, -ae f (l) = Mutterkuchen, Nachgeburt, Plazenta. – Plakoûs (gr): Kuchen, eigentl.: mit Fläche versehen.

Planta pedis (l) = Fußsohle. – Planta, -ae f (l): Fußfläche; Pes, pedis m (l): Fuß; Plátos (gr): Breite; platýs (gr): breit, weit.

Planum, -i (l) = Fläche, Ebene. – placére (l): ebnen, glätten; planare (l): platzieren, planieren.

planus, -a, -um (l) = flach, eben, plan.

Platysma, -atis n (l) = Platte, ausgebreiteter Körper; anat.: großflächiger Hautmuskel am Hals. – platýs (gr): breit, weit.

Pleura, -ae f (l) = Seite, Rippe; anat.: Rippenfell, Brustfell. – Pleurá (gr): die Seite eines Gegenstands.

Plexus, -us m (l) = Geflecht. – plectere (l) u. plékein (gr): flechten.

Plica, -ae f (l) = Falte, alle Faltenbildungen. – plicare (l): falten; plékein (gr): flechten, schlingen oder ptýssein (gr): falten.

Pollex, -icis m (l) = Daumen. – pollere (l): vermögen, ausrichten.

Pons, pontis m (l) = Brücke, Steg. – Paíos (gr): Pfad.

pontinus, -a, -um (l) = zur Brücke gehörig. – Adj. zu Pons.

Poples, -itis m (l) = Kniekehle, Kniebeuge.

popliteus, -a, -um (l): Adj. zu Poples.

Porta, -ae f (l) = Pforte, Tür, Eingang. – Póros (gr): Durchgang; peírein (gr): durchdringen.

Portio, -ionis f (l) = Teil, Abschnitt, Anteil, Portion. – Pars (l) u. Époron (gr): zugemessener Anteil.

Porus, -i m (l) = Gang, Kanal, Röhre; anat.: Öffnung eines Gangs. – Póros (gr): Öffnung, Weg, Durchgang; peírein (gr): durchdringen.

postcentralis, -e (l) = anat.: hinter der Zentralfurche des Gehirns liegend.

posterior, -ius (l) = hinterer, späterer, folgender. – Komp. zu post (l): hinten, hernach.

posterolateralis, -e (l) = weiter hinten seitlich.

praecentralis [precentralis], -e (l) = vor der Zentralfurche des Gehirns gelegen.

Praeputium [Preputium], -i n (l) = Vorhaut. – Pósthion (gr) als Dim. zu Pósthä (gr): männliches Glied oder prae- (l): vorne u. putare (l): beschneiden, ins Reine bringen.

Princeps, -ipis m (l) = Erster, Wichtigster. – aus primi-ceps: die erste Stelle einnehmend; primus (l): Erster; capere (l): nehmen.

principalis, -e (l) = ursprünglich, Erster. – Adj. zu Princeps.

procerus, -a, -um (l) = hoch, schlank, gestreckt, lang. – crescere (l): wachsen, entstehen.

Processus, -us m (l) = Fortschritt, Fortgang; anat.: Fortsatz. – procedere (l): vorgehen, hervortreten, vorrücken; cedere (l): weichen, gehen.

profundus, -a, -um (l) = tief, bodenlos. – siehe pro- (l) u. Fundus, -i m (l): in der Nähe des Bodens, in der Tiefe.

Prominentia, -ae f (l) = Vorsprung, Erhebung, Prominenz. – prominere (l): hervorspringen, hervorragen; minere (l): ragen, drohen.

Promontorium, -i n (l) = Vorgebirge, Vorwölbung.

Pronator, -oris m (l) = Neiger; anat.: Muskeln, die bei Drehung des Unterarms die Handfläche nach unten bzw. dorsal richten. – pronare (l): vornüberneigen.

Pronephros, -i m (l) = Vorniere, die zuerst gebildete Niere. – Néphros (gr): Niere.

pronus, -a, -um u. pronatus, -a, -um = abschüssig, vornüber geneigt. – Adj. zu Pronator.

proprius, -a, -um (l) = beständig, dauernd, eigen, wesentlich.

Prosencephalon, -i n (l) = Vorderhirn. – Enképhalos (gr): Gehirn.

Prostata, -ae f (l) = Vorsteherdrüse. – Prostátäs (gr): Vordermann, Beschützer, Vorsteher.

prostaticus, -a, -um (l): Adj. zu Prostata.

Protuberantia, -ae f (l) = Arten von Hervorragungen u. Erhabenheiten, Protuberanz. – protuberare (l): hervorragen.

proximalis, -e (l) = anat.: näher zum Rumpf gelegen, rumpfwärts, proximal. – proximus, -a, -um (l): nächster; Sup. zu prope (l): nahe, bei.

Psoas, psoae m (l) = Lende. – Psóa (gr): Lende, Lendengegend, Lendenfleisch.

pterygoideus, -a, -um (l) = flügelförmig. – Pteryx (gr): Flügel; -eidés (gr): ähnlich in Gestalt, Form.

pudendus, -a, -um (l) = zur Scham gehörend, schimpflich, schändlich. – pudére (l): sich schämen.

Pulmo, -onis m (l) = Lunge. – Pleumon, Pneumon (gr): die Lunge.

pulmonalis, -e (l): Adj. zu Pulmo.

Pulpa, -ae f (l) = Weichheit; anat.: weiche Substanz, Mark, Parenchym.

Pulvinar, -aris n (l) = Kissen, Polster.

Pupilla, -ae f (l) = Pupille, Augenstern, Sehloch. – Dim. zu Pupa, -ae f (l): Mädchen, Puppe; eigentl.: das verkleinerte Spiegelbild, das man im Auge eines anderen sieht.

Pýelos (gr) = Trog, Mulde, Wanne; anat.: Nierenbecken.

pyloricus, -a, -um (l): Adj. zu Pylorus.

Pylorus, -i m (l) = Pförtner, Magenausgang; anat.: Übergang zwischen Magen u. Dünndarm. – Pylórós (gr): Pförtner, Torhüter.

pyramidalis, -e (l): Adj. zu Pyramis.

Pyramis, -idis f (l) = Pyramide; anat.: pyramidenähnl. Gebilde. – Pyramís (gr): Pyramide.

quadrangularis, -e (l) = vierwinklig, viereckig. – quattuor (l): vier; Angulus, -i m (l): Winkel.

quadratus, -a, -um (l) = viereckig. – quadrare (l): rechteckig machen.

quadriceps, -cipitis (l) = vierköpfig.

radialis, -e (l) = zur Speiche (Unterarmknochen) gehörig. – Adj. zu Radius.

Radiatio, -onis f (l) = Ausstrahlung. – Radius, -ii m (l): Strahl, Lichtstrahlung.

radicularis, -e (l) = zur Wurzel gehörend. – Adj. zu Radicula, -ae f (l): kleine Wurzel.

Radius, -ii m (l) = Radspeiche, Halbmesser des Kreises, Sonnenstrahl; anat.: Unterarmknochen: Speiche.

Radix, -icis f (l) = Wurzel. – Radix (gr): Zweig, Rute, Wurzel.

Ramus, -i m (l) = Ast, Zweig.

Raphe, -es f (l) = Naht, Hautnaht. – Raphá (gr): Naht, Kleidernaht; ráptó (gr): zusammennähen.

Recessus, -us m (l) = Zurückgehen, Einbiegung, Vertiefung, Winkel, Nische. – recedere (l): zurückweichen; re-: zurück; cedere: weichen, gehen.

Rectum, -i n (l) = Enddarm, Mastdarm. – rectus (l): gerade.

rectus, -a, -um (l) = gerade. – regere (l): richten, lenken.

recurrens, -entis (l) = zurücklaufend, kreisend. – P.p.a. von recurrere (l): zurücklaufen, zurückkommen, kreisen.

Regio, -onis f (l) = Gegend, Lage, Richtung. – regere (l): lenken, richten, regieren; orégó (gr): recken, sich recken.

Ren, renis m (l) = Niere.

renalis, -e (l): Adj. zu Ren.

respiratorius, -a, -um (l) = der Atmung dienend. – respirare (l): atmen.

Rete, retis n (l) = Netz, Fischnetz. – ére (idg) u. rarus, -a, -um (l): dünn, locker, undicht.

Retina (ergänze tunica) (l) = die Netzhaut des Auges. – evtl.: retinere (l): zurückhalten; oder: Rete, retis ir (l): Netz; retinus (l): netzartig.

Retinaculum, -i n (l) = Halter, Klammer, Seil, das zum Halten dienende Band; anat.: 1. Werkzeug zum Aufheben und Festhalten von Weichteilen; 2. fibröse Gebilde, welche andere festhalten, damit sie nicht aus der Lage abweichen. – retinere (l): zurückhalten, festhalten.

retroperitonealis, -e (l) = hinter dem Bauchfell gelegen.

Rhinencephalon, -i n (l) = Riechhirn. – Rhís (gr): Nase; Enképhalos (gr): das, was im Kopf ist (Gehirn).

Rhombencephalon, -i n (l) = Rautenhirn; nach der Rautengrube benannt. – Rhómbos (gr): Raute; Enképhalos (gr): das, was im Kopf ist (Gehirn).

rhomboideus, -a, -um (l) = rautenähnlich. – Rhómbos (gr): kreisförmiger Körper, Kreisel, später: Raute; -eidés (gr): ähnlich.

Rima, -ae f (l) = Spalte, Riss, Strich, Ritze. – Rícoma (idg): Riss; ereíkein (gr): aufreißen.

risorius, -a, -um (l) = zum Lachen dienend. – ridere (l): lachen, grinsen; Risor, -oris m (l): Lacher, Spötter.

rostralis, -e (l) = zum vorderen Körperende hin gelegen.

Rostrum, -i n (l) = Schnabel, Rüssel. – rodere (l): nagen, verzehren.

Rotator, -oris m (l) = der (Herum-)Dreher; vgl. Rotation. – rotare (l): herumdrehen, rotieren; Rota, -ae f (l): Rad, Wagenrad.

rotundus, -a, -um (l) = rund, kugelrund. – Rota, -ae f (l): Rad; siehe Rotator.

ruber, -bra, -brum (l) = rot. – erythrós (gr): rot; rubére (l): rot sein.

Ruga, -ae f (l) = Runzel, Hautfalte, Falte. – rúksas (altind): rau; rysós (gr): runzelig.

Saccus, -i m (l) = Sack, Tasche. – Sák(k)os (gr): Sack.

sacer, sacra, sacrum *(l)* = heilig. – Sacrum, -i n *(l)*: Heiligtum. – Os sacrum: Kreuzbein.

sacralis, e *(l)* = zum Kreuzbein gehörig. – Adj. zu Sacrum.

sagittalis, -e *(l)* = in Pfeilrichtung, sagittal, von ventral nach dorsal. – Adj. zu Sagitta,-ae *(l)*: Pfeil.

salivatorius,-a,-um *(l)* = zum Speichel gehörig. – Saliva,-ae f *(l)*: Speichel, Schleim.

Salpinx, -ingis f *(l)* = Trompete; anat.: 1. Eileiter (Tuba uterina [Salpinx]); 2. Ohrtrompete (Tuba auditiva). – Salpinx *(gr)*: Trompete.

saphenus, -a, -um *(l)* = verborgen. – al safin *(arab)*: verborgen, der Verbergende; nicht von saphás *(gr)*: deutlich, sichtbar.

sartorius,-a,-um *(l)* = zum Schneidern dienlich. – Sartor, -oris m *(l)*: Schneider; sarcire *(l)*: ausbessern.

Scala,-ae f *(l)* = Treppe, Stufe. – Scalae,-arum *(Pl)*: Treppe, Leiter, Stiege; scand-sla *(idg)*: steigen.

scalenus, -a, -um *(l)* = schief, ungleichseitig, dreieckig. – skalänós *(gr)*: ungerade, schief.

Scapha,-ae f *(l)* = Nachen; anat.: die zwischen Helix und Anthelix liegende Furche der Ohrmuschel. – Skáphä *(gr)*: ausgehöhlter Körper, Kahn, Boot.

scaphoideus,-a,-um *(l)* = kahnförmig. – Skáphä *(gr)*: ausgehöhltes, muldenartiges Gefäß, Wanne, Boot; skáptō *(gr)*: graben.

Scapula, -ae f *(l)* = Schulterblatt, Schulter, Rücken. – Kápetos *(gr)*: Grube, Graben.

Sclera (ergänze tunica oculi) *(l)* = harte oder feste Augenhaut. – sklärós *(gr)*: hart, derb.

scriptorius,-a,-um *(l)* = zum Schreiben dienend. – scribere *(l)*: schreiben, zeichnen.

scrotalis, -e *(l)*: Adj. zu Scrotum.

Scrotum, -i n *(l)* = Sack, Hodensack. – skrýdda *(altnord)*: geschrumpfte Haut.

secundarius, -a, -um *(l)* = der (die, das) Zweite. – secundus,-a,-um *(l)*: der (die, das) Zweite, Folgende; sequi *(l)*: folgen, nachfolgen, nachsetzen.

segmentalis,-e *(l)*: Adj. zu Segmentum.

Segmentum, -i n *(l)* = Abschnitt, Teilbereich, Segment. – secare *(l)*: schneiden, teilen.

Sella, -ae f *(l)* = Sattel, Stuhl, Sessel. – sedere *(l)*: sitzen, setzen; Héila *(gr)*: Sitz.

Semicanalis,-is m *(l)* = Halbkanal, Rinne.

semicircularis, -e *(l)* = halbkreisförmig.

semilunaris,-e *(l)* = halbmondförmig. – semi- *(l)*: halb; Luna,-ae f *(l)*: Mond.

semimembranosus, -a, -um *(l)* = halbhäutig.

seminalis,-e *(l)* = zum Samen gehörig. – Adj. zu Semen, -inis n *(l)*: Same, Stamm; se, saen *(idg)* u. serere *(l)*: säen, pflanzen.

semiovalis, -e *(l)* = halbeiförmig.

semispinalis, -e *(l)* = zur Hälfte zum Dorn(fortsatz der Wirbel) gehörend; Bezeichnung für Muskeln, die von den Querfortsätzen der Wirbel zu Dornfortsätzen anderer Wirbel ziehen.

semitendinosus,-a,-um *(l)* = halbsehnig.

septalis,-e *(l)*: Adj. zu Septum.

Septum, -i n *(l)* = Scheidewand, eigentl. Umzäunung, Einfriedung. – saepire *(l)*: umzäunen, umhegen, einfrieden.

serratus, -a, -um *(l)* = gezähnt, gesägt. – P.p.p. von serrare *(l)*: sägen; Serra,-ae f *(l)*: Säge.

sesamoideus, -a, -um *(l)* = sesamkornähnlich. – Sásamon *(gr)*: Schotenfrucht der aus Ägypten und Arabien stammenden Sesampflanze.

sigmoideus,-a,-um *(l)* = sigmaähnlich. – Sígma *(gr)*: halbmondförmiges Gebilde.

simplex,-icis *(l)* = einfach, unvermischt, einzeln. – sém *(idg)*: eins.

sinister, -tra, -trum *(l)* = links, ungünstig.

sinuatrialis,-e *(l)* = zum Sinus venarum cavarum u. zum Vorhof des Herzens gehörend.

Sinus, -us m *(l)* = Busen, Vertiefung, Bucht, Biegung, Krümmung. – sinuáre *(l)*: krümmen, bogenförmig machen.

soleus,-a,-um *(l)* = seezungenähnlich, schollenähnlich. – Solea,-ae f *(l)*: Seezunge, Scholle; urspr.: Sandale, Sohle.

solitarius,-a, -um *(l)* = alleinstehend, abgesondert, einsam. – solus,-a,-um *(l)*: allein.

Spatium,-ii n *(l)* = Zwischenraum, Raum, Bahn, Rennbahn. – Spádion, Stadion *(gr)*: Rennbahn.

spermaticus, -a, -um *(l)* = zum Samen gehörig. – Adj. zu Spérma *(gr)*: Same, Keim; speírein *(gr)*: aussäen, ausstreuen.

sphenoidalis, -e *(l)* = keilförmig. – Sphän *(gr)*: Keil.

Sphincter,-eris m *(l)* = Schnürer, Schnürmuskel. – sphingein *(gr)*: zusammenschnüren, würgen, zusammenziehen; Sphinx: zusammenschnürende Todesdämonin.

Spina,-ae f *(l)* = Dorn, Rückgrat, Wirbelsäule.

spinalis,-e u. **spinosus,-a,-um** *(l)*: Adj. zu Spina.

spinocostalis, -e *(l)* = vom Rückgrat zur Rippe verlaufend.

spiralis, -e *(l)* = gewunden. – Adj. zu Spira,-ae f *(l)*: Windung, Spirale; Speîra *(gr)*: Windung.

splanchnicus, -a, -um *(l)* = zu den Eingeweiden gehörend. – Splánchnon *(gr)*: Eingeweide.

Splanchnologia, -ae f *(l)* = Eingeweidelehre. – Splánchnon *(gr)*: Eingeweide; Lógos *(gr)*: Wort, Sprache, Lehre.

Splen, -enis m *(l)* = Milz. – Splán *(gr)*: Milz.

Splenium, -ii n *(l)* = Wulst, Bausch, Schönheitspfläschen. – Splenion *(gr)*: Wundverband, Pflasterstreifen, Kompresse.

splenius,-ia,-ium *(l)* = pflasterförmig, bauschig.

spongiosus,-a,-um *(l)* = schwammig, porös. – Spongiá *(gr)*: Schwamm.

Squama, -ae f *(l)* = Schuppe (des Fisches, der Schlange). – squaleo *(l)*: schuppig, rau sein.

squamosus, -a, -um *(l)*: Adj. zu Squama.

stapedius, -a, -um *(l)*: Adj. zu Stapes.

Stapes,-edis m *(l)* = Steigbügel, das kleinste der drei Gehörknöchelchen.

stellatus,-a,-um *(l)* = sternförmig. – Stella,-ae f *(l)*: Stern, Gestirn; Astár *(gr)*: Stern.

sternalis,-e *(l)*: Adj. zu Sternum.

sternoclavicularis, -e *(l)* = vom Brust- zum Schlüsselbein verlaufend.

sternocleidomastoideus, -a, -um *(l)* = Brustbein und Schlüsselbein mit dem Warzenfortsatz verbindend. – Sternum,-i n *(l)*: Brustbein; Kleís *(gr)*: Riegel, Schlüssel; mastoideus *(l)*: brustwarzenähnlich.

sternocostalis, -e *(l)* = vom Brustbein zur Rippe verlaufend.

sternohyoideus, -a, -um *(l)* = vom Brust- zum Zungenbein verlaufend.

sternothyroideus, -a, -um *(l)* = vom Brustbein zur Schilddrüse ziehend.

Sternum, -i n *(l)* = Brustbein. – sternere *(l)*: ausbreiten, glätten; Stérnon *(gr)*: Brust, Brustbein.

Stratum, -i n *(l)* = Zone, Decke, Ausgebreitetes, Schicht. – sternere *(l)* u. stórnymi *(gr)*: ausbreiten, bedecken.

Stria,-ae f *(l)* = Streifen, Furche.

striatus, -a, -um *(l)* = gestreift. – Adj. zu Stria.

styloglossus, -a, -um *(l)* = vom Griffelfortsatz zur Zunge verlaufend.

stylohyoideus, -a, -um *(l)* = vom Griffelfortsatz zum Zungenbein verlaufend.

styloideus, -a, -um *(l)* = griffelförmig. – Stýlos *(gr)*: Griffel, Stiel.

stylomastoideus, -a, -um *(l)* = vom Griffel- zum Warzenfortsatz verlaufend.

stylopharyngeus, -a, -um *(l)* = vom Griffelfortsatz zum Rachen verlaufend.

subcutaneus, -a, -um *(l)* = unter der Haut gelegen.

submucosus, -a, -um *(l)* = unter der Schleimhaut gelegen.

Substantia, -ae f *(l)* = Wesen, Beschaffenheit; anat.: Substanz, stoffliche Grundlage. – substare *(l)*: darunter sein, existieren, standhalten.

Sulcus, -i m *(l)* = Furche, Einschnitt. – Holkós *(gr)*: Zug, Zügel, gezogene Furche; hélkō *(gr)*: ziehen.

Supercilium, -ii n *(l)* = Augenbraue, das über dem Augenlid Befindliche.

superficialis,-e *(l)* = an der Oberfläche liegend, oberflächlich. – Facies,-ei f *(l)*: äußere Gestalt.

superior, -ius *(l)* = oberer, höher, weiter oben gelegen. – Komp. zu super.

Supinator, -oris m *(l)* = Aufwärtsdreher. – supinare *(l)*: rücklings beugen, nach oben drehen; durch Drehung des Unterarms wird die Handfläche nach oben bzw. vorne gerichtet; hýptios *(gr)*: zurückgelehnt, rücklings.

supremus,-a, -um *(l)* = der Oberste, Äußerste, Höchste. – Sup. zu super.

suralis, -e *(l)* = zum Wadenbein gehörig. – Adj. zu Sura,-ae f *(l)*: Wade, Unterschenkel.

suspensorius,-a,-um *(l)* = zum Aufhängen dienend. – suspéndere *(l)*: aufhängen, emporheben.

Sustentaculum, -i n *(l)* = Stütze, Hilfe, Unterstützung. – sustenare *(l)*: unterstützen, aufrechthalten, stützen, helfen.

Sutura, -ae f *(l)* = Naht, chirurg. Naht, Nahtverbindung zweier Schädelknochen, Wundnaht.

sympathicus, -a, -um *(l)* = sympathisch; anat.: sympathischer Teil des autonomen oder vegetativen Nervensystems. – Páthōs *(gr)*: Leiden, Empfindung.

Symphysis, -eos u. **-is** f *(l)* = Knochenverbindung durch Faserknorpel, vgl. Junctura cartilaginea. – symphýein *(gr)*: zusammenwachsen, vereinigen.

Synarthrosis, -eos u. **-is** f *(l)* = Knochenfuge. – Árthron *(gr)*: Gelenk.

Synchondrosis, -eos u. **-is** *(l)* = knorpelige Knochenverbindung. – Chóndros *(gr)*: der Knorpel.

Syndesmosis, -eos u. **-is** *(l)* = bindegewebige Knochenverbindung. – Desmós *(gr)*: Band, Verbindung.

Synostosis, -eos u. **-is** *(l)* = knöcherne Verbindung zweier Knochen. – Ostéon *(gr)*: Knochen.

Synovia, -ae f *(l)* = Gelenkschmiere.

Taenia, -ae f *(l)* = Streifen, schmales Band, Binde. – Tainía *(gr)*: Band, Binde; teínein *(gr)*: drehen, spannen, strecken.

talaris, -e *(l)*: Adj. zu Talus.

talocalcaneonavicularis,-e *(l)* = vom Sprung- u. Fersenbein zum Kahnbein verlaufend.

talocruralis,-e *(l)* = vom Sprungbein zum Unterschenkel ziehend.

talonavicularis,-e *(l)* = vom Sprung- zum Kahnbein verlaufend.

Talus, -i m *(l)* = Sprungbein; urspr.: der Würfel.

Tapetum,-i n *(l)* = Teppich, Vorhang. – Tapes,-itis m *(l)* u. Tápäs *(altiran)*: Teppich.

tarseus,-a,-um *(l)*: Adj. zu Tarsus.

tarsometatarsalis, -e *(l)* = von der Fußwurzel zum Mittelfuß verlaufend.

Tarsus, -i m *(l)* = 1. Fußwurzel; 2. Lidplatte. – Tarsós *(gr)*: flach ausgebreiteter Gegenstand.

tectorius, -a, -um *(l)* = dem Bedecken dienend; zum Decken. – Adj. zu Tectum.

Tectum, -i n *(l)* = Dach. – tegere *(l)* u. stégein *(gr)*: decken; Tégos *(gr)*: Dach; Stégä *(gr)*: Haus, Dach; Decchin *(ahd)*: Decke.

Tegmen,-inis n u. **Tegmentum, -i** n *(l)* = Decke, Haube, Dach. – tegere *(l)*: bedecken u. stégein *(gr)*: decken, bedecken, verbergen.

tegmentalis,-e *(l)*: Adj. zu Tegmentum.

Tela, -ae f *(l)* = Gewebe, Gewebeschicht. – téxere *(l)*: weben, flechten; Téxla *(idg)*: Gewebe.

Telencephalon, -i n *(l)* = Endhirn. – Télos *(gr)*: Ende; Enképhalos *(gr)*: das, was im Kopf ist (Gehirn).

temporalis, -e *(l)*: Adj. zu Tempus.

Tempus,-oris n *(l)* = Schläfe, Zeit.

tendineus, -a, -um *(l)*: Adj. zu Tendo.

Tendo,-inis m *(l)* = Sehne. – téndere *(l)* u. teínein *(gr)*: ziehen, spannen, strecken.

Tensor,-oris m *(l)* = Spanner, Strecker. – téndere *(l)* u. teínein *(gr)*: strecken, spannen, spannen.

Tentorium,-i n *(l)* = Zelt. – téndere *(l)*: spannen, straff anziehen, zelten, lagern.

tenuis,-e *(l)* = dünn, fein. – téndere *(l)*: spannen, auseinanderziehen; tánus *(altind)* u. dúnni *(ahd)*: dünn, ausgedehnt.

teres, -etis *(l)* = rund, gedreht, länglich rund. – terere *(l):* reiben, zerreiben; teírō u. tríbō *(gr):* reiben, zerreiben.

terminalis, -e *(l)* = zur Grenze gehörig, die Grenze bzw. das Ende bezeichnend; vgl. Termin. – terminare *(l):* begrenzen, abgrenzen, bestimmen.

testicularis, -e *(l):* Adj. zu Testis.

Testis, -is m *(l)* = anat.: Hoden.

thalamicus, -a, -um *(l):* Adj. zu Thalamus.

Thalamus, -i m *(l)* = anat.: sog. Sehhügel. – Thálamos *(gr):* Gemach, Höhle, Schlafgemach.

Theca, -ae f *(l)* = Kapsel, Hülle, Kuppel. – Thäkä *(gr)* = Behälter.

Thenar, -aris n *(l)* = Daumenballen. – Thénar *(gr):* Handfläche, flache Hand, auch Vertiefung; theínō *(gr):* schlagen.

thoracicus, -a, -um *(l):* Adj. zu Thorax.

thoracoacromialis, -e *(l)* = vom Brustkorb zur Schulterhöhe verlaufend.

thoracolumbalis, -e *(l)* = vom Brustkorb zur Lende ziehend.

Thorax, -acis m *(l)* = Brustkorb. – Thṓrax *(gr):* Brustkorb, Brustharnisch, Rüstung, die Brust und Bauch bedeckt.

thymicus, -a, -um *(l):* Adj. zu Thymus.

Thymus, -i m *(l)* = Thymusdrüse, Bries. – Thymós *(gr):* Leben, Lebenskraft, Gemüt, Mut, Herz, Geist, Verstand.

thyroarytenoideus, -a, -um *(l)* = von der Schilddrüse zu den Gießbeckenknorpeln verlaufend.

thyroepiglotticus, -a, -um *(l)* = von der Schilddrüse zum Kehldeckel verlaufend.

thyrohyoideus, -a, -um *(l)* = von der Schilddrüse zum Zungenbein verlaufend.

thyroideus, -a, -um *(l)* = schildförmig. – thyreoídes *(gr):* schildähnlich; Thyreós *(gr):* der lange, viereckige türähnliche Schild.

thyropharyngeus, -a, -um *(l)* = von der Schilddrüse zum Pharynx verlaufend.

Tibia, -ae f *(l)* = Pfeife, Flöte; anat.: Schienbein.

tibialis, -e *(l):* Adj. zu Tibia.

Tonsilla, -ae f *(l)* = Mandel im Halse. – Dim. zu Toles, -ium f *(l):* Kropf am Halse; tónsles *(idg):* dehnen, ausdehnen.

Torus, -i m *(l)* = Wulst, Polster; ein Teilstrick, aus deren mehreren das Tau zusammengedreht wird.

Trabecula, -ae f *(l)* = Bälkchen. – Dim. zu Trabs, -is f *(l):* der Balken.

Trachea, -ae f *(l)* = Luftröhre. – trachýs *(gr):* rau.

tracheobronchialis, -e *(l)* = zur Luftröhre u. ihren (Haupt-)Ästen gehörig.

Tractus, -us m *(l)* = Verlauf, Strang, Bahn; vgl. Traktor. – trahere *(l):* ziehen, schleifen, schleppen.

Tragus, -i m *(l)* = anat. die vor der Öffnung des äußeren Gehörgangs liegende Erhebung. – Trágos *(gr):* Bock, Ziegenbock, vgl. Tragi: Ohrhaare.

transversus, -a, -um *(l)* = querverlaufend, querliegend. – transvertere *(l):* wenden, sich wenden, hinwenden, von einem zum anderen wenden, hinüberwenden.

trapezius, -a, -um *(l)* = trapezförmig, tischförmig. – Trápeza *(gr):* Tisch, Speise, Tafel.

triangularis, -e *(l)* = dreieckig. – tres, tri- *(l):* drei; angularis, -e *(l):* winkelig, eckig.

Triceps, -itis m *(l)* = dreiköpfig. – tres, tri- *(l):* drei; Caput, -itis n *(l):* Kopf.

tricuspidalis, -e *(l)* = mit drei Spitzen oder Zipfeln versehen. – tres, tri- *(l):* drei; Cuspis, -idis f *(l):* Spitze, Zipfel; anat.: Klappensegel einer Segelklappe.

trigeminus, -a, -um *(l)* = dreifach; anat.: aus drei Teilen bestehend. – tres, tri- *(l):* drei; geminus *(l):* doppelt, Zwilling.

Trigonum, -i n *(l)* = Dreieck. – tres, tri- *(l):* drei; Gōnía *(gr):* Winkel, Ecke.

Tripus, -odis m *(l)* = Dreifuß. – tres, tri- *(l):* drei; Poús *(gr):* Fuß.

triquetrus, -a, -um *(l)* = dreieckig. – tres, tri- *(l):* drei; quartus bzw. quadrus *(l):* eckig, eigentl.: viereckig.

triticeus, -a, -um *(l)* = weizenkornähnlich. – Adj. zu Triticum, -i n *(l):* Weizen.

Trochanter, -eris m *(l)* = Rollhügel. – Trochus, -i m *(l):* Rad; Tróchos *(gr):* Lauf, Umlauf; trochazo *(gr):* laufen, rennen, sich im Kreise drehen.

Trochlea, -ae f *(l)* = Rolle, Winde. – Trochilía *(gr):* Rolle, Walze, Winde.

Truncus, -i m *(l)* = Stamm, Stock, Rumpf eines Menschen. – truncáre *(l):* verstümmeln, der Glieder berauben.

Tuba, -ae f *(l)* = Trompete, Tuba.

tubarius, -a, -um *(l):* Adj. zu Tuba.

Tuber, -eris n *(l)* = Höcker, Knorren, Beule. – tumére *(l):* anschwellen.

Tuberculum, -i n *(l):* Dim. zu Tuber.

Tuberositas, -atis f *(l)* = Vorsprung, Rauigkeit am Knochen.

Tunica, -ae f *(l)* = Hemd, Unterkleid, Tunica, Haut, Hülle; anat.: Gewebeschicht.

turcicus, -a, -um *(l)* (neulat) = türkisch. – Sella turcica: Türkensattel.

tympanicus, -a, -um *(l)* = zum Trommelfell (Membrana tympanica) oder zur Paukenhöhle (Cavitas tympani) gehörend. – Adj. zu Tympanum.

Tympanum, -i n *(l)* = Trommel, Handpauke. – Týmpanon *(gr):* Handpauke, Tamburin.

Ulna, -ae f *(l)* = Elle, einer der Unterarmknochen. – Ōlénä *(gr):* ganzer Arm, Elle als Maß, Unterarm.

umbilicalis, -e *(l):* Adj. zu Umbilicus.

Umbilicus, -i m *(l)* = Nabel, Mittelpunkt. – Omphalós *(gr):* Nabel, nabelähnliche Erhöhung, Mittelpunkt.

Umbo, -onis m *(l)* = Buckel, Nabel. – Umbalus *(idg)* u. Omphalós *(gr):* Nabel, Mittelpunkt.

uncinatus, -a, -um *(l):* Adj. zu Uncus.

Uncus, -i m *(l)* = Haken, Klammer. – Ónkos *(gr):* Haken, Widerhaken.

unguicularis, -e *(l):* Adj. zu Unguis (auch unguliformis = hufeisenförmig).

Unguis, -is m *(l)* = Nagel, Kralle. – Onyx *(gr):* Kralle, Klaue, Fingernagel.

Urachus, -i m *(l)* = Harngang, Verbindung zwischen Blase und Allantois. – Oûron *(gr):* Harn; chéein *(gr):* gießen oder échein *(gr):* enthalten.

Ureter, -eris m *(l)* = Harnleiter. – ouréein *(gr):* Harn lassen.

Urethra, -ae f *(l)* = Harnröhre. – Ouréthra *(gr):* Harnröhre.

urethralis, -e *(l):* Adj. zu Urethra.

urinarius, -a, -um *(l)* = zum Harn gehörend. – Adj. zu Urina, -ae f *(l):* Harn.

urogenitalis, -e *(l)* = die Harn- und Geschlechtsorgane betreffend. – Oûron *(gr):* Harn, Urin; genitalis *(l):* die Geschlechtsorgane betreffend; genere u. gignere *(l):* zeugen, erzeugen.

uterinus, -a, -um *(l)* = zur Gebärmutter gehörend. – Adj. zu Uterus.

Uterus, -i m *(l)* = Gebärmutter, Unterleib. – Udáram (altind): Bauch.

Utriculus, -i m *(l)* = kleiner Schlauch; anat. z.B. Teil des häutigen Labyrinths. – Dim. zu Uter, utris m *(l)* = Schlauch; Hydría *(gr):* Wasserkrug.

Uvula, -ae f *(l)* = Zäpfchen. – Dim. zu Uva, -ae f *(l):* Traube; Ṻga (lit): Beere.

Vagina, -ae f *(l)* = Scheide des Schwertes, Hülle; anat.: weibl. Scheide.

vagus, -a, -um *(l)* = umherschweifend, ungenau, vage.

vallatus, -a, -um *(l)* = von einem Wall umgeben. – Adj. zu Vallum, -i n *(l):* Wall; vallare *(l):* umwallen, verschanzen.

Vallecula, -ae f *(l)* = kleines Tal; anat.: 1. Einsenkung zwischen Zunge u. Kehldeckel, 2. Einsenkungen am Gehirn. – Dim. zu Vallis, -is f *(l):* das Tal.

Valvula, -ae f *(l)* = kleine Klappe. – Dim. zu Valva, -ae f *(l):* Klappe, im Plural Türflügel, Doppeltür.

Vas, vasis n *(l)* = Gefäß, Gerät.

vascularis, -e *(l)* = zum Gefäß gehörend. – Adj. zu Vasculum, -i n *(l):* kleines Gefäß;– Dim. zu Vas.

vastus, -a, -um *(l)* = groß, weit, gewaltig, plump. – vastare *(l):* verwüsten.

Velum, -i n *(l)* = Segel, Tuch, Hülle. – velare *(l):* verbergen, verhüllen.

Vena, -ae f *(l)* = Blutader, Vene; Blutgefäß, das Blut zum Herzen hinführt.

Venter, -tris m *(l)* = Bauch, Magen, Leib, Wanst.

ventralis, -e *(l)* = 1. zum Bauch gehörend; 2. bauchwärts liegend, ventral (Gegensatz zu dorsalis). – Adj. zu Venter.

Ventriculus, -i m *(l)* = kleiner Magen; anat.: 1. Magen, 2. Herzkammer, 3. Hirnkammer, 4. als Ventriculus laryngis: seitliche Aussackung des Kehlkopfraumes. – Dim. zu Venter.

vermiformis, -e *(l)* = wurmförmig. – Vermis, -is f *(l):* Wurm; Forma, -ae f *(l):* Gestalt, Form.

Vermis, -is f *(l)* = Wurm; anat.: mittlerer Abschnitt des Kleinhirns.

Vertebra, -ae f *(l)* = Wirbel; urspr.: Gelenk. – vertere *(l):* drehen, wirbeln, sich im Kreise drehen.

verticalis, -e *(l)* = vertikal, senkrecht, scheitelrecht. – Vertex, -icis f *(l):* Scheitel, Wirbel, Haarwirbel des Hauptes; vertere *(l):* drehen, kreisen.

Vesica, -ae *(l)* = Blase. – vesicare *(l):* Blasen werfen.

vesicalis, -e *(l):* Adj. zu Vesica.

Vesicula, -ae f *(l)* = Bläschen. – Dim. zu Vesica.

vestibularis, -e *(l)* = zum Vorhof des knöchernen Labyrinths gehörend. – Adj. zu Vestibulum.

vestibulocochlearis, -e *(l)* = zum Gleichgewichts- und Hörorgan gehörend.

Vestibulum, -i n *(l)* = Vorhof, Vorplatz, Vorraum, Eingang.

Vibrissae, -arum (Pl) f *(l)* = Schnurrhaare; anat.: Haare im Vestibulum nasi. – vibrare *(l):* zittern, schnurren.

villosus, -a, -um *(l)* = zottenreich, zottig. – Adj. zu Villus.

Villus, -i m *(l)* = Zotte, zottiges Haar. – Vellus, -eris n *(l):* Wolle, Vlies; vellere (l): zupfen, rupfen.

Vinculum, -i n *(l)* = Band, Fessel. – vincire *(l):* binden, fesseln.

visceralis, -e *(l)* = zu den Eingeweiden gehörend. – Adj. zu Viscera: Eingeweide.

Viscus, -eris (meist im Plural: Viscera) n *(l)* = Eingeweide, die edlen Eingeweide, das Innerste.

vitreus, -a, -um *(l)* = gläsern, glasartig. – Adj. zu Vitrum, -i n *(l):* Glas.

vocalis, -e *(l)* = tönend, zur Stimme gehörend. – Adj. zu Vox, vocis f *(l):* Stimme, Ton, Laut; Vac (altind): Stimme, Sprache; vocare *(l):* rufen, nennen.

Vomer, -eris m *(l)* = Pflugscharbein.

vomeronasalis, -e *(l)* = vom Pflugscharbein zur Nase verlaufend.

Vulva, -ae f *(l)* = 1. Hülle, 2. Gebärmutter; anat.: äußeres weibliches Genitale. – Volva, -ae f *(l):* die Gebärmutter eines zum ersten Mal trächtigen Schweins; vólvere *(l):* wälzen, rollen; letzteres bezieht sich auf die Eihäute.

xiphoideus, -a, -um *(l)* = schwertförmig. – Xíphos *(gr):* Schwert.

Zona, -ae f *(l)* = Gürtel, Zone. – Zṓnä *(gr):* Gürtel, der das Untergewand am Leibe festhält, Zone.

Zonula, -ae f *(l)* = kleiner Gürtel. – Dim. zu Zona.

zygomaticus, -a, -um *(l)* = zum Jochbogen gehörig. – Adj. zu Zygón *(gr):* Joch, Jochbein.

Register

Register